KB116595

# 아이를위한정신의학

# 아이를 위한 정신 의학

아동 정신과 전문의 **다키카와 가즈히로 지음** ┃ **김경원 옮김**

사람의집

Authorized translation from the Japanese language edition, entitled
子どものための精神医学
ISBN 978-4-260-03037-3
著: 滝川一廣
Published by IGAKU-SHOIN LTD., TOKYO Copyright (C) 2017
All rights reserved. No part of this book may be reproduced in any form or
by any means, electronic or mechanical, including photocopying, recording or
by any information storage retrieval system, without permission from IGAKU-SHOIN LTD.
Korean translation rights arranged with IGAKU-SHOIN LTD.
through IMPRIMA KOREA AGENCY.
Korean language edition published by THE OPEN BOOKS CO.
Copyright (C) 2020

이 책은 실로 꿰매어 제본하는 정통적인 사철 방식으로 만들어졌습니다.
사철 방식으로 제본된 책은 오랫동안 보관해도 손상되지 않습니다.

# 추천의 말

후배들부터 소아 정신 의학을 세부 전공으로 선택한 이유가 무엇이냐는 질문을 받을 때마다 이렇게 대답하곤 한다. 이미 성인이 되어 의사를 만나러 온 우울증 환자의 과거 어린 시절 상처에 대해 들으면, 환자의 아동기로 돌아가 그 당시 마음이 어땠을까 더욱 생생하게 이해하고 싶었다고. 환자가 성장 과정에서 겪었던 부모와 형제 간의 갈등에 대해 토로할 때면 그 당시로 돌아가 그 가족을 함께 도와주고 싶었다고. 그래서 나는 소아 정신과 의사가 되었고 아동의 발달 이론에 대해 심층적으로 공부했으며 수많은 아이들과 가족을 치료해 왔다. 올해 소아 정신과 의사로서 일한 지 21년째이다. 그리고 얼마전 다키카와 가즈히로의 이 책을 접했다.

저자의 전작들을 살펴보면 〈마음〉이라는 주제에 천착해 왔음을 알 수 있다. 저자가 말한 〈마음은 주관의 세계이면서 공동의 세계〉라는 다소 난해한 표현은 아이는 주변 사람 또는 환경과 끊임없이 관계를 맺으며 발달한다는 의미이다. 아이들의 문제는 발달 과정에서 정상적일수도 비정상적일수도 있다. 많은 아이들의 문제는 양육 환경 개선만으로도 사라지거나 호전된다. 그런 점에서 저자의 이런 표현에 전적으로 공감한다.

저자는 인간의 발달 과정과 정신 장애를 단순히 자연 과학적 관점이 아닌 인문 사회학적, 철학적 관점을 접목해 이해해야 한다고 강조한다. 아이들의 발달 과정이 〈인식의 발달〉과 〈관계의 발달〉이라는 두 가지로 이루어졌다고도 말한다. 독자들은 이 책을 읽는 내내 아이의 마음을 파악하는 과정에 대한 참신한 안목을 가지게 될 것이며, 아이들의 정신 장애를 바라보는 통합적 시각을 터득하게 될 것이다. 아동 심리 전문가 독자라면 기존 소아 정신 의학이나 발달 심리 교과서에서 느끼지 못했던 새로운 시각을 얻어 아이들의 치료에 임하게 될 것이다. 부모나 교사와 같이 일상에서 아이를 직접 양육하고 가르치는 독자라면 아이의 발달과 마음, 관계에 대한 심도 있는 이해를 바탕으로 양육과 교육에 대해 자신감이 배가될 것이다.

저자는 자신이 일생 연구해 오고 발전시켜 온 마음과 정신 발달에 대한 융합적 관점과 철학을 흥미롭게 풀어 내는 것으로 그치지 않고 한국에서도 사회적 문제로 대두되어 온 아동 학대, 등교 거부, 집단 괴롭힘 문제까지 방대하게 다룬다. 아이를 둘러싸고 있는 사회 구조의 변화에 따라 다양하게 변해 가는 정신 장애의 양상을 차근차근 짚어 준다. 이 책을 읽는다면 인간의 발달과 정신적 문제에 대해 폭넓고도 근원적인 이해를 얻을 수 있다고 말해도 과언이 아닐 것이다.

천근아<br>
연세대학교 의과대학<br>
세브란스병원 소아 정신과 교수

# 차례

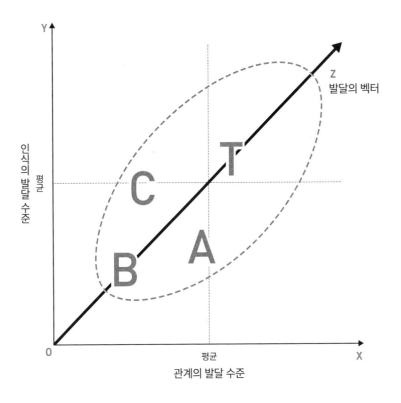

Y

인식의 발달 수준

평균

발달의 벡터

Z

C

T

B

A

0

평균

관계의 발달 수준

X

〈진단명〉을 부여하면 다음과 같다.

A영역 → 지적 장애

B영역 → 자폐증

C영역 → 아스퍼거 증후군

T영역 → 정형 발달

제1부

# 처음에 알아 두어야 할 것

이 책에서는 어린이의 정신 장애를 다룬다.

그렇지만 〈아동 정신 의학〉을 망라하는 교과서나 계몽을 위한 해설서를 제공하려는 것은 아니다. 일상에서 아이들과 직접 부딪치는 사람들, 예컨대 교사, 보육사, 간호사, 심리 상담사 등을 비롯해 아이들을 상대하는 다양한 직업을 가진 사람과 부모가 아이 마음의 병이나 실조,[1] 장애를 이해하거나 보살피는 데 도움을 주고자 하는 책이다. 아동 진료에 종사하는 의사에게도 도움이 되었으면 한다.

이러한 목적을 위해 이 책은 다음과 같은 세 가지 관점을 기본으로 삼는다.

---

1 失調. 인간이 발달하는 데 필요한 자극 또는 환경 조건이 부족하거나 전혀 없어서 정상적인 발달을 못하는 상태. 물리적 환경 결핍뿐 아니라 심리적 환경 결핍까지 포함한다. 대표적으로 문화 실조, 언어 실조, 모성 실조, 부성 실조, 감각 실조, 영양실조 등이 있다.

**(1) 아이는 줄곧 자라며 성장하는 과정에 있다**

아이는 성장의 한가운데 있다. 신체적으로도, 정신적으로도 그렇다. 따라서 현재 상태를 횡적으로 파악할 뿐 아니라 〈정신 발달〉의 흐름을 더듬어 종적으로도 파악해야 아이의 정신 장애를 충분히 이해하고 보살필 수 있다. 나아가 이 책에서는 좁은 의미의 〈의료〉에 종사하는 사람뿐 아니라 어떤 식으로든 아이들의 〈성장〉과 〈육아〉에 관계하는 사람을 염두에 두었다.

따라서 마음의 성장, 정신 발달이라는 축으로 아이들의 정신 장애를 살펴보고자 한다. 이것이 이 책의 세로축이다.

**(2) 아이는 사회 속에서 살아가는 존재이다**

아이는 〈사회의 거울〉, 〈시대의 거울〉이라고들 한다. 사회나 시대의 변화를 예민하게 반영하면서 아이는 살아간다. 따라서 아이의 정신 장애를 개인 문제로만 보시 말고 사회적이고 문화적인 시야에서 파악해야 한다. 실제로 우리 사회에서 아이들의 정신적인 문제는 가끔 〈사회 문제〉로 두드러지곤 한다.

게다가 정신 발달은 그 자체가 하나의 생물체 즉 개체로서 태어난 아이가 사회적이고 문화적인 공동 존재로 자라나는 과정이다. 이러한 관점에서도 사회, 문화의 문제와 분리할 수 없다.

이 책에서는 사회, 문화라는 축으로 아이의 정신 장애를 살펴보고자 한다. 이것이 이 책의 가로축이다.

## (3) 육아도 보살핌도 설명서대로 되지 않는다

인생이란 사람마다 개별적이며 단 한 번으로 끝난다. 이때 육아는 무엇과도 바꿀 수 없는 인생에 관계하는 일이다. 이렇게 하면 반드시 〈좋아〉라고 할 만한 모범 답안은 없다. 정은이가 이러했으니까 은정이도 이러하리라고 장담할 수 없다.

이 책에서는 되도록 구체적이고 실천적으로 생각해 나가겠지만, 실용적인 기술을 담은 〈지침〉이나 만능열쇠 같은 〈공식〉을 제시하지는 않는다. 그보다는 한 번뿐인 인생길을 막 걷기 시작한 아이들을 대할 때 활용할 수 있도록 아이라는 존재, 아이의 정신 장애에 대한 〈기본 생각〉이나 〈돌보는 자세〉를 전해 주고 싶다.

〈기본〉이란 요점만 의미하는 것이 아니다. 기본에 충실한 생각은 근본에 맞도록 생각하고, 토대 위에서 생각을 쌓아 나가는 것이다. 실천에 유용한 토대를 제공하는 것이 이 책의 주요 목적이다. 제대로 된 든든한 토대만 있다면 임기응변이나 응용이 가능하다. 지침이나 기술적 접근으로는 거기에 쓰인 것밖에 활용하지 못하고 임기응변이나 응용으로 나아가지 못한다. 마음이 급한 독자에게는 답답한 느낌을 줄지도 모르지만, 꼼꼼하고 착실하게 토대부터 다져 나가고자 한다.

# 제1장
# 〈마음〉을 어떻게 파악할까?

이 책의 주제는 아이의 마음(정신)과 장애(실조)다. 〈마음〉 또는 〈정신〉은 도대체 무엇일까? 토대부터 차근차근 생각하기 위해 좀 에둘러 돌아가는 길을 걷고자 한다.

## 1 — 철학의 〈마음〉, 과학의 〈마음〉

**왜 〈성가신〉 문제일까?**

〈마음〉이란 무엇인가? 이 물음에 철학자가 철학적으로 대답하려면 아주 까다로운 문제가 된다. 또 과학자가 과학적으로 대답하려면 제대로 다루기 힘든 문제가 된다. 어느 쪽이든 복잡한 문제다.

철학과 과학은 본래 따로 떨어져 있던 것이 아니라 같은 뿌리에서 나왔다. 고대 그리스에서는 필로소피아*Philosophia*, 즉 〈앎을 사랑하고 추구하는 것〉을 가리키는 한가지였다. 그러다가 근대에 들어와 앎의 대상이 자신의 안(주체)으로 향하는 것이 철학, 바깥(객체)으로 향하는 것은 자연 과학으로 나뉘었다. 철학은 윤리와 연관되고, 자연 과학은 기술과 연관된다. 물론 이렇게 단순하게 〈안(주체)〉과 〈바깥(객체)〉으로 나누는 데 문제를 제기할 수 있겠지만 말이다.

왜 복잡한가 하면, 〈마음〉은 무엇인가라는 물음과 대답을 찾는 움직임 자체가 바로 〈마음〉의 작용이기 때문이다. 묻는 주체와 질문을 받는 대상이 같고, 이 물음과 대답이 마치 마주 놓은 두 장의 거울처럼 〈거울 속 거울〉을 끝없이 만들어 간다.
따라서 철학에서 이 물음은 소크라테스 이래로 영원한 주제인 〈너 자신을 알라〉라는 끝나지 않는 물음으로 이어진다.
한편 과학, 특히 자연 과학은 사물을 객체로 파악해 물음을 던지는 주체에게서 분리한 다음 연구 대상으로 삼는 것이 기본 규칙이다. 따라서 물음을 던지는 주체인 〈마음〉 자체를 직접 연구 대상으로 삼는다는 것 자체가 기본 규칙과 크게 어긋난다.

〈마음〉의 작용을 규명하려는 것 자체가 〈마음〉의 작용이고, 〈뇌〉 기능을 해명하려는 지각이나 사고 자체가 〈뇌〉 기능에 따른 산물이라는 것. 이 순환의 양상이 〈인간은 자신의 마음이나 뇌를 어디까지 알 수 있는가?〉라는 철학적인 또는 뇌 과학적인 문제를 제기한다. 바로 이러한 지점에서 점점 뚜렷하게 갈라진 〈철학〉과 〈과학〉이 같은 뿌리로 돌아가는 듯 가까워진다. 예컨 대 뇌 연구의 첨단을 개척하는 자연 과학자의 사고는 철학적인 사변과 사색의 성격을 띤다.

## 2 ─ 정신 의학의 〈마음〉

### 〈정신〉을 다루지 않는 과학

근대 이후 의학은 〈자연 과학〉을 자처했다. 정신 의학도 의학 의 한 분야인 만큼 자연 과학이라 여겼다. 따라서 정신 의학 분야 의 학술 연구는 객체일 수 없는 〈마음〉에 대한 직접적인 탐구를 조심스럽게 피한다. 의외라고 생각할지 모르겠지만 현대에 정통 성을 둔 정신 의학은 〈정신〉 자체를 다루지 않는 방식으로 〈정신 장애〉에 접근하는 과학을 지향한다. 그러려면 어떻게 해야 할까?

먼저 정신 장애를 우리의 통상적인 마음 상태와 분리해 서로 다른 〈특수한〉 상태로 보고 거리를 둠으로써 되도록 객체로 파악 한다. 다시 말해 떨어뜨려서 파악해 정상과 비정상 사이에 또렷 이 선을 긋고 정신 장애를 서로 다른 〈이상한〉 상태로 본다.

이때 〈이상함〉을 되도록 뇌의 생물적인, 즉 물질적인 이상함으 로 여기는 관점을 선택한다. 정신 장애를 뇌의 이변(異變), 즉 손 상으로 여기는 것이다. 뇌는 〈정신〉과 달리 객체와 같은 물질이 기 때문에 자연 과학 대상으로 취급한다.

정신 장애를 뇌의 생물적인 이질성으로 파악한다는 의미에서 이러한 연구 관점을 〈생물주의〉라고 일컫는다. 순수 자연 과학적인 방법만으로 정신 장애를 다루려면 이 길밖에 없다.

### 과연 어디까지 보일까?

이를 뒤집어 보면 현대 정신 의학의 학술 연구는 오로지 〈자연 과학〉 방법의 빛이 닿는 범위 안에 갇혀 있는 관점을 취한다.

밤길에 뭔가를 떨어뜨린 신사가 불빛 아래를 열심히 찾는다. 〈이 근처에서 무엇을 잃어버렸나요?〉 누군가 묻자 그가 대답했다. 〈아니, 잃어버렸다고 할 수 없을 것 같아요. 불빛이 없는 곳에서 찾은들 찾아낼 수 없을 테니까요.〉 앞의 관점은 이 일화와 비슷할지 모른다.

물론 자연 과학의 빛은 예전에 보이지 않던 많은 것을 밝게 비추어 밤길을 편하게 걷도록 해주었다. 정신 의학도 그 혜택을 입었다. 자연 과학의 빛으로 얻은 것들을 이 책 이곳저곳에서도 다룰 예정이다.

그러나 그 빛 아래에 모든 것이 떨어져 있으란 법은 없다. 이 책에서는 이 점을 잊지 않도록 조심하려고 한다.

## 3 — 일상생활의 〈마음〉

**서로 어긋나고 겹치는 것**

이 책에서는 〈마음〉이나 〈정신〉이라 부르는 것을 철학처럼 어렵지 않고 자연 과학처럼 답답하지 않게 사고하려고 한다. 어떻든 〈정신〉 의학이니까 말이다.

철학자나 자연 과학자의 생각이 어떠하든, 우리는 일상생활에서 〈마음〉 또는 〈정신〉이 있음을 자연스레 믿는다. 생각하거나 느끼거나 의지를 내서 살아가는 소박한 체험을 우리는 절대 의심하지 않기 때문이다. 아니, 일부러 의심할 수는 있어도 〈의심〉 자체를 생각이나 느낌이나 의지의 작용으로 여기지 않는다.

동시에 〈사고〉나 〈감정〉이나 〈의지〉가 자신이라는 한 개체의 내면에서 일어나는 〈체험〉이라는 사실을 의심하지 않는다. 자신의 내면에서 뭔가 일어나더라도 아무것도 하지 않는 이상, 내가 무엇을 생각하고 느끼는지, 어떤 의지를 품었는지 다른 사람은 알 수 없다. 내가 바로 코앞에 두고 바라보는 빨간 장미를 다른 사람도 과연 나와 똑같은 색깔로 보는지는 결코 알 수 없다.

이렇듯 한 사람 한 사람 독립적인 개체의 내면에서 일어나는 생각이나 느낌, 의지의 작용을 통틀어 우리는 〈마음〉 또는 〈정신〉이라고 부른다.

이런 의미에서 우리 신체가 한 사람 한 사람으로 나뉘어 있듯이 마음도 마찬가지다. 그만큼 마음은 개별적이고 완전히 주관적인 체험 세계다. 누구든 자기는 틀림없다고 확신하는 것을 다른 사람은 절대 이해하지 못하는 답답한 경험을 해본 적이 있다. 마음은 이렇게 어긋난다.

한편 내가 생각한 것, 느낀 것을 말하면 그 내용은 다른 사람에게도 전해진다. 다른 사람의 말을 내가 한 말처럼 듣거나 읽는 일도 있다. 내가 〈빨간색〉으로 본 장미를 다른 사람도 틀림없이 〈빨간색〉으로 인지한다. 마음은 이렇게 서로 겹친다.

## 4 — 〈마음〉은 공동의 세계

### 주관의 세계이면서도 공동의 세계

〈마음〉이라 불리는 체험 세계는 한 사람 한 사람의 뇌 안에서 일어나는 주관의 세계일 뿐 아니라, 다른 사람의 주관과도 공유할 수 있는 공동의 세계다. 우리의 〈사고〉나 〈감정〉, 〈의지〉는 각자의 뇌 속에서 고립적으로 작용하는 것이 아니라, 주위 사람과 관계를 맺으며 끊임없이 서로 작용한다.

어디까지나 개체의 안쪽인 뇌 내부의 개별적인 체험 세계인 동시에 개체의 바깥쪽인 뇌 외부와 깊고 넓게 관련을 맺은 공동의 세계, 이것이 바로 우리 〈마음〉의 구조다. 이는 이치에 맞지 않는 모순된 구조다. 철학에서는 이를 〈간주관성〉[2]이라고 일컫는다. 이 모순된 구조에 〈마음〉이라는 현상의 핵심이 숨어 있을지 모른다.

---

2 間主觀性. 집단 또는 개인 사이에 공유하는 일련의 이해를 말한다.

모순된 구조 탓에 우리는 동물과 달리 높은 수준의 사회적이고 문화적인 〈공동성(관계성)〉을 구축해 서로 의존하면서도 독립적인 개체로 살아가는 특이한 모순을 품은 생존 양식이 가능하다. 인간에게 〈정신 장애〉라는 현상이 왜 일어나느냐는 문제와 이 모순은 관련이 있지 않을까?

나중에 자세히 살펴보겠지만, 정신 발달은 아이가 공동적인 마음의 구조를 획득하는 과정이다. 따라서 마음의 공동성이라는 구조를 파헤치는 것이 이 책의 핵심이다.

## 5 — 〈정신 장애〉라는 〈마음〉

**관계의 괴로움**

〈병〉이나 〈장애〉라고 부르는 것은 반드시 어떤 곤란과 괴로움을 가져다준다. 아니, 그런 것을 〈병〉이나 〈장애〉라고 부른다. 곤란함과 괴로움의 양상은 병이나 장애의 종류에 따라 다르다. 정신 장애에는 특유의 곤란함과 괴로움이 있다.

물론 한마디로 〈정신 장애〉라고 해도 실상 다종다양하고, 병의 원인이나 병리[3], 증상도 제각각이다. 그러나 〈정신 장애〉라고 부르는 마음 상태, 그 모든 것을 관통하는 가장 커다란 특질은 〈사람과 관계를 맺을 때 곤란과 괴로움이 직접적으로〉 나타난다는 점이다. 병의 원인이나 병리, 증상이 어떠하든 사람과 사회적이

3 病理. 병의 원인, 발생, 경과 따위에 관한 이론.

고 공동적으로 교류하는 일에는 어떤 형태로든 어려움이 발생한다. 그런 것을 우리는 〈정신 장애〉라고 부른다.

뒤집어 말하면 정신 장애는 우리 마음의 작용이 얼마나 〈사회적이고 공동적〉인지 가르쳐 준다.

신체 질환이나 장애가 있으면 사회 활동이 제약을 받거나 불가능해지기도 하고, 사람과 관계를 맺는 데 곤란이나 괴로움이 뒤따르기도 한다. 그러나 이는 이차적인 결과로 따라온 것일 뿐 곤란이나 괴로움의 중심은 아니다. 그렇다고 해서 곤란이나 괴로움을 소홀히 여겨서는 안 되겠지만.

**정신 장애의 본질**

한마디로 정신 장애는 마음이 지닌 공동성으로 또렷하게 모습을 드러낸다. 여기에 신체 질환과 다른 정신 장애의 고유한 괴로움과 심각함이 있다. 이것이 정신 장애에서 〈장애handicap〉의 본질이자 무게 중심이다.

우리는 정신 장애에 신체 질환과 어감이 다른 독특한 두려움이나 불안을 품는 것은 아닐까? 그것은 때로 〈특수한 사람에게만 일어날 뿐 자신이나 우리 아이와는 관계없다〉는 식으로 그 가능성을 부인하면서 드러난다.

그 이유를 편견이나 차별 탓으로 돌리는 것은 얄팍하다. 오히려 위와 같은 특질을 우리가 바로 보고 두려워하기 때문이 아닐까? 이는 우리가 사람과 관계를 맺지 않고서는 살아갈 수 없는 존재임을 보여 주는 증거다. 그런데 그 점을 위협하는 것이 〈정신 장애〉다. 물론 신체 질환도 궁극적으로는 죽음, 즉 공동 세계와 이별한다는 두려움에서 기인하는 것이지만.

그러므로 다양한 정신 장애에 따르는 〈사람과 관계를 맺을 때 겪는 직접적인 곤란이나 괴로움〉의 양상을 파헤치고 이해함으로써 그 문제점을 보살피고 지원하는 길을 찾는 것이 바로 정신 의학의 과제다.

우리가 사회적으로 공유하는 〈사람과 맺는 관계〉의 양상이나 힘은 타고나는 것이 아니다. 이는 발달 과정에서 점점 획득하는 것이다. 따라서 획득 자체가 늦거나 치우치는 상황이 아이에게 정신 장애를 일으키는 커다란 범주를 이룬다. 또 아동기(발달기)에 심신의 실조를 겪으면 이차적으로 〈사람과 맺는 관계〉에서 그것이 힘의 성장이나 관계의 양상을 꺾어 버리거나 왜곡할 수 있다.

그러므로 다시 한번 강조하지만 〈정신 발달〉이야말로 아동 정신 의학에서 가장 밑바탕을 이루는 주제다.

# 〈장애〉라는 말

〈장애〉란 소화하기 어려운 말이다.

19세기 이후 영어로는 *defect, difficulty, disability, disfunction, disorder, disturbance, handicap, impediment* 등 각각 다른 의미나 어감으로 나누어 사용하던 여러 개념을 일본어에서는 일률적으로 하나의 번역어로 옮겼다. 그래서 일본어 〈장애〉는 다의적이고, 뜻이 분명하지 않으며, 정리가 덜 된 언어가 되었다. 이 말의 이미지는 사람에 따라 다르다. 장애인 대신 장애우라는 표기를 쓰기도 하는데, 문제의 근본은 표기보다 이 말이 지닌 개념의 모호함이나 혼란에 있다.

•

이 책에서는 기존에 쓰던 〈장해(쇼가이, 障害)〉라는 표기를 그대로 사용한다. 〈장애(障礙)〉가 옳고 〈장해〉는 한자 제한에 따른 치환 문자라는 설이 있지만, 19세기부터 〈장해〉가 자주 쓰인 만큼 올바른 표기임을 알 수 있다. 〈장애〉는 같이 쓰인 데 지나지 않는다. 둘 다 같은 말이지만 19세기 글에는 영어의 *disturbance*(방해, 폐해)에 해당하는 용례가 많다.[4]

한자의 〈해(害)〉는 〈① 손상되다, ② 방해하다〉라는 두 가지 뜻이 있고, 장해의 〈해〉는 ②의 뜻에 해당한다.[5] 발달 장애Developmental Disorder는 〈정형적인 발달이 방해받는다〉, 간 장애는 〈간 작용이 방해받는다〉는 뜻일 뿐, 당사자를 깎아내리거나 상처 주려는 표현이 아니다. 다만, 〈위해(危害)〉, 〈재해(災害)〉, 〈살해(殺害)〉 등 ①의 뜻으로 쓰이는 낱말이 많은 탓에 이 한자 자체를 싫어하는 사람도 있다. 그래서 당사자를 배려하는 뜻으로 복지 등의 영역에서 〈장애〉라는 표기를 선택하기에 이르렀다.

·

〈정신 장애〉의 원어는 *mental disorder*이고, 〈장애〉는 *disorder*를 번역한 말이다. *order*의 어원은 대열을 정비한 병사의 모임을 가리키는 낱말이다. 이것이 전하여 ① 〈순서〉, 〈질서〉, 〈정돈〉, ② 〈등급〉, 〈숫자의 자릿수〉, ③ 〈명령〉, 〈주문〉 등을 가리키는 말이 되었다. *order*에 부정 접두사가 붙은 *dis-order*는 〈order에서

---

4 일본은 〈장해〉라는 단어를 상용하지만, 우리는 〈장애〉라는 단어를 상용한다. 저자가 〈장해〉 용어를 설명하는 내용에서만 원문대로 옮기고 그 외에는 모두 〈장애〉라고 옮겼다.

5 〈요해(要害)〉의 〈해〉와 같다. 적의 침입을 방해하는 견고한 성벽이라는 뜻이다 — 원주.

벗어난 상태〉를 가리킨다. 정리된 순서나 질서에서 벗어나 있다는 의미이지 어원적으로 〈이상함〉, 〈병적〉이라는 뜻은 아니다.

왜 〈정신 질환Mental Disease〉이 아니라 〈정신 장애Mental Disorder〉라고 이름 붙였을까? 진단 분류의 장에서 그 이유를 살펴보겠다(제3장 참조). 덧붙여 〈신체 장애〉를 영어로 *physical disorder*라고 하지는 않는다.

제2장

# 〈정신 의학〉이란 어떤 학문인가?

정신 〈발달〉을 살펴보기 전에 정신 의학이 어떻게 발달해 온 학문인지 짚어 보기로 하자. 이는 정신 의학이 〈스스로에 대해 아는〉 일이기도 하다.

## 1 ― 정신 의학의 탄생

의학의 기원은 동서양을 불문하고 고대까지 거슬러 올라간다. 그렇지만 정신 의학의 역사는 길지 않다. 18세기 말부터 19세기 초, 유럽에서 근대 시민 사회가 이루어지고 나서 탄생했다. 아니, 근대 시민 사회가 이루어짐으로써 탄생한 학문이다. 근대 시민 사회의 성립으로 정신 의학이 탄생한 데는 다음과 같은 사정이 있다.

### 〈자유롭고, 주체적이고, 합리적인 개인〉이라는 인간관

근대 시민 사회의 인간관은 프랑스 혁명의 〈인권 선언〉(1789)이 주창하는 바와 같이 〈인간이란 한 사람 한 사람이 독립적이고 자유롭고 주체적인 개인〉이라는 관점이다. 신이나 왕과 같은 절대 존재에 종속된 주체적이지 못한 존재가 아니라, 서로 평등하고 주체적이고 종속적이지 않고 자립적이며 자유로운 개인이라는 인간관이다. 현대 사회를 살아가는 우리도 기본적으로는 이러한 인간관을 당연하게 여기고 공유하면서 생활한다.

이러한 관점은 자신을 이성적이고 합리적인 존재라고 생각하는 인간관이기도 하다. 자유나 주체성을 스스로 인정하려면 자신이 어떤 초월적인 존재에 이끌려야 살아갈 수 있는 어리석고 비합리적인 존재가 아니라, 자신의 힘 즉 이성으로 사물을 합리적으로 판단하고 행동하는 존재라는 대전제가 필요하기 때문이다.

근대인은 합리성을 강하게 추구했다. 이 점이 바로 자연 과학이 성립하고 발전하는 토대가 되었다.

### 세 가지 비합리적인 존재

그런데 〈자유롭고, 주체적이고, 합리적인 개인〉이라는 인간관이 침투함에 따라 근대인은 커다란 문제에 직면했다. 그것은 바로 이러한 인간관과 정반대로 자신들이 실제로는 자유롭고 주체적이고 합리적으로 살아가지 못한다는 현실이었다. 그러니까 인간의 〈마음〉은 자유롭지도 합리적이지도 못하다는 사실을 발견한 것이다.

따라서 근대 시민 사회에 인간의 비합리성을 어떻게 생각해야 하는가가 커다란 과제로 떠올랐다. 특히 비합리적으로 행동하는 다음의 세 가지 인간 존재에 주목했다.

(A) 범죄자라는 존재
(B) 아이라는 존재
(C) 근대 이전 〈광인〉이라는 개념으로 파악하던 존재

이러한 존재를 어떻게 생각할까 하는 문제가 학술 연구의 과제가 되었다. 정신 의학이 근대 사회부터 등장했듯이 범죄학이나 아동 심리학 역시 근대 사회에 탄생한 새로운 학문이다.

범죄학은 이탈리아 법의학자 체사레 롬브로소Cesare Lombroso의 『범죄인의 탄생L'uomo delinquente』(1876)[6]에서, 아동 심리학은 독일 생물학자 빌헬름 프라이어Wilhelm Preyer의 『아동의 정신Die Seele des Kindes』(1882)에서 시작되었다. 프라이어는 자기 자식을 생후 3년 동안 철저하게 관찰 대상으로 삼아 연구했다.

## 아동 정신 의학의 독특한 위상

근대 사회에서는 앞의 세 존재가 드러내는 비합리성에 대해 각각 다음과 같은 이해와 약속을 정립했다.

6 체사레 롬브로소, 『범죄인의 탄생』, 이경재 옮김 (파주: 법문사, 2010).

(A) 교정의 대상

범죄자를 본인의 자유로운 의지와 주체적인 판단, 즉 자기 책임으로 (합리적인 사회 규칙을 위반하는) 비합리적인 행위임을 알면서도 범죄를 저지른 사람으로 보고, 벌칙*penalty*을 이용해 교정 대상으로 삼는다.

(B) 교육의 대상

아이를 성장 과정의 미숙함 탓에 비합리적으로 판단하고 행동하는 사람으로 보고, 따뜻하게 감싸 주고 교육하는 대상으로 삼는다.

(C) 의료의 대상

예전에 〈광인〉이라 여기던 이를 어떤 정신 기능의 병(정신 장애) 때문에 비합리석으로 판단하고 행동할 수밖에 없는 사람으로 보고, 치료하는 대상으로 삼는다.

이렇게 하면 범죄자, 아이, 광인도 언젠가 본래 인간이 가져야 할 합리성을 획득하거나 되찾을 수 있는 존재가 된다. 근대 시민 사회는 이러한 약정으로 〈자유롭고, 주체적이고, 합리적인 개인〉이라는 근대의 인간관을 끝까지 고수했다. 여기서 (C)의 내용을 바탕으로 〈정신 의학〉이 탄생했다.

이를 서술해 두는 까닭은 아동 정신 의학이 아동을 대상으로 한 정신 의학이지만 동시에 비행(非行)이나 소년 범죄의 임상에도 관계해 왔기 때문이다. 근대 사회가 크게 세 가지로 구분한 비합리성이 서로 겹치는 독특한 영역에 아동 정신 의학이 자리 잡고 있다. 이 점을 특별히 짚어 두고 싶다.

## 2 — 정신 의학의 여명기

### 정신 요법

의학사적으로는 보면, 프랑스 혁명기인 1790년부터 1800년경에 프랑스 의학자 필리프 피넬[7]이 파리 근교 비세트르Bicêtre 병원에서 정신 장애인에게 채운 사슬을 풀어 주었을 때가 정신 의학의 여명기라고 알려져 있다.

그가 이룬 극적인 해방은 전설이 되었는데, 실제로는 피넬 혼자의 업적은 아니었다. 〈정신이 아픈 사람이라도 자립적인 주체로 여겨야 한다. 그들의 비합리성은 신체가 아픈 것과 똑같은 의미로 이성이나 감정이 병든 것에 지나지 않는다. 따라서 사슬을 채울 것이 아니라 의료 대상으로 삼아야 한다.〉

이러한 새로운 근대 이념을 표명하고 실행한 상징적인 인물로 피넬의 이름은 역사에 새겨졌다.

피넬이 이룬 업적의 배경에는 그 시대에 영국에서 시작한 〈정신 요법Moral Treatment〉 활동이 있었다. 이것을 〈도덕 요법〉이라고 직역하는 바람에 나중에 〈환자에게 도덕을 훈육하는 치료〉

7 Philippe Pinel(1745~1826). 프랑스의 정신과 의사. 친구의 발광을 계기로 정신 의학을 전공했다. 정신병자를 사슬에서 해방하고 위생, 식사, 원내 관리 등 환자의 처우 개선에 힘썼다.

라는 오해를 받고 말았지만, 원래는 마음이 아픈 사람에 대한 〈도덕적인 대우〉라는 의미였다. 장애가 있는 사람을 대할 때의 도덕, 또 사회의 도덕(인간성, 도덕성)이 어떠해야 하는지 질문을 던지면서 장애인과 더불어 살아가려는 실천 활동이었다.

정신 요법은 잉글랜드의 경건한 퀘이커 교도 윌리엄 튜크 William Tuke가 1792년에 정신 장애인이 생활하는 〈요크York 휴양소〉를 열고, 지역에서 장애인과 더불어 살아가고자 시도한 일에서 출발했다. 튜크 집안은 대를 이어 이러한 실천 활동을 이어 갔다.

### 분류와 진단

정신 장애인을 사슬에서 해방한 다음, 피넬은 정신 장애를 성실하게 관찰해 분류하려고 했다. 박물학자 칼 폰 린네Carl von Linné가 고안한 식물의 계통 분류법이 본보기가 되었다.

다양한 환자의 여러 증상이 뒤섞인 채 광기라고 통틀어 부르던 혼돈 상태를 벗어나 개별 환자마다 증상이나 경과를 잘 관찰하기 시작했다. 그럼으로써 정신 장애를 계통에 따라 분류했고, 그 분류에 근거를 두고 병을 진단하기 시작했다. 정신 의학이 과학적인 〈의학〉이 되려면 먼저 이 작업부터 손을 댈 필요가 있었다.

19세기 정신 의학은 다양한 환자의 호소, 행동, 병의 경과를 주관적으로 해석하지 않는 대신, 되도록 객관적으로 기술하고 기록을 수집하고 정리하는 작업을 적극적으로 진행했다. 이를 〈기술 정신 의학〉이라고 부른다.

　이러한 노력의 결과 피넬 이후 1백 년이 지난 19세기 말에 이르러 에밀 크레펠린Emil Kraepelin이라는 권위자가 조현병과 조울병이라는 대표적인 두 가지 정신 질환의 개념을 규정했다. 이로써 오늘날 정신 장애를 진단 분류하는 기본 줄기가 완성되었다. 그러나 정신 의학의 〈진단 분류〉는 피넬 시대부터 현재까지도 결론이 나지 않은 커다란 문제로 남아 있다. 이 문제는 제3장에서 다루겠다.

## 3 ─ 정신 의학은 〈이과〉인가, 〈문과〉인가?

### 〈뇌의 병〉이라는 선언

　정신 의학이 어떠해야 하는가를 모색하던 초기에는 정신 장애가 〈정신〉과 〈마음〉의 문제이므로 철학, 문학, 종교학처럼 인문 과학에서 다루어야 한다는 생각이 강했다. 정신 의학은 〈문과〉 학문이어야 한다는 견해였다. 이 견해를 따르는 정신 의학을 〈낭만파 정신 의학〉이라고 불렀다. 이런 견해를 밝힌 사람 중에 낭만주의자가 많았다는 뜻일까?


　독일의 정신 의학자 요한 하인로트Johann Heinroth와 칼 빌헬름 이델러Karl Wilhelm Ideler 등이 낭만파 정신 의학을 대표하는 연구자였다. 하인로트는 종교학 색채가 짙었고, 이델러는 문학 색채가 강했다.

그러나 세균 의학을 비롯해 19세기 신체 의학이 〈자연 과학〉 방법론을 따르는 기술로 눈에 띄는 성과를 올리자 정신 의학도 〈이과〉를 선택하는 쪽으로 나아갔다.

이 방향으로 행보를 밀고 나간 사람이 19세기 중반 독일의 선진적인 정신 의학자 빌헬름 그리징거Wilhelm Griesinger였다. 〈정신의 병은 뇌의 병이다*Die Geisteskrankheiten sind Die Gehirnkrankheiten*.〉 이는 그리징거의 유명한 말이다. 그리징거가 정말 이 말을 했는지 정확하지 않다는 설도 있지만, 이 말이 널리 알려진 까닭은 정신 의학이 뇌를 대상으로 삼는 자연 과학임을 간결하고도 힘차게 선언했기 때문이다.

근대인이 보기에 자연 과학이야말로 자신들의 이성, 즉 합리성의 증거이자 자유의 증거였다. 또 〈뇌의 병〉이라고 단언함으로써 당시 아직 뿌리 깊은 종교적·도덕적인 편견에서 정신 장애인을 해방하고자 했다.

그리징거는 뇌의 해부학적 연구가 결국에는 정신 장애를 자연 과학적으로 해명할 수 있다고 확신했지만, 〈뇌의 병〉을 고집하는 완고한 논자는 아니었다. 그는 정신 장애의 심리학적 측면이나 심리 요법에도 주목했다. 이로써 그는 정신 요법의 흐름을 이어받아 정신 병원 개혁에 힘을 기울인 실천적인 임상의로 평가받는다.

# 4 — 정통 정신 의학

## 자연 과학이라는 자기 규정

정신 의학은 신체 의학을 본보기로 삼은 자연 과학이라는 자기 규정으로 발전하기 시작한다. 당연하게도 생물주의적 연구가 주축을 이룬다. 이런 흐름을 〈정통 정신 의학Orthodox Psychiatry〉이라고 부른다. 이것이 현대 정신 의학의 주류다.

신체 의학은 인간의 신체가 합리적이고 목적에 맞는 조직이라는 대전제 위에 서 있다. 혈액 순환이든 체온 조절이든 면역 기관이든, 어느 것을 고르더라도 신체 생리 기관은 놀라울 만큼 정밀하고 합리적인 조직이다.

그런데도 신체에 병(비합리)이 생겼다면, 그것을 병원체 침입, 세포의 비정상적 번식, 외부 〈침습〉[8]이나 내부 〈손상〉 같은 이변 탓이라고 생각할 수밖에 없다. 이것이 바로 〈병인(病因)〉이다. 이를 규명해 과학적 수단으로 제거하는 것(원인 요법)이 의학의 왕도였다.

정통 정신 의학은 신체 의학을 본보기로 따른다. 따라서 인간의 정신 기능은 본래 합리적이고 합목적적이며, 만약 그곳에 비합리적인 현상이 나타나면 정신 기능을 뒷받침하는 신체, 즉 뇌

---

8 侵襲. 질병이나 발작의 시작. 비병원성 또는 병원성 세균이 체내에 침투해 조직 내로 들어가는 것을 말한다. 넓은 의미로는 생체의 항상성을 어지럽히는 모든 외적 요인을 가리킨다.

어딘가에 침습이나 손상이 일어난 탓이라고 생각한다. 〈정신의 병은 뇌의 병〉이라는 말은 실로 이런 뜻이다.

기술 정신 의학의 방법을 본받아 정신 장애의 증상을 되도록 객관적으로 파악할 것, 나아가 그 증상에 대응해 뇌의 어딘가에 어떤 이변이 숨어 있는지를 신체 의학적(생물학적)으로 해명할 것. 이것이 바로 정신 의학의 정통적인 작업이었다.

이 같은 정신 장애와 정신 의학의 관점은 인간을 〈합리적인 존재〉로 보는 근대의 인간관, 그리고 자연 과학이라는 방법론과 정합적으로 딱 맞는다. 특히 19세기 후반부터 20세기 초반은 이 개념이 커다란 성과를 거둔 시대였다. 대표적으로 다음 두 가지를 꼽을 수 있다.

### 실어증 연구

1861년에 외과 의사이자 인류학자인 피에르 폴 브로카Pierre Paul Broca는 사고력과 언어 이해 능력은 있는데 사고한 내용을 언어로 표현하는 마음의 작용을 잃어버린 〈운동 실어(失語)〉(표출성 실어)를 규명했다. 1874년에는 정신과 의사 카를 베르니케 Carl Wernicke가 사고력은 있지만 언어를 이해하는 능력만 잃어버린 〈감각 실어〉(수용성 실어)를 규명했다. 이들은 각각 왼쪽 대뇌의 특정한 곳에 병터,[9] 즉 이변 부위가 존재한다는 점을 밝혔다 (〈그림 1〉 참조). 그리징거의 확신이 들어맞는 실례였다.

실어증(失語症)을 비롯해 읽고 쓰는 능력을 잃어버린 〈실독증

---

9 병원균이 모여 조직에 병적 변화를 일으키는 자리.

**그림 1** 실어증과 뇌

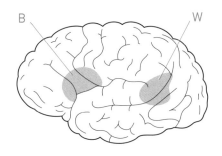

B - 브로카의 중추[10]: 좌뇌의 이곳이 장애를 입으면 사고력과 언어 이해 능력은 있는데 사고 내용을 언어로 표출하는 일이 불가능하다(운동 실어, 표출성 실어).
W - 베르니케의 중추: 좌뇌의 이곳이 장애를 입으면 지적 능력은 있는데 언어 이해만 불가능하다(감각 실어, 수용성 실어).

(失讀症)〉, 읽을 수는 있는데 쓸 수는 없는 〈실서증(失書症)〉, 계산 능력만 손상된 〈실산증(失算症)〉, 적절한 운동 조작을 할 수 없는 〈실행증(失行症)〉 등을 찾아내고, 각각에 대응하는 뇌의 영역을 특정했다. 이로써 정신의 기능을 뇌의 각 부분이 분담하고, 정신 장애는 그에 대응하는 뇌의 특정 부분이 틀림없이 손상된 것으로 생각했다. 한마디로 〈뇌 국재론(局在論)〉이라 부르는 사고방식이 널리 퍼졌다.

　뇌 국재론의 관점에서 마음의 작용과 실조, 그리고 뇌의 물질

　10 中樞. 신경 기관 가운데 신경 세포가 모여 있는 부분. 신경 섬유를 통해 들어오는 자극을 받고 통제하며 다시 근육, 분배선 따위에 전달한다.

적 양상 간의 대응 관계를 파헤치는 연구를 〈뇌 병리학〉 또는 〈신경 심리학〉이라고 한다. 브로카나 베르니케의 발견 이후 이러한 연구는 더욱 발전했다. 현재의 〈뇌 과학〉이다.

**진행 마비 연구**

1913년 노구치 히데요(野口英世)가 당시 정신 병원 입원 환자의 3분의 1 이상을 차지하던 대표 정신 질환인 〈진행 마비〉가 뇌 내부가 매독 스피로헤타[11]에 감염되었기 때문임을 현미경으로 증명했다. 조울병 증상이나 환각, 망상을 일으키다가 지력(知力) 저하를 초래해 말기에는 죽음에 이르는 심각한 정신병이었다.

이 발견에 힘입어 1917년 독일의 정신 의학자 율리우스 바그너야우레크Julius Wagner-Jauregg가 뇌 내부의 스피로헤타를 열로 없애는 발열 요법을 확립했고, 나아가 1928년 항생 물질인 페니실린의 발견과 1942년의 실용화로 진행 마비는 한물간 정신 질환으로 퇴장했다.

이는 〈정신의 병〉이 곧 〈뇌의 병〉임을 실증하고 그로써 정신병을 몰아내는 데 성공한 실례였다. 가히 자연 과학과 생물주의 의학으로서 정신 의학이 거둔 빛나는 승리였다.

이 업적으로 바그너야우레크는 1927년 노벨 생리·의학상을 받았다. 노구치 히데요도 공동 수상의 영예를 입었다면 좋았으

---

11 Spirochaeta. 스피로헤타과(科) 미생물의 총칭. 특히 스피로헤타 팔리다를 가리킴.

런만, 안타깝게도 그러지 못하고 1928년 연구 중이던 황열[12]에 걸려 세상을 떠났다.

이런 성과를 토대로 정신 의학은 이른바 〈정신의 신체 의학〉으로서 자연 과학 방법론에 근거를 둔 생물주의와 뇌 국재론의 방향성을 지닌 커다란 흐름을 형성해 오늘날에 이르렀다.

브로카나 베르니케의 시대는 해부학 차원, 노구치 히데요의 시대는 광학 현미경의 차원, 오늘날에는 전자 현미경이나 분자 생물학의 차원으로 이동했고, 더 나아가 최신 기술을 이용해 뇌 내부의 물질적인 동태(動態)를 실시간으로 파악하는 등 매우 정밀하고 세련된 연구로 발전했다. 그러나 토대를 이루는 기본 사고 방식과 방법론은 같다.

이것이 정신 의학의 주요 흐름이자 〈정통 정신 의학〉이다.

## 5 — 역동 정신 의학

### 비합리적인 마음에 초점을 맞추다

그러나 정신 의학은 한 덩어리가 아니라 또 하나의 복류(伏流)라고 할 깊은 흐름을 가진다. 그것은 바로 〈역동 정신 의학Dynamic Psychiatry〉이라는 흐름이다.

〈정통 정신 의학〉이 마음의 작용을 비합리적이라고 보는 대전제 위에 서 있다면, 〈역동 정신 의학〉은 마음의 작용이 다양한 비

---

12 黃熱. 모기가 옮기는 아르보 바이러스에게서 발생하는 출혈열.

합리성을 본질적으로 내포한다는 전제 위에 서 있다.

근대 시민 사회가 〈자유롭고, 주체적이고, 합리적인 개인〉이라는 인간관을 내세움으로써 오히려 실제로는 자신이 자유롭고 주체적이고 합리적으로 살아갈 수 없는 현실에 직면한다는 점을 앞에서도 언급했다. 그중에서도 정신 장애는 인간의 이성, 감정, 의지에 찾아오는 최고의 비합리성이다. 이것을 어떻게 생각하느냐에 따라 정신 의학은 정통 정신 의학과 역동 정신 의학이라는 두 가지 사고방식으로 나뉜다. 나카이 히사오(中井久夫)는 이 둘을 〈표 1〉과 같이 대비해 놓았다.

### 마음을 다룰 수 있을까?

정통 정신 의학의 사고방식에 따르면 정신 장애를 파악할 때 〈마음〉 자체를 다룰 필요가 없다. 왜냐하면 마음의 작용은 본래 합리적이어서 그 안에 비합리성이 있을 리 없고, 만약 마음에 비합리적인 현상 즉 정신 장애가 나타난다면 〈뇌의 이상 증상〉이라고 보기 때문이다.

애초에 인간의 마음은 객체가 아닌 만큼 〈자연 과학인 정신 의학〉이 다루어야 할 대상이 아니고 다룰 필요도 없다. 어디까지나 자연 과학을 이용해 뇌라는 객체를 상대로 물질적인 이상 증상을 생물학적으로 찾는 것이 정신 의학의 사명이라는 말이다.

따라서 역동 정신 의학의 사고방식에 따르면 정신 장애를 파악할 때 마음 자체를 다루는 길을 찾아야 한다. 왜냐하면 정신 장애는 인간의 마음 안에 본래 있던 비합리성이 드러난 양상일지 모

**표 1** 정통 정신 의학과 역동 정신 의학[13]

|  | 정통 정신 의학* | 역동 정신 의학 |
|---|---|---|
| **출발** | • 평야의 문화<br>• 계몽주의자 | • 숲의 문화<br>• 낭만주의자 |
| **담당자** | • 대학, 정신 병원의 정신과 의사(다소 폐쇄적이고 전문가 의식이 있음) | • 신경학, 뇌 과학 등 다른 분과 출신, 개업의, 심리 요법사, 시술자(다소 개성적이고 비전문적임) |
| **의학적 경향 비교** | • 거리를 둔 관찰<br>• 개별 증상과 통계학적 결론을 중시<br>• 증상 중시(기술)<br>• 형식 중시<br>• 정신병에서 범례를 추구함 (가능하면 다원적 원인론 또는 원인론에 기대지 않으려고 함)<br>• 비관론<br>• 엄밀성 중시<br>• 성인의 상식적인 정상성에서 동떨어지는 점을 문제시함<br>• 정적 분류(진단) 체계에 치우침 | • 참여적 관찰, 치료를 이용한 지식과 증상의 예를 중시<br>• 생활사 중시<br>• 내용 중시(해석)<br>• 무의식적인 동인(動因) 중시<br>• 신경증에서 범례를 추구함(일원론적 원인론에 치우침)<br>• 낙관론<br>• 가설적 추론 중시<br>• 유아, 정상인의 잠재적이고 병적인 측면에 주목<br>• 동적 구조에 기울어 치료를 중시 |

\* 별칭: 마음의 좁은 범주를 가리킬 때는 전통적·강단적(講壇的)·고전적인 정신 의학이라 한다. 영국과 스코틀랜드에서는 상식적인 정신 의학, 사회주의권에서는 기술적·현실적인 정신 의학이라 칭한다.

13 나카이 히사오, 『분열병과 인류(分裂病と人類)』(東京: 東京大学出版会, 1982), 164면 — 원주. 한국어판은 『분열병과 인류』, 한승동 옮김(서울: 마음산책, 2015).

| | 정통 정신 의학 | 역동 정신 의학 |
|---|---|---|
| 치료 문화적 성격 | • 체제적이고 정신 감정에 뛰어남 | • 당파적이고 정신 감정에 익숙하지 않음 |
| | • 일반 교수법으로 전달 | • 개인 지도로 전승 |
| | • 증상 제거, 노동 능력 회복, 상식에 복귀하고자 함 | • 인격 왜곡이나 발전의 미숙함을 극복하고자 함 |
| | • 의학의 한 분과로서 정신과 의사라는 자기 규정 | • 치료자의 태도를 스스로 질문함 |
| | • 치료 환경 정비를 중시 | • 치료 현장의 구조를 중시 |
| | • 신체 요법, 환경 요법을 중시 | • 되도록 심리 요법을 중시 |
| | • 대상: 어느 쪽이냐를 특정한다면 민중 | • 대상: 어느 쪽이냐를 특정한다면 권력, 부, 지력, 그 밖의 측면에서 일부 탁월한 계층 |

르기 때문이다.

이 견해에서는 객체가 아니라고 해서 마음 자체를 다루지 않아서는 정신 장애에 접근할 수 없다. 한마디로 자연 과학 방법론만으로는 정신 장애를 충분히 다루지 못한다. 따라서 자연 과학의 객체화라는 빛이 닿지 않는 그늘도 탐색해야 한다.

자, 그렇다면 어떤 방법이 있을까? 그것이 과연 가능할까? 바로 이 물음이 역동 정신 의학의 중대한 과제이자 문제점이다.

### 〈관계〉 속에서 마음을 보는 방법

정신 기능이 뇌의 작용이라는 말은 소화 기능이 위나 장의 작용이라거나 내분비 기능이 갑상샘이나 뇌하수체의 작용이라는 말과 같지는 않다. 음식을 소화하고 흡수하거나 호르몬을 분비하는 기능은 그 자체가 물질적인 작용이고, 장이나 갑상샘이라는 물질이 그것을 담당한다. 그러한 작용은 각 개체의 신체(물질성) 안쪽에서 한결같이 이루어진다.

그러나 생각하거나 느끼거나 의지를 갖는 정신 기능은 그 자체가 비물질적인 관념의 작용이며, 뇌라는 물질 내부, 각 개인의 신체 안쪽에서 한결같이 이루어지는 것이 아니다. 반드시 뇌 외부에는 사회적이고 공동적인 외연(外延)이 있고, 주변 사람과 〈관계〉를 맺고 서로 작용하면서 비로소 기능한다. 〈마음〉은 공동성(관계성)을 품은 작용이고, 타자와 서로 작용하는 역동성dynamism을 통해 일어난다. 〈마음〉과 〈정신〉은 개인의 뇌 안쪽에서만 이루어지는 현상이 아니다. 이런 뜻에서 〈정신 기능=뇌 기능〉이 아니다.

그래서 역동 정신 의학의 기본 방법론에서는 〈마음〉의 작용을 온전히 객체로만 대상화해서 연구하지 않는다. 오히려 그것은 연구자가 주체적이고 주관적으로 관계해 타자와 연구자 자신의 〈관계(상호 작용)〉에서 일어나는 현상을 실마리로 삼아 마음의 작용과 실조를 파악하는 작업이다. 임상에서는 환자와 치료자의 〈관계〉가 그 작업에 해당한다. 따라서 이 방법은 생생한 개별 임상과 치료 경험을 통해 탄생하고 발전했다.

**프로이트의 〈무의식〉 개념**

최초로 이 방법론에 체계를 세운 사람이 지크문트 프로이트 Sigmund Freud다. 좁은 의미에서 〈역동 정신 의학〉이라는 말은 정신 분석학적 정신 의학을 의미한다.

인간은 왜 성도착이라는 생물적으로 비합리적인 현상을 드러낼까? 날마다 꾸는 꿈의 내용은 왜 비합리적일까? 우리는 왜 때때로 사소하지만 비합리적인 잘못을 저지를까? 이 물음을 비롯해 다양한 비합리적 현상이 심신에 드러나는 〈신경증〉 환자의 관계를 통해 마음 자체의 비합리성이 지닌 구조를 해명하려고 한 것이 프로이트의 정신 분석학이다.

여기에서 열쇠가 되는 개념이 〈무의식〉이었다. 〈나는 이렇게 생각하고, 느끼고, 이런 의지를 갖는다〉는 자각 의식이 있고, 그 외부에 우리의 생각이나 느낌이나 의지를 제약하거나 추진하는 눈에 보이지 않는 다양한 힘이 있다. 프로이트는 이러한 힘을 모두 〈무의식〉이라고 불렀다. 이들 힘이 작용하기 때문에 인간은 온전히 자유롭고 주체적인 존재로 결코 살아갈 수 없다. 인간의 부자유가 심신의 실조, 즉 비합리로 뚜렷하게 나타난 것이 〈신경증〉이라고 프로이트는 생각했다.

〈역동적dynamic〉이란 원래 역학의 용어였다. 지렛대나 도르래 같은 힘과 힘의 균형 관계를 다루는 〈정역학statics〉과 달리 천체의 움직임 같은 힘과 힘의 운동 관계를 다루는 것이 〈동역학dynamics〉이다. 정신 현상을 정적이 아니라 동적으로 파악하려는 의미에서 이 역학 용어를 받아들여 〈역동 정신 의학〉이라는 명칭이 생겨났다. 지렛대나 도르래는 눈에 보이는 물체지만, 천체의 움직임에 미치는 인력이나 관성은 눈에 보이지 않는다. 이렇게 눈에 보이지 않는 힘, 즉 무의식의 힘을 다룬다는 뜻이다.

정신 의학이나 심리학에서는 〈역동dynamics〉이라는 말이 폭넓게 쓰인다. 프로이트는 인간의 마음속 깊은 곳에서 여러 힘이 대립하기 때문에 무의식적인 마음의 움직임이 생긴다고 여기고, 그 힘의 경쟁을 〈역동〉이라고 불렀다. 더 넓은 의미로는 사람과 사람의 관계 가운데 의식적이거나 무의식적인 상호 작용(대인 역동)을 가리키는 낱말로 사용한다.

## 설리번의 대인 관계론

미국의 정신 의학자 해리 스택 설리번Harry Stack Sullivan은 사람의 상호 작용과 관련해 〈정신 의학은 곧 대인 관계론〉이라는 유명한 말을 했다. 이는 역동 정신 의학의 저류를 흐르는 생각을 간결하게 표현한 말이다.

여기서 말하는 〈대인 관계론〉은 누구와 누구는 사이가 좋다든가 나쁘다든가, 원만한 인간관계를 맺는 방법 같은 〈교제 방식을 다루는 학문〉이 아니다. 인간은 공동성과 관계성을 지닌 존재여서 타인과 관계를 맺지 않고서는 정신 생활을 할 수 없는데, 이 사실을 바탕에 깔고 정신 현상이나 정신 장애를 다루는 학문이라는 뜻이다.

정신 분석적 정신 의학뿐만 아니라 공동성·관계성의 시야에서 정신 장애를 바라보는 견해는 모두 넓은 의미의 역동 정신 의학에 속한다. 이 책은 이런 의미로 역동 정신 의학의 관점을 소중히 여긴다.

·

정신 의학은 정통 정신 의학의 흐름과 역동 정신 의학의 흐름이 때로는 부딪치고, 때로는 보완하는 식으로 현재에 이르렀다. 양쪽 중 어느 쪽을 정면에 내세우든, 정신 의학은 양쪽을 겸한 이중 구조에 따라 심화, 확대되고 비로소 실천을 위해 활용된다. 하나보다는 둘일 때 정신 의학은 힘을 발휘할 수 있다. 한 덩어리의 바위는 견고하게 보이지만 의외로 약하다.

## 6 ── 아동 정신 의학의 시작

### 때늦은 탄생

근대 시민 사회에 들어와 신체 의학에서 〈정신 의학〉이 가지를 치고 나온 다음, 정신 의학에서 아동을 대상으로 한 〈아동 정신 의학〉이 갈라져 나온 것은 그리 오래지 않다.

1887년 독일의 정신 의학자 헤르만 에밍하우스Hermann Emminghaus가 쓴 『소아의 정신적 장애*Die Psychischen Störungen des Kindesalters*』는 아동의 정신 장애를 체계적으로 다룬 최초의 학술 서적으로 알려져 있다. 그러나 이 선구적인 작업은 주목을 받지 못했다(유감스럽게도 나도 아직 읽지 못했다). 그는 아동의 정신 장애를 뇌 장애라고 인정되는 것과 심리적 요인으로 나누고, 가정 환경이나 학교 환경 문제를 언급했다. 집단

히스테리, 강박, 공포증 등을 기술하고 비행 문제도 상세히 논했다.[14]

오스트리아에서 태어난 미국의 정신 의학자 레오 캐너Leo Kanner가 1930년 대학 병원에 〈아동 정신과 외래〉를 상설하고, 1935년 『아동 정신 의학Child Psychiatry』이라는 교과서를 간행했다. 이는 내과학에서 소아 과학이 독립했듯이 〈아동〉이라는 말을 내세운 정신 의학의 출발점이었다. 때늦은 탄생이었다.

〈학문〉으로서 그 탄생이 늦은 데는 까닭이 있다. 근대 시민 사회는 인간이 드러내는 비합리성을 크게 세 가지로 나누었는데, 아이들의 비합리성은 발달 과정의 미숙함 때문이라고 보았다. 따라서 기본적으로 〈의학〉보다는 〈교육〉의 영역에서 다루었다.


### 최초의 임상 — 아베롱의 야생 소년

그러나 〈임상〉의 출발은 훨씬 이전으로 거슬러 올라간다.

프랑스 혁명이 시작되고 10년이 지난 1799년, 프랑스 중앙 산간 지역인 아베롱Aveyron 숲에서 벌거숭이 소년이 발견되었다. 열두 살로 추정되던 이 소년은 토끼처럼 재빠르게 달리고, 다람쥐처럼 가볍게 나무에 올라 도토리나 밤을 따 먹고, 육류나 불에 익힌 음식은 먹지 않으려고 했으며, 옷을 입히면 벗으려고만 했다. 사회적·문화적인 감각이나 감정, 인식은 무엇 하나 배우지 못했고, 언어도 이해하지 못했다. 이것이 당시 사회의 큰 관심을

---

14 디디에자크 뒤셰Didier-Jacques Duché, 『소아 정신 의학의 역사(小児精神医学の歴史)』, 후지모토 도시로(藤元登四郎) 옮김(東京: そうろん社, 2005) — 원주.

끈 〈아베롱의 야생 소년〉이다.

장 마르크 가스파르 이타르[15]는 파리 시내 농학교[16]에서 보호하던 이 야생 소년을 맡아 달라는 부탁을 받았다. 그는 얼마 전이 농학교 전속 의사로 부임한 스물다섯 청년이었다. 이 일을 계기로 아동 정신 의학이 〈임상〉으로서 역사적인 첫걸음을 내디뎠다.

피넬을 스승으로 받들던 이타르는 인간의 인식이 처음부터 갖추어진 것이 아니라 감각이 발생하면서 그것을 이용해 후천적으로 획득하는 것이라고 주장한 철학자 에티엔 보노 드 콩디야크 Étienne Bonnot de Condillac의 학설을 따랐다. 야생 소년이 숲속에서 홀로 자라나 감각을 이용해 사회적·문화적 인식을 획득할 만한 환경과 기회를 얻지 못했기 때문에 저런 상태인 것은 아닐까? 그렇다면 교육으로 감각을 일깨우고 마땅히 갖추어야 할 인식을 획득함으로써 야생 상태에서 벗어나도록 할 수 있지 않을까? 이것이 이타르의 문제의식이었다.

한편 스승인 피넬도 야생 소년을 진찰했다. 피넬은 이타르의 의견에 찬성하지 않았다. 소년은 선천적인 지적 장애(당시 용어로는 〈백치idiot〉)로 숲에 버려진 아이에 지나지 않고, 〈오랫동안 체계적으로 교육한다고 하더라도 성공할 가능성이 전혀 없다〉는 것이 피넬의 견해였다. 마땅히 갖추어야 할 인식을 획득할 기회

15 Jean Marc Gaspard Itard(1775~1838). 프랑스의 교육자이자 의학자. 농교육의 선구자로, 아베롱 숲에서 발견한 야생 소년을 헌신적으로 교육하고 훈련했다. 지능 장애인 교육의 창시자로 유명하다.
16 청각 장애인이나 언어 장애인을 대상으로 한 특수 교육 기관.

를 얻지 못했기 때문이 아니라 처음부터 그럴 능력이 없었다고 판단했다.

정신 장애인의 사슬을 풀어 준 개명(開明)한 의사 피넬의 이미지를 생각하면 지나치게 냉정한 견해로 보이기도 한다. 당시 정신 병원에는 중증 〈백치〉 환자가 많았으므로 피넬은 이 장애에 비관적이었을지도 모른다. 또는 정신 의학 경력이 노련한 피넬이 보기에 농학교 전속 의사 이타르의 생각은 〈백치〉 임상 지식이나 경험이 빈약한 젊은 의사의 위태로운 진단으로 보였을지도 모른다.

만약 이타르가 피넬의 견해를 따라 야생 소년을 보살피는 일을 포기했다면 역사는 다르게 쓰였으리라. 그러나 이타르는 스승의 견해를 받아들이지 않고 게를랭Guerlain 부인이라는 뛰어난 여성의 힘을 빌려 열심히 교육적인 지원에 힘을 쏟았다. 이러저러한 시행착오가 이어졌지만 결과적으로 야생 소년은 몸짓으로 의사소통을 익혔고, 단순한 수준에서 단어와 그것이 가리키는 사물을 연관 짓기까지 했다. 결국에는 조금씩 문자로 소통하는 법을 배웠고, 게를랭 부인에게 친밀한 감정을 품기도 했다.

이타르는 몸짓 언어와 문자에 이어 음성 언어를 가르치려고 애썼지만, 이 노력은 결실을 보지 못했다. 음성 언어 획득에 사활을 걸었던 이타르는 결국 좌절감을 느끼고 더 이상 관여하지 않았다. 드디어 어른으로 성장한 야생 소년은 게를랭 부인의 보살핌을 받다가 1848년 쓸쓸하게 세상을 떠났다.[17]

17 다키카와 가즈히로(滝川一廣), 「발달 장애 이해의 변천 — 아베롱의 야생 소년이

## 아동 정신 의학의 주제가 이미 그곳에 있었다

이타르의 노력은 아동 정신과 임상, 장애아 교육의 출발점이 되었다.

야생 소년에게 이타르가 시도한 관계에는 좁은 의미의 〈의학〉과 〈의료〉에 머무르지 않고 교육과 양육, 즉 아이를 기르고자 하는 적극적 행위라는 아동 정신과 임상의 본질이 담겨 있다.

또 피넬과 이타르의 대립에는 이미 나중에 다양한 국면에서 되풀이되는 아동 정신 의학의 주제가 들어 있다. 아이의 정신 장애를 선천적인 결함으로 볼 것인가? 후천적인 결함으로 볼 것인가? 생물적인 결함으로 볼 것인가? 심리적·사회적 결함으로 볼 것인가? 어떤 결함이라고 보든, 환경이나 주위 관계가 그것을 개선할 수 있는가? 성공 가능성은 전혀 없는가? 그것을 가르는 요소는 무엇인가? 마음의 발달에 중요한 것은 기회인가, 능력인가? 정신 발달이란 어떻게 진행되고, 어떻게 장애를 입는가? 애초에 〈정신 발달〉이란 어떤 것인가?

라는 단서(発達障害理解の變遷 ── 端緒としてのアヴェロンの野生児)」, 시모무라 하루히코(下村晴彦) 외 편, 『발달 장애 지원을 위해 꼭 필요한 핸드북(発達障害支援必携ハンドブック)』(東京: 金剛出版, 2013) ── 원주.

# 제3장
# 정신 장애의 분류와 진단

의학에는 진단이 꼭 따르기 마련이다. 의학에서 진단이란 어떤 심신의 상태가 의학적으로 체계화된 분류의 어느 부분에 해당하는지를 정하는 것이다. 해당 부분의 분류 항목이 진단명(질환과 장애 이름)이다. 진단이란 분류 위에서 이루어진다.

정신 질환을 어떻게 체계화해서 분류하고, 이를 바탕으로 어떤 진단명을 붙일 것인가? 〈진단 분류〉 문제는 피넬 시대부터 오늘날까지 정신 의학의 지속적인 주제다. 주제가 지속적이라는 말은 아직 결론이 나지 않았다는 뜻이다.

현재는 미국 정신 의학회에서 펴낸『정신 질환의 진단 및 통계 편람*Diagnostic and Statistical Manual of Mental Disorders* (DSM)』의 진단 분류를 널리 사용한다. 그러나 이 책의 제3판(『DSM-III』)이 나온 1980년부터 하나의 개정판이 나오자마자 바로 다음 개정판 작업이 시작될 만큼 개정이 되풀이되어 아직도 결론이 나지 않았다. 이 책을 쓰기 시작할 때는 『DSM-IV-TR』(2002)이 최신판이었는데, 2013년에는 『DSM-5』[18]로 바뀌었다.

## 1 — 분류란 어떤 것인가?

### 무엇을 기준으로 삼느냐에 따라 바뀐다

진단 분류가 결론이 나지 않는 데는 이유가 있다.

첫째, 사물의 〈분류〉는 인위적인 구분이다. 사물이 자연계에 체계적으로 나뉘어 존재하고, 그것을 〈발견〉하는 일이 분류는 아니기 때문이다. 무엇을 어떻게 구분하느냐는 인간의 자유로운 사회적 약속에 지나지 않고, 인간을 초월한 이른바 〈신의 관점〉에서 절대적으로 올바른 분류가 어딘가에 있는 것이 아니다.

어떤 관점을 취하고, 무엇을 기준으로 구분하느냐에 따라 분류는 헤아릴 수 없이 많다. 어떤 분류를 타당하다고 할 것인가는 그것을 사용하는 사람들의 사회적인 합의에 달려 있다. 사람들 각각의 관점이나 근거 지점, 목적이 다른 이상, 누구나 만족할 수 있는 분류는 없다.

어떤 나라에서 딸기를 〈채소〉로 분류할지, 〈과일〉로 분류할지를 재판에 부쳤다고 하자. 과일에는 세금이 붙기 때문에 장사

---

18 미국 정신 의학회, 『DSM-5 정신 질환의 진단 및 통계 편람』, 권준수 옮김(서울: 학지사, 2015).

꾼 측은 딸기가 〈채소〉라고 주장했다. 나무에 열리면 과일이고 풀에 달리면 채소라는 것이다. 한편 세무서 측은 〈과일〉이라고 주장했다. 조리해서 먹으면 채소고, 날것 그대로 먹으면 과일이라는 것이다. 재판소의 판결은 〈과일〉이라고 했다. 주식과 함께 먹는 것이 채소고, 후식으로 나오면 과일이라는 것이다.

몸의 병에도 다양한 분류 방식이 있다. 증상에 따라 나눈다는 약속이라면 〈열성 질환〉, 〈경련성 질환〉 등이 된다. 아픈 신체 부위에 따라 나눈다면 〈호흡기 질환〉, 〈소화기 질환〉 등이 된다. 병인에 따라 나눈다면 〈감염증〉, 〈자가 면역 질환〉 등이 된다.

## 증상에서 물적 증거로

보통 우리는 병의 증상으로 병에 걸렸다고 깨닫는다. 또 증상 때문에 괴로워한다. 증상은 이른바 병을 들여다보는 입구이므로 증상에 따라 병을 나누어 진단하는 것이 가장 소박한 방식이다.

옛날에는 대체로 그렇게 진단했다. 하지만 대부분 증상은 〈통증〉처럼 주관적일 뿐 아니라 〈발열〉 같은 객관적인 증상이라도 여러 병이 드러내는 비특이적(비특정적)[19]인 증상일 때가 많다. 그래서 근대 의학은 과학의 객관성이나 확실성이 부족하다는 이유로 증상의 분류와 증상에 기댄 진단을 차츰 배척했고, 증상보다는 검사 자료를 비롯한 〈물적이고 객관적인 소견〉을 중시하기

19 〈특이적〉이라는 용어는 어떤 병에서만 특징적으로 보이고 다른 상태나 병에서는 보이지 않는 것을 의미하고, 〈비특이적〉이라는 용어는 어떤 상태나 질환에서만 특징적으로 보인다고 단정할 수 없는 것을 의미한다.

에 이르렀다.

한마디로 신체의 어디가(병터), 무슨 원인으로(병인), 어떻게 (병리) 실조를 일으켰는가에 따라 병을 나누고, 〈어디where〉와 〈왜why〉와 〈어떻게how〉를 과학적인 물적 증거로 확인함으로써 진단을 내리기에 이르렀다. 검사는 이러한 진단을 위한 것이다. 병터나 병인이나 병리에 근거를 두고 병을 분류하면 진단이 그대로 치료법으로 연결된다는 이점도 적지 않다.

신체 질환을 확인하는 근대적인 진단 분류는 이와 같은 합의에 따라 대체로 정리를 마친 셈이다.


질병이라는 말을 들으면 금방 〈원인이 뭐지?〉 하는 물음이 떠오른다. 그것은 앞에서 이야기한 진단 분류법이 정착했기 때문이다. 그렇지만 〈원인(병인)〉이 반드시 발병을 결정하는 것은 아니다.

예컨대 결핵의 원인은 〈결핵균〉인데, 우리 대부분은 결핵균에 감염된 내력이 있다. 그러나 발병하는 것은 감염자의 아주 일부일 뿐이다. 오히려 그 사람의 영양 상태나 면역력 정도가 발병을 결정짓는다. 다만 영양 상태나 면역력에 문제가 있어도 결핵균이 없다면 적어도 결핵에 걸리지는 않는다. 결핵균은 발병의 〈필요조건〉이다. 질환의 〈원인〉이란 필요조건에 지나지 않을 뿐 필요 충분한 결정 조건은 아니다. 발달 장애의 원인을 생각하는 장(章)에서 이 문제를 다시 자세하게 살펴보겠다(제9장-5 참조).

## 2 ─ 전통적인 진단 분류

**심신 이원론에 따른 분류 ─ 외인과 심인**

정신 의학도 근대 의학의 한 분야이기 때문에 〈어디〉, 〈왜〉, 〈어떻게〉를 기준으로 정신 질환의 진단 분류를 체계화하려고 했다.

이때 정신 기능에 직접 관계하는 신체 부분은 기본적으로 〈뇌〉라는 하나의 기관뿐이다. 그래서 〈어디〉(병터)에 대해서는 인간을 〈마음〉과 〈몸〉으로 나누어 파악하는 심신 이원론에 따른 분류법을 채택했다. 그 내용은 다음과 같다.


(A) 뇌 장애처럼 뇌 조직 자체에 실체적이고 물질적인 이상 증상이 일어났을 때

(B) 심리 장애처럼 뇌 조직이 아니라 심리 메커니즘에 기능적인 이상 증상이 일어났을 때


이렇게 둘로 나눈다.

〈왜〉(병인)와 〈어떻게〉(병리)를 말해 보면 (A)는 육체적인, 바꾸어 말하면 신체적이고 물질적인 부하(負荷)가 병인이 되어 뇌 조직 자체에 손상을 일으킨 것이다. (B)는 정신적인, 바꾸어 말하면 환경적이고 사회적인 부하가 병인이 되어 심리 메커니즘에 손상이 일어난 것이다.


(예 1)

어떤 사람이 열차 사고를 당해 머리에 심한 상처를 입었다. 원래는 침착하고 온화한 사람이었는데 그 이후 짜증을 잘 내고, 눈에 띄게 충동적인 행동이 늘었고, 기억력도 떨어졌다. CT 검사를 해보았더니 광범위한 뇌 손상이 명확했다. 이것은 (A)로 분류된다. 뇌 손상이라는 생물적인 부하로 뇌 조직 자체에 기능 실조가 일어났다고 여기기 때문이다.

(예 2)

어떤 사람이 열차 사고를 당했는데 다행히도 부상이 팔의 골절뿐이었다. 만일을 위해 뇌 검사도 받았지만 아무런 이상이 없었다. 그러나 직접 목격한 많은 사상자의 상황이 머리에서 떠나지 않았고, 걸핏하면 그 공포스러운 광경이 생생하게 떠올랐다. 이 사람은 이 일로 고통스러웠다. 악몽, 불면, 우울함이 이어졌다. 이것은 (B)로 분류된다. 심적 외상(트라우마)이라는 정신적인 부하로 심리 메커니즘에 실조가 일어났다고 여기는 것이다.

(A)를 일컬어 〈외인성(外因性) 정신 장애〉라고 한다. 외인이란 마음의 작용, 즉 심리 메커니즘으로 볼 때 감염, 중독, 뇌 조직 손상처럼 외부에서 가해진 물질적·생물적인 부하가 원인이라는 뜻이다.

(B)는 〈심인성(心因性) 정신 장애〉라고 한다. 심인이란 환경이 제공한 어떤 심리적·사회적인 부하가 원인이라는 뜻이다. 환경

인성(環境因性)이라고도 한다.

### 제3의 범주 ─ 내인의 등장

심신 이원론에 따르면 정신 장애는 양자의 겹침이 있다고 해도 〈외인성〉이냐 〈심인성〉이냐, 둘 중 하나일 수밖에 없다.

그런데 실제로는 (A)에도 (B)에도 딱 들어맞지 않는 정신 장애를 찾아볼 수 있다. 조현병과 우울병이 그것이다. 이 두 가지 정신 질환에서는 외인성 정신 장애라고 확정할 수 있는 뇌 조직의 특이한 이상 소견도 보이지 않고, 그렇다고 심인성 정신 장애로서 심리 메커니즘을 설명할 수도 없다. 증상이나 경과도 (A)나 (B)로 분류해 놓은 정신 장애와 어딘가 다르다.

그래서 (C) 〈내인성(內因性) 정신 장애〉라는 제3의 범주를 만들어 조현병과 우울병을 그 안에 집어넣었다. 〈내인〉이란 어떤 선천적인 성질, 그 병에 걸리기 쉬운 소질, 즉 소인(素因)이라는 뜻이다.

외인성 정신 장애는 어쩌다가 뇌염에 걸렸다든가, 중독 물질이 침투했다든가, 뇌에 외상을 입었다든가 하는, 생물적인 우연 발생의 사건에 따른 것이다.

심인성 정신 장애는 어쩌다가 심적 외상을 입는 사고를 당했다든가, 너무 많은 스트레스에 시달리는 정신생활을 강요받는다든가 하는, 사회적인 우연 발생의 사건에 따른 것이다.

이와 대조적으로 내인성 정신 장애는 그것만으로 발병하지는 않을지라도 본래의 소질로서 병과 연관된 조건이 이미 그 사람에게 내재해 있고, 어떤 계기로 발병하면 그 소질이 방향을 정한 질병 고유의 과정을 더듬는 것이다.

〈정신〉과 〈신체〉를 나누는 〈심신 이원론〉은 철학자에게도 뇌과학자에게도 평판이 나쁘다. 조금만 깊이 들어가면 그토록 단순하게 둘로 나눌 수 없기 때문이다. 내인성 정신 장애는 인간 존재가 심신 이원론으로 단순히 딱 나누어지지 않음을 정식으로 보여 준다.

그렇지만 〈마음은 간절하나 몸이 따르지 못한다〉[20]는 말이 이미 『신약 성서』에도 나와 있듯, 자신을 일단 〈마음〉과 〈몸〉으로 나누는 것은 고대부터 내려온 지혜로서 일정한 실감(實感)과 안정감을 지닌 자기 인식이라고 할 수 있다. 이를테면 철학자나 뇌 과학자도 일상에서 〈오늘은 몸이 안 좋다〉든가 〈어쩐지 마음이 개운하지 않다〉고 느끼고 말하는 방식이다.

## 세 가지로 정리

정신 의학에서는 정신 장애를 외인, 내인, 심인으로 분류하고, 전통적으로 각각을 세분하는 진단 분류 방식을 채택했다. 그 핵심을 제시하면 다음과 같다.

(A) 외인성 정신 장애: 기질성 정신 장애, 중독성 정신 장애, 증상성 정신 장애

20 『신약 성서』, 「마태복음」 26장 41절.

(B) 심인성 정신 장애: 심인 반응, 신경증(현실 신경증, 외상 신경증, 정신 신경증)

(C) 내인성 정신 장애: 조현병, 우울병

기질성 정신 장애는 진행 마비나 알츠하이머병처럼 뇌 조직 자체에 실체적인 손상이 일어난 것이다. 중독성 정신 장애는 알코올 정신병이나 각성제 정신병처럼 어떤 중독 물질이 뇌 조직의 생물학적 작용을 해치는 것이다. 진행할수록 뇌 조직 자체의 장애까지 이를 수 있다. 증상성 정신 장애는 갑상샘 항진증에 따른 바제도병처럼 어떤 신체 질환의 물질적 영향이 뇌 조직의 생물학적 작용을 해치는 것이다.

심인 반응은 중대한 사태를 당했을 때 마음의 〈흐트러짐〉이 보통 수준을 넘어서 착란 같은 형식으로 격하게 급성으로 일어나는 것이다. 현실 신경증은 〈현재〉 체험하는 불행이나 스트레스에 따른 심리 실조로, 오늘날 사용하는 진단 분류로 말하면 거의 〈적응 장애〉에 해당한다. 외상 신경증은 생명이나 인간 존엄성이 크게 위협받은 〈과거〉 체험 즉 외상 체험(트라우마)에 따른 심리 실조로, 오늘날의 분류로는 〈외상 후 스트레스 장애 Post Traumatic Stress Disorder(PTSD)〉에 해당한다. 정신 신경증은 그 밖의 심인성 심리 실조의 총칭이다. 이때 실조의 심리 메커니즘(병리)을 어떻게 파악하느냐는 문제는 다양한 학설과 이론적 관점으로 나뉜다.

## 전통적 진단 분류의 약점

전통적인 삼분법은 성립 과정에 따라 정신 장애를 구분한 것이다. 이 방법은 신체 의학 분류법과 같은 개념에 따라 병터, 병인, 병리를 기준으로 병을 구조적으로 나누어 파악하는 꽤 잘 다듬어진 시도였다. 그래서 오랫동안 이를 정신 장애의 진단 분류 기준으로 삼았다. 현재에도 이 분류를 염두에 둔 정신과 의사가 적지 않다.

그러나 약점도 있다. 하나는 토대를 이루는 심신 이원론이다. 이론으로야 어떻든 실제로 어디까지 두부모 자르듯 나눌 수 있을까?

또 하나는 병인, 병리에 따라 분류하는 것은 그렇다 치고, 중요한 병인, 병리에 대한 의학자의 견해가 반드시 일치하지 않는다는 문제다.

외인성 정신 장애라면 신체 질환과 마찬가지로 물질적인 소견에 따라 병인, 병리를 어떤 양상이 있는 것으로 끌어낼 수 있기에, 아니 그러한 것을 〈외인성 정신 장애〉라고 분류하기 때문에 문제가 없었다. 그러나 내인성 정신 장애나 심인성 정신 장애는 직접적인 물증이 없고, 상황 증거나 경험적 추측 진단에 따를 수밖에 없어서 견해가 나뉘었을 때 결론이 나지 않는다. 학파에 따라 분류 방식이나 진단에 미묘한 차이나 어긋남이 발생하고, 불일치가 생겨난다.

정신 의학의 진단 분류에 결말이 나지 않는 두 번째 이유는 이 불일치 때문이다.

# 3 — 조작적 진단 분류

## 증상으로 그룹을 나눈다는 생각

세계 보건 기구(WHO)는 다양한 질환을 국제적으로 조사한다. 국제적인 통계를 낼 때 나라나 지역에 따라 진단에 불일치가 있으면 곤란하다. 따라서 WHO에서는 모든 질환을 망라한 통계를 위해 〈국제 질병 분류International Statistical Classification of Diseases and Related Health Problems(ICD)〉를 편성하고, 국제적인 차원에서 진단의 통일을 꾀한다.

처음에는 신체 질환이 중심이었지만, 『ICD-9』(1977)를 엮을 때 WHO는 정신 질환 부문의 통일적인 분류 작성에 본격적으로 뛰어들었다. 그때 생각한 방법이 이제까지의 병인, 병리에 따른 진단 분류가 아니라 〈증상〉에 따른 분류였다.

근대 의학에서 과학적이지 않다는 이유로 배척해 후퇴했지만, 19세기 기술 정신 의학 이래 정신 의학은 세월만큼 증상의 기록을 축적해 왔다. 논리 없이 증상을 수집했을 뿐이라면 학파에 따라 진단에 불일치가 생기지 않는다. 그래서 탄생한 것이 『ICD-9』에 있는 정신 질환 부문의 진단 분류다.

다만 정신 장애의 개별 증상은 비특이적이어서 어떤 증상과 정신 장애를 직접 결부 짓는 것은 매우 억지스럽다. 더구나 정신 질환의 증상은 거의 주관적이다. 비특이적이고 주관적인 것에 기대어 어떻게 객관적이고 통일적인 진단이 가능할까? 진실을 말하자면 불가능하다.

이런 까닭에 고육지책으로 〈증상의 축적(증후군)〉을 이용해 정신 장애를 그룹으로 나누고, 여러 증상이 어떤 조합으로 모이는지에 따라 분류하고 진단하는 방식을 고안했다.

하나의 사례로 『ICD-9』의 개정판인 『ICD-10』(1992)에서 〈과잉 행동 장애Hyperkinetic Disorder〉의 진단 기준을 인용해 뒤에 제시했다. DSM에서는 이 내용이 〈주의력 결핍 과잉 행동 장애Attention Deficit/Hyperactivity Disorder(ADHD)〉에 가깝다.

## 집합적으로 사용하기 쉽다

이러한 진단 방식을 〈조작적 진단〉이라고 부른다. 기존 전통적인 진단 방식은 〈증상〉에 더해 〈가족력〉, 〈생활력〉, 〈발병 전 성격〉, 〈발병 상황〉, 〈경과〉 등을 판단 재료로 삼아 진단의 정확도를 올리려고 노력했다. 유전 요인과 환경 요인을 포함해 어떤 가족에서 태어나 자라고, 어떤 생활 환경에서 무슨 체험을 했고, 성격에 어떤 특징이 있으며, 어떤 상황에서 증상이 출현해 어떻게 달라졌는가? 환자마다 이런 개별 특징을 포착해 따로 진단하는 것이 보통이었다. 그러던 것이 〈증상〉 하나로 압축한 아주 단순한 진단 방식으로 바뀌었다.

조작적 진단은 증상 항목을 대조하면 기계적으로 진단명이 나오는 구조이고, 진찰하는 개인의 기량이나 경험에 따라 진단이 바뀔 확률이 낮다. 누구나 일치하는 진단에 도달하기 쉽다. 의료 수준의 지역별 차이를 염두에 두어야 하는 국제적 조사에는 이것이 큰 장점이다.

환자마다 병인, 병리를 파헤쳐 이해를 깊게 하는 실제 진료에는 좀처럼 적합하지 않지만, 개별성을 떠난 집합의 질병을 개괄적으로 파악하는 통계 조사에는 알맞은 방식이다. 아니, 그것이 조작적 진단의 목적이었다. 통계 처리의 편의를 위해 모든 진단명에 코드 번호를 붙인다.

## 미국의 기준이 세계를 석권

그런데 WHO의 국제 분류로도 말끔하게 통일이 이루어지지는 않았다. 미국 정신 의학회가 『ICD-9』를 승인하지 않고, 미국 국내 의학·의료 사정에 맞추어 독자적인 판본을 만들었기 때문이다. 여기에서도 분류가 〈사회적인 합의에 따른 약속〉이라는 본질을 읽어 낼 수 있다. 이것이 『DSM-III』(1980)이었다.

국지적인 미국 국내 판에 지나지 않지만, 미국의 국제적 힘이 유엔보다 훨씬 큰 것처럼 DSM이 계속 개정판을 내면서 세계 학계로 퍼져 나간 결과, 국제 표준이 두 가지가 함께 존재하는 상황에 이르렀다.

미국의 학술 전문지에 투고할 때 DSM이 제시한 진단을 사용하지 않으면 논문을 실어 주지 않는 상황이 벌어졌고, 이것이 DSM의 세계화를 불러왔다. 국제적으로 권위 있는 미국 잡지에 논문을 싣고 싶은 연구자는 DSM을 이용해야만 했다.

# 과잉 행동 장애

G1. 부주의: 다음 증상 중 적어도 여섯 항이 6개월 이상 지속되고 부적응을 일으킬 정도일 때. 아이의 발달 단계와 어울리지 않을 때.

(1) 학교 공부, 일, 기타 활동에서 세세하게 주의를 기울이지 않을 때가 많고, 깜빡하는 실수가 잦다.

(2) 작업이나 놀이 활동에 집중할 수 없을 때가 많다.

(3) 자신에게 이야기하는데도 듣지 않는 것처럼 보일 때가 많다.

(4) 가끔 지시에 따르지 않거나 학업, 자질구레한 일, 작업장에서 하는 일을 완수할 수 없다. 반항하거나 지시를 이해하지 못하기 때문이 아니다.

(5) 과제나 작업을 매듭짓는 일에 서투를 때가 많다.

(6) 숙제와 같이 정신적인 집중력이 필요한 과제를 피하거나

매우 싫어한다.

(7) 학교 숙제, 연필, 책, 장난감, 도구 등 공부나 활동에 필요한 것을 잃어버릴 때가 많다.

(8) 외부 자극으로 쉽게 주의가 산만해진다.

(9) 일상 활동 중에 물건을 잃어버리기 쉽다.


G2. 지나친 활동: 다음 증상 중 적어도 세 항이 6개월 이상 지속되고 부적응을 일으킬 정도일 때. 아이의 발달 단계와 어울리지 않을 때.

(1) 앉아 있을 때 손발을 움직이고 만지작거리거나 몸을 흔들 때가 가끔 있다.

(2) 교실 안이나 얌전하게 앉아 있어야 할 다른 상황에서 자리를 뜬다.

(3) 얌전하게 있어야 할 상황에서 심하게 돌아다니거나 기어오르거나 한다.

(4) 놀 때 과도하게 소란스럽거나 여가 활동에 참여할 수 없을 때가 많다.

(5) 과도하게 움직이는 유형이 특징이고, 사회 상황이나 요청에도 실제로 변하지 않는다.


G3. 충동성: 다음 증상 중 적어도 하나의 항이 6개월 이상 지속되고 부적응을 일으킬 정도일 때. 아이의 발달 단계와 어울리지 않을 때.

(1) 질문이 끝나지도 않았는데 느닷없이 대답해 버리는 일이 자주 있다.

(2) 줄을 서서 기다릴 때 또는 놀이, 집단 활동 중에 순서를 기다릴 수 없는 일이 자주 있다.

(3) 타인을 가로막거나 방해하는 일이 자주 있다.

(4) 사회적으로 조심해야 할 곳에서 부적절할 만큼 떠벌린다.

G4. 증상 발생은 7세 이전.

(이하 생략)

이상과 같이 증상(=관찰 대상의 행동)을 나열하듯 목록에 올리고 나서, 지정한 수 이상의 증상 항목이 모이면 〈과잉 행동 장애〉라고 진단한다.

이하 생략한 부분은 이러하다. 이들 증상이 상황에 상관없이 언제나 보일 때, 확실하게 부적응을 초래할 때, 증상 항목이 일치하더라도 〈전반적 발달 장애Pervasive Developmental Disorder〉 등 진단 기준을 동시에 충족할 때에는 이 진단을 내리지 않을 것(이때는 전반적 발달 장애의 진단이 앞선다) 등, 부칙 부분이다.

# 4 ─ 아동 정신 의학의 진단 분류

**어른의 옷을 입을 수 있을까?**

정신 의학은 어른 환자를 대상으로 발전한 탓에 아동의 독자적인 정신 장애를 둘러싼 분류 체계는 만들어지지 않았고, 어른의 정신 장애를 진단하는 분류를 기본적으로 그대로 적용해 왔다. 그래서 어른의 옷이 어린이에게 헐렁한 것처럼 당연하게도 아동에게 일치하지 않는 부분이 나왔다.

가장 큰 문제는 이미 정신의 형성이 다 이루어진 뒤에 발생한 어른의 정신 장애와 정신 형성이 아직 진행 중인 아동의 정신 장애를 같은 위치에 놓고 파악한다는 점이다.

현재의 ICD, DSM과 같이 증상만을 기준으로 삼는 조작적 진단으로는 어른과 아동의 차이를 생각할 수 없다. 아동이든 어른이든 증상의 조합이 같다면 같은 진단이 나온다.

같은 병이라도 아동과 어른의 증상이 드러나는 방식은 서로 다르지 않을까? 이런 사고방식을 방법론으로 채용할 수는 없다. 현상적으로 같은 증상이라도 아동과 어른은 발달 수준의 차이 때문에 그 의미 즉 병리가 다르다. 증상이 같다고 같은 병이라고 볼 수는 없지 않을까? 이런 사고방식도 역시 방법론으로 채용할 수 없다.

**아동용으로 커다란 범주를 만들다**

그렇다고는 해도 정신이 발달 과정에 있다거나 단계마다 발달 과제와 정신 실조가 연관이 있음을 무시할 수는 없다. 아이는 작은 어른이 아니다.

그래서 ICD와 DSM의 진단 분류는 발달 시기에 또렷해지는 정신 장애나 오직 유아기에서 사춘기에만 드러나는 정신 장애를 하나로 통틀어 분류해 범주를 만들어 그 밖의 정신 장애와 구분한다. 물론 ICD와 DSM의 범주 형태나 구분 형식에 차이는 있다.

앞에서 예로 제시한 ICD〈과잉 행동 장애〉의 진단 기준에 〈G4. 증상 발생은 7세 이전〉이라는 항목이 들어간 것도 이러한 고려 때문이다.

### 진단을 둘러싼 네 가지 혼란

이 책에서도 ICD와 DSM에서 큰 범주로 분류하는 아동의 정신 장애를 다룬다. 그러나 그 전에 아동의 〈진단〉에 대해 생각할 부분이 있다.

왜냐하면 아동 정신 의학에서는 진단명이 서로 엉클어지기 쉽고, 뒤섞인 채 통용되는 탓에 교육계를 비롯해 아동과 관련한 현장에 가끔 혼란을 일으키기 때문이다. 물론 부모들 사이에서도 같은 일이 벌어진다. 뒤섞임과 혼란의 이유에는 몇 가지가 있다.

(1) 앞에서 말한 대로 진단 분류의 국제 표준이 ICD와 DSM으로 나뉘어 서로 아동 정신 장애의 구분 방식이나 진단명이 갖가지로 다르다.

(2) 나아가 DSM에서는 진단 분류를 여러 번 개정하면서 개정판을 낼 때마다 구분, 진단명, 기준을 변경한다. 이렇게 개정한 분류를 〈표준〉으로 삼아도 좋을지 솔직히 의문이다.

(3) 아동 문제는 의학, 의료뿐 아니라 교육, 아동 복지, 사법 등 여러 영역에 걸쳐 있고, 영역마다 독자적인 〈호칭〉이나 〈정의〉를 사용해 온 역사가 있다. 따라서 같은 내용도 영역에 따라 호칭이 다르고, 거꾸로 같은 〈호칭〉이라도 다른 내용과 정의를 사용하기도 한다.

〈정서 장애Emotional Disturbance〉라는 용어는 정신 의학 영역에서는 〈아동의 신경증〉을 가리키는 말이지만, 교육 영역에서는 〈자폐증〉을 가리킨다. 정신 의학에서는 〈발달 장애〉라는 말을 지적 장애를 포함해 발달의 비정형성이 나타나는 것들의 총칭으로 여기는 일이 많은데, 복지 영역에서는 주로 지적 장애를 제외한 자폐증 스펙트럼을 가리킨다. ADHD나 학습 장애도 DSM과 ICD의 기준, 문부 과학성의 정의가 각각 다르다.

(4) 이러한 실정이 충분히 알려지지 않은 채, 새로운 진단명과 호칭이 나올 때마다 사회에는 아동의 장애나 문제가 새로이 출현한 것 같은 착각이 일어났다.

이상의 상황을 참조해 〈진단〉이란 무엇인가, 이 물음의 의미를 어떻게 파악할지 다시 살펴보자.

## 5 — 정신 의학에서 〈진단〉이란 무엇인가?

### 행동 양상을 보다

앞에서 서술했듯 진단이란 이미 인위적으로 만들어진 〈분류〉의 범주 어디에 들어가는지를 결정하는 것이다.

이때 진단명은 아동 내부에 있는 어떤 것의 통칭이 아니라 외부에 만들어진 인위적인 〈범주〉의 통칭을 의미한다. 예를 들면 A군을 〈자폐증〉이라고 진단하는 것은 A 군이 자폐증에 걸린 존재라는 뜻이 아니다. 다만 A 군의 행동 양상 중 어느 부분을 뽑아내 정리한 다음 정신 의학의 분류에 넣으면 〈자폐증〉이라는 진단명을 붙인 범주에 들어간다는 뜻이다.

행동 양상이라고 쓴 까닭은 이렇다. 신체 의학에서는 병터, 병인, 병리에 따라 범주를 선택하지만, 정신 의학의 조작적 진단에서는 〈증상〉에 따라서만 범주를 선택하기 때문이다. 또한 정신 의학에서 증상이란 그 사람이 드러내는 행동 양상, 즉 몸짓이나 언어를 가리키기 때문이다. 어떤 식으로 몸을 움직이는가? 어떤 표정이나 태도를 보이는가? 어떤 고민이나 괴로움을 호소하는가? 자신의 증상과 주변 상황을 어떻게 이야기하는가? 등등.

임상적으로는 증상 이외에 〈심리 검사〉도 진단의 실마리가 된다. 그러나 심리 검사도 행동, 즉 몸짓이나 언어에 따라 심리적*mental* 양상을 추측하는 검사법일 뿐, 혈액 검사나 엑스선 검사와는 구조가 다르다. 설문에 어떻게 대답하는가? 어떤 작업을 할 수 있는가? 어떤 그림을 그렸는가? 등등.

〈행동 양상〉이란 어디까지나 외부 관점에 따른 말일 뿐, 본인의 내부 관점으로는 〈체험 방식〉을 뜻한다. 우리는 타인의 체험을 직접 인식할 수 없고, 몸짓이나 언어 같은 〈행동〉을 매개로 간접적으로 추측하는 수밖에 없다. 그러한 추측에 따르는, 아니 따를 수밖에 없는 것이 현재 정신 의학의 진단이다.

**많은 사람과 〈어긋나는 점〉을 보다**

그러면 어떤 행동 양상을 〈증상〉으로 여길까? 그 사회의 많은 사람이 평균적으로 보이는 행동 양상에서 어느 정도 이상 〈어긋나는 점*disorder*〉이 있고, 그래서 사회적·대인적인 곤란과 괴로움이 발생하며, 그런 의미에서 비합리적인 행동 양상으로 보이는 것을 정신 의학적인 〈증상〉이라고 여긴다.

ICD와 DSM은 〈정신 질환Mental Disease〉의 분류가 아니라 〈정신 장애Mental Disorder〉의 분류다. 이미 언급했듯 *disorder*는 〈이상함〉, 〈병적〉이라는 의미가 아니라 〈통상적인*ordinal* 질서에서 벗어난 상태〉를 의미할 뿐이다. 〈장애〉라는 번역어에는 이런 함의가 지워져 버린다. 왜 *disease*가 아니라 *disorder*인 것일까? ICD와 DSM은 병터, 병인, 병리의 동일성에 근거를 둔 분류가 아니어서 근대 의학적, 자연 과학적인 의미의 〈질환〉,

즉 *disease*의 진단 분류라고 할 수 없기 때문이다.

이러한 진단이 지닌 네 가지 성격을 다음에 차례로 설명해 보
겠다.

### 신체 의학의 〈진단〉과는 다르다

정신 의학의 진단은 같은 〈진단〉이라는 말을 사용하더라도 신
체 의학의 진단과는 사고방식도 분류 방법도 진단 방법도 전혀
다르다. 그러므로 정신 의학이 파악하는 것의 성격이 다르다는
점을 알아 둘 필요가 있다.

정신 의학의 진단을 한마디로 말하면 정신적인 증상, 즉 〈그 사
람의 행동으로 나타나는 것〉의 해석 방식이고, 근대 의학적(=자
연 과학적)인 〈진단〉이 아니라 사회적·대인적인, 오히려 인문 과
학적인 〈판단〉이다.

어디까지나 진단자의 추측에 따른 〈판단〉, 즉 주관에 근거를
둔 해석이기 때문에 정신 의학의 진단에는 근대 의학이 진단에
요구하는 자연 과학적인 의미의 견고한 〈객관성〉이나 〈확정성〉
은 없다. 그렇지만 〈판단〉에도 타당한 판단이 있는가 하면 잘못
된 판단도 있다. 심오한 판단이 있는가 하면 얄팍한 판단도 있다.

진단의 일치, 즉 누구나 같은 판단을 내릴 수 있음을 무엇보다
중요한 목적으로 삼아 조작적 진단을 만들었다. 그래서 증상에
만 의지해 〈얄팍한 판단〉에 머무르는 방식을 선택한다고 생각

해도 무방하다.

예를 들면 A 씨가 어떤 인물인가 하는 판단은 사람마다 각각의 경험, 통찰력, A 씨와 교류한 관계의 깊이와 양상에 따라 다양하게 나뉘어 일치하지 않을 때가 많다. 그래서 〈얼굴만 보고 판단하자〉든가 〈옷차림만 보고 판단하자〉고 결정하면 얄팍해지는 대신 일치율은 높아진다. 신체 의학은 〈객체인 물적 소견으로만 판단〉함으로써 일치율을 높였다.

정신 의학의 진단에서도 신체 의학과 같은 방법으로, 즉 객체인 물적 증거에 근거를 둔 견고한 〈확정성〉을 갖고 싶다는 것이 정통 정신 의학의 오랜 바람이다. 신체 의학적인 검사법, 즉 물적 소견에 근거를 둔 정신 장애의 객관적 진단이 어떻게든 가능하지 않을까? 그러한 물적 소견을 〈생물학적 지표marker〉라고 부른다.

그러나 1930년대에서 1940년대에 뇌파계로 발작파를 파악해 〈간질〉이라는 확고한 진단이 가능해진 것을 마지막으로 엄청난 연구 노력이 있었음에도, 어떤 생물학적 지표에 따라 확실하게 진단할 수 있는 정신 장애는 나오지 않았다.

왜 나오지 않았을까? 뇌 과학의 진전이 뇌의 물질적·생물학적인 동태와 정신 현상의 상관성, 즉 대응 관계를 상당히 밝혀 왔다는 사실을 생각하면 이것은 오히려 이상할 정도다. 다음과 같은 이유를 생각해 볼 수 있다.

⑴ 서로 상관성, 대응 관계가 있다는 것과 원인-결과의 인과 관계가 있다는 것은 같지 않다.

⑵ 뇌 과학이 해명한 물적 소견은 거의 비특이적이고, 특정 정신 장애를 확정적으로 제시하는 지표는 아니다.

⑶ 증상 조합으로 범주화한 각각의 정신 장애*disorder*가 병터, 병인, 병리로 범주화한 각각의 신체 질환*disease*과 같은 의미에서 〈하나의 종류, 즉 질환 단위〉인지 아닌지 보증할 수 없다. 따라서 〈정신 장애〉와 바로 연결된 공통의 신체적·물질적 소견, 즉 생물학적 지표가 존재한다는 보증도 없다.

⑷ 인간의 정신 현상은 개인의 뇌 내부에서 완결적으로 일어나는 것이 아니라 뇌 외부에 펼쳐진 사회적·공동적 관계에서 일어나기 때문에 정신 현상 일반도, 그 실조도, 개인 뇌 속의 물질적·생물적 동태에 대응시키는 것만으로 파악할 수 없다.

### 진단에 딱 들어맞지 않는다

진단이란 기존 〈범주〉에 들어가는 것이기 때문에 몸에 맞는 기성복을 언제나 찾아내지 못하듯이 〈죽도 밥도 아니어서〉 어느 것에도 딱 들어맞지 않을 때가 반드시 있다.

조작적 진단을 사용해도 역시 사람에 따라 진단이 일치하지 않는 일이 현실에서 적지 않은 이유다.

이를 막으려면 되도록 커다란 범주를 만들어 무엇이나 들어가도록 하든지, 범주의 수를 늘려 어딘가에 들어가도록 하는 수밖에 없다. 그러나 지나치게 커다란 범주는 지나치게 커다란 옷과 마찬가지로 도움이 되지 않는다. 너무 많은 범주는 분류 정리라는 본래 목적에서 벗어나 버린다. 중요한 것은 무엇을 위한 범주인가를 생각하는 일이다.

### 진단은 할 수 없어도 도움은 줄 수 있다

아동의 행동 양상에 딱 들어맞는 범주를 찾아낼 수 없는, 즉 〈진단할 수 없는 것〉과 아동을 이해할 수 없다든가 도울 방법을 못 찾겠다는 것은 다른 문제다.

범주는 찾아내지 못해도 이해나 도움은 가능하다. 거꾸로 범주에 들어가는 것만으로는 이해나 도움이 되지 못한다. 왜냐하면 범주는 그 아이와 거리를 둔 바깥에 있고, 이해나 도움은 아이 자체를 향하기 때문이다. 이 차이를 깊이 새겨 둘 필요가 있다.

세상을 떠들썩하게 한 여아 연속 살인 사건의 피고인 정신 감정(진단)이 감정인마다 일치하지 않아서 정신 의학 진단의 신뢰성에 의문을 던진 일이 있었다. 하나같이 정신 의학계의 지도적 지위에 있는 전문가들의 감정이었다.

피고의 행동은 매우 특이해서 그것에 들어맞는 진단 분류의 범주는 처음부터 없었다. 그런데도 기존 범주 어딘가에 끼워 맞추다 보면 이것도 아니고 저것도 아니어서 불일치가 일어났다. 정신 의학 진단이란 어떤 행동군을 어떤 유형으로 범주화하느냐는 〈판단(해석)〉이기 때문에 기존 유형이 없을 때 거의 예를 찾아볼 수 없는 특이한 행동에 관해 판단이 달라지는 것도 이상할 것 없다.

의사는 끊임없이 〈진단〉을 요구받는 사람이다. 어떤 면에서는 그 요구에 대답할 수 있어야 전문성이나 권위가 있다고 여긴다. 그렇지만 때로는 〈진단〉을 내릴 수 없다고, 또 범주가 없다고 단언하는 것도 전문성이라고 할 수 있지 않을까?

## 진단에는 의미가 있다

범주에 넣지 않아도 이해나 도움은 가능하다. 그러나 범주가 필요 없다는 것은 아니다. 무엇을 위한 진단인가 하는 점이 중요하다.

진단이 어떤 때, 무엇을 위해 필요할까를 생각해 보자.

(A) ICD의 국제 분류가 만들어진 이유처럼 통계 조사와 연구를 할 때 표준화한 기준에 기초한 일치율이 높은 분류가 없으면 통계를 낼 수 없다.

(B) 연구 일반을 생각할 때, 〈자폐증〉이라는 명칭을 똑같이 사용하면서도 연구자마다 다른 정의나 기준을 가지고 연구 대상으로 삼는다면 연구의 세계는 〈바벨탑〉처럼 될지도 모른다. 학술 연구에는 역시 표준화한 진단(명칭)의 공유가 필요하다.

직접 진료하는 임상의들은 정의나 기준에 차이가 있더라도 〈바벨탑〉처럼 되지 않는다. 눈앞에 환자가 있기 때문이다. 그들은 의사끼리 써주는 소개장, 즉 진단 정보 제공서에 있는 진단명을 그다지 중요하게 여기지 않는다. 그보다 이제까지 경험이나 치료 내용이 중요한 정보가 된다.

(C) 의료는 다양한 행정 제도로 구조화되었다. 그리고 행정은 반드시 진단을 요구한다. 의료 보험 제도, 의료 복지 제도, 장애 복지 제도 등이 〈사람〉에 대한 서비스가 아니라 〈병(장애)〉에 대한 서비스 형태로 제도화되었기 때문이다. 병명(장애명) 제시, 즉 진단이 필수 요건이다. 서비스를 제공하느냐 하지 않느냐가 병명에 달려 있을 때도 많다. 의료 보험, 휴직·휴학, 휴업 보상 등의 민간 시스템도 이것을 따른다. 교육 영역에서도 진단명이 없으면 〈특별 지원 교육〉을 받을 수 없는 현실이 현행 일본의 제도다.

보험 진료 제도에는 〈보험 병명〉이라고 익숙하게 부르는 독자적인 진단명 목록이 만들어졌고, 진단명마다 보험 적용이 가능한 약이나 치료법이 정해졌다.

(D) 인간은 〈이름〉이 있어야 비로소 안심하는 성향이 있다. 우리는 세계를 의미, 즉 개념으로 파악하는 인식적인 체험 방식을 습득함으로써 〈언어의 세계〉를 살아간다. 언어 발달을 이야기하는 곳에서 자세하게 말하겠지만, 사물에 〈이름〉이 있다는 깨달음에서 언어, 나아가 인식은 출발한다(제8장-11 참조). 그러므로

무엇에나 〈이름〉을 부여하고 나서야 비로소 〈알았다〉고 생각하고 안심한다. 이것이 우리가 세계를 알아 가는 방식의 구조다.

누군가 이해하기 어려운 사건을 일으켰다고 하자. 정신 의학자나 심리학자가 언론에 등장해 그것에 〈○○〉라고 이름(진단)을 붙인다. 그러면 그것으로 다들 안심하는 현상이 나타난다. 그리고 가끔 〈○○〉라는 이름이 독립적으로 활보하기 시작한다.

다만 이는 남의 일일 때 그런 것이고, 본인이 몸이 안 좋아 진찰을 받고 〈○○〉라는 진단명을 들었다면, 금방 안심하느냐 그러지 못하느냐는 그렇게 단순하지 않다.

앞의 (A)와 (B)는 그에 따라 조사와 연구가 이루어지면, 결과적으로 이익이 돌아온다고 해도 현재 눈앞에 있는 사람과는 직접 연관이 없는 일이다. 조사 기관이나 연구자의 필요에 지나지 않는다.

(C)는 그에 따라 서비스가 어떨시 결정되기 때문에 환자는 바로 절실함을 느낀다. 그러나 본질은 의료와 행정의 문제로서 제도에 달려 있다. 어디까지나 현재 제도에서는 그렇다는 이야기다.

(D)에서 〈그렇게 단순하지 않다〉고 서술한 지점에 치료나 도움, 다시 말해 개별 환자를 직접 대할 때 〈진단〉이 지닌 의미라는 임상의 문제가 떠오른다. 이 점을 다음 절에서 생각해 보고자 한다.

조작적 진단은 항목의 기계적인 대조만으로도 가능해서 자가 진단이 쉽다. 실제로 자가 진단을 하거나 친한 사람을 진단하는 일이 늘었다. 그때 다음과 같은 점에 유의하기 바란다.

조작적 진단은 가점법(加點法)만으로 이루어진다. 들어맞는다고 생각하는 항목을 세어 보고 일정 수를 넘으면 어떤 장애라고 진단하는 구조다. 이 장애라면 보통 이런 행동을 보이지 않는다든가, 이것이 있으면 이 장애일 가능성이 작다는 역(逆) 대조 항목도 준비해 감점법(減點法)을 보태는 구조가 아니다. 이것은 커다란 결점이다. 나아가 조작적 진단의 대조 항목 하나하나는 거의 비특이적이다. 따라서 〈○○장애〉가 아닐까 의심하면서 가점법으로 대조하면 반드시 들어맞는 것처럼 보인다. 따라서 조작적 진단은 과잉 진단, 즉 사실은 그렇지 않은데 그렇다고 진단해 버리는 오진을 일으키기 쉽다.

## 6 ─ 〈진단〉이 지닌 의미

### 〈이해와 안심〉의 힘이 있다

언어의 세계를 살아가는 우리에게 〈이름〉이 지닌 힘은 더할 수 없이 크다. 이름을 아는 것이 그것을 아는 첫걸음이고, 이름을 부여해야 그것을 주변과 분리할 수 있다. 그러므로 명명에는 이해와 안심을 가져다주는 힘이 있다. 진단이란 이해와 안심을 위한 〈의학적 명명〉이고, 그것을 요구하며 진찰실 문을 두드리는 아동이나 가족이 적지 않다. 따라서 그에 응하는 일은 중요하다.

언어를 익히기 시작한 유아가 하루하루 얼마나 열심히 사물의

〈이름〉을 알려고 하는지 관찰한다면 이 점을 잘 이해할 수 있다. 주변 모든 것이 각각 이름으로 나뉘고 의미가 있어야 체험 세계가 질서 정연하고 안정적인 법이다.

도대체 왜 이렇게 힘이 없을까……? 왜 가만히 앉아 있을 수 없을까……? 하루 종일 손을 계속 씻지 않고서는 배길 수 없는 이유가 무엇일까……?

본인과 주변 사람이 이런 당혹스러움이나 불안을 느낄 때 〈울병〉, 〈ADHD〉, 〈강박증〉 같은 이름을 붙이는 것은 당사자만의 사정이 아니라 일반성을 지닌 현상, 다르게 말하면 〈그것이 이미 알려진 현상임〉을 안다는 사실을 의미한다. 거꾸로 어느 의사에게 가더라도 아무런 진단명을 알 수 없는 상황을 떠올리면 이것이 얼마나 중요한지 쉽게 짐작할 수 있다. 〈이미 알려졌다〉는 것은 사회가 이미 그 경험을 어떤 형태로든 공유한다는 것을 의미하고, 이는 안심하는 상태로 이어진다. 물론 부정이나 편견에 가득 찬 형태로 공유한다면 이야기는 달라지겠지만.

의사가 알려 주는 〈이건 ○○병이군요〉 하는 진단은 〈난 이것을 지식과 경험으로 알고 있답니다〉 하는 메시지를 환자에게 암시한다. 이런 이유로 우리는 진단하는 일(이름 짓는 일)을 소홀히 할 수 없다. 치료는 자주 그 지점에서 출발한다.

**치료 입장권에 지나지 않는다**

그렇지만 이는 절대 단순하지 않다. 당사자인 아동이나 주변 사람에게 필요한 일은 단지 병이나 증상의 이름을 아는 것이 아니라 지금 아이가 겪는 체험을 이해하고, 구체적으로 어떻게 도울지를 아는 것이다.

진단명이란 아이 외부에 만들어진 〈범주〉의 표식일 뿐, 어느 범주인지 안다고 해서 바로 아이에게 〈이해〉나 〈도움〉이 주어지는 것은 아니다. 수많은 범주 중 어딘가에 꼭 들어맞는다고 단언할 수도 없다.

게다가 〈조작적 진단〉은 근대 의학의 일반적인 진단과는 달리 병인이나 병리를 고려하지 않은, 오직 증상 분류에 따른 진단이기 때문에 치료와 바로 연결되지 못하는 약점이 있다.

조작적 진단을 구성한 연구자는 이 약점을 자각했다. 그래서 『DSM-III』에서는 정신 장애(I축)에 더해 지적 장애(정신 지체)와 인격 장애(II축), 신체 상황(III축), 환경 상황(IV축), 전체적인 적응 상황(V축)을 판정해 종합적으로 판단하는 〈다축 진단〉에 따라 임상 성격을 부여하려고 했다. 그러나 그것들을 병렬하는 데 머물렀을 뿐, 문제의 입체적 파악과 구조적 이해로는 이어지지 않았다.

〈이름〉을 소홀히 여길 수 없다 해도, 진단명은 진찰 측면에서 볼 때 말하자면 입장권에 지나지 않는다. 일단 입장하고 나면 표는 종잇조각이 되는 것처럼 드디어 진료를 시작하면 진단명보다 각각의 아동에 대한 이해나 도움이 본인과 주위 사람에게 더 필요하다. 그 지점에서는 이름이 아니라 그 아이가 어떤 아이인가, 어떤 상황에 놓였는가, 주위 사람은 무엇을 걱정하는가, 어떻게 하면 좋은가 등등 개별적이고 구체적인 판단이 필요하다. 치료가 진행될수록 또는 순조롭게 진행되지 않을수록 이 판단에 변화와 수정이 이루어져야 한다.

이 같은 파악이 넓은 의미의 진단이다. 분류라는 의미의 〈진단 *diagnosis*〉이 아니라 이해라는 의미의 〈진단 *formulation*〉을 본인이나 가족, 아동을 돌보는 사람들과 서로 분담해 가는 것이 진료다. 그리고 되도록 분담하는 것 자체가 치료의 성격을 포함하는 〈진단〉이 바람직하다.

일본 아동 정신 의학의 선구자였던 마키다 기요시(牧田清志)가 만년에 주장한 바가 *formulation*이었다. 그 덕분에 필자는 이 말을 알았다. 아동 정신 의학은 아이에게 어떤 병이 있는가를 진단*diagnosis*하는 것이 아니다. 아이가 어떤 아이인지, 어떤 성장 과정이었고, 현재 어떤 환경에 놓였는지, 지금 부딪힌 상황은 무엇이고, 아이나 가족이 원하는 것은 무엇인지를 포함한 전체상을 파악하고 나서 아이에 대한 이해와 치료의 틀을 정립하는 것*formulation*이고, 진단*diagnosis*은 그 틀의 일부분에 지나지 않는다고 했다. 과연 정곡을 찌르는 주장이다.

# 제4장

# 〈정신 발달〉을 어떻게 이해할까?

정신 발달 이론은 많다. 대표적인 발달론은 나중에 소개하겠지만, 많다는 사실을 증명하듯 발달론에는 〈결정판〉이 없다. 왜 결정판이 없을까?

〈몸〉의 구조도 발달해 간다. 그러나 신체 발달에 관해 여러 발달 이론이 줄줄이 늘어서 있는 것은 아니다. 선천적으로 그려진 DNA 설계도대로 〈몸〉의 구조나 기능이 영양이나 물리·화학적 자극 같은 물질 조건의 지원을 받아 성숙해 가는 과정이 기본 신체 발달이고, 그것은 대강 일정한 경로를 그려 낼 수 있기 때문이다. 애초에 DNA 설계도로 모든 것이 정해졌다고는 볼 수 없고, 환경 요인에 따라 설계도가 후천적으로 개정될 가능성을 보여 주는 연구도 나와 있다.

# 1 — 왜 결정판이 없을까?

## 사회 양상에 따라 변한다

우리 〈마음〉은 개인(뇌)의 내부에서만 이루어지는 것이 아니라 외부 세계에 펼쳐진 사회적이고 공동적인 관계를 통해 비로소 이루어진다. 그러한 구조가 완성되는 발달 과정에서 뇌의 신경 조직이 DNA 프로그램대로 성숙해 가기만 하는 것은 아니다. 그것은 오히려 〈마음〉이 내포한 공동성과 사회성을 아동이 밖에서 사회적으로 학습해 나가는 과정이라는 측면이 강하다.

그래서 사회의 문화 양상에 따라 신경 발달은 다양한 변주가 가능하다. 시대나 문화를 초월한 만고불변의 정신 발달은 있을 수 없다. 따라서 시대나 문화의 차이를 초월한 보편적인 발달론, 즉 발달론의 결정판 또한 있을 수 없다.

현대 발달론에서 중요한 발달 단계라고 여기는 〈사춘기(청년기)〉[21]라는 시기가 옛날에는 없었다. 생식 능력을 획득하면 〈성인〉, 즉 어른이었다. 그러나 근대에 들어와 사회가 복잡해지고 수준이 높아지자 생식 능력을 얻어 생물학적으로 성인이 되어도 사회인으로 자립해 생활하기가 힘들어 부모의 보호를 받는다. 이리하여 〈사춘기〉가 생겼고, 근대 이후 처음 생겨난 발달 단계였다(상세한 것은 제16장-2 참조).

---

21 〈사춘기〉, 〈청년기〉라는 두 낱말에는 어감의 차이가 있어 구분하기도 하지만 이 책에서는 비슷한 뜻으로 사용한다 — 원주.

따라서 아이는 본래 이렇게 올바르게 자란다고 할 만한 정신 발달, 이른바 〈정상 발달〉이 이 세상에는 존재하지 않는다. 보통 정상 발달이라고 부르는 것은 그 시대 사회에서 가장 일반적인 교육 형태로 자란 아이들을 많이 모아 평균을 냈을 때, 어떤 발달 유형(정형)을 끌어낼 수 있다는 말에 지나지 않는다. 한마디로 정신 발달 자체에 보편적인 결정판은 존재하지 않는다.

최근 몇 년간 〈정상 발달〉을 대신해 〈정형 발달〉이라는 말을 선택하기 시작한 이유가 여기에 있다. 이 책에서도 앞으로는 이 말을 사용하고자 한다. 〈정상 발달〉이 없으면 〈이상 발달〉도 없다. 〈발달 장애〉란 발달의 〈이상abnormal〉이 아니다. 이 점을 나중에 자세히 살펴보자.

### 모든 것을 포괄할 수 없다

나아가 〈마음〉의 작용이라는 복잡다단한 현상을 빠짐없이 망라해 정신 발달을 한눈에 바라보는 일은 불가능하다. 그러므로 아무리 치밀한 발달론이라 해도 모든 것을 포괄한 결정판일 수는 없다. 발달론은 발달의 어떤 영역에 주목하고, 어떤 단서로 발달을 다루느냐 하는 〈방법론〉의 성격을 반드시 갖는다.

결정판이 없다고 해서 다룰 만한 것이 아니라는 말은 물론 아니다. 정신 발달과 정신 발달론의 본질을 잘 분별하는 일은 실제로 무척 유용하고 필요하다.

여기에서는 지엽적인 것은 제쳐 두고 먼저 〈정신 발달〉의 기본 구조부터 생각해 보자.

## 2 ─ 인식의 발달, 관계의 발달

### 〈아는 것〉과 〈이해하는 것〉

태아기부터 생각해 보자. 태아는 우리가 살아가는 인간 세계를 아직 아무것도 모르고 이해하지도 못한 채 자궁 안에서 40주를 지낸다. 엄밀하게 말하면 〈아무것도〉는 아니지만, 어른의 수준에서 말하면 제로라고 할 수 있다. 갓난아기는 출산으로 이제까지 알지도 이해하지도 못한 미지의 세계에 태어나 갑자기 삶을 시작한다. 대단한 일이다.

완전히 제로가 아니라는 말은 이런 뜻이다. 예컨대 갓난아기는 배 속에서 모친의 목소리를 알아듣고, 다른 소리나 사람의 목소리와 구분할 수 있는 상태로 태어난다.

전혀 알지 못하는 세계를 살아갈 수는 없다. 살아가려면 이 세계가 어떤 세계인지 알아야 한다. 갓난아이가 먼저 시작하는 일은 미지의 세계를 자기 힘으로 탐색해서 알고 파악해 가는 것이다. 즉 세계를 인식해 가는 대사업이 갓난아기를 기다린다.

그러나 단지 아는 것만으로는 살아갈 수 없다. 이 세계에 작용하고 세계와 관계를 맺어야 한다. 세계도 작용을 해온다. 갓난아기가 시작하는 또 다른 일은 자기 힘으로 미지의 주위 세계에 접근해 관계를 맺어 가는 일이다. 즉 세계와 서로 관계를 쌓아 나가는 대사업이 기다린다.

(A) 주위 세계를 더욱 깊이, 널리 알아 가는 일(인식의 발달)
(B) 주위 세계와 더욱 깊이, 널리 관계를 맺어 가는 일(관계의 발달)

첫 울음소리를 터뜨린 순간부터 앞의 두 가지 일이 시작되고, 그 과정을 〈정신 발달〉이라고 하면 이해하기 쉽다. 정신 발달은 (A)와 (B)라는 두 가지 축으로 이루어진다. 여기까지는 시대와 문화를 뛰어넘어 보편적인 정신 발달의 〈기본 구조〉다.

### 인간 세계의 고유성 ─ 관념의 세계를 살아가다

이 기본 구조는 시대와 문화를 뛰어넘어 보편적일 뿐 아니라 인간을 넘어서 동물에게도 보편적이다. 애벌레나 병아리도 태어나서 처음으로 만난 세계를 벌레나 새의 방법으로 알아 나가고, 그들의 방식으로 세계와 관계를 맺으면서 성충이나 성조(成鳥)로 자라난다. 해파리나 지렁이도 본질은 같다.

여기에서 인간과 다른 동물을 구분하는 것은 〈세계〉의 양상에 대한 차이다. 아메바, 해파리, 벌레, 새를 둘러싼 주위 세계는 사물로 이루어진 천연자연의 물질세계다. 자연 세계와 물질적으로 관계를 맺으면서 살아가는 것이 동물이 생존해 가는 기본 방식이다.

물론 인간도 하나의 생물이기 때문에 물질적인 환경에 둘러싸여 세계와 물질적으로 관계를 맺으며 생명을 유지한다.

그러나 인간 생활의 본질적인 〈세계〉는 그곳이 아니다. 우리 인간 〈세계〉는 단순한 물질적인 자연 세계가 아니라 인간 자신이 오랜 역사를 통해 쌓아 올린 사회적이고 문화적인 공동 세계다. 인간은 공동 세계를 이른바 〈제2의 자연〉으로 삼아 살아간다. 이 세계는 〈물질〉로 이루어진 것이 아니라 〈관념〉으로, 즉 의미(개념)나 약속(규범)으로 이루어졌다. 이것이 태어난 아이가 알아 가고 이해해야 할 인간 고유의 세계다.

이 지점에서 인간의 독자적인 정신 발달 구조가 생겨난다.


부엌에 사는 쥐는 그곳의 벽이나 문, 개수대 형태나 위치를 사물을 지각하는 방식으로 안다. 벽에 구멍을 뚫고 부엌으로 들어가 찬장에 넣어 둔 치즈를 찾아내 갉아먹고, 발소리가 들리면 구멍으로 도망치는 방식으로 그 세계와 관계를 맺는다. 이것들은 어디까지나 사물을 통한 물질적인 파악과 관계 맺음이다. 태어난 새끼 쥐가 알아 가고 헤쳐 나가야 하는 것은 이러한 세계다.

부엌에 있는 인간은 그곳이 조리를 위한 곳으로 〈부엌〉이라 불리고, 〈벽〉은 옆방과 칸을 나누고, 〈찬장〉은 물건을 넣어 두는 가구이며, 〈개수대〉는 물을 쓰려고 만든 장치라는 식으로 세계를 안다. 그는 그곳에서 요리하고, 정해진 식사 시간이 되면 식탁으로 요리를 가져가 가족과 먹는 방식으로 이 세계와 관계를

맺는다. 이것은 인간 자신이 만든 〈의미〉와 〈약속〉(정해진 일)
으로 파악하는 세계다. 같은 부엌이라도 쥐와 인간은 〈다른〉
세계에 있는 셈이다. 갓난아기가 인간으로서 앞으로 알아 가고
이해해야 하는 것은 이러한 세계다.

따라서 정신 발달이란 다음 두 가지로 이루어졌다고 생각한다.

### (A) 인식의 발달

세계를 단지 사물로 인식하고 물질적으로 지각하는 것이 아니
라, 주변 사람이 역사적·사회적·문화적으로 만들어 공유하는
〈의미〉나 〈약속〉으로 이루어진 관념의 세계로 파악해 가는 발달
과정이다.

### (B) 관계의 발달

단지 사물로서 어떤 환경 세계와 물질적인 관계를 맺는 것이
아니라 주변 사람과 대인 관계, 사회적인 관계를 맺어 가는 발달
과정이다.

## 3 ─ 〈인식〉과 〈인지〉의 구별

### 쥐는 〈인지〉할 뿐 〈인식〉하지 않는다

여기에서 용어, 즉 개념의 문제가 나온다. 〈안다는 마음의 작
용〉을 영어로는 *cognition*이라고 한다. 이것을 〈인지〉 또는 〈인

그림 2 쥐와 치즈와 커피 잔

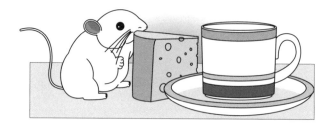

식〉이라고 번역한다. 이 둘은 어감의 차이가 있다. 인지는 과학 냄새가 나고 인식은 철학 냄새가 나는 용어라고 하는데, 거의 같은 뜻으로 쓰인다. 그러나 이 책에서는 〈인지*cognition*〉와 〈인식*recognition*〉을 확실하게 구별해 쓰고자 한다.

부엌 식탁 위에 어떤 색과 형태와 냄새가 있는 사물이 있고, 그 것은 그 옆의 다른 색과 형태와 냄새가 있는 사물과는 감각적으로 다르다(〈그림 2〉 참조). 우리 인간은 그 감각적 차이를 확실하게 구분해 파악한다. 그곳에 쥐가 있었다면 쥐 역시 우리와 마찬가지로 두 가지를 제대로 구분해 감각해 낸다. 하나는 열심히 갉으려고 하고, 다른 하나는 쳐다보려고도 하지 않는 방식을 관찰하면 그 점을 알 수 있다.

여기에서는 이러한 〈감각 기관을 이용해 지각적으로〉 사물을 나누어 파악하는 인식 방법에 한정해서만 〈인지〉라고 부른다. 나도 쥐도 식탁 위의 사물을 〈인지〉한다.

그러나 그에 더해 우리는 쥐와 달리 두 가지를 지각적으로 구분해 파악할 뿐 아니라 왼쪽 노란 덩어리는 〈치즈〉라는 식품이고, 옆에 있는 하얀 원통형 사물은 〈커피 잔〉이라는 식기라고 구분해 이해한다. 이렇듯 의미를 통해 개념적으로 사물을 나누어 파악하는 인식 방법(식별 방법)을 — 이것도 이따금 〈인지〉라고 불러 뚜렷하게 구별하지만 — 이 책에서는 〈인식〉이라고 불러 명확하게 구별하고자 한다. 두 가지를 확실하게 구별하지 않으면 인간 마음의 작용을 잘못 이해하거나 혼란을 일으킬 수 있다.

## 4 — 정신 발달의 기본 구조

### 인식은 관계가 뒷받침한다

쥐가 세계를 아는 것은 〈인지적〉으로 아는 것이지만, 인간이 세계를 아는 것은 〈인식적〉으로 식별하는 것이다. 따라서 이 책에서는 〈인지의 발달〉이 아니라 〈인식의 발달〉이라는 용어를 선택한다. 〈이해의 발달〉, 〈지적인 발달〉이라고 불러도 좋다. 일반적으로 〈지능〉이라고 부르는 것은 〈인식〉의 획득 능력*potentiality* 또는 획득 수준*achievement*이라고 보면 된다.

마찬가지로 〈관계의 발달〉도 인간의 세계는 무엇보다 먼저 인간끼리 맺는 사회적·공동적 관계의 세계라는 의미에서 〈사회적 공동성의 발달〉이라고 부를 수 있다.

그기에 인식의 발달은 관계 발달의 뒷받침을 받아 진행하는 구조다. 인식이란 감각 기관이 지각한 대로 세계를 날것으로 파악하는 것이 아니다. 사회적·문화적 파악 방식을 혼자서 습득하는 것은 불가능하고, 이미 그것을 공유하는 어른들과 밀접하게 관계를 맺으며 학습해야 비로소 가능하다.

## 관계는 인식이 뒷받침한다

한편 인식의 발달은 관계 발달을 뒷받침한다. 왜냐하면 인간이 관계하는 세계는 복잡한 사회적 관계의 세계이기 때문이다. 그곳에 관계하는 힘을 튼실하게 키우려면 인간의 사회적인 행동의 의미나 약속을 파악하는 힘, 즉 인식의 힘이 필요하다. 사람이 이렇게 저렇게 행동할 때는 배후에 이러저러한 의미가 담겨 있다. 타인에게 이렇게 행동하는 것은 허용하고 저렇게 행동하는 것은 허용하지 않는다는 다양한 의미나 약속을 이해함으로써 사회성을 뒷받침한다.

정신 발달은 〈인식의 발달〉과 〈관계의 발달〉이라는 두 가지 축으로 이루어지지만, 두 축은 독립적이지 않고 서로 의지한다. 정신 발달은 양자의 벡터 $vector^{22}$로서 진행된다. 즉 인식의 발달이 관계 발달을 촉진하고, 관계의 발달이 인식 발달을 촉진하는 식으로 정신 발달 전체를 추진해 나간다. 그것을 〈그림 3〉에 제시하겠다.

22 벡터는 크기와 방향으로 정해지는 양을 가리키는 물리학 용어다. 심리학에서 현실적으로 어떤 방향으로, 어떤 강도의 행동이 일어나는지 밝히고자 심리적 현상에 벡터 개념과 법칙을 적용하기도 하는데, 이를 벡터 심리학이라고 한다.

**그림 3** 정신 발달의 두 가지 축

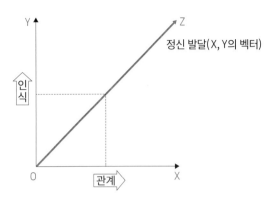

### 피아제는 Y축, 프로이트는 X축

단순한 그래프지만 기억해 두기를 바란다.

대표적인 발달 장애가 〈지적 장애 그룹〉과 〈자폐증 스펙트럼 그룹〉으로 크게 나뉘는 까닭은 무엇일까? 발달 이론은 숱하게 많지만, 기본적으로 장 피아제Jean Piaget의 발달론과 프로이트의 발달론이라는 두 가지 고전으로 대표되는 까닭은 무엇인가?

대답은 〈그림 3〉에 있다. 발달 장애는 후술하기로 하고, 여기에서는 발달 이론을 생각해 보자. Y축에 따라 발달을 그린 피아제의 발달론은 기본적으로 인식(이해)의 발달 과정을 더듬었다. 또 X축에 따라 발달을 그린 프로이트의 발달론은 기본적으로 관계, 즉 사회성의 발달 과정을 더듬었다. 두 축으로 이루어진 정신 발달의 본질적 구조가 대비되는 두 발달론을 필연적으로 탄생시켰다.

둘 다 뛰어난 고전인 만큼 그 내용을 앞으로 살펴보자.

# 제5장

# 피아제의 발달론

피아제는 열 살에 박물관 잡지에 흰 참새 관찰 논문을 기고하고, 열다섯에 연체동물 연구 논문을 발표해 전문가의 주목을 받았다. 조숙한 재능을 드러낸 그는 젊은 동물학자로 출발했지만, 동물학을 전공한 뒤 20대에는 발달 심리학으로 관심이 옮겨 간다.

피아제의 관심은 무엇보다 인간의 〈지성〉으로 향했다. 인간은 동물에게 없는 높은 지성을 가졌다. 왜일까? 인간이라는 동물에게는 왜, 그리고 어떻게 지성이 생겨나서 발달하는 것일까?

정신 발달을 주위 세계를 어떻게 이해할까 하는 인식 발달과 주위 세계와 어떻게 관계를 맺을까 하는 관계 발달의 두 축으로 볼 때, 피아제의 작업은 인식의 발달이라는 축, 즉 〈지적인 발달〉에 한정해 발달 과정을 추적하는 것이었다.

# 1—동화와 조절

**외부의 환경을 받아들여 자신을 바꾸다**

정신 발달이란 〈마음〉의 짜임새나 작용이 무엇을 향해 변화해 가는 현상이므로 틀림없이 그것을 촉진하는 힘이 작용한다. 어떤 힘이 지성의 발달을 추진하는 원동력일까?

피아제는 동물학자였기 때문에 생물이 환경에서 어떻게 성장하는지를 관찰해 왔다.

생물은 환경을 자신의 안으로 받아들여 살아간다. 예를 들면 환경에서 영양소를 섭취하고, 그것으로 자신의 신체를 기르고, 생존 활동을 유지한다. 이를 〈동화Assimilation〉라고 부른다. 그러나 단지 받아들이는 데 멈추지 않는다. 환경에서 필요한 것을 잘 받아들이고 안정적으로 생존할 수 있도록 자신의 신체와 활동을 환경에 맞추어 바꾸어 간다. 이것을 〈조절Accommodation〉이라고 부른다.

나무는 환경에서 물과 빛과 이산화탄소를 받아들여 성장하는데(동화), 그때 빛을 받아들이기 쉬운 방향으로 가지를 뻗고, 물을 얻기 쉬운 방향으로 뿌리를 벋어 간다(조절). 사자 새끼는 얼룩말 고기를 먹고 자라는데(동화), 성장함에 따라 사바나에서 얼룩말을 쫓는 데 유리한 신체 구조와 운동 능력을 갖추어 간다(조절).

**〈균형화〉라는 발달의 원동력**

이렇듯 생물은 자동차의 두 바퀴처럼 동화와 조절을 통해 환경에 더욱 잘 적응해 간다. 이것이 발달 과정이다. 이를 위해서는 환경과 자신이 조화롭고 안정적인 균형을 확보하도록 끊임없이 힘을 써야 한다. 피아제는 이 힘을 〈균형화Equilibration〉라고 불렀다.

동화와 조절을 추진하는 것은 바로 〈균형화〉의 힘이다. 환경 속에서 더 안정적인 생존으로 이끌어 주는 동화-조절의 작용, 즉 균형화가 생물을 발달, 성장시키는 원동력이라고 피아제는 생각했다.

나무, 지렁이, 사자 등 생물은 모두 발달 구조를 가졌다. 하지만 종마다 주어진 조건이 있고, 그 조건이 규정한 대로 동화와 조절이 이루어진다. 따라서 지렁이가 아프리카의 사바나라는 환경에 놓이더라도, 그곳에 적응해 나가는 동화와 조절로 사자의 신체 구조와 운동 능력을 갖추는 균형화는 일어나지 않는다.

## 2 — 지성의 발달

**지성을 중심에 두는 근대적 인간관**

피아제는 지성의 발달도 동화와 조절, 즉 균형화의 구조로 이루어진다고 생각했다. 〈지성〉도 나무, 지렁이, 사자와 마찬가지로 생물일까? 이런 짓궂은 의문이 생길지도 모른다.

지성이 인간이라는 생물의 생존을 돕는 데 근본적인 작용을 하고 지성의 활동이야말로 인간의 생존 활동이라고 생각하면, 생물에 같은 구조를 상정해도 무방하다. 인간이란 그런 조건이 주어진 생물이라고 해두자. 이것이 피아제의 생각이었다.

인간 존재의 본원 또는 정신의 본원을 〈지성(이성)〉이라고 보고, 합리성과 논리성이야말로 〈정신〉의 본질이라는 생각을 주지주의라고 부른다. 피아제는 이런 의미의 주지주의를 관철했다. 인간을 어디까지나 이성적이고 합리적인 존재라고 보는 근대 인간관을 관통하면 주지주의에 이른다. 그것이 피아제의 인간관이었다. 당연하게도 피아제의 작업은 정신 의학에서 볼 때 정통 정신 의학의 흐름으로 받아들여진다.

따라서 피아제의 정신 발달론에서 지성의 작용은 더 높은 논리성(=합리성)을 갖춘 것으로 승격하는 과정이다.


## 3 — 스키마

**젖병을 보고 기뻐하는 영아에게는 무슨 일이 일어난 걸까?**

인간의 지성은 외부 세계(환경)에서 주어진 체험을 받아들이고, 외부 세계나 체험에 대해 자기 나름의 〈파악〉을 형성한다. 이것이 〈동화〉다. 이렇게 형성된 파악을 피아제는 〈스키마Schéma〉라고 했다. 스키마란 〈도식〉이나 〈구도〉라는 의미를 지닌 말이다. 이해하기 까다로운 추상적인 개념이지만, 사물이 연관성을 갖고 구성되어 머릿속에 그려지는 감각의 이미지를 가리킨다.

영아를 생각해 보자. 젖병이 눈앞에 나타나면 영아는 우유를 먹을 수 있다. 〈언어〉로 이해하는 것은 아니지만 영아는 날마다 젖 먹는 일을 반복하면서 눈앞에 젖병을 보는 것만으로도 기뻐서 소리를 지른다. 이때 어떤 〈파악〉이 생겨났기 때문에 그렇게 한다고 생각한다.

다시 말해 언어적이거나 개념적이지 않아도 하나의 도식적인 파악, 즉 〈스키마〉를 획득했다고 여긴다. 젖병을 보는 시각, 젖병을 빠는 운동, 우유의 미각, 목으로 넘기는 운동, 배가 부르다는 신체 감각 같은 일련의 감각과 운동이 하나의 조합을 이루어 머릿속에서 감각적인 도식을 형성한 것을 〈스키마〉라고 한다.

곧이어 엄마가 빈 젖병을 쥐여 주었다고 하자. 영아는 기존 스키마대로 빈 젖병을 입으로 가져가서 빤다. 하지만 맛있는 우유 맛이 나지 않는다. 이 체험으로 영아는 새로운 스키마를 다시 만든다. 빈 젖병으로는 우유를 마실 수 없다거나 젖병과 빈 젖병은 다르다거나 하는 식으로 말이다. 언어를 이용해 개념적으로 파악한 것은 아니지만, 굳이 언어로 옮기면 그러한 스키마가 된다. 스키마를 다시 만드는 것이 바로 〈조절〉이다.

## 능동적이고 주체적인 세계의 파악

경험의 축적으로 동화-조절을 되풀이하면서 더욱 복잡하고 수준 높은 파악과 〈스키마〉를 만들어 환경에 합리적으로 적응해 가는 것이야말로 지성의 작용인 동시에 발달이다. 이것이 피아제가 생각하는 정신 발달의 원리다.

인간이 외부 세계를 파악하는 과정은 생리적으로 감각을 지각한 상태에서 수동적으로 파악하는 것이 아니다. 그것은 능동적으로 어떤 형태를 구성함으로써 주체적으로 다시 파악하는 작용이다. 피아제의 〈스키마〉라는 개념은 이 점을 훌륭하게 포착했다. 스키마는 능동적·주체적으로 구성된 파악의 도식을 가리킨다.

피아제가 뛰어난 점은 인식을 향한 인간 지성의 작용이 능동적·주체적인 관성을 갖는다는 것, 나아가 그 능동성이 일찍이 유아기부터 발휘된다는 사실을 제대로 포착한 데 있다. 아이는 능동적·주체적으로 세계를 파악하면서 정신 발달의 길로 나아간다.

### 관계가 보이지 않는다

동시에 그 지점에 피아제의 약점도 숨어 있다. 즉, 능동성에 역점을 둔 나머지, 마치 아이가 혼자 힘으로 발달의 길을 걸어가는 발달론이 되었다는 점이다. 그에게는 관계의 발달이 인식의 발달을 촉진하고 지원한다는 관점이 빠져 있다. 물론 피아제도 발달을 초래하는 것으로 〈성숙〉이나 〈경험〉뿐 아니라 〈사회적 전달〉을 거론하지만 깊이 있게 언급하지는 않는다.

객관적인 관찰과 실험으로 발달을 파악하는 피아제의 방식은 아이가 어른과 밀접하게 교류하면서 인식을 획득해 가는 과정을 파악하는 데는 적합하지 않았을지도 모른다. 한 사람 한 사람이 각각 개별적·능동적으로 만들어 낸 스키마, 즉 개인의 주관적인 체험 세계가 어째서 서로 통하고 공유 가능한가 하는 문제, 좀 어렵게 말하면 〈간주관성〉이라는 문제를 피아제의 발달론으로는 잘 풀어낼 수 없다.

피아제의 연구는 오로지 자신의 세 아이를 가정에서 관찰한 식견에 근거를 두었을 뿐, 실험실 안에서 엄밀하게 통제한 방법을 취하지 않았다. 처음에는 그 점이 〈과학적이지 않다〉는 비판도 있었지만, 이는 정신 발달이 무엇인가를 알지 못하고 하는 비판이다. 『지능의 탄생』을 읽으면 기록의 숨은 뒷면에서 열심히 자식과 놀아 주는 아버지 피아제의 모습을 엿볼 수 있다. 이토록 아이를 상대해 주는 아버지가 당시 얼마나 있었을까? 아이는 실험실 안에서 발달하는 것이 아니다. 가정 안에서 자란다. 이것이 피아제의 발달 연구가 지닌 뛰어난 점이다. 하지만 아이를 대하는 자신의 관찰 기록과 그것이 이루어 낸 의미와 역할 분석이 빠졌다는 점이 결점으로 남는다.

현대의 연구자는 현대 아이들을 대상으로 피아제의 연구를 더욱 수준 높은 방법으로 시행하고 나서, 〈피아제는 영아의 능력이나 발달의 발걸음을 실제보다 낮게 평가한 것은 아닐까?〉 하는 결론에 이르렀다. 이는 연구의 정밀도가 올라가서 더욱 정확한 사실을 알게 되었음을 의미한다. 하지만 신체 발달에 〈가속 현상〉, 즉 사회의 문명화·고도화와 더불어 신체 발달이 빨라지는 현상이 눈에 띄는 것과 비슷한 상황이 지적인 발달에도 일어날 수 있음을 암시한다. 정신 발달이란 보편적이 아니라 사회나 문화와 함수 관계에 있어서 가속 현상이 일어나더라도 이상할 것 없다.

# 4 — 발달의 네 단계

피아제는 지성의 발달을 크게 네 단계로 나눈다. 정신 발달이
란 아이가 이들 단계를 밟아 나가는 일이다.

① 감각 운동기Période Sensori-motrice: 약 0~2세
② 전(前) 조작기Période Préopératoire: 약 2~8세
③ 구체적 조작기Période des Opérations Concrètes: 약
7~12세
④ 형식적 조작기Période des Opérations Formelles: 약
11~12세 이후

## (1) 감각 운동기
〈인지〉적 스키마가 만들어지다

언어 획득 이전 지성의 단계. 영아기부터 유아기 초기에 해당
한다.

영아의 체험 세계는 반사나 생리적 반응으로 출발하지만, 시행
착오를 되풀이하면서 탐색을 통한 동화와 조절로 외부 세계나 체
험에 대한 아이 나름의 인지적 스키마를 만들기에 이른다. 이 탐
색을 피아제는 〈순환 반응〉이라고 부른다. 이것은 수동적인 반사
나 생리 반응이 아니라 의도와 목적의 맹아를 품은 능동 활동이
고, 주체적이고 능동적으로 세계를 파악하려는 마음의 작용, 즉
넓은 의미의 〈지성〉이다.

나아가 동화-조절이 쌓여 감에 따라 젖병과 빈 젖병의 예에서 본 바와 같이 스키마는 차츰 복잡한 것으로 다듬어진다. 그러나 언어(의미, 개념) 이전 인지 차원에서 이루어지는 체험 세계이기 때문에 논리성은 아직 없다. 논리는 개념(언어) 조작으로 비로소 이루어진다. 따라서 여기에서 말하는 체험 세계란 논리가 아니라 감각이나 운동 같은 직접적인 날것의 신체 체험으로 구성된 세계다.

### 〈논리의 토대〉를 준비하다

이 시기에 옆방으로 사라진 엄마가 다시 나타나는 까꿍 놀이로 엄마의 얼굴이 사라졌다가 다시 나타나는 체험 반복이 이루어지고, 이를 통해 스키마가 만들어진다. 언어로 옮기면 〈사물은 보이지 않아도 거기에 계속 있다〉는 스키마다. 이것을 피아제는 〈대상의 영속성〉이라고 불렀다.

이렇듯 감각 운동기를 통해 다양하게 사물을 관찰하거나(감각), 물건을 자기 입이나 손발로 다루는(운동) 나날이 쌓여 가면서 사물의 〈영속성(보편성)〉뿐 아니라, 울면 엄마가 나타난다든가 빈 젖병을 흔들면 소리가 나는 등 사물과 사물에는 〈연관〉이나 〈인과〉가 있다는 것을 갓난아기는 파악해 간다. 그런 스키마를 만들어 가는 것이다.

사물과 사물을 관계로 파악하거나 인과로 파악해 연결 짓는 지점부터 비로소 〈논리〉를 형성하기 시작한다. 또 영속성, 보편성에 대한 신뢰가 없으면 어떤 논리도 공허하다. 논리적으로 세계를 포착하고 이를 바탕으로 세계에서 살아가는 지성의 토대를 감각 운동기에 준비하는 것이다.

## (2) 전(前) 조작기

### 〈인식〉적 지성이 작동하기 시작하다

사회적인 언어를 습득하고 의미나 약속으로 사물을 파악하는 개념적 사고가 가능하고, 인식의 힘, 본격적인 〈지성〉이 작동하기 시작하는 단계. 거의 유아기에 해당한다.

피아제는 이 시기의 핵심이 집짓기 놀이의 나무 조각을 전차라고 생각하고 노는 것처럼 어떤 사정을 다른 사정으로 표현하는 〈상징 기능〉이 드러나는 점에 있다고 보았다. 이것이 언어 획득을 밀어붙이는 커다란 힘이라고 생각했다. 주위를 어슬렁거리며 네발에 야옹 하고 우는 실체를 〈야옹야옹〉, 〈고양이〉처럼 음성이라는 완전히 다른 형태로 상징하는 것이 언어이기 때문이다.

그러나 유아 단계의 지성에는 아직 감각 운동기의 흔적이 남아 있고, 인지적인 감각 지각에 따른 논리 이전의 〈직감〉에 이끌리기 쉽다. 그래서 둥글게 빚은 찰흙 덩어리를 길게 잡아 늘이면 양이 늘어난다든가, 좁고 긴 컵에 담은 물을 넓고 얕은 접시에 담으면 양이 줄었다든가, 좁은 간격으로 늘어놓은 구슬 열 개를 넓은 간격으로 늘어놓으면 개수가 늘어났다고 생각하는 등 잘못 파악하는 일이 가끔 있다.

### 〈영속〉은 있어도 〈보존〉은 아직 없다

대상이 지각 영역에서 사라져도 존재는 사라진 것이 아니라는

〈영속성〉의 이해는 가능해도, 지각한 형태가 변해도 양은 변하지 않는다는 〈보존conservation〉의 이해가 이 단계에서는 아직 가능하지 않다. 그런데 피아제가 여러 궁리를 해서 단순 명쾌한 실험을 개발함으로써 어린이 지성의 특질을 구체적이고 실증적으로 밝혀냈다는 점이 흥미롭다.

〈영속성〉의 이해에는 엄마의 얼굴이 없어졌다가 다시 나타난다는 체험 사실의 반복으로 충분하지만, 〈보존〉의 이해에는 〈양이란 늘거나 줄지 않는 한 같다〉는 논리의 형성이 필요하다. 〈보존〉의 이해가 늦어지는 까닭이 여기에 있다. 이 시기에 언어를 이용해 인식적 개념 사고를 시작한다고는 해도, 논리적 개념 조작은 아직 충분히 해내지 못한다. 요컨대 〈이치로 생각하는〉 것이 충분하지 않아서 감각적인 인지, 즉 〈겉보기〉에 속아 넘어간다.

〈보존〉 같은 논리적 이해가 가능하려면 잡아 늘인 긴 찰흙도 둥글게 뭉치면 다시 작은 덩어리로 돌아간다, 따라서 양은 변하지 않는다는 두뇌 작용이 가능해야 한다. 피아제는 이러한 두뇌의 작용 방식을 〈가역(可逆) 조작〉이라고 부르며 중요하게 여겼다. 전 조작기에는 가역 조작이 아직 가능하지 않다.


**상대의 관점에서 파악하는 것이 불가능하다**

이 단계에서는 사물을 상대의 관점, 타자의 시선에서 바라보는 인식 방법을 아직 갖추지 못한 채 자기 관점에서만 파악한다. 자기와는 다른 위치에서 사물을 바라보는 사람도 지금 자기가 보는 것과 똑같은 것을 본다고 생각한다.

**그림 4** 세 개의 산 과제

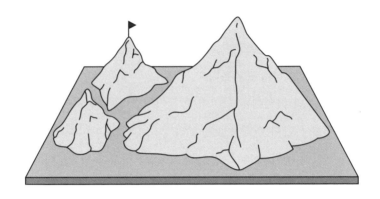

이를 드러내 주는 것이 〈세 개의 산 과제〉라고 부르는 실험이다. 〈그림 4〉와 같이 세 개의 산으로 이루어진 모형을 사방에서 바라보게 한 다음, 정면에 앉혀 놓고 맞은편에 앉은 사람, 오른쪽에 앉은 사람, 왼쪽에 앉은 사람에게는 각각 어떻게 보일까를 묻고 각 방향에서 찍은 사진 중에 고르게 하는 실험이다. 대다수 유아는 지금 자기가 보는 정면 사진을 고른다. 여기에서도 자기에게는 이렇게 보인다는 지각의 〈겉보기에 속아 넘어가는〉 것이다.

피아제는 이렇듯 시점 이행이 불가능하고, 자기 쪽에서만 파악하는 것을 〈자기중심성Égocentrisme〉(자기중심주의egoism가 아니다)이라 부르고, 이를 유아 지성의 커다란 특징으로 중요하게 여겼다. 자신의 관점이 아니라 상대방 관점에서 파악하려고 하는 것도 넓은 의미의 가역 조작이다. 유아는 아직 그것이 가능하지 않다.

나아가 이 단계의 아동은 돌도 살아 있다든가 나무도 보거나 듣는다는 등 비합리적이고 주술적인 믿음을 가진다. 피아제는 이 점을 〈애니미즘Animisme〉이라고 부르고, 자기중심성과 나란히 유아적인 지성의 중대한 특징으로 꼽았다. 이것 역시 〈나도 살아서 보거나 들으니까 돌이나 나무도 그럴 것〉이라는 자기중심성의 한 측면으로 이해할 수 있다. 그것을 〈애니미즘〉이라는 개념으로 짐짓 미개 사회의 원시적 심성과 결부 지은 점에서 피아제에게 서구의 근대적인 주지주의를 읽어 낼 수 있지 않을까.

영국의 인류학자 에드워드 버넷 타일러[23]는 원시 미개 사회의 사람들이 동식물이나 자연물에 영혼이 있다고 보고 신앙 대상으로 삼은 것이 종교의 기원이라고 생각했다. 이를 〈애니미즘〉이라고 이름 붙인 것이 이 용어의 기원이다. 아니마*anima*는 라틴어로 〈숨〉, 〈영혼〉이라는 의미다.

### (3) 구체적 조작기

#### 산수가 가능하다

10개에 1천 원인 사탕을 25개 사면 얼마인가 하는 구체적이고 실제적인 일에 논리 파악이 가능해지는 지성의 단계. 거의 아동기에 해당한다.

피아제의 발달 이론에는 〈군성체Groupement〉 개념처럼 당시

23 Sir Edward Burnett Tylor(1832~1917). 문화 인류학 창시자로서 다윈의 생물학 진화 이론의 영향으로 문화를 진화적 관점에서 파악했으며, 애니미즘설을 제창해 종교의 기원을 설명했다. 대표 저서로 『원시 문화*Primitive Culture*』(1871)가 있다.

선구적이었던 수학의 군론(群論)이나 기호 논리학 개념이 군데군데 흩어져 있어서 소양이 부족한 필자에게는 어려운 점이 있다. 그러나 까다로운 점은 뛰어넘고 간단하게 말하면 〈산수 수준〉의 사고가 가능해지는 단계다.

사탕 5개 중에서 2개를 동생에게 주면 3개가 남고(5-2=3), 동생에게 2개를 다시 받으면 원래 개수인 5개가 된다(3+2=5)는 가역 조작이 가능하지 않으면 산수는 불가능하다. 그러나 사탕 개수처럼 실생활에서 보거나 듣거나 만지는 체험과 동떨어진 지점에서 사물을 순수하게 논리만으로 추적해 파악하는 일은 아직 어렵다.

상당히 이치를 따지고 자기 나름대로 논리를 이용해 사물을 생각하기 시작하지만, 아직 자신의 구체적·생활적 체험이나 욕구와 분리하지 못한 논리에 불과하다. 그래서 독선적이기도 하고 일반성으로 나아가지 못하는 이른바 〈애들 논리〉가 되어 버리는 점이 남아 있는 단계다.

### (4) 형식적 조작기
추상적인 개념 조작이 가능하다

구체적이고 생활적인 상황이나 이미지를 떠나 완전히 추상적인 개념 조작에 따른 논리적 사고가 가능해지는 지성의 단계. 사춘기 이후부터 성인기에 해당한다.

어려운 대목은 넘어가고 간단하게 설명하면, 〈수학 수준〉의 사고가 가능하다는 말이다. 형식 이론을 구사할 수 있는, 즉 이치를 이치답게 제대로 구사할 수 있는 단계다.

산수의 가감승제는 간식을 어떻게 나눌까, 물건을 살 때 얼마를 내야 할까 같은 생활에 근접한 구체적인 이미지를 이용해 풀 수 있지만, 수학 문제는 그렇게 할 수 없다. 연립 방정식, 삼각 함수, 미분과 적분으로 나아가면서 수학은 산수의 구체성에서 멀어진다. 매우 추상적인 논리 조작을 충분히 습득했을 때, 지성의 작용은 마땅한 도달점에 이른다고 피아제는 생각했다.

수학 이외의 예를 찾는다면, 예컨대 〈민주주의 원리에 비추어 볼 때 미국의 이라크 전쟁은 어떤 문제를 안고 있는가?〉 같은 추상적인 이념 문제도, 바꾸어 말하면 구체적이고 일상적인 생활 의식과 동떨어진 사안에 대해서도 이 단계에 들어서야 비로소 감정이 아닌 논리로 사고할 수 있다.

### 땅에 발을 딛지 못하다

이는 일상 체험과 동떨어진 순수 관념적인 사유가 가능해졌음을 의미하기 때문에 머리만 커지기도 하고, 땅에 발을 딛지 못한 채 현실과 동떨어진 관념에 사로잡히기도 한다. 이것이 이른바 〈사춘기의 심성〉을 특징짓는 점이다.

## 5 ── 정신 발달의 최종 단계

### 수학적 지성의 논리

이제까지 당연하다는 듯 〈논리〉나 〈논리적〉이라는 말을 사용해 왔다. 하지만 어떤 사고가 더 논리적이라든가, 더 수준 높은 논리 조작이 가능하다고 말할 때, 〈논리〉란 과연 무엇일까? 어떤 사고가 다른 사고보다 더 〈논리적〉이라고 판정할 객관적 기준이나 근거는 어디에서 찾아야 할까?

더 논리적인 지성으로 향상해 가는 길을 정신 발달이라고 한다면 당연히 이런 의문에 부딪힌다. 꽤 어려운 질문이다. 피아제는 그 기준이나 근거를 기호 논리학이나 수학에서 찾았던 것이리라.

피아제가 서술한 발달론 자체가 아동 행동 관찰이나 실험과 연관되기 때문에 구체적이고 논리를 따라가기도 쉽다. 하지만 그것으로 논리를 정립해 나가는 일은 매우 추상적인 전개 과정이어서 어려울 뿐 아니라 논리를 추출하기가 좀처럼 쉽지 않다. 논리를 술술 추출해서 풀어 나가는 두뇌가 갖추어졌을 때야말로 형식적 조작기의 완성, 지성의 완성이라고 할 수 있다.

### 논리와 심리가 일치한다!?

피아제의 발달론에 따르면 순수 수학 같은 세계가 인간 지성의 최고 단계일지도 모른다. 형식적 조작기의 최후 균형 상태에 도달하면 〈논리와 심리는 일치해 버린다〉[24]고 피아제는 기술한다. 이는 논리적이고 합리적인 존재라는 근대의 인간관이 도달한 궁극적인 지점이다.

피아제의 발달론은 인간을 〈합리적이고 이성적인〉 존재로 여

---

24 장 피아제, 『지능의 심리학(知能の心理学)』, 하타노 간지(波多野完治) 외 옮김(東京: みすず書房, 1998) ─ 원주. 한국어판은 『지능의 심리학』, 김명자 옮김(파주: 양서원, 2015).

기는 근대 사회의 인간관에 근거를 둔다. 사회인, 즉 어른이 가져야 할 합리적이고 논리적인 사고를 어린이가 어떤 단계를 밟아 자기 것으로 만들어 나가는지 그려 낸 발달 이론이었다.

# 제6장
# 프로이트의 발달론

　　오스트리아 빈에서 성장한 지크문트 프로이트는 중추 신경계의 뇌 병리학적 연구에서 출발해 뇌성마비와 실어증에도 연구 업적을 뚜렷이 남긴 의학자였다. 그러나 그는 결국 신경증 연구로 옮겨 간다.

　　피아제가 지성의 합리성과 논리성의 획득 과정을 탐구한 데 비해 프로이트는 인간 마음의 비합리성을 탐구했다. 피아제와 반대로 프로이트는 인간의 본원 또는 정신의 본원을 비이성적인 것, 비합리성에서 찾았기 때문이다. 신경증 환자는 뇌성마비나 실어증과 달리 뇌 조직에 이렇다 할 병변을 발견할 수 없음에도 심신에 다양한 비합리적인 현상을 드러낸다.

　　〈히스테리〉는 신체 의학적으로 아무런 문제가 없는데도 운동 기능이나 감각 기능에 장애가 생기거나 의식의 변용이 일어난다. 〈불안 신경증〉은 불안을 느껴야 할 상황이 아닌데도 강한 불안에 따른 발작을 드러낸다. 〈강박 신경증〉은 무의미함이나 비합리성을 본인도 깨닫지만 특정한 관념이나 행동에 극단적으로 집착하지 않고서는 못 배긴다. 〈공포증〉은 특정한 사안에 합리성을 초월한 과도한 공포를 품는다.

신경증 발생과 환자의 성장 내력은 서로 연관이 없다는 문제의식을 바탕으로 프로이트는 정신 발달에 관심을 기울였다. 따라서 타인과 관계 맺기, 그 관계의 발달이 프로이트가 쏟는 관심의 중심이었고, 그것을 중심축으로 삼아 발달론이 탄생했다.

그런데 19세기에 들어와 성도착이 사람들의 이목을 끌었다. 생식이라는 성(性) 본래의 목적을 염두에 둔다면, 그것과 결부되지 않는 비합리적이라고 할 수밖에 없는 〈성〉의 양상을 드러내는 인간이 적지 않다. 더구나 성도착을 제외하면 그들은 아주 평범한 인간이다. 이것을 어떻게 사고하면 좋을까? 인간은 합리적인 존재라는 근대의 인간관에서 볼 때 이는 심각한 문제였다. 프로이트의 발달론은 이 지점에서 출발한다.

독일의 정신 의학자 리하르트 폰 크라프트에빙Richard von Krafft-Ebing이 『성적 정신병질Psychopatia Sexualis』(1886)에서 상세하게 분류해 기술한 것이 성도착 연구의 시작이다. 그는 성도착을 동성애나 소아 성애, 페티시즘fetishism 같은 〈성 대상〉의 도착(倒錯), 사디즘sadism과 마조히즘masochism 같은

〈성 목표〉의 도착으로 나누었다. 책 제목에서 엿볼 수 있듯 그는 성도착을 일종의 개성*personality* 편향으로 보았다.

## 1 — 소아 성애

**애무 관계에 대한 욕구**

프로이트는 성도착을 〈편향〉이나 〈병리성〉으로 파악하지 않고 그것이 바로 인간의 〈성〉이 시작하는 출발점이라고 생각했다. 인간의 성애는 일괄적으로 생식 행동에 결부되지 않는다는 말이다. 정형적인 발달 양상으로 보면 생식의 방향으로 꽃을 피워 갈지라도 처음부터 그런 것도 아니고, 또 똑바로 그 방향으로 나아간다는 법도 없다. 인간의 성애는 맨 처음 양육자와 애무하는 관계를 바라는, 심신이 아직 분화하지 않은 갓난아이에게 내재하는 깊은 욕구에서 비롯한다.

프로이트는 갓난아기의 깊은 욕구를 〈소아 성애Infantile Sexualtät〉라고 이름 붙이고, 그의 이론적 핵심 개념으로 삼았다. 이 말을 〈소아 성애〉라고 번역하지만, 가끔 오해하는 바와 같이 일반적으로 성인이 갖는 〈성욕〉, 즉 생식 행위를 향한 충동(속된 말로 색욕)을 갓난아기가 가졌다는 뜻은 전혀 아니다. 그것은 〈색욕〉의 성격을 띠지 않는 성애를 말한다. 프로이트는 이것을 고대 그리스의 철학자 플라톤이 말한 〈에로스〉에 가까운 것이라고 기술한다. 이른바 플라토닉 러브Platonic Love다.

## 쌍방향성과 일체성이 열쇠

왜 〈소아 성애〉라고 이름 붙였을까? 영·유아를 키우는 부모(양육자)는 자기도 모르게 아이를 보듬어 안거나 얼러 주고 뽀뽀하고 싶은 마음이 생기며, 실제로 그렇게 한다. 아이의 안전을 지키고 영양을 공급하고 생존에 필요한 기술을 가르쳐 주는 행위가 육아라고 한다면, 이런 관계는 필요 없는 일로 보인다. 하지만 과연 이 같은 몸짓과 마음이 없는 육아를 상상할 수 있을까?

더구나 이것은 부모의 일방적인 애정이 아니다. 칭얼거리던 젖먹이가 울음을 그치거나 순수한 기쁨을 드러내기도 하고, 운동 능력이 발달하면 자기가 먼저 안아 달라고 바라는 등, 영·유아자신도 애무하는 관계를 무척이나 원한다. 부모가 애무라는 행동에 나서는 것은 갓난아기의 바람에 따른 것이다. 여기에는 부모와 자식의 쌍방향적이고 일체적인 교류의 성격이 드러난다.

우리가 이와 비슷한 재촉을 받을 때가 또 있다. 성인의 성애 생활은 반려자를 안고 보듬고 입맞춤하고 싶은 강한 충동에 이끌린다. 종의 보존을 위한다면 직접적 성교만으로 생물학적인 목적을 이룰 수 있으므로 이런 충동은 불필요한 일에 속한다. 그러나 이것이 없는 연애나 성애 생활은 상상할 수 없다. 이 같은 강한 바람은 두 사람 중 누구라 할 것 없는 쌍방향성과 일체성을 띤다.

프로이트는 양쪽이 똑같은 힘의 자장 안에 있음을 깨달았다. 둘 다 친밀한 애무 관계와 그것이 가져다주는 깊은 안도감과 충족감을 강렬하게 바라고, 그것이야말로 인간 〈성애〉의 핵심이라고 여겼다. 생식 행위(성교)의 욕망이 핵심이 아니다. 애무를 향한 바람은 생득적이고 생물학적인 힘이기 때문에 태어난 순간부터 이미 가지고 있다.

영·유아기부터 아동기에 이 힘은 성인처럼 생식 행위의 충동을 낳지 않는다. 오직 친밀한 애무 관계를 향한 순수한 바람만이 중심을 차지하고, 그 바람으로 관계가 발달한다. 따라서 생식 능력이 더해지는 성인기, 즉 성기기(性器期)의 성애와 구별하고자 프로이트는 아이들이 지닌 성애의 요구를 〈소아 성애〉[25]라고 불렀다.

## 성애는 공동성으로 향하는 원동력

영·유아기의 성애는 생식(성교)에 대한 충동을 품지 않는다는 점에서 성 본래의 생물학적 목적으로 볼 때 〈도착〉된 성애다. 그러나 그것은 특정한 상대와 친화적 교제나 교류를 맺고 싶다는, 심신의 깊은 곳에서 흘러나오는 열렬한 힘이다. 그것은 영·유아기 때부터 일관되게 작용하다가 드디어 생식 행위로 이어지는 어른의 성애로 꽃피운다. 이러한 결합이나 교류를 원하는 힘이야말로 관계의 발달, 즉 사회성 발달을 추동하는 원동력이라는 것이 프로이트 발달론의 요점이다.

성애란 개체 내부에서 생겨나는 생명적·생물적 욕구에 뿌리내린 힘인 동시에, 개체 외부를 향해 다른 개체와 상호적·사회적 결합을 맺도록 추동하는 힘이기도 하다. 따라서 그것은 하나의

25 성도착으로 알려진 페도필리아Pedophilia(소아애)를 일본어로 〈소아 성애〉라고 번역할 때가 있는데, 이 책에 나오는 〈소아 성애〉는 모두 Infantile Sexualität의 번역어에 국한한다 — 원주.

생명체로 태어난 개체적·생물적 존재였던 아이가 사회적·공동적 존재로 나아가는 힘이다. 피아제가 정신 발달을 추진하는 원동력으로서 〈균형화〉를 생각한 데 비해 프로이트는 〈성애(에로스)〉를 생각했다.

## 2 — 리비도

### 가상의 에너지

프로이트는 성애가 정신 발달을 추진하는 원동력(엔진)이라고 한다면, 그 힘을 낳는 에너지(연료)가 필요하다고 생각했다. 생리학에서 확립된 〈에너지〉라는 첨단 과학적인 개념을 숱한 영역에서 받아들이던 시대였다. 동시대의 프랑스 정신 의학자 피에르 자네Pierre Janet도 에너지론을 세우고 〈심리적인 힘Force Psycologique〉이라는 개념을 주장했다.

프로이트는 이 가상의 에너지를 〈리비도Libido〉라고 불렀다. 욕망을 의미하는 라틴어인 리비도는 언젠가 과학적으로 측정할 수 있는 생물학적 실체성을 가진 에너지라고 그는 생각했다. 물질 활동을 에너지의 동태로 그릴 수 있다면, 정신 활동은 리비도의 동태로 그려 낼 수 있지 않을까? 이것이 프로이트의 구상이었다. 그래서 프로이트 이론에는 개인의 〈마음〉 세계를 기계적 물리 장치처럼 표준 형식으로 이해하는 경향이 강하다.

이런 점 때문에 우리는 프로이트 이론을 지나치게 실체론적이고 기계론적일 뿐 아니라 낡고 고식적이라고 느낀다. 일반적으로 학설이나 이론은 최첨단을 수용한 부분부터 낡아 빠지기 시작한다.

그래서인지 리비도를 둘러싼 프로이트 이론은 이해하기 어려운 점이 있다. 알기 쉽게 말하면 이렇다. 인간은 그때그때 온갖 대상에 관심을 기울이면서 살아간다. 얼마나 강한 관심을 기울이는가? 프로이트는 그것을 리비도라는 추상적이고 양적인 어떤 법칙을 이용해 파악하려고 했다. 물리학은 에너지의 움직임을, 경제학은 통화의 움직임을 법칙으로 파악하려 한 것과 마찬가지로 말이다.

### 마음은 무엇으로 향하는가?

우리 마음은 물질적인 대상으로 향하기도 하지만, 사회적인 존재인 만큼 무엇보다 〈사람〉으로 향한다. 영·유아기에는 이 마음이 부모를 향해 강하게 움직이고, 그것이 관계의 발달을 촉진하다가 이윽고 전형적으로 특정 이성을 향한 성인의 깊은 성애라는 마음으로 발전한다. 그리고 어떤 이성과 관계를 맺어 자식이 태어나면 마음은 태어난 아이로 기울어지고 아이를 기르는 힘이 된다. 이렇듯 마음의 대상이나 형태는 변하지만 그것들을 관통하는 보편적인 원리는 틀림없이 있지 않을까?

주전자에 물을 끓이는 것도 원자력 발전을 하는 것도 똑같은 〈열에너지〉다. 과자를 사는 것도 대기업을 사들이는 것도 똑같은

〈통화〉다. 형태는 달라도 사태의 본질과 원리는 다르지 않다. 마찬가지로 영·유아의 마음이 부모를 향하는 것도, 어른이 되어 애인에게 향하는 것도, 부모가 되어 자식에게 마음이 향하는 것도, 다양한 인물이나 사물로 향하는 것도 모두 〈리비도〉의 움직임이기에 틀림없이 원리를 정립할 수 있다. 이것이 프로이트의 가설에 깔린 사고였다.

## 3 ─ 발달의 다섯 단계

프로이트는 발달을 다섯 단계로 나누고, 성인의 성적인 접촉 경로가 되는 신체 기관과 대응해 이름을 붙였다. 성인 남녀의 성애로 발전하는 소아 성애가 〈관계의 발달〉을 촉진한다는 그의 창의적 의견은 이러한 대응이 가능하다는 데 근거를 둔다.

다만 관계, 즉 사회성 발달은 사회의 시대적·문화적 양식, 사람과 사람의 관계 방식으로 규정받는 측면이 강하기 때문에 프로이트 발달론의 서술은 현대 사회의 우리에게 그대로 들어맞지 않는 점이 몇 가지 있다.

① 구순기Orale Phase: 약 0~1세

② 항문기Anale Phase: 약 1~3세

③ 남근기Phallishe Phase: 약 3~6세

④ 잠재기Latente Phase: 약 6~12세

⑤ 성기기Genitale Phase: 약 12세 이후

## (1) 구순기

### 부모와 자식이 교류하는 경로

수유에 따른 관계, 즉 구순(口脣)이 부모와 자식의 교류에 중요한 경로가 되는 시기로 거의 유아기에 해당한다.

수유를 통해 영아는 단지 영양을 공급받고 배가 불러 만족하기만 하는 것은 아니다. 프로이트는 포근하게 가슴에 안겨 젖꼭지로 따뜻한 젖을 빠는 것 자체로도 생생한 기쁨과 만족과 안심을 느낀다고 강조했다. 정신 발달에는 이것이 더 중요하고, 날마다 되풀이하는 수유로 아이와 양육자는 친밀하고 애착이 깊은, 프로이트 식으로 말하면 성애적인 관계를 형성한다.

프로이트는 〈성애〉를 실마리로 삼는 발달이라는 사고방식을 강조하고자 수유 즉 젖꼭지를 빠는, 결국은 입맞춤으로 이어지는 구순적인 만족감을 특히 중요하게 여겼다. 확실히 수유가 가장 알기 쉬운 행위지만, 이외에도 이 시기에 다양하게 신체를 관리하는 모성적 돌봄mothering은 어느 것이나 비슷한 역할을 한다. 기저귀를 갈아 주는 것만 해도 양육자가 단지 관리 차원에서 교체해 주는 것이 아니라 그때마다 쓰다듬거나 보듬어 안거나 하는 애무 관계를 거의 무의식중에 맺는다. 갓난아기는 차가워진 기저귀를 빼주는 신체적인 상쾌함과 애무에 따른 성애적인 만족감을 동시에 체험하는 것이다.

프로이트를 참조하면서 유아기에 양육자의 보살핌이 기본적으로 주위 세계에 안심하고 몸을 맡기는 심리를 정착시킨다고 지적한 인물은 에릭 홈부르거 에릭슨Erik Homburger Erikson 이었다. 그는 이를 〈기본 신뢰Basic Trust〉라고 표현했다.

### (2) 항문기
**사회적 존재를 향한 첫걸음**

배변 훈련에 따른 관계, 즉 부모와 자식의 교류에 항문이 중요한 경로가 되는 시기로 거의 유아기 전반에 해당한다.

〈쾌변〉이라는 말이 있듯 배설에는 쾌감이 따른다. 생리적 욕구를 채우기 때문이다. 배변 훈련으로 어린아이는 원할 때 자기 마음대로 쾌감을 만족시킬 것이 아니라 〈배설은 화장실에서〉라는 사회적·문화적 규칙에 따라야 한다는 것을 배운다. 양육자는 침대나 남 앞에서 배설하면 안 되며, 그런 행위는 부끄럽다는 것을 가르친다.

우리 인간은 쐐 뻔뻔한 짓을 저지를 때는 있어도 남 앞에서 공공연히 배설하는 일은 하지 못한다. 그것은 논리 이전에 아무리 그래도 그렇지 하는 저항감이 마음속 깊이 뿌리를 내렸기 때문이다. 사회적·문화적 규범과 약속이 마음에 자리 잡아 스스로 행동을 규제하는 힘이 된 것을 프로이트는 〈초자아Über-Ich〉라고 불렀다. 개인(자신)을 뛰어넘는 사회적인 강한 힘이라는 뜻이다.

마찬가지로 우리가 사람을 절대 죽이지 않는 것도 〈살인은 무척 두려운 행위〉라는 규범이 강한 초자아를 이루기 때문이다.

살인을 공공연히 허용하고(명령하고), 공격하지 않으면 자신이 공격을 당하는 전쟁터에서조차 적군을 조준해 실제로 총을 쏠 수 있는 사람은 전체의 20퍼센트를 넘지 않는다는 전쟁 심리학 자료가 있다.[26]

그 사실로부터 미군은 베트남 전쟁 때 탈감작,[27] 조건 짓기 등 심리학 기법을 사용한 훈련을 거쳐 초자아를 해체한 다음 젊은 병사들을 전쟁터로 내보냈다. 전쟁이 끝난 다음 베트남에서 돌아온 귀환병의 심각한 부적응이 사회 문제로 떠올랐고, 이 사태가 미국 정신 의학에 PTSD라는 개념을 안겨 주었다. 가혹한 전쟁터에서 겪은 〈외상 체험〉의 문제라고들 했는데 과연 그것뿐일까······?

배변 훈련을 비롯해 이러저러한 버릇을 들임으로써 유아는 그 사회가 공유하는 규범을 자신도 공유하고 사회적 존재, 즉 사회인이 되는 첫걸음을 걷기 시작한다.

### 주체적·능동적인 조절로 나아감

영아가 규범을 받아들이는 까닭은 구순기를 통해 양육자와 성애의 관계가 깊어졌기 때문이다. 성공적으로 변기에 변을 보면 부모는 마치 멋진 〈선물〉을 받은 듯 무척 기뻐해 준다. 부모가 자

---

26 데이브 그로스먼Dave Grossman, 『전쟁터에서 저지르는 〈살인〉의 심리학(戰爭における〈人殺し〉の心理学)』, 안도 가즈미(安藤和見) 옮김(東京: ちくま学芸文庫, 2004) ─ 원주, 한국어판은 『살인의 심리학』, 이동훈 옮김(파주: 열린책들, 2011).

27 desensitization. 脫感作. 알레르기 질환 치료법으로, 개체 과민성을 없애거나 약화하는 수단. 〈민감 소실〉 또는 제감작(除感作), 감감작(減感作)이라고도 한다. 개체가 과민성을 보이는 물질(알레르겐)을 아주 소량 주사하고 차츰 그 양을 늘려 간다.

랑스러움과 기쁨의 감정으로 반응해 주면 어린애도 자발적으로 배변 훈련을 하려고 노력한다.

동시에 지금까지는 일방적으로 부모가 주는 것만 받는 존재였던 어린아이가 처음으로 자신이 부모에게 무언가를 주는(선물하는, 기쁘게 해주는) 체험을 하면서 능동성과 주체성을 튼튼하게 뿌리내리기 시작한다.

능동성을 더욱 확실하게 만들기 위해 어린아이는 부모의 뜻에 따라 얌전하게 변기에 앉을 때도 있지만, 때로는 거부하거나 마음에 들지 않으면 일부러 제대로 변을 가리지 않는 시기도 있다. 때로는 순종하고, 때로는 반항하면서 유아는 자신의 욕구나 행동을 능동적·주체적으로 조절하는 힘을 자기 것으로 획득해 간다.

이를 이른바 〈제1의 반항기〉, 〈미운 짓 하는 시기〉라고도 부른다. 반항의 표현은 흔히 〈고집부린다〉는 식으로 말하듯 〈자아 ego〉의 싹이 트는 시기다.

〈자아〉란 프로이트가 말한 원어로 〈이히Ich〉, 영어의 I다. 우리가 〈나는……〉이라거나 〈내가……〉라고 할 때의 〈나〉를 가리킨다. 왜 인간은 〈나(자신)〉라는 자의식을 갖기에 이르렀을까? 프로이트는 인간이 생물적인 존재라는 점에서 비롯되는 생명적·본능적 욕구(쾌감 원리)와 사회적 존재라는 점에서 비롯되는 사회규범이나 현실 제약(현실 원리) 사이에 생겨나는 모순을 해결하는 존재이기에 Ich 즉 〈나〉라는 자의식이 발생한다고 생각했다. 버릇을 배우면서 아이는 쾌감 원리와 현실 원리의 대립과 처음으로 부딪치고, 그때 〈나*Ich*〉가 싹튼다고 말한다.

## 의지의 힘

여기에서 조절하는 힘을 일상 용어로 〈의지〉라고 부른다. 〈어떤 아이는 의지가 강하다〉는 말은 충동과 욕구를 능동적으로 조절할 수 있는 아이, 억눌러야 할 때는 억누르고 이루어야 할 때는 이루어 내는 아이라는 뜻이다. 〈의지가 약하다〉는 충동과 욕구에 수동적으로 휩쓸린다는 뜻이다.

프로이트는 배변 훈련을 중요하게 여겨 〈항문기〉라고 이름 붙였지만, 이 시기의 〈버릇 들이기〉는 모두 아이를 사회적·문화적 규범(약속)의 세계로 이끌어 가는 동시에, 규범에 따라 자기 자신을 조절하는 의지의 힘을 키워 준다.

나아가 프로이트는 배변 훈련을 소홀히 다루거나 지나치게 엄격하게 다그치는 차이가 아이의 성격 형성을 좌우한다고 보고, 〈항문 성격〉이라는 성격 유형을 제기했다. 그러나 프로이트가 강조한 만큼 〈배변 훈련〉이 성격 형성에 결정적인 영향을 미치는지는 의문이다. 이 같은 결정론적 경향이 프로이트 이론의 낡은 점이기도 하다.

배변 훈련뿐만 아니라 이 시기에 시작하는 〈버릇을 가르치는〉 일 전반이 의지의 발달에 커다란 영향을 미친다는 지적은 충분히 타당하다. 버릇을 가르칠 때 게으른 태도 또는 강압적 태도는 자기 자신을 조절하는 힘의 발달, 즉 의지의 발달을 해친다.

이 사실은 극단적으로 부적절한 양육을 당한 아이들의 임상을 보면 뚜렷이 드러난다(제15장-9 참조).

### (3) 남근기

부모와 맺는 삼각관계를 어떻게 헤쳐 나갈까?

남근의 유무, 즉 남녀의 성별에 눈을 뜨는 시기. 프로이트는 이 시기에 아이가 남자인 아버지, 여자인 어머니, 그리고 자신이라는 이른바 〈삼각관계〉를 어떻게 헤쳐 나가느냐는 발달 과제를 부여받는다고 생각하고 이 점을 매우 중요하게 여겼다. 거의 유아기 후반에 해당한다.

아이들이 이 시기에 들어가면 남자아이에게는 고추가 있는데 여자아이에게는 없다는 사실을 깨닫는다. 대개 남자아이는 막연하게 고추를 자랑스럽게 여기고, 그만큼 〈만약 고추가 떨어져 나가면 어떡하지?〉 하는 불안을 느낀다(거세 불안Kastrationsangst). 한편 여자아이는 〈나에게 고추가 있다면 남자아이처럼 뽐낼 수 있을 텐데……〉 하고 부러움을 느낀다(남근 선망Penisneid).

성별을 구별함과 동시에 남자아이는 엄마에게 성애적인 애착이 강해지고, 아빠를 밀어내고라도 엄마를 혼자 차지하고 싶다는 희망을 의식하기 시작한다. 〈아빠만 없으면 엄마 곁에 늘 있을 수 있을 텐데……〉 하는 생각을 하기도 한다. 그러나 아버지와도 애착 관계를 맺기 때문에 이런 바람은 남자아이에게 갈등을 일으킨다. 나아가 아빠를 방해꾼으로 여기는 자기 마음을 들키면 아빠가 화를 내며 벌을 내릴지도 모른다는 불안감을 품는다. 〈고추를 잘라 버리는 벌을 받으면 어떡하나⋯⋯〉 하는 거세 불안을 느낀다.

이와 같은 바람과 갈등과 불안이 한데 섞인 복잡한 심경을 프로이트는 그리스 비극 『오이디푸스 왕』에 비유해 〈오이디푸스 콤플렉스Ödipuskomplex〉라고 이름 지었다. 자기도 모르게 부친을 살해하고 모친과 혼인하는 운명을 짊어진 왕의 이야기다. 〈콤플렉스〉란 복잡하게 뒤얽힌 마음의 모양이라는 의미를 지닌 정신 분석 용어다. 흔히 말하는 〈열등감〉이라는 뜻이 아니다.

여자아이는 남자아이를 뒤집어 생각하면 된다. 〈아빠와 결혼할 거야〉처럼 엄마를 밀어내고라도 아빠를 독차지하고 싶다는 바람을 품기 시작하면서 갈등과 불안을 느낀다. 분석 심리학의 창시자 카를 구스타프 융Carl Gustav Jung이 이것을 그리스 비극의 여주인공에 비유해 〈엘렉트라 콤플렉스Elektrakomplex〉라고 이름 붙였다.


갈등과 극복

프로이트는 이런 콤플렉스가 일으키는 갈등이 어떻게 풀어지는가에 주목했다. 갈등이란 서로 모순적이어서 양립하기 어려운 바람을 동시에 품을 때 발생하는 심리 현상을 가리킨다. 여기에서는 〈아빠를 밀어내고 싶다는 바람〉 대 〈아빠에게 미움받고 싶지 않다는 바람〉이 갈등한다.

영아기부터 유아기 전반까지 아이는 바람이 이루어졌을 때 느끼는 만족감과 그렇지 못할 때 느끼는 분노frustration밖에 알지 못한다. 그런데 이 단계에서 비로소 아이는 서로 모순적인 바람이 가져다주는 갈등을 알게 된다. 인간이란 다양한 갈등을 껴안고 살아가는 존재인데, 이것이 인생 최초의 갈등이다.

일반적으로 남자아이는 아빠를 밀어내고 엄마를 독차지하고 싶다는 불가능하고도 갈등을 일으키는 바람을 통해 오이디푸스 콤플렉스를 극복한다고 프로이트는 생각했다. 아이는 〈맞아, 나도 아빠 같은 남성이 되면 엄마가 나를 좋아해 주겠지〉 하는 식으로 발상을 전환한다. 이로써 남자아이는 아빠를 남성의 본보기로 삼아 더욱 남자다워지고, 여자아이는 엄마를 여성의 본보기로 삼아 더욱 여자다워진다. 한마디로 성별 아이덴티티*identity*를 확인하면서 자신을 확립해 나가는 것이다.

그러나 이러한 해결, 즉 갈등 처리의 첫 체험에 실패해 오이디푸스 콤플렉스를 해결하지 못한 상태로 남겨 두면, 자아 확립에 문제가 생기거나 나중에도 갈등을 제대로 처리하지 못함으로써 심리 실조(신경증)에 걸릴 염려가 있다고 프로이트는 생각했다.


정신 발달은 문화에 따라 달라진다. 〈거세 불안〉, 〈남근 선망〉 같은 마음 상태도 프로이트 시대와 사회, 즉 근대 사회에 진입했다고는 해도 아직 남자의 권리가 강하고, 가부장적 가치관과 생활 양식이 가정과 사회에 뿌리 깊이 파고들어 있는 환경에서 아이들이 자라던 배경 위에서 상정해야 한다. 오늘날 우리 사회에서는 일반적인 이야기가 아니다.

그렇다면 〈오이디푸스 콤플렉스〉를 과연 어떻게 보아야 할까?

가부장적 전통과 더불어 어른과 아이의 구별이 엄격하고, 밤이 되면 아이들을 빨리 침실로 들여보내고 부부만의 시간을 갖는 것이 당연한 서구의 문화적 배경을 고려해야 한다. 다만 프로이트가 이 문제를 끌어낸 아이와 아빠와 엄마의 〈삼각관계〉라는 도식을 현대에도 여전히 일반적인 도식으로 재평가할 수 있다. 나중에 이 점을 다시 살펴보겠다(제8장-13 참조).

### (4) 잠재기

집 밖으로 시선을 돌리는 시기

양육자(부모)와 나누는 성애적인 교류가 아이의 정신 발달을 전면에서 이끌기보다는 배경으로 물러나고(잠재화), 그 대신 가족 바깥 세계에서 맺는 사회관계가 주요한 요소가 되는 시기로, 거의 아동기에 해당한다.

이제까지는 마음의 에너지(리비도)가 오로지 가족 안에서 양육자와 맺는 성애적인 관계로 향했다면, 이 시기에는 가족 외부의 세계에서 맺는 사회적인 대인 관계나 지식, 기능의 탐구 쪽으로 그것이 왕성하게 쏠리기 시작한다. 프로이트는 이러한 잠복기가 있었기 때문에 인간이 고도의 문화를 가질 수 있었다고 서술한다.

덧붙여 말하면, 잠재기는 아이에게 〈성적 관심〉이 싹트는 시기이기도 하다. 이는 잠재기에 들어 왕성해지는 지적 탐구심과 지식욕으로 나타나는데, 〈성의 세계〉는 어른의 비밀스러운 영역인 만큼 이 시기 아이들에게 더욱더 흥미진진하게 다가온다. 이성을 향한 관심과 동경도 싹트기 시작한다. 그렇지만 특정 이성을 향한 〈성인 성애적인(연애적인) 바람〉이 마음의 주제가 되려면 다음 성기기를 기다려야 한다.

### (5) 성기기

성인 성애의 세계로

가족이 아닌 타인, 일반적으로 이성과 맺는 성애적인 관계가 주제로 두드러지는 시기다. 이제야 비로소 성애는 생식(성교)의 충동을 품는 것, 어른이라는 의미의 〈성욕〉을 내포한 성인 성애가 된다. 한마디로 성인 단계로 들어갔음을 의미한다. 사춘기 이후가 이 시기에 해당한다.

이 시기를 거치며 관계의 발달은 기본적으로 완성을 맞이한다고 프로이트는 생각한다.

•

프로이트의 발달론은 가족과 맺는 성애(에로스)를 바탕으로 아이가 관계를 맺으며 어른으로 성장해 나가는 과정을 육감적으로 그려 낸다. 근대화에 따라 사회적인 노동 현장과 사적인 양육 현장이 확실하게 나뉘는, 이른바 〈근대 가족〉이 성립한 시대를 배경으로 가족의 친밀하고 화목한 교류를 발판 삼아 아이가 사회화하는 과정을 탐구한 발달 이론이 등장한 것이다.[28]

28 다키카와 가즈히로, 『가정 안의 아이, 학교 안의 아이(家庭のなかの子ども 学校のなかの子ども)』(東京: 岩波書店, 1994) ─ 원주.

# 제7장

# 정신 발달의 길

정신 발달의 기본 구조를 설명한 〈그림 3〉(101면)과 같이 인식의 발달(Y)과 관계의 발달(X)은 서로 받쳐 준다. 정신 발달은 양자의 벡터(Z)로 나아간다. Z의 화살표를 향해 가는 아이의 발걸음이야말로 정신 발달의 길이다(제4장-4 참조).

앞서 피아제의 발달론과 프로이트의 발달론을 소개한 까닭은 기본 고전이기 때문만은 아니다. 피아제는 〈인식(이해)의 발달〉을 살펴본 것(Y축)이고, 프로이트는 〈관계(사회성)의 발달〉을 살펴본 것(X축)이어서 양자를 겹쳐 놓으면 정신 발달의 전체상이 떠오르기 때문이다.

〈발달 장애〉를 겪는 아이들도 정신 발달의 길을 걸어간다. 정신 발달이라는 관점에서는 정형적인 발달과 발달 장애 사이에 발달 〈구조〉의 질적 차이는 없다. 둘 다 같은 길을 걷는다. 다만 발달 장애는 천천히 걸어가는 데다가 사회 다수가 도달하는 평균적인 발달 수준에 이르지 않는다는 상대적인 차가 있을 따름이다. 그러나 상대적인 차는 발달 〈내용〉의 차이를 불러와 실제 사회에서 살아가는 데 가끔 거대한 장벽으로 작용한다. 이 같은 곤란을 가리켜 우리는 〈장애〉라고 부른다.

또한 거대한 장벽에 부딪히면서도 어떻게든 극복해 나가려고 하는 노력은 별달리 노력할 필요가 없는 일반인의 눈에 〈특이〉하거나 〈비정상〉으로 보이는 행동을 동반하곤 한다. 그러나 정신 발달의 길을 더듬어 살펴면 그것은 결코 〈비정상〉이 아니라 마땅히 기울여야 할 적응 노력임을 알 수 있다.

따라서 정신 발달의 정형적인 길을 제대로 이해하는 일은 무엇보다 먼저 발달 장애를 제대로 이해하는 일로 이어진다. 이 점을 염두에 두고 정형 발달의 길을 살펴보자.


제2부에서 자세히 서술하겠지만, 발달 장애가 〈지적 장애〉와 〈자폐증 스펙트럼〉으로 크게 나뉘는 것은 우연이 아니다. 이는 정신 발달이 인식의 발달과 관계의 발달이라는 두 가지 축으로 이루어졌다는 것을 드러낸다.

인식의 발달과 관계의 발달이 서로 연관된다는 사실을 뒤집어 보면, 한쪽이 뒤처지면 다른 한쪽도 뒤처지기 쉽다는 것을 의미한다. 진단 분류를 보면 지적 장애와 자폐증 스펙트럼은 서로 별개이면서도 이어져 있어서 실제로 명확한 경계선을 그을 수 없다. 한쪽이 어느 정도 이상으로 뒤처지면 다른 한쪽도 반드시 뒤처지기 때문이다. 인식 발달과 관계 발달 양쪽 다 크게 뒤처지는 〈자폐증〉은 이러한 발달의 구조가 필연적으로 초래한 결과일 뿐, 지적 장애와 자폐증 스펙트럼이라는 〈다른 종류의 장애〉가 어쩌다가 합쳐진 것이 아니다.

어떤 재판에서 정신 감정을 놓고 피고가 〈자폐 경향을 지닌 지적 장애〉냐, 아니면 〈지적으로 뒤처진 전반적 발달 장애(자폐증 스펙트럼)〉냐 하는 문제로 논쟁을 벌인 적이 있다. 그렇지만 이것은 〈회색〉을 놓고 〈검정이 섞인 흰색〉이냐 〈흰색이 섞인 검정〉이냐를 따져 흑백을 가리려는 것과 같다.

## 1 — 정신 발달의 추이

### 급한 곡선에서 수평으로

정신 발달의 추이를 생각해 보자. 경험을 통해 알려진 대로 발달은 나이를 먹음에 따라 직선이 아니라 〈그림 5〉와 같이 곡선을 그린다.

태어나서 두 살까지는 급한 곡선을 그리며 향상하지만, 그다음부터 점점 발달 곡선이 완만해지다가 어느 시기부터는 거의 수평에 가까워진다. 대다수 사람은 수평을 이룬 그 시점에서 자신이 속한 사회의 평균적인 발달 수준에 이른다. 이것이 정신 발달이 드러내는 정형적인 변화의 양상이다.

이렇듯 정신 발달의 궤적이 나이에 비례해 계속 상승하는 직선이 아니라 결국에는 수평을 이루는 곡선이 된다는 점은 정신 기능의 구조가 〈완성〉을 향해 가는 과정이기 때문이다.

**그림 5** 정신 발달의 추이

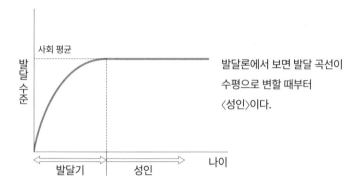

곡선이 거의 수평을 이루는 단계는 마음 작용의 구조가 거의 완성되었음을 의미한다.

정신 발달에 〈끝〉 즉 완성은 없다. 물론 인간은 평생에 걸쳐 계속 발달하는 존재라고 보는 사고방식인 평생 발전론도 있다. 정신 발달을 〈구조〉가 아니라 〈내용〉으로 파악하면 그렇게 말할 수도 있다. 성인이 된 뒤에도 숱한 인생 과제를 풀어 가면서 다양한 경험과 노력을 쌓음으로써 인간의 마음은 내용적으로 풍요롭게 성장할 수 있다는 뜻이다. 당연히 발달 장애에 대해서도 같은 말을 할 수 있다. 평생에 걸쳐 계속 성장하는 법이라고 말이다.

**수평이 된 시점이 〈어른〉**
〈어른〉과 〈아이〉는 어디에서 선을 그을까? 여기에는 일정한 기준이 없다. 생물적으로는 생식 능력을 획득한 시점부터 어른(성체), 생식 능력을 획득하기 이전을 아이[유체(幼體)]로 나눌 수 있다.

일본에서는 사회적으로 19세까지는 〈미성년〉, 20세부터는 〈어른(성년)〉이라고 보고, 음주를 허락하고 선거권을 부여한다. 2016년부터는 18세가 되면 선거권을 부여한다. 〈아동 복지법〉에서는 18세 미만까지를 〈아이(아동)〉로 규정한다. 민법은 혼인 가능한 나이를 남자 18세 이상, 여자 16세 이상으로 정해 놓았다. 형법의 대상은 14세 이상이다.

이처럼 언제까지가 〈아이〉인가는 사회의 사정에 따라 자유롭게 정해 놓은 약속일 따름이다. 발달론으로 보면 발달의 추이가 명확한 곡선을 그리는 시기를 〈아이〉(발달 과정의 존재), 거의 수평으로 변한 시점 이후를 〈어른〉(발달이 거의 완성을 이룬 존재)으로 여긴다. 몇 살부터 거의 수평으로 변하는가는 개인차가 있지만, 발달론은 18세에 선을 긋고 이 시기까지를 〈발달기〉라고 정해 놓았다.

**빠른 아이도 있고 늦은 아이도 있다**

이것도 경험을 통해 알려진 대로 모든 아이가 보폭을 맞추어 똑같은 발달 곡선을 그리는 것은 아니다(〈그림 6〉 왼쪽). 발달의 보폭이 빨라 급한 곡선을 그리는 〈조숙〉한 아이(A)부터 발달의 보폭이 느려 완만한 곡선을 그리는 〈만숙(晩熟)〉한 아이(B)에 이르기까지 폭넓은 개인차가 보인다.

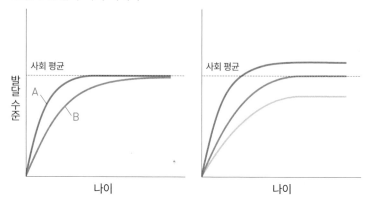

**그림 6** 발달 추이의 개체차

마찬가지로 거의 수평에 이르렀을 때 어떤 수준까지 도달했는지도 현격한 개인차를 보인다(〈그림 6〉 오른쪽). 대다수는 그 사회의 평균적인 발달 수준 근처로 모인다. 하지만 개중에는 평균을 넘어 훨씬 높은 수준까지 올라가는 아이도 있고, 거꾸로 평균 수준에도 크게 못 미치는 아이도 있다. 수준이 높은 아이와 낮은 아이까지 연속적이고 폭이 넓다는 사실을 알 수 있다.

뭉뚱그려 말하면 발달의 보폭이 빠른 아이일수록 발달이 왕성하고 높은 수준에 이를 확률이 높다. 발달의 보폭이 늦은 아이일수록 높은 수준에는 이르지 못하고 수평에 머물 확률이 높다. 그러나 어디까지나 확률일 뿐이다. 〈옛날의 신동이 지금은 평범한 사람〉인 예도 있고, 〈대기만성〉의 예도 있다.

〈발달 장애〉란 발달이 빠르다, 늦다, 또는 발달 수준이 높다, 낮다는 폭넓은 개인차가 있는 가운데, 정신 기능의 발달이 사회적으로 같은 나이대의 평균 수준을 일정하게 밑도는 상태를 총칭한다. 어떤 정신 기능의 발달이 늦는가, 어느 정도로 뒤처지는가에 따라 종류가 나뉜다(제9장-1 〈표 2〉 참조).

만약 정신 발달이 나이에 비례해 직선으로 향상한다면, 발걸음이 늦은 아이도 때늦게나마 언젠가는 높은 수준에 도달할 것이다. 단지 빠르고 느리다는 차만 있을 뿐이다. 그러나 정신 발달은 어떤 완성으로 향하는 구조를 갖기 때문에 따라잡지 못한 채 완성에 도달해 버리고, 평균 수준에 이르지 못한 채 수평에 머무를 수밖에 없다. 결국 높고 낮다는 차가 발생한다.

이 사실은 〈발달 장애〉도 그럴듯한 발달을 이룬 하나의 〈완성체〉이지 결코 미완성 〈결함체〉가 아니라는 것을 의미한다. 뒤처짐을 떠안고 완성에 이르렀기 때문에 완성체의 양상이 정형 발달과 〈다르게〉 보일 뿐이다. 나중에 언급하겠지만 발달에 뒤처진 사람을 미숙한 미완성의 존재, 어린 상태에 머무른 존재라고 생각하는 것은 잘못이다.

지적 장애의 의학 용어는 〈정신 지체Mental Retardation〉다. 이 용어는 정신 지체 현상을 발달 〈장애〉라기보다는 〈뒤처짐〉으로 파악한다. 또한 영어의 *mental*과 명사형 *mind*를 일본어로 바꾸면 〈마음〉보다 〈머리〉에 가까운 말로, 지적인 작용이라는 어감이 강하다. *mental test*란 지능 검사를 가리킨다. *mental retardation*이란 〈정신〉 지체가 아니다. 원어를 그대로 번역하면 〈지적 지체〉가 된다. 일본에서 예부터 〈지혜가 뒤떨어진다〉고 파악한 것이 이에 해당한다.

〈지체〉라든지 〈뒤처짐〉이라는 말에는 본래 부정적이고 차별적인 의미가 없다. 사물은 〈나아가는〉 것이 선이고, 〈뒤처지는〉 것은 악이므로, 진보해야만 한다는 생각은 근대 사회에 들어와 생겨난 관념이다. 진보를 추구하고 진보에 떠밀리는 것을 그렇게 좋다고만 할 수 있을까? 또 정신 발달mental development이라는 말 중 develop는 본디 〈열다, 개척하다〉라는 뜻이지 〈나아가다〉, 〈진보하다〉라는 뜻이 아니다.

## 2 ─ 정신 발달을 추진하는 힘

### 발달의 원동력은 하나가 아니다

정신 발달의 추이에는 왜 이렇듯 폭넓은 개인차가 생겨날까? 이 물음은 피아제나 프로이트가 〈정신 발달을 추동하는 원동력은 무엇인가?〉를 생각한 점과 연관이 있다. 발달 추이의 〈빠름-느림〉은 이 원동력의 차라고 생각할 수 있기 때문이다.

피아제와 프로이트는 발달의 한 축만 취사선택했기 때문에 상정한 원동력도 각각 하나뿐이었다. 그렇지만 인식과 관계가 서로 얽혀 뒷받침하며 나아가는 정신 발달을 전체적으로 파악하려면 어떤 하나의 힘이 아니라 여러 힘의 복합, 힘들의 종합이 발달을 추진한다고 생각해야 한다.

따라서 정신 발달을 촉진하는 데 필요한 잠재력으로 볼 수 있는 것을 몇 가지 정리하고 그 복합 관계를 〈그림 7〉로 제시해 보았다.

그림 7 정신 발달의 잠재력

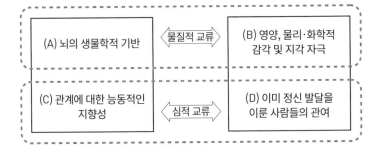

인간이 생물적·개체적 존재라는 측면 (A)×(B)
인간이 사회적·공동적 존재라는 측면 (C)×(D)
개체 요인 (A)×(C)
환경 요인 (B)×(D)
(A)×(B)×(C)×(D)=발달

**물질적 조건 ─ (A)와 (B)**

먼저 뇌의 생물학적인 기반이다(A). 뇌는 DNA 설계도를 바탕
으로 물질적으로 성숙한다. 이 성숙이 발달을 떠받치는 생물학적
힘이 된다. 이것이 하나다.

그러나 뇌의 설계도만 제대로 갖추면 정신 발달이 이루어지느
냐 하면 그렇지 않다. 뇌의 생물학적 성숙은 다양한 물질적 영양
과 감각적 자극으로 이루어진다(B). 영양은 굳이 설명할 것도 없
다. 자극은 이렇게 설명할 수 있다. 예컨대 발달 초기에 전혀 시
각 자극이 없는 환경에 놓이면, 시각 기관이나 중추 신경계가 정
상이라도 보는 기능 즉 〈사물을 시각으로 구분하는〉 인지적 작용
의 발달을 해친다는 사실이 동물 실험을 통해 알려졌다.

## 관계적 조건 — (C)와 (D)

〈그림 7〉에서 위쪽의 교류인 뇌의 생물학적 기반(A)과 환경이 부여한 물질적 조건(B)만 갖추면 정신 발달이 이루어질까? 인간은 아직 그것만으로 충분하지 않다. 대부분 동물은 오직 (A)×(B)에 따라 발달이 진행된다. 기본적인 인지 수준으로 세계를 알고, 물질계인 세계와 교류하며 살아가기 때문이다.

반면 인간은 인식 수준으로, 즉 인간이 사회적·문화적으로 만들어 온 의미나 약속을 통해 세계를 알고, 인간이 만든 공동 세계에서 서로 교류하며 살아간다. 그래서 발달을 하려면 이미 정신 발달을 이룬, 즉 이 세계를 사회적·문화적으로 공유하는 사람들, 양육자를 중심으로 한 어른들의 작용이 꼭 필요하다(D).

어른들의 작용뿐만 아니라 아이가 그것에 반응하거나 능동적으로 어른과 관계를 맺으려고 하는 힘(C) 또한 필요하다. 이 힘이 없다면 어른과 상호 교류나 관계를 형성하지 못하고 발달도 늦어진다. 인간의 정신 발달에는 〈그림 7〉 아래쪽의 교류인 (C)×(D)가 꼭 필요하다. 프로이트가 〈소아 성애〉라고 이름 붙이고 발달의 원동력으로 여긴 것은 바로 이 (C)였다. 존 볼비John Bowlby나 메리 아인스워스Mary Ainsworth가 〈애착Attachment〉이라고 부른 것도 (C)라고 볼 수 있다(제8장-3 참조). 피아제도 아이 스스로 외부 세계에 작용하려는 능동적이고 자발적인 탐구심을 매우 중요하게 여겼다.

## 네 가지 조건의 종합력이 발달을 추진한다

〈그림 7〉에서 (A) ↔ (B)를 가로의 점선으로 둘러싼 이유는 이 부분이 〈생물적·개체적 존재〉라는 인간의 측면을 제시하기 때문이다.

그 아래 (C) ↔ (D)를 가로의 점선으로 둘러싼 이유는 이 부분이 〈사회적·공동적 존재〉라는 인간의 측면을 제시하기 때문이다. 우리는 단지 생물적 개체로 살아가는 것이 아니라 사회적·문화적으로 세계를 공유하며 살아간다. 이러한 특이한 삶의 양상 때문에 (C) ↔ (D)가 발달에 꼭 필요한 조건이 된다.

이번에는 세로 쪽을 보자. (A) ↔ (C)를 세로의 실선으로 둘러싼 이유는 발달에서 개체의 내면, 즉 아이 쪽 요인을 제시하기 때문이다. 뇌의 생물학적 기반이 얼마나 든든한가? 타인과 맺는 관계의 지향성과 접근력이 얼마나 강한가? 등은 〈아이 쪽 발달 요인〉이다.

이에 비해 (B) ↔ (D)를 세로의 실선으로 둘러싼 이유는 발달에서 개체의 외면, 즉 환경 요인을 제시하기 때문이다. 환경이 아이의 뇌 성숙에 필요한 물질적인 조건을 얼마나 마련해 주는가? 주위 사람들이 아이에게 사회적으로 얼마나 관계하는가? 등은 〈환경 쪽 발달 요인〉이다.

이렇듯 (A)부터 (D)까지 여러 조건의 종합력이 정신 발달을 추진한다. 뒤집어 말하면 이것 중 어딘가 결함이 생겨도 발달에 지체가 일어난다.

발달 장애의 원인을 둘러싸고 이미 이타르와 피넬이 그랬던 것처럼 〈개체 요인〉이냐 〈환경 요인〉이냐, 〈생물적 요인〉이냐 〈사회적 요인〉이냐 하는 논쟁이 가끔 벌어진다. 그렇지만 이것이냐 저것이냐 중에 답이 있는 것이 아니다. 하물며 발달이 늦은 아이들을 지원하려고 할 때는 이것이냐 저것이냐가 아니라 발달의 네가지 조건 중에 어느 것이든 아이를 조금이라도 개선할 수 있는 노력이 중요하다.

발달 지체를 초래하는 요인 가운데 (A)의 문제로서 선천적 또는 후천적으로 입은, 뇌의 생물적인 장애가 잘 알려져 있다. (B)의 장애, 예컨대 유아기에 빛의 자극이 주어지지 않아 시각 기능의 발달이 지장을 받는 사태는 일어나지 않겠지만, 가난한 나라에서는 영양 부족에 따른 발달 지체를 결코 무시할 수 없다. (C)의 역부족을 배경으로 한 발달 지체를 자폐증 스펙트럼으로 볼 수 있다. (D)의 결함으로는 이른바 〈아동 학대Child Abuse〉를 거론한다. 어린 시절부터 양육 방기나 극단적으로 부적절한 양육이 이어지면 심각한 발달 지체나 편향이 일어난다.

## 3 ― 왜 개인차가 발생하는가?

### 발달을 좌우하는 특정 인자는 없다

정신 발달을 촉진하는 힘은 (A)부터 (D)까지 조건의 조합으로 이루어지고, 나아가 각 조건도 많은 인자로 구성된다. 뇌의 생물학적 기반(A)만 골라내더라도 많은 수의 유전자(DNA)가 그 인자를 이룬다. (B), (C), (D)를 각각 정하는 여러 인자도 복잡다단하다. 이렇게 발달의 빠르고 늦음이나 도달 수준의 높고 낮음은 여러 인자의 복합으로 비로소 정해진다.

만약 아주 제한적인 인자만 발달을 규정한다면 특정한 소수 인자의 유무에 따라 둘 중 하나*all or nothing*가 되고, 정신 발달은 〈정형 발달〉과 〈발달 장애〉 중 어느 쪽인지 비연속적으로 확연하게 나뉠 것이다. 하지만 실제로 발달은 지극히 여러 인자의 복합으로 정해지기 때문에 발달 정도는 단절면 없이 연속성을 지니고, 양자 사이에 또렷한 선을 그을 수 없다. 지능 분포를 이용해 이를 실증한 인물이 리오넬 펜로즈Lionel Penrose라는 영국의 정신 의학자였다.

**정규 분포인데 낮은 쪽 끝부분이 올라간다 — 펜로즈의 발견**

펜로즈는 지능 검사 수치의 분포, 즉 인식 발달 수준의 사회적 분포를 연구했다.

그는 이전부터 지능 분포가 정규 분포를 이루지 않을까 예상했다. 지극히 여러 인자가 겹쳐져 종합적으로 정해지는 양은 확률적으로 정규 분포를 이루기 때문이다.

정규 분포란 대다수가 평균치 주변에 모이지만 평균치를 중심으로 높은 쪽이나 낮은 쪽으로 넓은 폭을 이루는 분포 유형이다. 다만 평균치에서 멀어질수록 급격하게 수가 줄어드는 좌우 대칭의 종 모양을 이룬다. 우리의 신장, 체중, 달리기 속도 등은 다 이

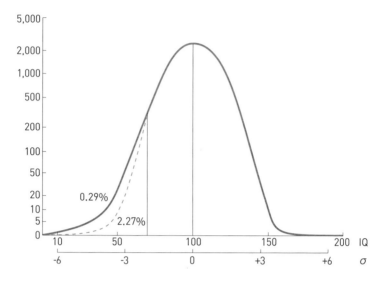

**그림 8** 지적 발달의 분포도[29]

런 분포를 이룬다.

펜로즈는 지적 발달이 과연 정규 분포를 이루는지 아닌지를 많은 지능 검사 결과를 이용해 확인했다. 그 결과 〈그림 8〉과 같이 거의 정규 분포를 보였고, 특히 평균치(지능 지수IQ 100)보다 높은 쪽은 확률론대로 분포 곡선을 그렸다. 그런데 확률론대로라면 평균치보다 낮은 쪽도 정규 분포를 이루고 좌우 대칭의 분포 곡선을 그려야 한다(그림의 점선). 그러나 실제 측정한 자료로는 그림의 실선과 같이 평균보다 낮은 쪽의 곡선이 약간 올라간다는 사실을 알 수 있었다.

29 리오넬 펜로즈, 『정신 박약의 의학(精神薄弱の医学)』, 아키야마 소헤이(秋山聰平) 옮김(東京: 慶應通信, 1971). 이 책을 바탕으로 작성함 — 원주.

## 생리군과 병리군

이 결과를 바탕으로 펜로즈는 지적인 발달 지체를 크게 두 그룹으로 나눌 수 있다고 생각했다.

그가 〈생리군〉이라고 이름 붙인 제1그룹은 자연 현상(생리 현상)으로 지체가 발생한 그룹이다. 지적인 발달 수준은 여러 인자로 정해지고 정규 분포를 이루는 이상, 평균보다 크게 뒤처진 사람이 반드시 일정한 확률로 자연스레 나온다. 그림의 점선보다 아랫부분이 그러하다. 이는 비정상적인 현상이나 병리 현상이 아니라 확률론으로 발생할 수밖에 없는 자연의 개체차(개인차)다. 자연의 개체차를 〈정상 편의(偏倚)〉(정상적으로 발생하는 편향)라고 부른다. 생리군이란 정상 편의로서 나타나는 발달 지체일 뿐, 비정상(병리)에 따른 발달 장애가 아니다. 평균보다 훨씬 키가 작은 사람이나 큰 사람은 반드시 있기 마련이다. 그것이 병(장애)이나 비정상이 아닌 것과 마찬가지다.

그가 〈병리군〉이라고 이름 붙인 제2그룹은 병리적 장애의 결과로 발달이 늦은 그룹이다. 그것이 없었다면 발달이 늦지 않았을 아이가 어떤 병리 현상 때문에 발목이 잡혀 늦어지고 만 사태를 가리킨다. 뇌라든지 환경에 또렷한 병리성을 찾아낼 수 있고, 그것이 부하 조건으로 작용해 지체가 발생한 그룹이다. 자연의 개체차로 발생하는 생리군에 병리군이 더해지기 때문에 그만큼 실제 측정한 자료의 분포 곡선은 왼쪽으로 기울어진다.

펜로즈의 연구는 지능 검사 자료를 지표로 삼아 〈인식의 발달〉

수준이 기본적으로 정규 분포를 이룬다는 사실을 실증해 냈다. 하지만 〈인식의 발달〉과 〈관계의 발달〉은 서로 보완적일 뿐 아니라 〈관계의 발달〉 수준도 여러 인자로 정해지기 때문에 기본적으로 정규 분포를 나타낼 가능성이 높다.

사이먼 배런코언Simon Baron-Cohen은 2001년에 일반 집단을 대상으로 사회성 수준을 설문 조사해 정규 분포를 발견했다. 일본에서도 소아 의학자인 스미 사토시(鷲見聰)가 2006년 나고야시 역학 조사를 이용해 〈관계의 발달〉 수준이 거의 정규 분포를 이룬다는 사실을 밝혔다.[30] 펜로즈가 지적 장애 대다수가 자연의 개체차 때문이라는 사실을 발견했듯이, 이들 연구는 자폐증 스펙트럼도 자연의 개체차에 따른 것이 대다수일 가능성을 제시한다.

정신 발달은 여러 인자가 작용해 이루어지는 탓에 개체차로서 본질적으로 〈지체〉를 반드시 포함한다. 이것이 〈발달 장애〉라는 현상의 〈근본 원인〉일지도 모른다. 발달이 지체를 초래하는 문제에 대해서는 제2부에서 자세히 살펴보겠다.

---

30 스미 사토시, 『발달 장애의 수수께끼를 풀다(発達障害の謎を解く)』(東京: 日本評論社, 2015) — 원주.

# 제8장

# 정신 발달은 〈공유〉의 발달

정신 발달의 논리를 구체적으로 들여다보자.

이제부터 〈그림 7〉(147면)의 (C)×(D) 부분, 사회적 존재로 향하는 인간 고유의 발달 논리를 중심으로 살펴보고자 한다. 여기에서는 인간의 〈마음〉이 개체의 뇌 안쪽에서 생겨나는 현상이면서도, 개체 바깥에서 사회적·공동적으로 크게 확산해 나간다는 성질을 명확하게 읽어 낼 수 있다.

정신 발달은 자궁 안에 홀로 존재하던 갓난아기가 태어나고 나서부터 주위 사람이 이미 공유하는 인간 세계로 조금씩 발을 들여놓다가 자신도 그 세계를 공유하는 구성원이 되어 가는 과정이다. 그래서 정신 발달은 〈공유의 발달〉, 〈공동성의 획득〉이라는 구조를 지닌다. 여기에 정신 발달의 본질이 있다.

정신 발달이란 식물의 생장처럼 홀로 진행하는 과정이 아니다. 양육자, 일반적으로는 부모와 끊임없이 서로 교류하며 이루어지

는 과정이다. 이 점에 초점을 맞추어 신생아기부터 유아기까지,
즉 〈마음〉의 틀(구조)이 거의 기본적으로 형성되는 시기까지를
살펴보자.

〈정신 발달〉을 떠올릴 때 우리는 다양한 환경 요인에 따라 백
지상태로 태어난 아이가 각기 다른 〈개성〉을 부여받는다는 이
미지를 떠올린다. 그러나 실제로는 그 반대다. 미국의 정신 의
학자 스텔라 체스Stella Chess 등이 진행한 영아의 기질 연구에
따르면, 아이는 생물적인 개체차로서 감각성, 감수성, 반응성,
활동성 등 다양한 자질이 사람마다 다 다르다. 그들은 아이가
저마다 다른 기질을 타고난다는 사실을 분명하게 밝혔다.[31] 생
각하기에 따라서는 세상에 태어난 때부터 원래 〈개성적〉이다.
다만 각기 다른 자질을 그대로 보존하는 상태로 성장하는 것이
아니라, 개성(생물적인 개체차)의 차이가 환경과 서로 작용하
며 차츰 조화를 이루어 사회적인 〈평균인〉으로 나아가는 과정
이 정형적인 정신 발달이다. 물론 세상에 완전한 〈평균인〉은
존재하지 않지만 말이다.

---

31 스텔라 체스, 알렉산더 토머스Alexander Thomas, 『아이의 기질과 심리 발달(子
供の気質と心理発達)』, 하야시 마사지(林雅次) 감수(東京: 星和書店, 1981) ― 원주.

# 1 — 잠과 미소

**생리적 미소가 교류의 출발점**

막 태어난 아기에게 외부 세계는 미지의 세계일 뿐 아니라 아직 분화하지 않고 혼란스러운 지각 자극으로 가득 차 있는 매우 불안정한 세계다. 신생아는 생활시간 대부분 잠을 자기 때문에 지나친 자극이 일으키는 불안이나 혼란을 피해 보호를 받는다.

한편 외부 세계는 미지의 세계이기 때문에 알아 가야만 한다. 신생아는 이미 그 활동을 시작한 상태인데, 이를 〈탐색 활동(탐색 행동)〉이라고 부른다.

이 시기에 양육자(부모)도 갓난아기의 잠을 방해하지 않기 위해 조용하고 안정적이며 과잉 자극이 미치지 않는 환경을 만들려고 노력한다. 고요한 가운데 잠을 자는 동안 신생아는 벌써 방긋 웃는 표정을 짓는다.

이것이 수면 중에 일어나는 현상일 뿐, 대인적·사회적 의미를 띠지 않는 〈생리적 미소〉라는 사실을 과학은 가르쳐 주었다. 그렇지만 부모는 아기의 미소를 그런 식으로 받아들이지 않는다. 미소는 오직 인간만 드러내는 현상이고, 인간이 사회적으로 대인 관계를 맺는 데 가장 중요한 역할을 한다. 생리적 미소는 그 출발점이다.

실제로 남의 얼굴을 보고 미소를 짓기 시작하는 것은 태어난 지 3개월쯤 되었을 때다. 이는 아직 특정한 상대를 의식한 미소가 아니라 〈얼굴〉이라는 형상에 반응하는 것이다. 따라서 누구의 얼굴을 향해서도 가리지 않고 미소 짓는다. 얼굴이 아니라 원형 중앙에 까만 점이 두 개 찍혀 있는 그림에도 갓난아기는 미소 짓는다는 사실이 실험으로 알려졌다.

물론 부모는 그런 식으로 받아들이지 않는다. 자기들을 향한 사랑의 표정이라고 생각해 웃어 주기도 하고 안아 주기도 한다. 그 결과 몇 개월쯤 지나면 양육자의 얼굴을 다른 사람의 얼굴과 또렷하게 구별함으로써 양육자를 향한 미소, 즉 선택적 미소가 생겨난다. 이것이 대인 교류라는 의미를 지닌 〈사회적 미소〉의 시작이다.

## 2 ─ 응애응애 울기와 모성적 돌봄

### 울기에는 생존 유지 이상의 의미가 있다

갓난아기의 졸음은 반드시 훼방을 받는다. 어떤 불쾌감이 강한 자극이 되어 밀려오기 때문이다. 불쾌란 어떤 형태로 생존을 위협받았을 때 생기는 감각이다. 불쾌감이 생길 때마다 그것을 제거하는 행동을 취함으로써 동물은 생존을 지켜 나간다. 그러나 신생아나 영아는 자기 힘으로 불쾌감을 없앰으로써 자신을 지키는 힘이 아직 없다. 따라서 울음으로 양육자의 주의를 끌어 자기 대신 불쾌감을 없애 달라고 부탁해야 한다. 갓난아기의 울음은 알람 역할을 한다.

마치 울기가 해야 할 일이라는 듯 젖먹이는 툭하면 운다. 응애

응애 울기는 생존을 유지해 줄 뿐 아니라 정신 발달을 위해 다음과 같은 중요한 역할을 한다.

불쾌감의 원인은 배고픔이나 추위, 더위, 아픔 등 그때마다 다양하다. 그러나 영아는 이러한 것들을 처음부터 〈배고픔〉, 〈추위〉, 〈더위〉, 〈아픔〉이라는 식으로 확실하게 구분하지 못한다. 맨 처음에는 막연하고 아직 분화하지 않은 불쾌 감각일 뿐이다. 울음은 그에 대한 반사 또는 생리 반응이다.

이렇게 수동적인 반사나 생리 반응으로 시작한 영아의 체험 세계가 탐색 활동(순환 반응)을 통해 능동적인 파악으로 발전하고, 다양한 인지적 스키마로 구분해서 파악하는 과정을 감각 운동기라고 분석한 이론이 피아제의 발달론이었다. 피아제는 이 과정을 아이의 능동적 활동으로만 그려 냈는데, 양육자가 아이의 활동을 어떻게 뒷받침하는지 살펴보자.

### 〈마음을 지닌 존재〉로 다루어야 마음이 자란다

갓난아기가 울음을 터뜨릴 때 양육자는 어떻게 반응할까? 아이의 울음소리를 아직 분화하지 않은 불쾌한 감각에 대한 생리 반응이나 수동적 반사에 지나지 않는다고 생각하는 부모는 없다. 대부분 아이가 자기에게 하는 〈호소〉, 즉 능동적인 의사소통으로 받아들인다. 이는 영아를 이미 자신들과 똑같이 느끼고 생각하고 의지를 갖는 존재, 즉 〈마음〉을 지닌 존재로 인정한다는 것을 의미한다.

이것은 부모의 〈자기 생각〉 즉 감정 이입에 지나지 않을 뿐,

〈과학적〉 인식으로서는 올바르지 않을지도 모른다.

그렇지만 양육자의 〈자기 생각〉이야말로 정신 발달을 돕는다. 태어났을 때부터 아니, 배 속에 있을 때부터 이미 〈마음을 지닌 존재〉로 대우함으로써 아이는 실제로 〈마음을 지닌 존재〉로 자란다. 프로이트의 말을 빌리자면, 부모가 자기 생각을 지어내는 것은 우리 아이를 향한 성애(에로스)적인 관계의 강한 의식이다.

### 〈호소〉에 대응하는 부모 ― 모성적 돌봄

이 아이는 무엇을 호소할까? 부모는 생각한다. 〈배가 고프다〉는 뜻일까? 〈춥다〉는 뜻일까? 〈외롭다〉는 뜻일까? 기저귀가 젖어서 차갑다는 뜻일까? 부모는 이렇게 젖먹이가 응애응애 우는 행동을 어른이 사회적으로 공유하는 감각이나 감정에 빗대어 생각한다. 배가 고프다고 생각하면 젖을 주고, 추울 것 같으면 이불을 덮어 주고, 기저귀를 살펴보고 젖었으면 갈아 주는 식으로 그때마다 다른 상황 판단과 시행착오에 따라 갓난아이의 〈호소〉에 부응한다. 영아에 대한 이러한 보살핌을 모성적 돌봄이라고 한다.

이로써 응애응애 울도록 만든 불쾌감이 사라지면 갓난아기는 울음을 그친다. 영아를 보살피는 일은 단순하지만 인내심과 배려하는 마음으로 더듬고, 또 감으로 어림잡는 과정을 반복한다.

### 모성적 돌봄은 무엇을 가져다주는가?

하루하루 모성적 돌봄으로 무엇이 성장할까? 큼직하게 나누어 세 가지를 들 수 있다.

(1) 능동적인 힘의 감각

아기가 응애응애 울 때마다 양육자의 손이 불쾌감을 없애 준다. 이 체험이 쌓이면 불쾌감 때문에 어쩔 수 없이 반사적·생리적으로 우는 수동적인 반응이었던 응애응애 울기가 불쾌감을 없애기 위한 울기, 즉 양육자에게 능동적으로 호소하는 색깔을 띠기 시작한다. 사람은 능동성 없이 살아갈 수 없다. 울음은 능동성을 드러내는 최초의 싹이다. 능동적인 힘의 감각, 보통 우리가 사용하는 말로 하면 〈자신(自信)〉의 맹아다.

(2) 보호받는다는 감각

울음소리를 내면 불쾌감을 없애 주고, 울면 보호받는 체험이 되풀이되면서 주위에서 보호받는다는 감각, 주위 세계에 대한 〈안심〉의 감각이 신체 수준으로 뿌리내리기 시작한다. 이를 심리학자 에릭슨은 〈기본 신뢰〉라고 불렀다. 이것이 인간이 온갖 어려움 속에서도 주위 세계나 자기 자신을 믿고 어떻게든 어려움을 헤쳐 나가는 최초의 토대다.

(3) 신체 감각의 분화

신체적인 보살핌으로 신체 감각의 분화가 이루어진다. 이것은 나중에 따로 서술하겠다(제8장-4, 제10장-6 참조).

물론 영아는 여기에서 말하는 〈안심〉, 〈자신〉, 〈신뢰〉 같은 언어, 즉 개념으로 자신의 체험을 인식하지 못한다. 그들이 신체 수준으로, 즉 피부로 느끼는 언어 이외의 체험을 어른의 언어로 굳이 옮기면 그런 것이 아닐까 짐작할 따름이다. 젖먹이에게 직접 인터뷰를 해서 확인할 수 있는 것도 아니고 말이다.

이렇듯 발달 심리학이나 발달 이론에서는 영아에게 어른의 관점으로 〈짐작〉이나 〈투영〉하는 것을 피할 수 없다. 어림짐작으로 〈꾸며 낸 얘기〉일지도 모른다.

그러나 학자가 다양한 관찰 사실을 바탕으로 일부러 어림짐작하는 배경에는 영아라고 해서 결코 알거나 이해할 수 없는 존재가 아니라 자신들과 통하는 존재, 이해할 수 있는 존재라는 확신이 깔려 있다. 이는 부모가 자식을 자신과 똑같이 〈마음〉을 지닌 존재라고 확신하며 대하는 것과 상통한다.

## 3 ─ 모성적 돌봄과 애착

### 애착은 아이의 부모 〈길들이기〉

조류나 포유류처럼 스스로 자신을 지킬 수 없는 시기를 거치는 동물의 새끼는 부모에게 가까이 감으로써 안전을 얻는 행동 유형을 선천적으로 갖춘다. 생물적인 프로그램으로 설정된 이 행동을 가리켜 동물 행동학에서는 〈애착〉이라고 한다. 〈찰싹 달라붙어 안기기〉라는 의미다. 흰뺨검둥오리의 새끼가 줄지어 부모 뒤를 바싹 따라다니는 것이 애착의 좋은 예다.

인간의 갓난아기도 애착이라고 부를 수 있는 행동을 보여 준다. 애착이 신경 발달에 작용하는 역할을 강조한 인물이 영국의 정신 의학자 존 볼비와 그의 공동 연구자 아인스워스였다. 〈애착〉은 학술 용어를 번역한 표현인데, 일상적인 말로는 〈안기기〉가 본래 뜻에 꼭 들어맞는다.

발달을 촉진하는 잠재력을 나타내는 〈그림 7〉로 되돌아가면 〈(C) 관계에 대한 능동적인 지향성〉에 상응한다. 프로이트가 〈소아 성애〉라고 부르는 것도 이와 겹치는데, 이 용어가 풍기는 성적인 이미지를 피하고자 존 볼비는 새롭게 동물 행동학 개념을 내세웠다.


동물 행동학에서는 애착을 〈위기를 느끼고 불안이나 두려움에 내몰린 개체가 다른 특정한 개체에 접근해 안전함을 되찾으려고 하는 성향〉이라고 정의한다. 통상적인 환경이라면 대개 부모가 〈다른 특정한 개체〉가 되기 마련이다.

이 정의에는 동물의 새끼가 부모에게 바라는 것이 〈사랑〉보다는 〈안전(안심)〉이라는 생각이 들어 있다. 아인스워스는 〈낯선 상황 절차 실험Strange Situation Procedure〉을 이용해 한 살 먹은 아이가 〈낯선 곳에서 모르는 사람과 단둘이 있는〉 위기 상황을 겪은 다음 부모에게 어떤 행동을 보이는지를 조사했다. 그 결과 사람도 애착 현상을 보이고, 애착 행동은 몇몇 유형으로 나뉜다는 것을 명확히 규명했다.

그러나 높은 수준의 사회적·공동적인 생존 양식을 지닌 인간에게 아이의 애착은 안전을 위해 접근하는 〈동물학적 행동〉을 뛰어넘어 상대방과 맺는 관계 자체를 위해 접근하는 〈사회적 행동〉으로 발전한다. 다시 말해 〈사랑〉이라고 불러도 좋을 〈마음〉의 작용으로 이어진다. 우리에게 〈사랑〉과 〈안심〉은 깊은 관련이 있다.

인간의 갓난아기는 위협받지 않는 상황에서도 부모를 찾고 부모에게 찰싹 붙어 있으려고 한다. 〈어리광〉이라고 부르는 행동이다. 인간의 애착에는 이런 성향이 있어서 동물 행동학의 정의에 꼭 들어맞지 않는다.

## 모성적 돌봄을 끌어내는 힘

흰뺨검둥오리 새끼와 달리 갓난아기는 운동 능력에 한계가 있고, 자신이 나서서 부모에게 접근할 수 없다. 그래서 생존에 위협을 느낄 때는 응애응애 울어서 부모의 접근을 요구한다. 그런 의미에서는 울음도 애착 행동으로 파악할 수 있다. 이로써 일어난 부모의 접근(다가가기)이 모성적 돌봄이다. 동물과 달리 갓난아기의 애착은 아이 쪽 행동의 일방향성이 아니라 아이의 접근에 부응하려는 부모 쪽의 쌍방향성으로 비로소 이루어진다.

갓난아기의 애착 행동이 오직 생존의 안전만을 위한 것이라면, 논리적으로 따져 볼 때 양육자도 울면 젖을 주고, 기저귀를 갈아주고, 너무 춥거나 덥지 않도록 체온을 조절해 주는 등 생존을 위한 신체 관리(안전 관리)만 해주면 충분하다.

그러나 그것만으로 충분하다고 느끼는 부모는 없다. 그때마다 안아 주거나 쓰다듬어 주거나 뺨을 비비는 등 어린애의 〈어리광〉을 받아 주는 애무 행동, 프로이트의 용어로 소아 성애적 행동까지 해주는 것이 모성적 돌봄이다. 이리하여 모성적 돌봄은 생존을 지켜 줄 뿐 아니라 관계의 발달이 이루어지도록 작용한다.

## 4 — 감각의 공유(분화)

### 외부 조정으로 신체 감각이 분화한다

배고파하면 젖을 먹이고 추우면 이불을 덮어 주는 등 어른의 신체 감각에 따른 모성적 돌봄이 쌓여 간다. 이것은 제힘으로 신체 감각을 조정할 수 없는 갓난아기를 대신해 어른이 조정해 주는 것을 의미한다. 이런 일이 쌓이면서 아직 〈배고픔〉이나 〈추위〉라는 언어(개념)를 이용해 감각을 분화해 인식하지는 못하지만, 갓난아기는 감각의 차이를 인지적으로 나누어 느낄 수 있다. 한마디로 앞에서 언급한 신체 감각의 분화를 시작한다.

그 증거로 모성적 돌봄을 되풀이하는 동안 부모는 차츰 자신의 아기가 우는 이유를 대강 알아듣기에 이른다. 〈기저귀 때문이구나!〉라든지 〈배가 고프구나!〉 등등. 이는 불쾌감의 종류에 따라 울음소리가 달라진다는 것, 그러니까 갓난아기가 신체 감각의 차이를 인지하기 시작했음을 시사한다. 이것이 신체 감각의 분화다. 이러면 갓난아기의 보살핌은 훨씬 순조로워진다.

### 자기 아이의 울음소리를 알아듣는다

젖먹이와 부모를 모아 놓고 울음소리를 맞히게 한 실험이 있다. 그러자 각각의 부모는 자기 아이가 왜 우는지는 잘 알아맞히는 반면, 남의 아이가 우는 이유는 알아맞히지 못했다. 갓난아기 울음은 아이마다 다르다. 이럴 때는 이렇게 운다는 일반성이 없다. 부모가 경험으로 아이의 울음소리를 알아듣는 때부터 부모와 자식 사이에 〈감각 체험을 공유하는〉 단계가 시작된다.

〈덥다〉든가 〈춥다〉고 하는 일반적인 언어(개념)로 자신의 체험을 제삼자와 나누는 사회적인 공유까지는 이르지 못하지만, 그때부터 갓난아기는 타자(양육자)와 체험을 나누고 〈마음〉을 공유하기 시작한다. 갓난아기가 개체의 뇌 내부에서 혼자 체험한 감각 세계가 외부에 있는 양육자의 감각 세계와 연결되기 시작했음을 의미한다.

**모성적 돌봄이 발달의 토대를 만든다**

날마다 보살핌을 받는 영아가 발달해 가는 과정을 도식으로 제시하면 〈그림 9〉와 같다. 아동 정신 의학자 구로카와 신지(黒川新二)가 일찍부터 이 과정을 다루었는데, 그의 그림을 조금 손질해서 실었다.

이 그림을 보면 알 수 있듯이 젖을 먹이거나 기저귀를 갈아 주는 등 신체를 관리해 주는 보살핌이 한편으로는 안심과 기본 신뢰 같은 〈관계 발달〉의 토대를 만들고, 다른 한편으로는 신체 감각의 분화와 공유라는 〈인식 발달〉의 토대를 만들어 정신 발달에 매우 중요한 역할을 한다.

모성적 돌봄이 신체 감각의 분화나 관계 발달의 토대에 중요한

**그림 9** 감각의 공유[32]

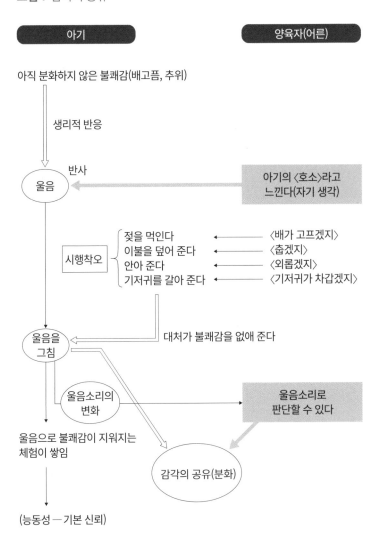

32 구로카와 신지, 『자폐증과 아이 마음 연구(自閉症とこどもの心の研究)』(東京: 社會評論社, 2016), 101면을 바탕으로 작성함 — 원주.

역할을 한다는 것은 그 반대일 때, 즉 아기를 전혀 보살피지 않는 극단적인 양육 부재의 상태에서는 신체 감각의 분화나 사회성 발달이 늦어진다는 사실을 실증해 준다(제15장-9 참조).

## 5 ── 고개 가누기와 탐색 활동

### 온갖 자극을 살피기

3개월쯤에는 아기가 고개를 가눈다. 이 일로 아기는 관찰하고 싶은 대상으로 자유롭게 시선을 돌려 눈여겨볼 수 있으며, 주위 세계를 알려고 하는 탐색 활동이 자유로워진다. 응애응애 울면 보살핌을 받고, 그것으로 싹튼 능동성과 안심이 미지의 외부 세계를 적극적으로 탐색하도록 도와준다.

갓난아기의 건강 검진 때 〈고개 가누기〉는 발달을 점검하는 사안이다. 주위에 능동적으로 관심을 기울이고 관찰하려는 탐색 활동의 지체는 고개 가누기를 어렵게 하고, 또 고개 가누기의 지체는 능동적인 탐색 활동을 어렵게 하기 때문에 발달 지체를 점검하는 지표가 된다.

주의를 끄는 대상을 바라보고, 움직임에 따라 시선을 옮기고, 소리 나는 곳으로 고개를 돌리는 등 갓난아기의 탐색은 미지의 외부 세계를 전부 알려는 듯 물건이나 사람이나 주위 모든 대상을 향해 모조리 시선을 돌리는 일에서 시작한다. 한마디로 주위 자극을 남김없이 살핀다.

### 왜 〈사람〉에게 관심을 기울일까?

이윽고 아기를 보살피는 양육자를 비롯한 〈사람〉이 특히 적극적인 탐색 대상으로 떠오른다. 사람의 얼굴이나 태도를 눈여겨보고, 움직임을 눈으로 좇으며 관찰을 거듭한다. 자기 손을 자주 보는 일부터 시작해 자기 몸도 열심히 탐색 대상으로 삼는다.

처음에는 모든 대상에 치우침 없이 향하던 탐색 활동이 점점 〈물건(사물)〉을 뛰어넘어 〈사람(인간)〉을 향하기 시작한다. 그래서 생후 4~5개월 이내에 〈사물〉과 〈사람〉을 향한 관심이 분화해 간다. 왜 그럴까?

사물을 대상으로 한 탐색은 일방적인 관찰인 데 비해 사람을 대상으로 한 탐색은 관찰 대상의 반응을 끌어낸다. 사물은 대부분 눈여겨보더라도 그대로 그곳에 있지만, 사람을 탐색하면 자신을 바라보거나 같이 웃거나 말을 걸거나 다가오거나 안아 주는 접근 행동을 끌어낼 수 있다.

사람에 향한 탐색 활동은 관찰 대상의 접근 행동을 불러일으킨다. 이 차이 때문에 〈사물〉과 〈사람〉이 나뉘고, 그중에서도 특히 언제나 곁에 다가와 접근 행동을 보여 주는 사람, 즉 양육자는 다른 대상과 뚜렷하게 차이가 나는 특별한 존재로 인지된다. 일반적으로 생후 몇 개월이 지나면 아기가 확실하게 특정한 사람(양육자)을 선택해 웃는 얼굴(선택적 미소)을 보여 주는 것이 그 증거다.

# 6 ─ 안심의 공유와 탐색

**아는 것이 늘어나면 모르는 것이 불안으로 변한다 ─ 낯가림의 원리**

갓난아기가 보기에 주위 세계에는 온통 모르는 것투성이다. 모르는 것, 대처하지 못하는 것에 둘러싸여 살아간다. 어린아이일수록 불안을 느끼고 자주 울음을 터뜨리는 이유가 여기에 있다. 영아기에는 〈신체 감각적인 불쾌감에 대한 반응〉으로 응애응애 울지만, 유아기를 향해 갈수록 〈정동적인[33] 불안이나 혼란에 대한 반응〉으로 우는 일이 많아진다. 그러나 탐색 활동을 거듭하면서 아는 것이 점점 늘어난다.

이는 혼돈에 싸여 있던 세계를 차츰 〈아는 것(익숙한 것)〉과 〈모르는 것(익숙하지 않은 것)〉으로 나누고, 〈모르는 것〉을 명확하게 의식하기 시작했음을 의미한다. 그 결과 모르는 것에 불안이나 경계심이 눈에 띄게 나타난다. 평균 잡아 생후 8개월 전후에 나타나는 〈낯가림〉이 알기 쉬운 예다. 낯선 대상과 직면할 때, 특히 그 대상이 접근해 오는 〈사람〉일 때 영아가 드러내는 강한 정동적인 불안과 경계를 우리는 낯가림이라고 부른다.

이때 아직 자기 힘으로 신체의 안전을 지킬 수 없는 영아는 이미 낯익은 대상인 양육자에게 찰싹 달라붙어 안전하다는 느낌(안심)을 얻으려고 한다. 모르는 사람과 만난 젖먹이가 엄마에게 꼭 안겨 가슴에 얼굴을 파묻는 행동, 이것이야말로 〈애착〉이다.

---

33 정동(情動)이란 emotion에 해당하는 심리학 용어로 화, 두려움, 기쁨, 슬픔 등 비교적 빠르게 일어나는 일시적이고 급격한 감정의 움직임을 말한다.

**부모의 〈안심〉이 아이에게 전해진다**

이러한 아기의 행동에 〈뭐가 무섭다고 그러는 거야?〉 하고 캐묻거나 혼내는 부모는 없다. 대부분 착 달라붙어 안기는 아기를 꼭 안아 주면서 〈괜찮아, 옆집 사는 아저씨야〉 하고 차분하고 온화한 태도를 보여 준다. 여기에서도 중요한 것은 이런 관계가 그 자리에서 아이에게 불안을 다독여 줄 뿐 아니라 발달을 도와준다는 사실이다.

양육자는 갓난아기의 처지에서 〈낯모르는 사람〉에게 불안이나 경계심을 품지 않는다. 갓난아기는 안겨서 보호받을 뿐 아니라 안심하는 양육자의 기분을 피부로 느끼고 같이 안심한다. 그럼으로써 〈안심〉이라는 〈정동의 공유〉가 발생한다.

이러한 공유 덕분에 갓난아기는 낯모르는 상대방을 가만히 탐색하기 시작한다. 엄마 품에 안겨 흘깃흘깃 모르는 사람을 엿본다. 아이는 그 사람의 생김새뿐 아니라 그 사람을 대하는 엄마의 분위기에도 촉수를 뻗는다. 이윽고 〈안심해도 될 것 같다〉고 경계심이 풀어지면 그 사람을 적극적으로 관찰하기 시작한다. 상대방이 그 점을 눈치채고 웃어 주는 등 접근하는 태도로 응하면 사람에 대한 탐색 활동이 가져다주는 상호 교류가 일어난다. 서로 교류하면서 그 사람은 〈낯모르는〉 존재에서 〈낯익은〉 존재로 변한다. 이렇게 아이는 〈아는 사람, 친근한 사람〉을 늘리면서 사회적인 대인 관계의 세계를 넓혀 간다. 〈그림 10〉은 이 과정을 보여 준다.

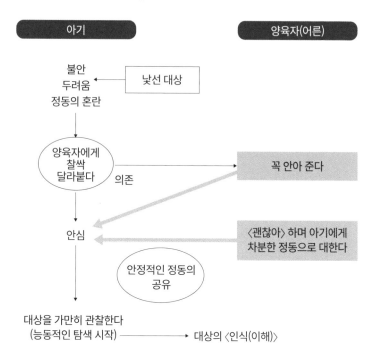

**그림 10** 애착과 정동의 공유

**안심하는 마음이 호기심을 만든다**

우리도 마찬가지지만 안전하지 않거나 안심할 수 없는 상황에서는 〈모르는 것〉이 불안과 경계를 가져다주고, 안전하거나 안심할 수 있는 상황에서는 거꾸로 호기심이나 탐구심이 솟아난다. 모르는 것으로만 이루어진 세계에 있는 갓난아기가 능동적인 탐색 활동으로 자기 나름대로 세계를 알아 가는 요인은 바로 양육자를 중심으로 한 주위 어른들에게 보호받으며 안심하기 때문이다.

관계가 인식의 발달을 돕는다는 것은 이런 작용을 가리킨다.

# 7 ─ 옹알이와 정동의 공유

## 쿠잉 ⇒ 응답 ⇒ 옹알이

영아의 발성은 응애응애 울면서 시작하지만, 생후 1~2개월쯤부터 울음 이외의 발성이 나온다. 〈아- 아-〉, 〈쿠- 쿠〉 같은 단순한 단음절 발성을 〈쿠잉cooing〉이라고 부른다. 울음소리가 불쾌감에 대한 반응이라면 쿠잉은 기분이 좋아서 내는 발성이다.

쿠잉은 자연스럽게 생기는 생리적인 발성일 뿐 대인적인 의미나 역할은 없다고 여긴다. 영아는 자기 혼자 쿠잉을 하고, 음성을 듣지 못하는 중증 청각 장애아도 이 시기에 쿠잉을 시작하기 때문이다.

그렇지만 이미 아이를 자신과 똑같은 존재, 〈마음〉이 있는 존재라고 믿는 어른(양육자)은 이것을 결코 의미 없는 생리적 발성으로 받아들이지 않는다. 우리 아이가 말을 하고 말을 건다고 생각해 기쁘게 대답하거나 말을 받아 주는 등 응답의 관계를 시작한다. 그러는 동안 쿠잉은 〈다- 다-〉, 〈바부바부〉 같은 더 복잡한 음절의 발성으로 변해 간다. 이 발성을 〈옹알이babbling〉라고 부른다. 한자어로 〈남어(喃語)〉라고 부르는 갓난아기의 말 흉내가 그것이다.

쿠잉은 자연 발생적인 생리 현상이지만 옹알이는 그렇지 않다. 쿠잉을 아이가 무언가 말을 거는 행위로 받아들여 주위 사람이 반응해 줌으로써 비로소 옹알이는 생겨난다. 만약 〈생리적 발성에 불과하다〉고 여기고 아무도 응답해 주지 않는다면 옹알이는 생겨나지 않는다.

현실에서 쿠잉에 응답하지 않는 부모는 없다. 중증 청각 장애
아는 쿠잉을 시작하지만 옹알이로 발전하지 않는다고 알려졌
다. 주위에서 쿠잉에 응답해 주더라도 청각 장애아의 귀에는
들리지 않기 때문에 응답이 없는 것과 마찬가지의 결과를 낳는
다. 이 사실을 볼 때 쿠잉은 주위의 음성적인 응답이 있어야 비
로소 옹알이로 발전한다.

## 주고받기의 시작

생후 약 6개월부터 나타나는 옹알이는 아직 의미를 지닌 언어
는 아니다. 그러나 양육자는 그것을 제대로 된 〈말하기〉로 다루
면서 쿠잉에 적극적으로 응답해 준다. 〈오, 그래? 그렇구나〉 하면
서 맞장구를 치거나 아기의 소리를 그대로 흉내 내며 말을 건다.

이 단계에 이르면 쿠잉과는 다르게 갓난아기도 또렷하게 어른
의 응답을 의식한 발성을 내기 시작한다. 옹알이를 하던 아이가
응답을 기다리듯 소리를 멈추고 상대방을 바라본다. 이 행동에
상대가 응답해 주면 더욱 활발하게 옹알이를 하는 상호적·쌍방
향적 발성, 즉 〈주고받기〉가 생겨난다. 〈주고받기〉가 이루어지면
그야말로 의사소통이 이루어지는 것이다. 이는 자연스레 음성 언
어 획득의 토대가 된다.

**그림 11** 쿠잉, 옹알이와 정동의 공유

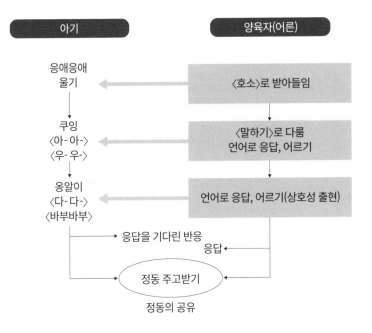

## 서로 정동을 전하는 의사소통

물론 의사소통이라고는 해도 서로 〈의미〉를 전하는 것은 아니다. 여기에서 의사소통을 통해 공유가 이루어지는 것은 〈정동〉이다. 옹알이를 주고받는 장면에서는 양쪽이 기분 좋게 발성하면서 거의 함께 소리를 내는 상황을 관찰할 수 있다. 이때 친밀한 정동의 교류, 양쪽 정동이 거의 녹아드는 것 같은 〈공유〉 상태가 일어난다.

이처럼 서로 정동의 파장이 섞여 들어 하나가 되는 현상을 정신 의학자 대니얼 노먼 스턴Daniel Norman Stern은 〈정동 조율

Affect Attunement〉이라고 이름 붙였다. 이 과정을 〈그림 11〉에 제시했다.

•

우리는 마음속에서 일어나는 다양한 정동을 각각 뇌에서 고립적으로 체험하는 것이 아니라 다른 사람과 공감을 통해 나눈다. 나눔으로써 정동을 처리한다. 정동을 함께 나눌 수 있는 존재가 인간인데, 그 출발점이 유아기의 정동 조율이다. 옹알이로 기분 좋은 정동을 양육자와 나누면서 희로애락, 여러 복잡한 정동을 타자와 나누는 힘을 키워 간다.

## 8 — 관심의 공유

### 탐색 활동이 활발해진다

인지 활동으로 〈사람〉과 〈물건〉이 나뉘어 가고, 사람 사이에서 안심과 정동의 공유가 확실해지는 상황에 발맞추어 사물에 대한 탐색 활동도 더욱 왕성해지고 활발해진다. 운동 능력도 좋아져 대상을 눈여겨볼 뿐 아니라 손을 뻗어 잡으려고 하거나 만지거나 입으로 가져가거나 쥐거나 잡아당긴다. 한마디로 갓난아기는 감각 능력과 운동 능력을 총동원해 세계를 향한 탐색을 펼쳐 나간다.

피아제는 이 과정을 상세하게 관찰해서 그려 냈다. 활발한 탐색 활동으로 갓난아기는 주위 여러 사물이 각각 일정한 모양과 성질을 갖춘 실체임을 알아 간다. 외부 세계는 여러 성질을 지닌 실체의 집합으로 이루어졌고, 실체는 시야에 보이지 않아도 없어지지 않는다는 사실, 즉 〈대상의 영속성〉도 알아 간다. 물론 아직 언어 이전 상태이므로 인식적·관념적으로 이해하지는 못하지만, 그러한 인지적 스키마를 형성한다.

피아제가 강조했듯이 이 탐색 활동은 갓난아기의 자발적이고 능동적인 행동이다. 하지만 그 바탕에는 양육자를 비롯한 주변 어른들의 역할이 매우 중요하다.

### 어른들이 의식하지 못하는 점

첫째, 주위 어른들은 갓난아기의 탐색을 자연스레 일정한 방향으로 이끌어 가려고 작용한다. 그릇이 비었으면 흔들어 보이거나 피리라면 불어 보이는 등 우리가 사회적으로 공유하는 〈의미〉와 〈약속〉 쪽으로 아기의 시선을 돌리려고 한다. 다시 말해 조금이라도 인식 발달을 촉진하는 방향으로 아이를 이끈다.

둘째, 어른은 사물에 대한 아기의 관심을 함께 나누려고 끊임없이 관여한다. 영아에게 외부 세계는 아직 의미로 나뉘지 않은, 즉 개념화하지 않은 혼돈에 찬 지각 세계지만, 어른에게는 이미 〈의미를 지닌 것〉과 〈의미를 지니지 않은 것〉으로 나뉜 질서를 갖춘 세계다.

따라서 어쩌다가 갓난아기가 개나 고양이 등 우리에게 의미 있는 대상에 관심을 보이면 우리는 금세 그것을 눈치챈다. 이때 언어를 모르는 아기에게 말을 걸어도 소용없다고 말하는 부모는 없다. 그들은 그 자리에서 〈야옹이야, 참 귀엽지?〉, 〈어머, 멍멍이구나!〉 하며 말을 걸고 함께 시선(관심)을 돌린다.

일일이 의식하는 것은 아니지만 아이들에 이끌리기라도 하듯 양육자는 날마다 이런 일을 되풀이한다. 또 탐색 활동을 아이에게만 맡겨 두는 것이 아니라 어른이 나서서 〈어머나, 여기 꽃이 있네〉, 〈이것 봐, 멍멍이야〉 하며 기회가 있을 때마다 우리에게 의미 있는 대상에 주의를 기울이도록 아이를 이끈다.

이러한 관계는 갓난아기가 눈여겨보는 것을 따라가며 어른이 시선을 돌리는 일에서 시작한다. 이것을 되풀이하는 동안 갓난아기도 어른의 시선을 좇아 어른이 주의를 기울이는 것에 관심을 보이고, 양쪽이 하나의 대상을 동시에 바라볼 수 있게 된다. 이것이 〈관심의 공유〉다.

발달 심리학에서는 이를 〈공동 주의Joint Attention〉라고 부르고, 발달에 필요한 핵심으로 여긴다. 〈공동 주의〉가 늦어지면 정신 발달, 특히 관계(사회성) 발달에 지체를 초래하기 때문이다 (〈그림 12〉 참조).

**의미와 무의미의 구별**

여기에서 어른이 갓난아기가 눈여겨보는 모든 것에 반드시 관심을 돌리는 것은 아니라는 점이 중요하다. 탐색 활동 가운데 아기가 우리에게 별로 의미 없는 대상을 바라볼 때, 우리는 별로 알

**그림 12** 탐색 활동과 관심의 공유

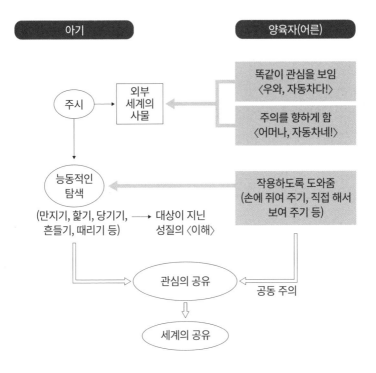

아채지 못한 채 그냥 흘려보낸다. 비록 알아채더라도 〈에그, 벽에 얼룩이 졌네〉, 〈휴지 조각이구나〉 하고 말을 거는 데 그칠 뿐 함께 바라보지는 않는다. 의식적이고 의도적으로 그러는 것은 아니지만 어른은 저절로 그런 선택을 한다.

그 결과 갓난아기에게 세계는 어른이 주의와 관심을 기울이는 것과 기울이지 않는 것으로 나뉜다. 이에 따라 〈의미 있는 것, 주의를 기울일 만한 것〉과 〈의미 없는 것, 주의를 기울이지 않아도 좋은 것〉으로 나누는 마음의 작용이 뿌리내린다. 발달 장애를 논의하는 곳에서 이 점을 다시 한번 다루겠다(제10장-14 참조).

## 9 — 모방 행위의 공유

### 동형성이 모방을 돕는다

열심히 탐색 활동을 벌이는 사이에 갓난아기가 특별히 관심을 기울이는 대상은 날마다 가까이 교류하는 주위 어른들이다. 아기는 그들의 모습과 행동을 끊임없이 관찰한다. 자신의 몸이나 움직임도 탐색적으로 관찰하므로 결국 자신의 신체 모양이나 움직임도 주변 어른과 공통적이라는 이미지가 스키마로 자리 잡는다. 발달 심리학자인 하마다 스미오(浜田寿美男)가 〈동형성(同型性)〉이라고 부른, 자신과 주위 사람이 〈동일하다〉고 생각하는 감각이다. 물론 시각적인 비슷함을 알아볼 뿐 아니라 감각과 정동과 관심을 공유하는 체험이 쌓이면서 〈동일함〉이라는 감각을 형성한다.

자신도 상대도 〈동일한 것〉이라는 감각이 정착하면서 상대의 동작을 흉내 내어 〈똑같은 동작〉을 해보려는 〈모방〉이 나타난다. 말하자면 행위 즉 동작의 공유다(〈그림 13〉 참조).

갓난아기는 10개월에서 11개월쯤 모방을 시작한다. 먼저 얼굴을 가리며 〈여기 없~다!〉고 하는 놀이, 자기 머리를 두드리는 동작 등 양육자가 아기와 놀면서 보여 주는 동작을 모방하기 시작한다(갓난아기의 재롱떨기). 그러다가 나중에는 놀이를 떠나 〈빠이빠이〉, 손을 모으며 하는 〈주세요〉 등 사회적 의미를 지닌 동작을 모방한다.

**그림 13** 행위의 공유(모방)

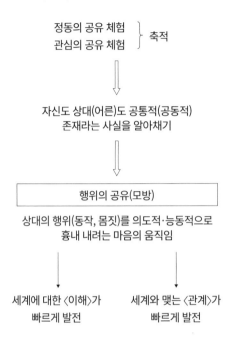

대체로 생후 반년이 지나면 아기는 얼굴을 가리며 〈여기 없~ 다!〉고 하는 놀이를 즐기기 시작한다. 피아제 식으로 말하면 〈대상의 영속성〉을 인지하고 서로 하나가 되는 현상이다. 일단 보이지 않는 부모의 얼굴이 다시 나타나는 것을 되풀이해서 확인하고 아기가 이를 즐긴다는 점이 이 놀이의 핵심이다.

프로이트 식으로 설명하면, 손바닥으로 가린 〈얼굴〉이 나타나면서 부모의 웃는 얼굴이 보이면 아기가 기뻐서 웃고, 또 부모는 그 모습이 귀여워 〈여기 없~다!〉를 되풀이한다. 이때 생겨나는 성애적·정애적(情愛的) 일체감, 정동의 공유 체험이 이 놀이의 중심축이다.

모방을 먼저 〈놀이〉 동작으로 시작하는 이유로 다음 세 가지를 들 수 있다. ① 양육자가 직접 자기를 향해 동작을 보여 준다는 점, ② 알기 쉽고 명확한 유형이라는 점, ③ 즐거운 정동의 공유가 이루어진다는 점이다.

### 〈꾀가 생기는〉 시기

모방이 가능해지면 정신 발달은 한 단계 진전한다. 혼자 힘으로 더듬거리던 탐색 활동이 효율적으로 변하기 때문이다. 예를 들면 혼자 만지작거리던 숟가락의 〈의미〉는 어른이 어떻게 쓰는가를 관찰하고 모방해 보면 쉽게 알 수 있다. 이것이 〈인식의 발달〉을 촉진한다.

더불어 상대의 행위를 흉내 내어 추체험이 가능해지면 자신의 시점이 아니라 상대방 시점으로 사물을 파악하는 〈탈중심화 Décentralisation〉(피아제)도 빨라진다. 아직 겉모양을 이용해 진입한 단계지만 〈빠이빠이〉 같은 사회적인 태도도 보여 준다. 어른의 사회 행동을 논리 없이 겉으로만 흉내 내면서 어떠한 때에 어떻게 행동해야 하는지 모방을 통해 몸에 익혀 가는 것이다. 이리하여 〈관계(사회성)의 발달〉도 빨라진다.

인식과 관계의 발달이 함께 빨라지는 것이 바로 〈꾀가 생겼다〉고 하는 현상이다.

# 10 — 버릇 들이기와 의지의 발달

## 배설은 화장실에서, 밥은 수저로

아기가 모방으로 어른의 행동을 흉내 내기 시작하면 그것을 사회적·문화적인 약속이나 규칙에 맞는 행동의 습득으로 이끌어 주려는 어른의 작용이 시작된다. 이것을 〈버릇 들이기〉라고 한다. 보통 돌이 지나 유아기에 들어갈 때 시작한다.

배설을 어디에서 하든지 생존에는 별문제가 없다. 식사를 수저로 하든 손으로 하든 영양 섭취와는 관계없다. 그렇다고 내버려 두는 양육자는 없다. 배설은 화장실에서 하고, 밥은 수저와 그릇을 이용해야 한다는 것이 우리가 사회적·문화적으로 공유하는 약속이기 때문이다. 우리 아이가 자신들과 똑같이 〈사회적인 존재〉로 커나가기를 바라는 부모의 마음이 〈버릇 들이기〉를 추동한다.

물론 어린아이는 〈이것이 문화다〉, 〈이것이 사회적인 약속이다〉, 〈그러니까 배워야 한다〉고 인식하지는 못한다. 그러나 애착적·성애적으로 얽히고 연결된 부모가 〈이렇게 하렴〉 하고 권하기 때문에 갓난아기는 논리 없이 그렇게 한다. 또 부모도 화장실을 사용하고, 수저와 그릇으로 식사를 하므로 〈나도 그렇게 하고 싶다〉며 적극적으로 흉내를 내려고 한다. 〈버릇 들이기〉라는 용어에는 〈훈련discipline〉이라는 어감도 있지만 그보다는 부모와 자식의 친화적인 교류를 바탕으로 한다.

## 욕구를 조절하는 힘을 기른다

버릇 들이기의 목적은 스스로 화장실을 이용하고, 수저를 사용하며, 옷을 입는 등 〈신변의 자립〉이지만, 거기에 머물지는 않는다. 버릇 들이기를 통해 아기는 세계에 이러저러한 약속과 규칙이 있고 그것이 중요하다는 사실을 체험하면서 약속과 규칙에 따라 욕구와 충동을 조절하는 힘을 기른다. 정신 발달에서 이 점은 매우 의미가 있다.

배설 욕구가 일어나도 변기에 앉을 때까지는 참기, 배가 고파도 식사 시간까지 기다리기, 눈앞에 맛있는 음식이 있어도 어른이 수저를 들고 〈잘 먹겠습니다〉 하고 인사할 때까지는 식욕을 억누르기 등등. 조절은 이러한 억제에서 출발한다. 그러나 억제가 곧 조절은 아니다. 일단 변기에 앉으면 힘을 주어 배설에 힘쓰고, 〈잘 먹겠습니다〉 하고 인사가 끝나면 먹는 일에 힘을 기울이며 충동과 욕구를 채우는 방향으로 조절이 이루어져야 한다. 충동과 욕구는 필요해서 생겨나기 때문이다.


동물은 충동과 욕구를 조절하지 않는다. 생존에 필요하기 때문이다. 생물적·생명적인 충동과 욕구, 프로이트의 용어로는 〈이드〉[34]에 따라 행동함으로써 생존 확률을 높인다. 인간도 동물이기 때문에 본래 크게 다르지 않다.

그러나 인간은 고도의 사회를 형성하고 공동으로 살아간다. 그

34 프로이트가 제창한 정신 분석 용어로, Es라고 한다. 인간의 모든 행동을 일으키는 본능적 충동이나 생물적 욕구를 가리킨다. 쾌락 원칙에 따라 움직이는 기능 때문에 자아 및 초자아와 갈등을 일으킨다.

래서 개인이 각자 충동과 욕구대로 행동하면 사회는 성립하지 않는다. 인간만이 사회 규범, 프로이트의 용어로는 〈초자아〉에 따라 충동과 욕구, 나아가 그에 따르는 다양한 정동을 자신의 힘으로 조절해야 한다. 그러므로 자기 조절의 힘은 선천적으로 갖추고 나오는 생물적인 힘이 아니라 후천적으로 습득해야 하는 〈사회적인 힘〉이다.

따라서 관계, 즉 사회성 발달에 일정하게 뒤처지면 많든 적든 충동과 욕구의 자기 조절에 서투르기 쉽다.

생명적·생물적인 것에서 대인적·사회적인 것에 이르기까지 인간은 온갖 충동, 욕구와 부딪치면서 생활한다. 사회적인 규칙과 상황에 맞추어 어떤 때는 억누르고 어떤 때는 채우려는 노력을 기울이면서 자신의 행동을 조절하는 힘, 그것으로 무언가를 실현하는 힘, 이를 보통 〈의지〉라고 부른다.

의지는 사회를 살아가는 데 매우 중요한 힘이다. 버릇 들이기는 의지의 힘에 토대를 마련하는 역할을 한다.

## 11 — 언어의 시작

일반적으로 버릇 들이기를 시작하는 한 살이 되면 언어를 획득하기 시작한다. 언어도 인간이 사회적·문화적으로 만들어 낸 약속과 규칙이기 때문에 버릇 들이기와 언어 획득이 시기적으로 겹치는 것은 우연이 아닐지도 모른다. 언어 획득이 버릇 들이기와 다른 점은 어른이 의도적으로 관계하지 않아도 아이가 자발적으로 습득해 간다는 점이다. 그러나 의식하지 못하는 사이에 어른은 매우 광범위하게 관계한다.

이제 언어 획득 과정을 살펴보기 전에 언어가 어떤 구조로 이루어지는지를 먼저 설명하겠다.

### 언어의 구조 ─ 지시성(인식)과 표출성(관계)

먼저 언어란 어떤 구조로 이루어지는지 생각해 보자.

정보를 전달하는 신호계의 말은 꿀벌이나 돌고래도 가졌다. 그러나 인간의 언어는 단순한 신호가 아니라 세계를 분절해서 파악하기 위한 의미(개념)와 약속(규범)의 체계를 이룬다. 우리가 사물을 인지적이 아니라 인식적으로 파악하는 것은 인간 고유의 언어가 작용하기 때문이다. 이 언어의 작용을 〈지시성〉이라고 부른다. 〈이것은 ○○입니다〉 등 대상을 지시하거나 인식하는 기능이다.

동시에 인간의 언어는 상호 교류의 통로다. 우리는 언어로 체험을 공유하고 〈관계〉를 맺는다. 이때 단지 서로 정보를 전달하는 것이 아니라 무엇보다 언어로 정동을 나눈다. 이를 언어의 〈표출성〉이라고 부른다. 〈어머나 이를 어째!〉같이 정동을 표출하는 기능이다. 사람끼리 관계를 맺으면서 정동은 쉴 새 없이 발생하고, 인간관계를 움직이는 커다란 힘이 된다.

우리가 주고받는 말은 〈지시성(인식)〉과 〈표출성(관계)〉이 폭넓은 스펙트럼으로 짜여 있다. 〈오늘은 날씨가 나쁩니다〉 하고 말하면 지시성만 지닌 표현으로서 날씨에 대한 하나의 인식을 드러내는 말이다. 반면 〈오늘은 날씨가 나쁘군요〉 하고 말하면 표출성이 더해진다. 여기에는 날씨에 대한 인식뿐 아니라 상대와 인식을 나누려는 화자의 기분(정동)이 들어가 있다. 〈오늘은 날씨가 나쁘네〉 하면 표출성이 더욱 강해져서 나쁜 날씨에 대한 화자 자신의 기분이 드러난다.

지시성과 표출성으로 이루어진 언어의 구조는 인식 발달과 관계 발달로 이루어진 정신 발달의 구조와 대응한다. 언어 발달 연구에서는 오로지 지시성의 발달에만 주목하기 쉽다. 그러나 옹알이를 통한 〈정동의 공유〉, 스턴이 말하는 〈정동 조율〉(제8장-7 참조)이 곧 언어 소통의 출발점이고, 언어의 발달은 표출성을 기반으로 삼아 그 위에 지시성을 구축해 가는 과정이다.

예를 들어 첫 언어인 〈엄마〉는 〈당신은 엄마〉라는 지시의 표현이 아니라 〈엄마〉를 표출하는 발화다. 또 아기는 〈싫어!〉, 〈아니!〉라는 말을 빨리 배우는데, 이것도 높은 정동성을 표출하는 발화다.

언어를 획득하는 과정은 대강 다음과 같은 단계를 밟는다.

① 손가락으로 가리키기

② 한 단어 문장의 단계(낱말 수준)

③ 두 단어 문장의 단계(토막 문장 수준)

④ 문장 단계(문장 수준)

⑤ 말맛을 느끼는 단계


**(1) 손가락으로 가리키기**

〈손가락으로 가리키기〉를 중시하는 세 가지 이유

8개월부터 10개월이 지나면 〈손가락으로 가리키기〉라는 행위의 함의를 이해한다. 손가락으로 가리키기는 같은 대상에 함께 주의를 기울이는 〈공동 주의〉가 형성되기 이전 단계에 대상을 가리키는 동작을 하기 시작했음을 의미한다. 이것은 〈특정한 대상을 손가락으로 가리킴으로써 상대에게 제시하는〉 몸짓의 표현이다. 발달적으로는 먼저 상대가 손가락으로 가리킨 것에 눈길을 돌리는 동작부터 시작하는데, 나중에는 자기가 손가락으로 가리켜 상대의 주의를 끈다.

언어 발달 연구에서는 의미 있는 언어를 시작하기에 앞서 반드시 보이는 현상으로서 손가락으로 가리키기를 매우 중요하게 여긴다.


① 상대에게 전달하려는 의도가 뚜렷한 〈표현 행위〉로 여길 수 있다.

② 손가락으로 가리키기로 〈가리키는 사람 — 가리키는 대상 — 그것을 본 사람〉이라는 이른바 〈삼자 관계〉가 형성되고, 이

를 〈화자 — 이야기 내용 — 청자〉라는 언어 소통의 원형으로 여길 수 있다.

③ 손가락으로 가리키지 않는 아이 중에는 가끔 언어 발달이 매우 늦은 사례가 있다.

이 세 가지 이유에서 언어 발달 과정을 점검하는 사항으로 손가락으로 가리키기를 중시했다. 배 속에서 엄마 목소리를 듣고 외우는 일로 시작한 어른과 아이의 끊임없는 교류가 세계를 인식하고 세계와 관계를 맺는 단계로 올라가고, 이런 일이 쌓여 언어가 꽃을 피운다. 〈손가락으로 가리키기〉는 다음에 의미 있는 언어(말)가 시작됨을 알리는 언어 발달의 중요한 이정표다.

다음으로 의미 있는 언어의 습득 단계를 살펴보자.

손가락으로 가리키기는 언어 획득에 이르는 중요한 통과 점이기는 하지만 절대적인 조건은 아니다. 시각 장애 탓에 손가락으로 가리키기를 못하는 아이들도 언어 발달은 아무 이상 없이 이루어지기 때문이다. 청각 대상에 귀를 함께 기울이고, 촉각 대상을 손으로 함께 만져 보는 식으로 〈공동 주의〉 체험을 쌓을 수 있다. 이는 신경 발달 과정이 어느 지점에서 막히면 멈추어 버리는 외통수가 아니라 다양한 굴절을 지니는 과정임을 보여 주는 예다.

## (2) 한 단어 문장의 단계

### 고양이를 〈야옹이〉라고 부를 때까지

구로카와 신지는 언어 발달 단계를 〈낱말 수준 → 토막 문장 수준 → 문장 수준〉이라는 세 단계로 나누었다. 이 훌륭하고 명확한 구분에 따라 서술해 나가겠다.[35]

언어 습득은 먼저 〈한 단어 문장〉, 즉 〈단어 표현〉으로 시작한다. 사물에는 각각 명칭(표현)이 있다는 이해가 생겨날 때 한 단어 문장이 가능하다. 처음에는 직접 보거나 만질 수 있는 실체적인 사물의 명칭부터 시작한다. 문법적으로 말하면 명사다. 〈맘마〉, 〈멍멍〉, 〈뛰뛰빵빵〉 등이다.

한 단어 문장을 획득하려면 여러 사물의 명칭을 기억하고 어휘를 늘려 나가면 될 것 같지만, 실은 그렇게 간단하지 않다. 이를테면 아이가 고양이를 〈야옹이〉라고 부르려면 다음과 같은 깨달음이 필요하다.

고양이는 인지적·지각적으로 한 마리 한 마리 다 다르다. 삼색 고양이도 있고 샴고양이도 있는 법이다. 그러나 인지적으로는 각각 다를지라도 어떤 공통성을 파악해야만 인식적으로 〈같은 것〉이라고 판단할 수 있다. 사물의 명칭이란 낱낱의 〈사물〉에 대한 명칭이 아니라 공통성으로 파악한 〈종류〉의 명칭이다. 이러한 깨달음이 있어야 비로소 언어가 가능하다. 이것을 최초로 지적한 인물이 〈아베롱의 야생 소년〉을 관찰한 이타르였다.

---

35 구로카와 신지, 「언어의 발달을 생각하다(言葉の発達を考える)」, 『마음을 열다(心を開く)』 8호(東京: 自閉症親の会全国協議会, 1980) — 원주.

서로 다른 것에서 공통 성질을 찾아내고 하나의 종류라고 파악하는 작용, 이것이 바로 〈추상 능력〉이다. 유아기부터 왕성한 탐색 활동으로 주위 실체적 사물의 다양한 성질과 모양을 인지적으로 구분해 지각하는 일이 쌓인 결과다.

따라서 아이가 사물의 명칭을 언어로 기억하려면 시행착오가 필요하다. 예를 들어 우리 집 하얀 고양이를 〈야옹이〉라고 외운 아이가 마당을 거니는 개나 동물원의 곰을 보고도 네발이라는 공통성으로 〈야옹이〉라고 하고, 흰색 털 뭉치를 보고도 털이 희고 복슬복슬하다는 공통성으로 〈야옹이〉라고 부르는 일이 벌어진다. 때로는 자동차도 움직인다는 공통성으로 〈야옹이〉라고 부른다. 그 어느 것도 결코 잘못이 아니다.

그러나 아이가 개를 〈야옹이〉라고 부르면 주변 어른들은 틀림없이 〈아니야, 그건 멍멍이야〉 하고 바로잡는다. 아이도 야옹이라고 불러 보고 맞는지 틀리는지 어른의 반응을 살피기도 한다. 이러한 상호 교류가 활발해지면서 다양한 사물을 어떤 공통성으로 묶어 추상화해 하나의 종류(개념)로 파악하는 사회적 약속, 즉 언어를 배운다. 드디어 인식의 세계를 구분해서 파악하기 시작하는 것이다. 여기가 바로 언어 발달의 가장 중요한 부분이다.

## 비실체적인 것과 대명사

〈한 단어 문장의 단계〉에서는 실체의 명칭을 비롯해 운동, 상태 등 비실체적인 것에도 명칭이 있음을 깨닫고 인식의 표현을 외운다. 〈걸음마〉, 〈없어〉, 〈커다래〉 등 동사와 형용사다. 이런 말

을 쓸 줄 알면 다음 〈두 단어 문장〉(토막 문장 수준)으로 옮겨
간다.

　대명사의 적절한 사용은 더 나중 일이다. 같은 대상을 시점에
따라 〈나〉, 〈너〉, 〈그〉로 불러야 하는 까다로운 상대적 호칭이기
때문이다. 상대는 나를 〈너〉라고 부르는데 나는 자신을 〈나〉라고
부르는 것이 이상하다. 그것을 이해하려면 상대의 관점에서 사물
을 보는 〈탈중심화〉(피아제)가 이루어져야 한다.

　마찬가지로 〈좌/우〉, 〈상/하〉 등 상대적인 위치를 나타내는 말
을 익히는 일도 수고스럽다. 같은 위치가 시점에 따라 〈오른쪽〉
이 되기도 하고 〈왼쪽〉이 되기도 하기 때문이다.


　어떤 사물을 다른 것과 구분해서 노는 〈상징 놀이〉를 언어 발
달 단계에 맞추어 시작하는 것은 우연이 아니다. 언어 획득과
마찬가지로 상징 놀이도 〈서로 다른 것을 어떤 공통성을 통해
같은 것으로 파악하는〉 마음의 작용이기 때문이다. 쌓기 나무
의 조각과 전철은 다른 물건이다. 하지만 직육면체라는 모양과
밀어서 움직인다는 공통점을 보면 쌓기 나무를 〈전철〉로 판단
할 수 있다. 접시에 담는다는 공통성으로 파악하면 소꿉장난에
서 〈케이크〉라고 여길 수도 있다.

〈소꿉놀이〉도 마찬가지다. 자신은 텔레비전에 나오는 울트라
맨이 아니다. 하지만 지금 이렇게 싸우는 동작과 전형적인 자
세를 취하는 공통성으로 〈울트라맨〉이 된 듯 흠뻑 빠져서 놀
수 있다. 피아제가 〈상징 기능〉이라고 부른 것은 실로 이러한

마음의 작용이다.

### (3) 두 단어 문장의 단계

**연결을 파악할 수 있다**

〈두 단어 문장의 단계〉는 단어를 두 개 이상 늘어놓으며 말할 수 있다는 것이 아니라, 표현이 〈단어〉 수준에서 〈문장〉 수준으로 올라갔음을 의미한다.

여러 단어를 관련지어 하나의 표현으로 만든 것이 〈문장〉이다. 사물과 사물의 연결을 발견하고, 사물 자체뿐만 아니라 사물의 상태와 성질과 움직임에도 명칭이 있음을 이해하는 단계, 나아가 사물과 모양의 연관성을 인식해 그것을 하나로 표현할 수 있는 단계를 말한다.

**조사는 숨겨진다**

〈멍멍이, 걸음마〉, 〈아빠, 회사〉, 〈신발, 없어〉, 〈멍멍이, 커〉 등 품사를 따지면 동사나 형용사가 나온다. 이것은 외부 세계의 대상을 포착한 표현인데 자신의 주관적인 인식과 표현이 그대로 나온다. 〈맴매, 아파〉, 〈멍멍이, 무서워〉, 〈맘마, 줘〉 등등.

사물의 관계를 이어 주는 품사는 조사다. 그러나 두 단어 문장에서는 금방 조사가 나오지 않는다. 언어 표현에서 조사를 충분하게 잘 쓸 수 있는 때는 훨씬 나중이다. 〈은/는〉과 〈이/가〉를 구분해서 사용하는 법을 생각해도 알 수 있듯 조사는 복잡 미묘하다. 사물의 관계를 적확하게 파악하려면 훨씬 높은 인식 능력이 필요하다. 따라서 처음에는 조사 표현이 나오지 않는다. 이른바 숨겨진다. 사실은 〈멍멍이(가) 걸음마〉, 〈아빠(는) 회사〉, 〈맘마(를) 줘〉가 되어야 한다. 표현으로 드러나지 않아도 조사가 쓰이는 관계의 인식이 싹텄음을 두 단어의 토막 문장은 말해 준다.

### (4) 문장 단계

#### 시간이나 인과 관계를 인식한다

조사를 사용한 표현이 나타나고, 관계 파악과 표현을 충분히 익히면, 토막 문장이 서로 관련을 맺고 이어지는 〈문장〉 수준으로 올라간다. 이는 사물의 시간적 연결이나 인과적 연관성 등 〈눈에 보이지 않는, 감각적으로는 포착하지 못하는 관계〉를 인식한다는 뜻이다.

표현으로서는 〈그리고〉, 〈그리고 나서〉, 〈그러니까〉 등등 접속사를 제대로 구사해야 문장이 나타난다. 〈시간 관계〉나 〈인과 관계〉에 따라 세계를 종합적으로 파악하려는 존재는 틀림없이 인간뿐이다. 문장 단계는 그러한 인식 수준에 도달했음을 가리킨다.

•

일반적으로 문장 단계를 통과하면 기본 언어 능력을 획득했다고 여긴다. 그다음에는 더욱 복잡하고 수준 높은 내용 이해와 표현을 향해 언어를 갈고닦으면 된다. 그러나 실은 또 하나의 단계, 구조적인 단계의 상승이 없으면 언어를 익혔다고 할 수 없다.

## (5) 말맛을 느끼는 단계

**〈생각 좀 해봅시다〉**

　문장 수준에 도달하고 어휘와 문법을 습득하더라도 아직은 사회적인 언어 능력을 제대로 익혔다고 할 수 없다. 생활에서 우리가 실제로 사용하는 언어는 어휘나 문법 그대로가 아니기 때문이다.

　언어에는 참도 있고 거짓도 있다. 나아가 〈반어〉도 있고 〈농담〉도 있고 〈완곡함〉과 〈숨은 뜻〉도 있다. 언어의 느낌 또는 말맛은 단순하게 풀리지 않는다. 예를 들어 부탁을 받은 상대가 〈생각 좀 해봅시다〉라는 대답을 했다면, 이것은 가끔 완곡한 거절이다. 하지만 정말로 〈어떻게든 생각 좀 해봅시다〉 할 때도 있다. 〈바보로군〉 하는 말을 들었을 때 그것이 말 그대로 경멸과 비난이라고만 볼 수는 없다. 오히려 동정과 위로의 말일지도 모른다. 친애와 사랑의 표현이기도 하다. 물론 비난과 경멸의 뜻일 수도 있다. 같은 말이 정반대의 뜻을 나타내기도 한다. 도대체 의사소통은 어떻게 이루어질까?

**표출성을 읽어 내는 일이 중요하다**

　〈비유〉도 꽤 까다롭다. 〈죽을 만큼 괴롭다〉고 말하면서도 산다. 〈죽을 만큼 좋아해〉 같은 말은 말뜻 그대로 고지식하게 생각하면 무슨 말인지 알 수 없다.

　일상 대화에서는 언어 그 자체뿐만 아니라 언어 바깥에 있는 것에서도 널리 정보를 끌어오는 기술이 필요하다. 우리(어른)는 그런 기술을 대개 습득하고 있다. 상대방과 자신은 어떤 관계에 있는가? 어떤 상황과 맥락에서 이야기하는가? 어떤 표정과 태도로 발화하는가? 이런 부분을 참고하면서 또 나름대로 인간의 심리를 통찰하면서 표현 그대로가 아닌 〈말맛〉을 읽어 낸다. 언어가 지닌 〈지시성〉보다 〈표출성〉을 읽어 내는 일이 매우 중요하다.

### 사회성 발달에 의존한다

이런 기술은 사전이나 문법책을 공부하고 또 공부해도 제 것이 되지 않는다. 대인적·사회적 교류의 실제 체험을 쌓음으로써 경험으로 습득해 가는 수밖에 없다. 그러므로 사회 경험이 아직 적은 아이들에게는 무리다. 지적으로는 수준이 높아도 관계, 즉 사회성 발달이 뒤처지면 역시 이 단계를 넘기지 못한다.

언어 그대로가 아닌, 어떤 의미에서 비합리적인 언어 사용은 우리 인간이 매우 복잡한 〈심리적 존재〉라는 점에서 비롯한다. 그리고 언어의 이러한 측면을 얼마나 잘 구사하느냐는 관계의 발달 수준에 크게 의존한다. 단순하게는 풀리지 않는 인간 심리, 대인 관계의 미묘한 사정을 통찰하는 능력이 필요하다.

## 12 — 인식의 사회화

### 체험 세계를 떠나 날아오르다

언어의 획득과 함께 아이는 감각을 통해 세계를 생생하게 지각한 대로 인지적으로 파악하는 것이 아니라, 사회적으로 공유하는 〈의미〉와 〈약속〉을 통해 인식적으로 구분하면서 살아간다. 이는 체험 세계의 아주 커다란 전환이다.

체험 세계에서 갓난아기는 주위에 있는 다양한 사물의 〈의미〉와 〈약속〉이 어떻게 존재하는지를 활발히 탐색한다. 이를 통해 다양한 사물과 사물의 관계, 나아가 시간적이고 인과적인 연관 등 인간 고유의 파악 방식을 발전시키고, 결국 사물의 법칙성을 파악하거나 사물을 이치(논리)로 판단하는 힘을 기른다. 이 힘을 충분히 획득한 단계가 피아제의 〈형식적 조작기〉에 해당한다.

**자기중심성에서 탈중심화로**

인식이란 사회적이고 공동적이기 때문에 인식의 발달에는 자기 눈에 어떻게 비칠까 하는 점뿐 아니라 다른 사람 눈에는 어떨까 하는 시점의 이동 또는 추체험이 필요하다. 그러지 않으면 사회적으로 다른 사람과 공유하는 객관적 인식에 제대로 도달할 수 없다.

피아제는 이 일이 유아기에 충분히 이루어질 수 없다고 보고, 독선적인 인식이 되기 쉽다는 사실을 실험으로 밝혀내 〈자기중심성〉이라고 이름 붙였다. 인식의 축이 언제나 자기에게 있음을 의미한다. 자신과 상대방은 대상을 보는 위치가 달라서 서로 다르게 본다든지, 자기가 좋아하는 장난감이라도 상대방은 어른이니까 흥미를 느끼지 않는다는 생각에는 미치지 못한다. 상대방도 자신과 〈같다〉고 생각해 버린다.

〈감각의 공유 → 정동의 공유 → 관심의 공유〉라는 체험의 축적을 통해 자신도 주위 사람과 〈같다〉 즉 공동적 존재라는 인식이 길러지고, 그때부터 모방 즉 동작의 공유가 시작된다(제 8장-9 참조). 〈저기 걸어가는 하얀 것은 자기에게도 다른 사람에게도 똑같이 《야옹이》다〉 하는 말처럼, 언어도 인식과 표현에 대한 사회적인 공유다. 유아가 이러한 공유 체험을 통해 자신의 인식도 다른 사람의 인식과 〈같다〉고 생각하는 것은 오히려 당연하다.

그렇다면 유아기의 〈자기중심성〉은 지적인 미숙함 때문에 잘못 판단하는 것이라기보다 관계(공동성)가 발달해 가는 과정에서 필연적으로 통과해야 하는 현상이다. 자신과 다른 사람이 공통적으로 〈같다〉는 파악이 먼저 뿌리내려야만, 그것이 토대가 되어 자신과 다른 사람은 〈다르다〉는 파악이 가능해진다.

이러한 자기만의 파악 방식을 뛰어넘어 다른 사람과 공유할 수 있는 법칙성과 논리성을 잡아내 이를 바탕으로 한 인식이 가능해진다. 또 자신의 시점뿐 아니라 타자의 시점, 즉 타자와 공유하는 인식을 가지게 되는 것을 피아제는 〈탈중심화〉라고 불렀다. 그리고 이것이 유아기에서 아동기로 나아갈 때 해내야 할 중요한 발달 과제라고 보았다. 말하자면 〈인식의 확고한 사회화〉다.

## 13 — 관계의 사회화

### 두 사람 관계의 세계

이제까지 살펴본 대로 유아기의 정신 발달은 아이와 양육자의

**그림 14** 두 사람 관계의 세계

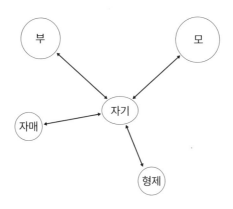

교류에 기댄다. 이른바 부모의 품속에서 유아는 자란다. 영아기부터 유아기 초기에 걸친 교류는 아이와 양육자 두 사람의 일대일 관계를 축으로 발전한다. 일대일 관계를 대인 관계론에서는 〈두 사람 관계(양자 관계)〉라고 부른다.

물론 영아기부터 이미 많은 사람과 교류를 시작한다. 많은 아이가 엄마, 아빠, 형제 등 몇 명의 가족에 둘러싸여 자란다. 부모 한 명에 아이 한 명인 가정도 있지만 그렇더라도 부모와 자식만 있는 밀실에서 아이를 기르는 것은 아니다. 부모가 사회생활을 하는 이상, 부모 이외의 사람과 맺는 관계는 열려 있다.

그러나 갓난아기의 위치에서 보자면 엄마가 젖을 줄 때는 엄마, 아빠가 달래 줄 때는 아빠라는 식으로, 그때마다 직접 접하는 상대와 자신의 일대일 관계가 관계의 전부다. 자기와 엄마, 자기와 아빠, 자기와 형제 등 관계의 중심에는 늘 자기가 있다. 이것이 영아기부터 유아기 초기의 관계 세계가 지니는 특징이다(〈그림 14〉 참조).

이렇듯 영아 시절부터 유아기 초기까지는 〈엄마는 나뿐만 아니라 형제에게도 소중하다〉, 〈엄마는 나뿐만 아니라 아빠와도 밀접한 관계를 맺는다〉 같은 인식이 없다. 자신과 직접 연관되지 않은 사람과 맺는 관계는 아직 시야에 들어오지 않는다. 관계의 중심에는 반드시 자신이 있다. 그런 의미에서도 〈자기중심성〉의 세계다.

### 세 사람 관계의 세계로

그러나 유아기 중반이 지나면 이제까지 보이지 않던 관계가 차츰 보이기 시작한다. 이를테면 엄마가 누이를 보살필 때 자신은 기다려야 한다. 엄마와 아빠가 함께 나갈 때 자신은 할머니와 집에 있어야 한다. 이런 체험으로 일대일이 아닌 세 사람 이상인 대인 관계의 세계에 눈을 뜬다. 다른 말로 하면, 주위 사람은 자신과 이어져 있을 뿐 아니라 자신이 관계하지 않는 곳에서도 서로 이어져 있다는 〈보이지 않는 관계〉가 보이기 시작한다. 피아제의 개념으로 말하자면 대인 관계의 〈탈중심화〉가 시작되는 것이다(〈그림 15〉 참조).

이러한 관계의 세계를 〈두 사람 관계〉에 빗대어 〈세 사람 관계(삼자 관계)〉라고 부른다. 이 세계는 두 사람 관계의 세계보다 훨씬 복잡해서 자주 갈등을 빚는다. 두 사람 관계의 세계에서는 상대방과 자신의 관계만 생각하면 되지만, 세 사람 관계의 세계에서는 그렇지 못하다. 둘 또는 그 이상의 관계를 동시에 떠안고 살

**그림 15** 세 사람 관계의 세계

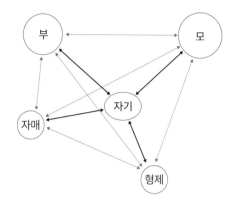

아가야 한다.

상대는 자신을 위해서만 존재하지 않는다는 발견, 여러 관계에서 생겨나는 모순, 이쪽이 괜찮으면 저쪽이 괜찮지 않은 갈등, 질투라는 감정……. 태어나서 처음으로 복잡한 마음 상태와 부딪힌 유아는 어떻게든 그 상태를 헤쳐 나가야 한다. 어려운 발달 과제다.

여기에서 프로이트가 〈오이디푸스 콤플렉스〉라고 이끌어 낸 현상이 떠오른다. 이것은 영아기 두 사람 관계의 세계에서 충족감을 느꼈던 아이가 세 사람 관계의 세계로 발을 내딛는 과정에서 체험하는 마음 상태와 발달 과제를 시사해 준다는 의미에서 충분히 보편성을 띤다.

가부장적 색채가 짙고 어른과 아이의 생활이 엄격하게 구별된 프로이트 시대에는 〈자신 – 어머니 – 아버지〉라는 삼각관계의 갈등 형태로 세 사람 관계를 체험하는 것이 전형적이었다. 그러나 이것은 시대적이고 사회적인 규정에 따른 특수성이라고 보아야 한다. 일본의 육아 문화에서는 형제가 부모의 품을 차지하려고 경쟁하는 체험을 전형적이라고 해야 할지도 모른다. 프로이트의 발달론은 〈생물적인 개체〉로 태어난 아이가 가족과 교류함으로써 〈사회적 개인〉이 되어 가는 과정을 살펴본 것이다. 그래서 양육자와 맺는 성애적인 관계(두 사람 관계)의 세계에서 타자와 맺는 사회적 관계(세 사람 관계)의 세계로 아이가 발을 내딛기 위한, 피아제 식으로 말하면 대인 관계의 탈중심화를 꾀하기 위한 〈관문〉 또는 〈시금석〉으로서 〈오이디푸스 콤플렉스〉를 중요하게 여겼다.

## 세 사람 관계 = 가족이라는 사회의 원형

부부, 연인, 부모, 자식처럼 두 사람 관계로 이루어진 세계는 소중한 세계이기는 해도 아직 사회는 아니다. 〈사회〉란 세 사람 이상의 사람들이 얽혀 있는 관계망network으로 이루어진 공동 세계를 가리킨다. 세 사람 관계의 세계로 나아감으로써 아이는 드디어 본격적으로 사회화의 길을 걷기 시작한다. 〈관계의 확고한 사회화〉가 그것이다.

인간은 사회를 만들고, 그 속에서 서로 의지하며 살아간다. 서로 의지한다는 것은 그저 사이좋게 기댄다는 뜻이 아니라 경쟁과 협력, 대립과 타협, 주장과 양보, 자애와 타애 등 상반되는 것을 조화롭게 하면서 서로 관계함을 의미한다.

사회에서 잘 살아가기 위해서는 자신의 욕구와 충동을 상반되는 것 속에서 때로는 억누르고, 때로는 관철하면서 자기 조절을 이루어 내는 의지의 힘이 필요하다. 이때 생기는 숱한 갈등을 자기 나름대로 능동적으로 처리하는 힘도 필요하다. 어려운 문제다. 가족이라는 보호된 친화적 세계에서 사회 체험의 원형인 세 사람 관계를 극복해 나가는 과정은 앞으로 거친 사회를 향해 발을 내딛기 위한 준비가 된다. 이것이 프로이트가 이끌어 낸 〈오이디푸스 콤플렉스〉의 참된 의미다.

•

이러한 준비를 바탕으로 정형 발달에서는 유아기가 끝나는 무렵까지 〈사회적 개인〉의 틀을 거의 완성한다. 다음 단계에서 아이는 본격적인 사회 교류가 이루어지는 학교에서 생활 대부분을 보낸다. 피아제의 용어로는 〈구체적 조작기〉, 프로이트의 용어로는 〈잠재기〉의 발달 과제를 시작하는 것이다. 그리고 발달기의 최후 단계인 사춘기(청년기)를 통과해 어른이 된다. 아동기부터 사춘기까지 그 발달 과정에 대해서는 제4부에서 살펴보겠다.

제2부

# 키우는 사람의 어려움 ─ 발달 장애 아이들

제3장에서 정신 장애의 분류를 서술했는데, 이제부터는 아이의 정신 장애를 구체적으로 살펴보겠다.

소아의학에서는 아이는 〈작은 어른〉이 아니라고 강조하는데, 이는 아동 정신 의학에서도 마찬가지다. 비록 같은 진단명을 붙이더라도 어른과 아이의 정신 장애는 다르다. 아동의 정신 장애는 정신 발달 과정과 반드시 얽혀 있고 그 고유한 양상이 드러나기 때문이다. 이 책에서 정신 발달 과정을 서술하는 이유가 여기에 있다.

그 관점으로 아동의 정신 장애를 살펴보기 위해 이 책에서는 진단 분류에 속하는 범주 하나하나를 개별적으로 해설하는 교과서적 서술 방식은 피하려고 한다. 되도록 정신 발달의 문맥 속에서 사회 상황도 고려하면서 정신 장애를 전체적으로 포착해 내고 싶기 때문이다. 한마디로 아이가 자라나는 과정, 아이를 기르는 일을 염두에 두고 아동의 정신 장애를 기술하고 싶다.

교과서적 기술 방식을 채택하지 않은 또 다른 이유는 실제로
한 사람 한 사람이 교과서적으로 나열한 조작적 진단 분류의
〈범주〉에 딱 들어맞는다고 볼 수 없기 때문이다.

특히 최근 들어 교과서대로 전형적인 증상군을 드러내지 않는
사례가 많아졌다. 어떤 〈범주〉에도 들어가지 않는, 이른바 〈회
색 지대grey zone〉가 늘어났다. 정신과나 심료(心療) 내과[36] 문
턱이 낮아지고 저변이 확대됨에 따라 그런 사례가 표면으로 두
드러졌다고 해야 할까? 그렇지 않으면 사회 변화로 전형적인
각종 증상(병태)의 기존 유형이 무너졌다고 해야 할까?

이 때문에 증상만을 지표로 삼으면 진단에 불일치가 없어질 거
라는 조작적 진단 개념이 제대로 작동하지 않기 시작했다. 회
색 지대가 넓어짐으로써 진단이 확실하지 않고, 〈특정할 수 없
는NOS〉이라는 말을 붙인 진단이나 의사마다 일치하지 않는
진단이 늘어났다. 치료에서도 먼저 진단을 확정하고 진단에 대
응해 준비한 알고리즘(미리 프로그램화한 치료 수단이나 약물
선택의 플로 차트[37])에 따라 치료를 진행하는 방식, 즉 현대 정
신 의학에서 가장 〈과학적〉이라고 여기는 방법이 초입부터 벽
에 부딪힌다.

36 정신 증상이나 심리 요인이 일으키는 신체 증상을 치료하는 곳이다. 이에 비해
신경 정신과는 마음의 증상을 치료한다.

37 *flow chart*. 순서도. 컴퓨터 프로그램을 작성할 때 특정 기호로 일의 순서를 도식
화한 것.

진단의 확정보다는 전체적이고 넓은 시야로 다양한 가능성을 염두에 두면서 당면한 대상을 개별적으로 이해하고, 지원 방법도 개별적인 고안과 시행착오를 거치는 편이 실제 임상에서는 더 합리적이다. 〈범주〉를 찾으려고 하기보다는 눈앞에 있는 사람의 고통과 괴로움이 어떤 것인지를 살펴야 한다.

정신 발달과 가장 직접적으로 연관되는 〈발달 장애〉부터 살펴보자. 어떤 형태로든 아이에게 있는 성장의 곤란함이 발달 지체로 나타나는 현상을 말한다. 현재 매우 심각한 문제로 떠오른 만큼 자세하게 서술하겠다. 정신 발달과 관련짓지 않고서는 이야기할 수 없으므로 이쪽저쪽을 짚어 가면서 기술하고자 한다. 따라서 이미 서술한 제4~8장의 내용과 겹치더라도 이해하기 바란다.

# 제9장

# 발달 장애란 무엇인가?

## 1 — 이 책의 정의

### 이 개념을 알기 어려운 이유

〈발달 장애〉라는 새로운 용어가 널리 퍼져 나간 시기는 1987년 미국 정신 의학회의 진단 분류 안내서인 『DSM-III-R』에 이 말이 등장하고 난 뒤부터다.

그러나 1994년에 개정한 『DSM-IV』에서는 벌써 이 용어가 사라졌다. 겨우 7년 이어진 목숨이었지만, 일본에서는 그대로 뿌리를 내려 거의 누구나 아는 말이 되었다. 단지 사용 방법, 용어의 내용과 범위가 제각각이어서 제대로 소화하지 못했다고 해야 할지도 모르겠다. 무엇을 〈발달 장애〉라고 부를지 아직 정의도 분명치 않다.

일본의 정신 의학 영역에서는 정의도 없이 다음 네 가지를 모두 〈발달 장애〉라고 총칭할 때가 많다. 사람에 따라서는 ①은 제외하기도 하고, 오직 ②만 가리키기도 하지만 말이다.

① 지적 장애
② 자폐증 스펙트럼(전반적 발달 장애)
③ 특이적 발달 장애(학습 장애)
④ 주의력 결핍 과잉 행동 장애(ADHD)

연구 흐름을 거슬러 올라가면 이들 네 가지는 연구 영역에서 서로 거의 독립적이었다. 〈발달 장애〉 개념에 이해하기 어려운 점이 있다면 그것은 정의도 없는 데다가 각각 원류의 강물이 섞여 있기 때문이다.

①~④를 관통하는 공통점은 평균적인 정신 발달, 즉 정형 발달과 비교할 때 마음의 작용, 정신 기능의 발달에 〈지체〉가 있다는 점이다. 여기에서는 발달 장애를 다음과 같이 정의해 두겠다.

〈무언가 정신 발달에 지체가 있고, 그래서 살아가는 데 힘든 일이 생기는 것〉

**핵심은 〈지체〉와 〈살아가기 어려움〉**
이것이 이 책이 제시하는 발달 장애의 정의다. 이를 바탕으로 어떤 정신 기능(마음의 작용)의 발달이 늦는가, 어느 정도 늦는가에 따라 ①~④까지 개념적으로 종류를 나눌 수 있다. 이를 간

**표 2** 발달 장애의 개념적 분류

---

① 지적 장애

〈인식(이해)의 발달〉 전반이 평균 수준보다 일정 정도 이상 늦을 때

⇒ 인식의 지체 정도에 따라 경도(輕度), 중도(中度), 중도(重度), 최중도(最重度)로 나뉜다.

---

② 자폐증 스펙트럼(전반적 발달 장애)

〈관계(사회성)의 발달〉 전반이 평균 수준보다 일정 정도 이상 늦을 때

⇒ ┌ 인식의 지체는 보이지 않는 아스퍼거 증후군Asperger's Syndrome
   ├ 인식의 지체가 경도인 고기능 자폐증High Functioning Autism
   └ 인식의 지체가 심한 자폐증

---

③ 특이적 발달 장애(학습 장애)

전반적으로는 지체가 없지만 특정한 정신 기능의 발달만 늦을 때

⇒ 예: 발달성 언어 장애, 발달성 읽기 장애, 발달성 쓰기 장애, 발달성 계산 장애 등

---

④ 주의력 결핍 과잉 행동 장애(ADHD)

전반적으로는 지체가 없지만 〈주의력 결핍〉, 〈과잉 행동〉, 〈충동성〉의 세 가지 행동 특징이 나이에 맞지 않게 두드러질 때

---

단하게 제시하면 〈표 2〉와 같다.


### 전반적인 지체와 부분적인 지체

정신 발달의 기본 구조는 〈인식(이해)의 발달〉과 〈관계(사회성)의 발달〉이라는 두 축으로 이루어지므로 발달의 심각한 지체 또한 기본적으로 이 두 축에 따라 나타난다. 다음과 같다.

① 인식의 발달 전반에 걸쳐 지체가 전면에 드러나는 〈지적 장애〉

② 관계의 발달 전반에 걸쳐 지체가 전면에 드러나는 〈자폐증 스펙트럼〉

이 두 가지 장애를 〈전반적인 발달 지체〉로 한데 묶을 수 있다.

이에 반해 ①, ② 같은 전반적인 지체가 아니라 특정 발달 영역만 제거된 듯 지체를 보이기도 한다. ③ 〈특이적 발달 장애 Specific Developmental Disorder〉, ④ 〈주의력 결핍 과잉 행동 장애〉가 그것이다.

③은 특정한 능력의 발달만 특이적·한정적으로 늦어지는 학습 장애Learning Disorder를 말한다. 〈특이적 발달 장애〉라고 불러 왔는데, 늦는 영역이 언어, 읽고 쓰기, 계산 등 학습을 통해 습득하는 능력이기 때문에 현재는 〈학습 장애〉라는 이름으로 통용된다. 극단적으로 손놀림이 서투르거나 이른바 운동 신경이 둔한 〈발달성 협조 운동 장애〉도 학습 장애 안에 포함한다. 가위를 사용하거나 자전거를 타는 기술도 학습을 이용해 익히는 능력이기 때문이다.

④는 주의력이나 충동 조절력의 발달만 늦는 〈ADHD〉다. 영아기 때 아이는 계속해서 주의를 집중하거나 충동을 조절하지 못한다. 일반적으로 성장함에 따라 그런 힘이 발달하기 마련인데, 나이가 들어도 심하게 그 발달이 늦는 것을 말한다.

③, ④는 다른 장에서 자세하게 논의하겠다(제12장 참조).

**깔끔하게 나눌 수 없다**

발달 지체 방식에 따라 앞의 네 장애는 개념적으로 다른 종류로 나뉜다. 그러나 실제로 아이들 한 명 한 명과 만나면 반드시 표의 분류대로 깔끔하게 나눌 수 있는 것은 아니다.

인식의 발달과 관계의 발달은 서로를 뒷받침하기 때문에 지적 장애와 자폐증 스펙트럼은 연결된다. 나아가 지적 장애 또는 자폐증 스펙트럼에 해당하는 아이는 언어, 읽고 쓰기, 계산 능력 등이 자주 뒤떨어지므로 학습 장애와 비슷한 문제를 보인다. 주의력 결핍, 과잉 행동, 충동도 ADHD라고 한정할 수 없고, 적든 많든 지적 장애나 자폐증 스펙트럼에서도 나타난다. ADHD 아동이 학습 장애와 마찬가지로 지적 능력에 어울리지 않는 읽고 쓰기나 계산의 서투름을 보일 때도 있다.

이러한 비슷함과 중복성으로 ①~④는 〈발달 장애〉라는 같은 범주에 들어간다.


## 2—전반적인 발달 지체: 지적 장애와 자폐증 스펙트럼


전반적인 발달 지체에는 〈지적 장애〉와 〈자폐증 스펙트럼〉이 있다. 발달 지체가 인식 쪽에서 강하게 나타나느냐, 관계 쪽에서 강하게 나타나느냐 하는 차이인데, 조작적 진단 분류인 DSM에서는 완전히 다른 범주(전자는 II축, 후자는 I축)로 나누었다.

그러나 이 두 가지는 서로 이어져 있다. 특별 지원 학교 등에서 날마다 많은 아동과 만나는 교사라면 결코 교과서에 나온 대로 나누어지지 않으며 오히려 둘 다에 속하는 아이, 어느 쪽에도 속하지 않는 아이가 많다는 것을 경험으로 안다.

이 사실을 염두에 두면서 여기에서는 양자를 서로 나누지 않고 살펴보려고 한다. 이것이 더 현실적이기도 하고 시야도 넓어질지 모른다.

앞에서 발달 장애는 각각 원류가 다른 연구 흐름이 있다고 말했다. 다시 한번 지적 장애와 자폐증 스펙트럼 연구의 흐름을 거슬러 올라가 보자.

### (1) 지적 장애 연구의 흐름

지적 장애의 세 가지 조건

사물을 생각하거나 이해하는 힘이 보통보다 현저하게 낮은 사람이 있다는 사실은 고대부터 알려졌는데, 사람들은 그들을 〈백치〉, 〈저능아〉 같은 호칭으로 불렀다. 무능력자라고 보아 배제나 차별 대상으로 삼는 한편, 세속의 때가 묻지 않은 존재, 영리한 일반인에게는 없는 무언가를 지닌 존재라고 경외의 시선으로 보는 사회도 있었다.

오늘날에는 〈지적 장애〉라는 호칭으로 바뀌어 대강 다음 세 가지 조건을 충족한다고 알려졌다.

① 지적 능력, 즉 인식의 힘이 평균보다 현저하게 밑돈다(IQ 70 미만).

② 그래서 생활하는 데 어려움이 발생한다.

③ 발달기, 즉 18세 이전에 시작한다.

1959년에 미국 정신 박약 협회(AAMD)가 처음 이 세 가지 조건을 제안했고, 이후 몇 번인가 개정을 거치기는 했어도 기본은 변하지 않은 채 타당한 정의로 통용되었다.

교육 영역 ─ 지능 검사의 개발

지적 장애가 연구 대상으로 떠오른 계기는 근대 국가의 성립으로 공교육 제도가 만들어진 데 있다. 학령에 맞추어 모든 아이에게 교육을 시작했더니 따라오지 못하는 학생이 나왔다. 그것을 사전에 점검할 수 없을까 하는 교육 정책적 요청에 따라 〈지능 검사〉가 탄생했다.

1905년에 프랑스 심리학자 알프레드 비네Alfred Binet와 테오도르 시몽Théodore Simon이 만든 〈지능 측정 척도〉가 최초의 지능 검사 방법이다. 이는 아이가 보통 교육에 적합한지 아닌지를 알아내려는 검사였다.

심리학자 헨리 고다드Henry H. Goddard가 이 검사를 미국에 도입했다. 미국에서는 지적 장애, 당시 용어로는 정신 박약 Feeblemindedness을 진단하기 위한 검사로 이용했다. 그래서 심리학 영역에서 지적 장애 연구는 〈지능 검사〉의 개발 연구, 나아가 〈지능〉이란 무엇인가라는 주제와 더불어 흘러왔다. 루이스 매디슨 터먼Lewis Madison Terman, 데이비드 웩슬러David Wechsler 같은 연구자가 이 흐름을 주도했다.

고다드는 우생학에 힘을 쏟아 1912년에 지적 장애의 유전성과 열등성을 강조한 가계 연구를 발표해 큰 화제를 일으켰다. 하지만 그가 죽은 뒤 조사 오류와 자료의 날조가 드러났다.

의학 영역 ― 병인 탐구

한편 근대 의학의 성립으로 지적 장애를 뇌의 병, 즉 외인성 정신 장애로 여기는 관점이 생겨났다. 의학 영역에서는 그 병인이 주요한 연구 주제가 되었고, 다양한 병인을 발견해 냈다. WHO에 따른 지적 장애의 원인별 분류는 다음과 같다.

0. 감염과 중독: 선천 풍진, 선천 매독, 뇌염, 핵황달, 납 중독, 태아 알코올 의존증 등

1. 외상 또는 생리적 요인: 출생 때 기계적 손상이나 저산소증, 출생 후 뇌 손상 등

2. 대사, 성장 또는 영양의 장애: 페닐케톤 요증, 갈락토오스 galactose 혈증, 크레틴병cretinism 등

3. 출생 전 조대(粗大) 뇌 질환: 신경 섬유종증, 결절 경화증, 두개(頭蓋) 내 신생물 등

4. 알 수 없는 출생 전 영향에 따른 질환과 상태: 소두증, 선천성 뇌 기형, 로렌스문비들 증후군Laurence-Moon-Biedl Syndrome 등

5. 염색체 이상: 다운 증후군, 클라인펠터 증후군Klinefelter's Syndrome 등

6. 미숙아와 관련된 것: 저체중 출생아, 조산아 등

7. 신경 의학적 장애에 따른 것

8. 심리적 · 사회적 환경 상실에 따른 것

9. 위의 임상 요인 중 어디에도 보이지 않는 것


　의학의 최종 목표는 예방이다. 의학적 원인을 밝혀 미리 막고자 하는 것이다. 1954년에 페닐케톤*phenylketon* 요증이 지적 장애를 가져온다는 사실을 밝혀내 식이 요법(탈케톤식)으로 예방법을 찾아낸 것이 대표적인 성공 사례였다.

　마찬가지로 〈예방〉을 둘러싼 문제로서 염색체나 DNA로 출생 이전 태아를 진단하는 기술의 진보가 장애 가능성이 있는 태아의 인공 임신 중절을 유도한다는 점에서 윤리적 문제를 일으킨다.


### 교육 영역 ― 〈키운다〉는 의미

　공교육의 탄생이 〈지적 장애〉라는 개념을 탄생시킨 발단이었던 것처럼, 그러한 아이들에게 밀접하게 관계해 온 것은 무엇보다 교육 영역이었다.

　일찍이 피넬은 〈오랫동안 체계적으로 교육한다고 하더라도 성공할 가능성이 전혀 없다〉며 지적 장애에 대한 비관론을 토로했다. 하지만 아베롱의 야생 소년을 데리고 씨름한 이타르, 이타르의 가르침을 받은 에두아르 세갱Édouard Séguin, 세갱의 가르침을 받은 마리아 몬테소리Maria Montessori로 명맥을 이으면서 이러한 아이들에 대한 교육적 · 요육적(療育的)인 노력의 초석이

다져졌고, 이것이 오늘날 장애아 교육으로 이어졌다.

지적 장애를 〈낫게〉 할 수는 없어도 그 아이를 〈키우는〉 일은 할 수 있다. 더 낫게, 더 훌륭하게 키우려면 무엇이 필요할까? 어떻게 하면 좋을까? 그동안은 오직 교육 안에서만 이 문제를 조명해 왔다.


### (2) 자폐증 스펙트럼 연구의 흐름

캐너가 관심을 기울인 〈자폐적 고립〉

자폐증 연구는 숱한 우여곡절을 겪었기 때문에 좀 더 자세히 서술해야 한다.

1943년 미국의 아동 정신 의학자 레오 캐너의 논문「정서적 교류의 자폐적 장애Autistic Disturbances of Affective Contact」가 자폐증 연구의 효시였다. 이 논문에서 캐너는 열한 명의 아이를 상세하게 분석하고 다음 네 가지 공통 특징에 따라 하나의 그룹을 이룬다고 보고했다.


① 인생 초기부터 극단적으로 자폐적인 고립(관계 장애)

② 의사소통을 위해 언어를 사용하지 않음(언어 장애)

③ 동일성을 유지하려는 강박적 욕구(확고한 고집)

④ 사물을 다룰 때 필요한 세심한 기술 부족(사람에 대한 관계 맺음, 관심의 부족함과 사물에 대한 관계 맺음, 관심의 부족함 사이의 커다란 차이)

①의 〈자폐적인 고립〉이란 구체적으로 시선을 마주치지 않고, 말을 걸어도 돌아보지 않고, 안아 주면 몸을 빼려고 하고, 웃는 얼굴을 보여 주어도 웃지 않고, 얼러 주어도 기뻐하지 않고, 같이 놀지 않고, 사람의 접근을 피하는 등 통상적인 갓난아기가 보여 주는 대인 교류가 심하게 부족함을 가리킨다. ②, ③, ④는 나중에 서술하겠다.

이러한 특색의 파악은 지금도 전혀 색이 바래지 않았다. 예컨대 영국의 자폐증 학자 로나 윙Lorna Wing이 자폐증 스펙트럼의 중심적인 세 가지 증상으로 거론한 대인 관계 장애, 의사소통 장애, 상상력imagination 장애는 캐너의 ①~③을 바꾸어 말한 것이다.

여기에 더하여 캐너는 다음을 언급한다.

⑤ 잠재적인 지적 능력은 낮지 않다. 계산, 암기 등에 높은 능력을 보여 주는 아이가 있다.
⑥ 외인성 정신 장애(뇌 장애)를 암시하는 검사 소견을 찾아볼 수 없다.

이에 대해서는 나중에 의문 부호가 붙는다.

### 가족 연구에 힘을 쏟다

미지의 질환을 발견했을 때, 의학자가 먼저 생각하는 것은 기존 질환 분류의 범주라면 어디에 들어갈까, 미지의 질환이라면 무엇에 가까울까 하는 점이다. 캐너는 단정하기를 피하면서도 전통적인 진단 분류로 말하면 내인성 정신 질환의 범주에 들어가고, 조현병에 가까운 질환, 어쩌면 조현병이 가장 빠르게 나타난 예가 아닐까 추측했다. 약물 요법도 없고 만성화된 중증 조현병을 많이 보았던 시대에는 그 특징이 아주 비슷했기 때문이다.

캐너는 이것을 〈조기 유아 자폐증Early Infantile Autism〉이라고 이름 붙였다. 〈자폐Autism〉란 본디 조현병이 지닌 대인적·사회적 관계 장애를 표현하는 용어다. 이 명명에서 알 수 있듯 캐너는 앞의 네 가지 중 ①의 관계 장애가 기본적이라고 생각했다. 관계가 가능하지 않으면 의사소통을 위한 언어 사용이 불가능한 만큼 ②는 이차적이라는 것이다.

이 때문에 자폐증 연구는 오직 정신 의학의 영역 안에서, 조현병 연구의 흐름 안에서 출발했다. 미국 정신 의학의 기초를 세운 사람은 캐너의 스승인 아돌프 마이어Adolf Meyer였다. 그는 조현병이란 〈생물학적 요인〉과 〈환경 요인〉의 반응에서 생겨나는 질환이라는 학설을 펼친 인물이다. 그래서 조현병 〈가족 연구〉에 힘을 기울였다. 하나는 생물학적 요인을 찾는 유전학적인 가족 연구였고, 또 하나는 환경 요인을 찾는 사회학적 또는 대인 관계론적 가족 연구였다.

1950년대 미국에서는 역동 정신 의학이 학계를 평정했기 때문에 정신 분석학적 대인 관계론에 따른 조현병 가족 환경의 연구가 왕성하게 이루어졌다. 생물학적 요인은 바꿀 수 없지만 환경 요인은 바꿀 수 있다. 어떤 환경 요인이 반응을 일으킬지 안다면 조현병 예방과 치료에 도움이 된다. 사춘기에 발병이 잦은 조현병에는 가족과 교육 환경에 어떤 요인이 숨어 있지 않을까? 이런 생각을 바탕으로 파고들어 간 조현병 가족 연구의 흐름은 그대로 자폐증 연구로 이어졌다.

### 캐너는 왜 가족에게 관심을 집중했을까?

자폐증 가족 연구가 활발해진 또 다른 배경은 캐너 본인이 강조한 사안, 즉 자폐증 아이들의 가족에게는 공통 특징이 보인다는 지적이었다. 그들은 지적 수준이 높고, 정서적으로 차분하고, 조금 강박적이어서, 말하자면 〈학구파〉라고 부를 만한 성격이었다. 사실 캐너가 진단한 자폐아의 가족 중에는 지적 전문가로 성공한 사람의 비율이 매우 높았다. 캐너는 이론이나 가설을 세우기보다 경험적 사실을 중시하는 신중한 연구자였다. 자신의 임상 경험을 바탕으로 이 같은 가족 특징을 강조하는 한편, 최초의 논문에서 이미 〈이 아이들의 고립이 인생 초기부터 시작되었다는 점에서 전체 모습을 오로지 초기 부모 자식 관계의 양상으로 돌릴 수는 없다〉고 지적해 가족 요인을 병인으로 보지 않았다.

연구자들이 쏟은 중심적인 관심은 캐너가 맨 처음 거론한 자폐적인 고립이었다. 왜 발달 초기부터 이렇게까지 타인과 관계를 맺지 못할까? 영아기의 사회적 관계 형성은 일반적으로 가족 안에서 이루어진다. 자폐아의 가족 환경 안에 관계 형성을 방해하는 어떤 요소가 숨어 있을까? 만약 그렇다면 그것을 바꿈으로써 자폐증을 개선할 수는 없을까? 이것이 연구의 초점이었다.

캐너의 뇌 장애설

그런데 1970년대 들어와 이미 성인이 된 열한 명을 추적 조사한 결과, 캐너는 1971년에 지적 지체가 두드러진 사람이 다섯 명이나 되었고, 두 명이 간질 발작을 보인다는 사실을 밝혀냈다. 앞에서 거론한 ⑤와 ⑥에 의문 부호가 붙었다. 다른 연구자들의 추적 조사도 거의 비슷한 결과를 보였다. 이 결과를 바탕으로 자폐증 연구의 흐름을 뚜렷이 전환한 인물이 영국의 아동 정신 의학자 마이클 루터Michael Rutter였다.

루터는 자폐증이란 외인성 정신 장애의 범주에 들어가는 뇌의 장애고, 기존에 알려진 장애로 말하면 선천성 언어 장애(발달성 언어 장애, 당시 호칭으로는 발달 실어)와 비슷한 것이 아닐까 하는 새로운 가설을 세웠다(발달성 언어 장애는 제12장-1 참조). 한마디로 ② 언어 장애가 기본이고, ① 관계 장애는 의사소통이 불가능해서 이차적으로 파생한 데 지나지 않는다며 캐너의 학설을 뒤집었다.


자폐증의 수수께끼는 풀렸을까?

자신의 가설을 증명하고자 루터는 자폐아의 지능 검사 자료를 모아 그들이 특정한 검사 항목에 특별히 뒤처진다는 사실을 명확하게 밝혀냈다. 루터가 생각하기에 그것은 〈추상 능력(개념 형성 능력)〉을 묻는 검사 항목이었다. 그는 자폐증은 언어 능력의 토대를 이루는 〈추상 능력〉의 선천적인 결함, 즉 인지 결함이라는 결론을 냈다.

사람들은 한동안 루터의 이 가설을 정설로 믿어 이로써 자폐증의 수수께끼가 풀렸다고 여겼다. 다만, 뇌의 어느 부위에 이상이 있어야 추상 능력에 장애를 일으키는지 해명하면 된다고 생각했다. 자폐증 연구는 뇌를 탐색하는 방향으로 흘러갔다. 일본에서는 이것이 〈인지 장애설〉 또는 〈언어 인지 장애설〉이라는 명칭으로 널리 통했다.

추적 조사로 성인이 되어서도 장애가 이어진다는 사실이 알려짐으로써 〈조기 유아 자폐증〉이 아니라 그냥 〈자폐증〉이라는 명칭으로 굳어졌다. 또 관계 장애나 조현병과 유사성을 드러내는 〈자폐증〉이라는 말을 피하고자 〈전반적 발달 장애〉라는 명칭을 만들었다. 이로써 그것을 확실하게 〈발달〉 장애라고 파악하기에 이르렀다.

### 루터 가설의 철회

그러나 1980년대 들어와 루터 가설의 잘못이 분명해졌다. 찬찬히 관찰하면 이미 영아기부터 관계 장애가 눈에 띄었기에 이것을 언어 장애, 즉 추상 능력 장애가 가져다주는 이차적인 장애라고 보는 것은 논리적이지 않았다. 특이하게 자폐증만 낮게 나타난다는 특정한 지능 검사 항목도 따져 보면 그것만 낮은 것이 아니었다. 다른 항목도 하나같이 다 낮아서 특별히 두드러지게 보이지 않을 뿐인데 그런 항목들을 자폐증에 고유한 장애로 보는 것은 논리적으로 맞지 않았다. 결국 언어 능력과 추상 능력을 다 갖추었으면서도 관계 장애를 보이는 아스퍼거 증후군을 재발견하기에 이르자 루터의 가설은 뒤로 물러났다.

아스퍼거 증후군이란 오스트리아의 소아 의학자 한스 아스퍼거Hans Asperger가 캐너와는 독립적으로 연구해 1944년에 〈자폐적 정신병질Autistische Psychopathen〉이라는 이름으로 발표한 것이다. 한마디로 말하면 지적 지체는 없이 대인 관계나 사회 행동의 독특한 불균형만 눈에 띄는 자폐증 부류였다. 아스퍼거는 이것을 질환이나 장애가 아니라 일종의 개성이라고 생각했다. 이 작업은 일본에 일찍부터 알려졌지만, 영국과 미국에서는 1981년에 로나 윙이 소개할 때까지 알려지지 않았다. 로나 윙은 캐너가 발견한 지적인 지체가 심한 부류를 비롯해 아스퍼거가 발견한 지적인 지체가 없는 부류에 이르기까지 자폐증은 연속적인 폭넓은 장애라는 뜻으로 〈자폐증 스펙트럼〉이라는 총칭을 주장했다.

이윽고 철회하기에 이른 루터 가설을 당시 학계가 널리 받아들여 정설로 여긴 까닭은 무엇일까? 이는 1970년대가 정신 의학의 경계선이 엄청나게 변화한 시대였기 때문이다.

전후 미국의 정신 의학계에서 주류였던 정신 분석적인 역동 정신 의학에 대해 생물주의를 근간으로 삼는 정통 정신 의학의 당찬 반격이 일어났다. 자폐증을 뇌의 장애로 인식하고, 지능 검사의 객관적인 자료로 결론을 끌어낸 루터의 연구가 정통 정신 의학이 추구하는 과학성·실증성이 높은 획기적인 작업으로 비쳤던 것이다.


관계론으로 돌아오다

루터 가설의 침투와 더불어 환경 요인을 찾는 연구는 한풀 꺾였다. 뇌의 장애이므로 환경은 상관없다고 생각했고, 자폐아의 가족 환경에 시선을 돌리는 것은 가족에 대한 편견으로 이어진다고 배척했기 때문이다. 가족 관계뿐 아니라 자폐증을 지닌 〈관계 장애〉, 즉 사회성 장애는 이차적인 것에 지나지 않는다는 이유로 연구자의 관심을 받지 못했다. 일본에서는 자폐증에 나타나는 〈관계 장애〉나 〈대인 관계〉를 다루는 것 자체가 바람직하지 않은 〈심인론〉이라 하여 금기하는 시대가 이어졌다.

그러나 루터 가설이 파탄을 맞이함으로써 연구의 초점이 다시 한번 바뀌어 캐너의 자폐적 고립, 즉 관계 장애로 돌아왔다. 역시 이것이 기본 장애였다는 말이다. 왜 대인 관계가 이토록 힘들까? 어떤 구조로 관계에 힘겨움이 발생할까?(병리) 무엇이 그 구조를 낳았을까?(병인) 이 두 물음을 새삼스레 부각하기 시작했다.

이 두 물음에 통일된 답을 찾아낸다면, 비로소 자폐증을 병인과 병리의 동일성에 근거를 둔 근대 의학적인 〈질환 단위〉로 규정하는 것이 가능하다.


병리를 찾다 ─ 〈마음의 이론〉

그 구조(병리)를 찾아 자폐증의 감정 인지에 시선을 돌린 인물이 피터 홉슨Peter Hobson이었다. 그는 아이들에게 다양한 표정의 사진을 보여 주고 기뻐하는지, 슬퍼하는지 감정을 알아맞히라는 단순 명쾌한 검사를 이용해 자폐아의 정답률이 낮다는 사실을 증명했다. 이로써 홉슨은 자폐증이 표정으로 사람의 감정을 읽어 내는 능력에 선천적인 결함이 있고, 정동적인 파악에 장애가 있어서 관계 장애가 발생한다고 생각했다. 캐너가 저술한 최초의 논문 제목이기도 한 〈정서적 교류의 자폐적 장애〉로 다시금 시선을 돌렸다.

한편 홉슨의 〈감정 인지 장애설〉에 이의를 제기하고 정서적 접촉보다 〈마음의 이론Theory of Mind〉이 빠져 있다고 주장한 사람이 배런코언이다.

〈마음의 이론〉이란 유인원 연구와 철학에서 태어난 가설 개념이다. 〈사람에게는 각각 《마음》이 있고, 《마음》속에서 각자 생각한다는 이해의 방식〉을 말한다. 이 이해의 방식theory이 있어서 인간은 상대가 어떻게 생각하느냐를 판단해 행동할 수 있다. 철학자 대니엘 데닛Daniel Dennett은 타인의 생각을 타인의 관점에서 올바르게 판단할 수 있느냐 없느냐를 구분하는 간단한 검사인 오신념(誤信念, false belief) 과제를 고안해 내고, 그것에 정답을 낼 수 있으면 〈마음의 이론〉을 갖추었다고 가정했다. 배런코언은 이 검사를 사용했다.

이를테면 〈샐리-앤 과제Sally-Anne Test〉라고 부르는 검사에서는 샐리가 공을 바구니에 넣고 외출한 다음, 앤이 그 공을 몰래 상자에 옮기는 장면을 아이들에게 보여 준다. 그리고 나서 〈돌아온 샐리가 공을 찾으려고 바구니와 상자 중 어느 쪽을 열어 볼까?〉 하고 묻는다. 정형 발달의 아이는 〈바구니〉라고 대답하지만, 대다수 자폐아는 〈상자〉라고 대답한다. 이 결과를 이용해 자폐증의 본질은 〈마음의 이론〉이 선천적으로 부재하고 상대방 〈마음〉을 알지 못하기 때문에 관계 장애가 생기는 것이라고 설명했다.

배런코언의 학설은 자폐증이 지닌 관계 장애를 솜씨 좋게 설명했다는 평가를 받고 널리 퍼졌지만 여기에도 빈틈이 있다. 자폐증 진단 기준을 충족하면서 오신념 과제에 정답을 내는 아이가 20퍼센트 정도 있다는 사실, 나이를 먹음에 따라 그 비율이 더 증가한다는 사실 때문에 과연 자폐증을 〈마음의 이론〉의 선천적인 결함으로 설명할 수 있느냐는 의문이 생겼다.

발달적으로 생각할 때 표정으로 〈희로애락〉의 의미를 읽어 내는 힘도 그렇고, 〈사람에게는 각각 마음이 있다〉는 이해도 그렇고, 선천적으로 갖추어 태어나는 능력이 아니라 대인 교류를 거듭하면서 경험으로 학습하는 것이다. 자폐증처럼 발달 초기부터 대인 교류에 지체가 두드러진다면, 그 결과로 이런 능력의 함양이 늦어지는 것은 조금도 이상하지 않다. 홉슨과 배런코언의 주장은 다 원인-결과를 파악하는 방식이 거꾸로 되었다.

### 수행 기능 장애설

이에 새로운 사고로서 〈수행 기능 장애〉라는 병리 가설이 나왔다. 인간의 사회 행동은 목표를 정하고, 의욕을 품고, 계획을 세우고, 계획 내용을 살펴보고, 그것에 걸맞은 행동을 선택하고, 잘될지를 판단하고, 그에 따라 행동을 조정하는 등 일련의 과정으로 이루어진다. 반사 행동, 충동 행동, 무의식적 행동 이외의 인간 행동은 아무리 하찮은 행동이라도 반드시 이런 과정을 내포한다. 수행 기능 장애설은 이 일련의 과정을 〈수행 기능〉이라는 개념으로 묶고, 자폐증은 그 과정 즉 수행 기능을 맡은 뇌의 영역이나 신경 회로 어딘가가 손상된 것이라고 보는 학설이다.

〈추상 능력〉, 〈감정 인지〉, 〈마음의 이론〉 등 어떤 특정한 정신 능력을 가정하고, 그 능력의 선천적 결함으로 자폐증을 설명하는 병리 모델이 더 이상 통용되지 않자, 일련의 포괄적인 시스템을 상정해 〈시스템 장애〉라고 설명하는 방식으로 이행했다고나 할까. 하지만 지나치게 포괄적이면 〈수행 기능 장애〉라는 설명이 거의 어떤 장애에도 해당하기 때문에 자폐증이 자폐증인 구조를 설명하기에는 부족하다.

### 병인을 찾다 ─ 뇌 연구와 유전 연구

루터의 뇌 장애설 이후 뇌 병인의 소견을 찾는 연구가 이루어지고 검사 기술이 발전하면서 다양한 소견의 보고가 나왔다. 그러나 그들에 따르면 이상 소견을 보이는 뇌의 부위도 제각각이고 사례에 따라 있다가 없다가 했다. 따라서 뇌의 이상이야말로 자폐증을 초래하는 필요조건이라는 연구자들의 견해가 일치하는 소견을 발견할 수 없었다. 뇌 장애를 일으키는 원인으로 태생기 감염증, 백신 부작용, 화학 물질 중독 등등을 비롯해 거의 모든 가능성이 논의에 올랐지만, 의학적인 실증을 거쳐 이것이 바로 〈병인〉이라고 연구자 모두 동의하는 것은 나오지 않았다. 뇌 장애설은 자연 과학적으로는 여전히 〈가설〉을 내지 못했다. 사실 ICD나 DSM 같은 진단 기준에 뇌의 생물학적 소견은 거시적인 것도 미시적인 것도 전혀 들어 있지 않다.

가족 연구의 또 다른 흐름인 유전학적인 연구도 앞으로 나아갔다. 일란성 쌍둥이 연구에서 60~80퍼센트로 자폐증 일치율이 높고, 유전자(DNA)가 관여한다는 사실이 밝혀졌다. 그러나 1백 퍼센트 일치하는 것은 아니었다. 유전자의 관여는 자폐증을 결정짓는 것이 아니라 위험 인자risk factor, 즉 〈근본 요인〉으로 여겨졌다. 또 특정한 유전자가 요인을 만드는 것이 아니라 여러 유전자의 종합적인 구조가 요인을 형성한다는 사실도 알 수 있었다.

선천적인 요인이 있어도 자폐증을 나타내는 아이와 그렇지 않은 아이가 있는 것은 왜일까? 후천적인 요소, 즉 어떤 생물적 또는 사회적 환경 요소가 얽혀 있을까? 그렇다면 그 환경 요소는 무엇일까? 자폐증 연구는 반세기를 걸쳐 한 바퀴 빙 돌아 출발점이었던 아돌프 마이어의 〈타고난 요소〉와 〈환경〉의 반응, 즉 상호 작용이라는 관점으로 돌아왔다.

•

발달 장애 연구사를 더듬어 보면 지적 장애 연구는 옛날부터 알려져 있던 존재를 근대에 들어와 〈장애〉라는 의학적인 새로운 관점으로 다시 파악하는 행보였다. 한편으로 자폐증 연구는 옛날에는 전혀 알려지지 않은 존재가 새롭게 발견되어 〈도대체 이것은 무엇인가?〉라는 물음을 둘러싼 행보였다.

앞에서 살펴본 대로 학문 연구는 똑바로 진보하는 것이 아니다. 우여곡절을 거치며 왔다 갔다 하는 역사일 뿐 아니라, 새로운 연구 성과라고 해서 정답에 가깝다고 할 수도 없다. 그것이 연구의 본질이다. 최신 연구를 따라갈 뿐 아니라 과거 연구를 과거의 것으로 내버리지 않고, 각각 목표를 이루어 낸 지점(반드시 있다)과 목표를 이루지 못한 지점을 다시 음미한다면 틀림없이 깨우치는 바가 있다.

## 3 — 발달 분포도

### 발달을 시작하다(출생)

정신 발달에는 반드시 빠르다-늦다, 높다-낮다 같은 개인차(개체차)가 생긴다(제7장-1 참조).

그렇다고 한다면 지적 장애나 자폐증 스펙트럼은 개체차로서 발달이 평균보다 심하게 뒤처지는 사람을 가리킨다고 보면 된다. 그것을 표준 형식으로 나타내면 다음과 같다.

어느 날 아이가 1천 명 태어났다고 가정하고 그 아이들의 발달을 추적해 보자. 태어난 시점에는 관계의 발달(X축)과 인식의 발달(Y축)이 거의 제로 수준이기 때문에 〈그림 16〉과 같이 1천 명이 모두 좌표의 원점 0에 모인다. 아직 발달 수준의 개체차는 나타나지 않는다. 여기를 출발선으로 삼아 발달의 발걸음을 시작한

**그림 16** 출생 시점의 분포

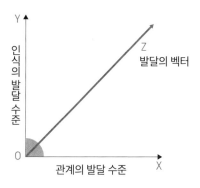

다. 정신 발달은 인식의 발달과 관계의 발달이 서로 보완하며 이루어지기 때문에 발달은 양자의 벡터가 되고, 아이들은 1천 명모두 그림의 0 → Z 방향으로 발달의 길을 걷기 시작한다.

이렇게 걸어가도록 해주는 힘, 즉 발달의 원동력은 매우 많은 인자로 이루어져 있기에 발달의 길을 걷는 힘에는 자연적인(확률적인) 개체차가 생긴다. 따라서 모두 똑같은 걸음으로 길을 걷는 것이 아니라 빠르고 늦는 차이가 저절로 나타난다.

### 차이가 신경 쓰이기 시작하다(두 살)

걷기 시작하고 나서 2년 후, 아이들이 두 살이 되는 시점을 〈그림 17〉에 표준 형식으로 나타냈다. 모든 아이가 태어났을 때보다 앞으로 나아갔지만, 거기에는 개인차가 드러난다. 맨 가운데가 1천 명에 대해 평균을 냈을 때의 발달 수준인데, 평균보다 앞서 걷는 아이부터 평균에 미치지 못하는 아이까지 폭이 벌어져 있다. 기

**그림 17** 두 살 시점의 분포

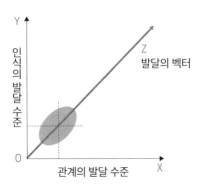

본적으로는 0 → Z 선을 따라 발달이 이루어지는데, 인식의 발달과 관계의 발달 중 어느 쪽이 더 나아가느냐 하는 균형에도 개체차가 생기기 때문에 선의 위아래로도 폭이 벌어지는 분포를 보인다.

이렇듯 발달의 개체차가 생기는 탓에 두 살쯤 되면 〈우리 집 아이는 발육이 좀 늦은 편이 아닐까?〉, 〈다른 집 아이와 좀 다른 것 같다〉는 식으로 부모가 신경 쓰고 걱정하기 시작한다. 다만 아직 차이는 미미하다. 발달 장애의 진단 기준을 충족할 정도도 아닐뿐더러 앞으로 따라붙을 여지도 충분히 있어서 상담 기관이나 의료 기관에서는 〈조금 더 두고 보기로 하지요〉 하고 충고하는 데 그칠지도 모른다.

**명확한 차이가 드러나다(네 살)**

그보다 2년이 더 지나 네 살이 된 시점이 〈그림 18〉이다. 두 살 시점의 분포가 그대로 Z방향으로 평행 이동하는 것이 아니라 이

**그림 18** 네 살 시점의 분포

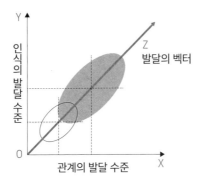

동과 더불어 분포의 길이와 폭이 훨씬 넓어진다.

　이 무렵에는 발달이 뒤처진 아이는 지체가 또렷이 눈에 보이고, 어떤 발달 장애를 분명하게 의심하기에 이른다. 분포 양상이 길게 늘어나고 평균 수준, 즉 정형 발달과 눈에 띄게 차이가 벌어지기 때문이다. 왜 차이가 벌어질까?

　마라톤을 떠올리면 이해하기 쉽다. 모두 모여 출발하지만 선수 집단은 차츰 따로 흩어져 10킬로미터 지점에서는 선두와 뒤쪽 사이가 길게 늘어난다. 다리의 힘, 속도에 개인차가 있기 때문이다. 빠르기의 차이 때문에 달리기를 할수록 차츰 격차가 벌어지고, 20킬로미터 지점에 이르면 선두와 뒤쪽의 거리가 훨씬 더 벌어진다. 그와 비슷한 이치로 1천 명의 발달 분포가 보이는 폭은 나이가 많아질수록 넓어지기 마련이다.

**그림 19** 성인의 분포

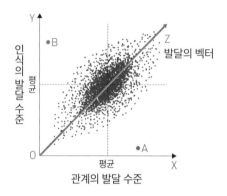

### 정규 분포에 안착하다(성인)

발달기가 끝날 무렵, 그러니까 정신 발달이 대체로 〈완성〉된 시점에 아이들의 관계 발달과 인식 발달 수준은 구조적으로 거의 정해진다. 〈그림 19〉는 성인이 된 1천 명의 분포를 좌표 위에 점으로 표시한 것이다.

대다수는 평균 주변 중심부에 밀집해 있지만, 발달의 개체차를 드러내며 중심부를 크게 벗어난 지점까지 분포가 퍼져 있다. 다만 확률적으로 거의 정규 분포를 이루기 때문에 중심(평균) 주변일수록 밀집해 있고, 그곳을 벗어날수록 사람 수가 현격히 줄어 주변으로 흩어진다. 또 기본적으로 0 → Z 선에 따라 분포하기 때문에 A나 B 같은 곳에 있는 사람은 존재하지 않는다.

### 정형 발달과 발달 장애

우리는 모두 이 같은 분포도의 어딘가에 있다. 여기서 중심부

**그림 20** 발달의 분포와 명칭

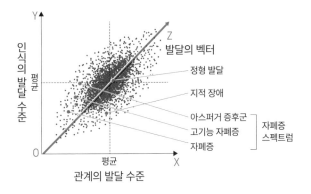

에 밀집해 있을 때를 정형 발달이라 하고, 그곳에서 일정하게 벗어나 주변부에 있을 때를 발달 장애라고 한다. 이 명칭을 적어 넣은 것이 〈그림 20〉이다.

이 분포도에서 인식의 발달이 평균보다 크게 밑도는 곳에 분포하는 것이 지적 장애고, 관계의 발달이 평균보다 크게 밑도는 곳에 있는 것을 자폐증 스펙트럼이라고 총칭한다. 나아가 인식 발달의 수준 차이에 따라 아스퍼거 증후군, 고기능 자폐증, 자폐증이라는 하위분류로 나눈다.

중심부와 그 오른쪽 위로 번 넓은 영역을 정형 발달이라고 부른다. 중심을 벗어나 위쪽으로 번 곳은 엄밀하게 〈정형〉이라고 부를 수 없지만, 높은 쪽으로 벗어나고 생활에 불리하지 않다, 아니 오히려 유리하다는 이유로 장애*disorder*에 들어가지 않는다. 현실에서는 중심에서 지나치게 높은 쪽으로 벗어나도 어려움이 생기기 마련이지만.

**그림 21** 진단이 바뀌는 이유

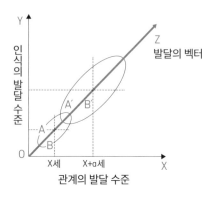

## 왜 진단 불일치가 생길까?

이렇게 분포도를 작성해 보면 각각의 장애가 서로 단절면 없이 연속적으로 이어짐을 알 수 있다. 장애뿐 아니라 정형 발달 사이에서도 단절면이 없는 연속성이 있다. 이러한 연속적인 분포에 굳이 인위적인 경계선을 그어 〈아스퍼거 증후군〉, 〈자폐증〉, 〈지적 장애〉, 〈정형 발달〉 등으로 나누는 것이 진단이다. 따라서 실제로는 어느 쪽이든 다 나타나거나 어느 쪽도 다 나타나지 않는 예가 숱하게 나온다. 비록 조작적 진단을 사용한다 해도 진단의 불일치가 일어날 수밖에 없다.

진단 불일치가 일어나는 원인은 아이가 아직 발달의 길을 걷기 때문이다. 그것을 〈그림 21〉에 제시했다. X세 때 A에 있던 경수는 발달의 길을 걸어 X+α세에는 A′ 지점에 도달한다. 경수 나름대로는 꽤 성장한 셈이지만, 다른 아이도 발달하기 때문에 분포 안에서는 평균보다 뒤떨어져 X세 때보다 중한 진단명으로 바뀐다.

B에 있던 경화는 B´까지는 도달했기 때문에 거꾸로 가벼운 진단명으로 바뀐다. 이렇듯 진단 시점에 따라 진단명은 바뀔 수 있다. 앞에서 진료를 받은 병원에서는 〈○○〉이었던 것이 이번 병원에서는 〈××〉로 불일치하는 일이 드물지 않다. 엄밀하게 말하면 발달기가 지날 때까지는 확정 진단을 내릴 수 없다. 이런 뜻에서 발달 장애의 〈조기 진단〉이나 그에 따른 〈진단의 알림〉은 굉장히 신중해야 한다.

### 〈상태를 두고 봅시다〉가 아니라!

필요한 일은 〈좀 더 상태를 두고 봅시다〉 하고 보류하거나 재빨리 진단명을 알리는 것이 아니다. 그것은 발달 분포도 안에서 지금 경수가 어디를 걷는지를 아는 일이다. 〈경수는《지적 장애》가 아닐까?〉, 〈아니, 경수는《자폐증》이 아닐까?〉 하는 식이 아니라, 〈지금 여섯 살인 경수는 인식의 발달 수준이 네 살 정도고, 관계의 발달 수준은 두 살 정도를 드러내는 것이 아닐까?〉 하는 식이어야 한다. 그리고 뒤떨어진 점을 끌어올리도록 신경을 쓰는 육아를 신속하게 시작해야 한다.

의학 치료는 질환의 병인이나 병리에 작용해 증상을 개선하려는 것이 본뜻이기 때문에 그것을 확인할 때까지, 즉 진단을 확정할 때까지는 시작할 수 없다. 그 병이 아닌데도 약을 투여해버린다면 의료 과실이 된다. 그래서 〈상황을 봅시다〉, 〈진단이

나올 때까지 기다립시다〉 하는 식이 된다.

그러나 아이의 발달이 뒤떨어진 점을 끌어올리는 일은 그렇지 않다. 그것은 일반적인 육아가 행하는 일을 더욱 조심스럽고 세심한 방법과 배려로 시행해야 하기 때문이다. 어쩌다가 그 시점에 약간 뒤떨어졌을 뿐 발달 장애는 아닌 아이였다고 해도, 그런 조치는 그 아이에게 손해가 되지 않는다. 진단 확정 이후에 그런 조치를 시작하면 오히려 때를 놓치고 만다.

경수가 열다섯 살 또는 스무 살 무렵이 되었을 때 어떤 지점을 걸을지는 아직 알 수 없다. 지금보다 앞자리에 있을 것은 확실하지만 말이다.

〈있는 힘껏 열심히 걸어서 조금이라도 다른 사람과 거리를 좁히면 좋겠어. 적어도 점점 간격이 벌어지지 않도록 해주고 싶어. 이렇게 응원해 주려면 어떻게 하면 좋을까?〉 하고 생각하는 사람도 있겠고, 〈지금 경수로도 괜찮아. 이대로 자기 나름대로 무리하지 않고 걸어가도록 해주고 싶어. 이 아이의 성장 보폭을 지켜 주려면 어떻게 해야 할까?〉 하고 생각하는 사람도 있다. 어느 쪽이 좋을까를 둘러싸고 망설임과 갈등이 있기도 하고, 주위 사람들 사이에 의견 차이가 생기기도 한다. 단 한 번뿐인 인생에 정답이 없는 문제일지도 모른다.

**필요한 것은 진단명이 아니라 〈진단 *formulation*〉**
여기에는 각자의 육아관, 인생관, 행복관 등 가치관의 문제가 깊이 관련된다. 그 사람이 선 위치에 따라서도 차이가 생기고, 지체 정도를 포함해 경수가 놓인 조건으로 규정되는 부분도 많다. 경수가 걷는 성장의 길을 따라가면서 시각이나 생각이 바뀔지도 모른다. 경수 자신은 어떻게 생각하고 느끼는지도 되도록 알고 싶다.

결국 우리에게 필요한 것은 진단명이 아니라 이런 사정을 포함한 전체적인 판단이나 〈진단〉이다(제3장-6 참조).


## 4 — 외인, 내인, 심인

### 다시 한번 병인론

여기에서 발달 장애의 〈병인〉이라는 문제를 조금 더 정리해 보자.

전통적인 정신 의학에서는 정신 질환을 병인별로 외인성, 내인성, 심인성(환경인성)으로 나눈다(제3장-2 참조). 외인성이란 뇌 조직이 물질적인 손상을 입은 질환이고, 내인성이란 유전자를 규정하는 요인이 관계해 생기는 질환이다. 또 심인성이란 환경과 서로 작용해 심리 메커니즘에 손상이 일어난 질환이다.

정신 질환은 이 세 가지 중 하나에 속한다고 여겨졌다. 이외에 특이한 인격이 초래하는 대인 관계 곤란이나 사회 부적응에 대해 정신병질(精神病質)이라는 개념(나중에 인격 장애라 불림)도 만들어지는데, 이것은 어디까지나 〈개성〉일 뿐 질환이 아니라고 했다.

현대 정신 의학은 병인에 따라 구분해 파악하기를 멈추었다. 그러나 그 사고방식은 아직 남아 있다. 이를테면 〈자폐증은 뇌 장애, 즉 외인성이지 심인성 장애가 아니〉라는 말은 여전히 자주 나온다. 앞에서 자폐증 연구사를 살펴보았듯, 캐너의 새로운 발견이라 할 자폐증이 세 가지 범주 중 어디에 들어가느냐는 커다란 문제가 되었고 이를 둘러싼 논쟁도 일어났다(제9장-2 참조).

이 논쟁에는 세 가지 측면이 있었다. ① 미지의 대상과 우연히 만난 과학자가 그것이 동물인지, 식물인지, 광물인지를 거리낌 없이 논하는 순수 학술적인 논의, ② 미국 정신 의학계 안에서 역동 정신 의학(환경 요인을 중시) 대 정통 정신 의학(생물적 요인을 중시)의 주도권 싸움, ③ 당사자를 배려하는 성격이 강해지면서 생겨난 안이한 심인론, 즉 환경인론에 대한 윤리적인 비판이 그것이다.

### 〈어느 범주?〉가 아니라 〈어떤 조합?〉

돌이켜 보면 자폐증 스펙트럼뿐 아니라 정신 질환을 엄밀하게 세 가지 범주에 나누어 넣는 일은 일정한 한계가 있었다.

인간의 정신 활동은 뇌라는 물질을 통해 이루어지기 때문에 당연하게도 뇌의 물질성, 즉 외인에 좌우된다. 뇌는 유전자(DNA) 조합에 따른 설계로 구축되기 때문에 유전자적인 것, 즉 내인에 좌우된다. 이와 동시에 뇌의 성숙은 환경에서 얻는 영양과 자극으로 규정받으며, 나아가 인간의 정신 활동은 끊임없이 사회적·공동적인 상호 작용으로 발생하기 때문에 사회적·환경적인 것, 즉 환경인에 따라 좌우된다. 이렇게 보면 어떤 정신 현상도 이들 세 가지 모두를 반드시 내포한다. 정신 질환, 정신 장애도 하나의 정신 현상인 까닭에 적든 많든 이 세 가지를 내포한다.

자폐증은 외인성, 내인성, 환경인성 중 어느 것에 속하는지 선택하는 문제가 아니다. 오히려 어떤 외인과 내인과 환경인으로 형성되는가를 입체적으로 물어야 했다. 문제 설정이 거꾸로 되어 있었다. 다시 깊이 생각해 볼 점이다.

그 전에 의학에서 말하는 〈원인〉, 즉 병인이란 무엇을 가리키는지 언급해 두자.

## 5 — 필요조건, 부하 조건, 결정 조건

### 결핵균은 원인이 아니라 〈필요조건〉

병에는 각각 고유한 〈원인〉, 즉 병인이 있다는 전제 위에 근대 의학은 서 있다. 이를 〈특정 병인론Specific Aetiology〉이라고 한다. 이는 세균 의학을 바탕으로 근대 의학이 확립되었음을 말해 준다. 콜레라는 콜레라균, 디프테리아는 디프테리아균 등이 일으키는 질병이라는 식으로 해명하고, 병에는 반드시 결정적 원인이 있고 그것을 철저하게 파고들어 처치하는 것이 의학의 왕도라는 사고방식이다. 자폐증의 원인은 무엇인가라는 논의에도 그러한 사고가 작용한다.

그렇지만 거의 상식으로 여겨지는 이 사고방식에는 문제점이 있다. 이미 서술했지만, 예컨대 결핵의 〈원인〉이 결핵균이라고 해도 실제로는 결핵균에 감염력을 지닌 우리 대다수 가운데 발병자는 매우 소수일 따름이다. 오히려 영양 상태라든지 면역력이 어떤지가 결핵 발병을 결정짓는다. 다만 아무리 영양 상태나 면역력에 문제가 있어도 결핵균이 없으면 결핵에 걸리지 않는다.

다시 말해 결핵균은 〈필요조건〉에 불과할 뿐 결핵의 발병을 결정짓는 〈결정 조건〉은 아니다. 낮은 영양 상태, 낮은 면역력 등 〈부하 조건〉이 더해져야 비로소 발병한다.

질환이란 ① 어떤 특이한 필요조건에 ② 어떤 비특이적 부하 조건이 더해져 ③ 필요 충분한 결정 조건이 성립할 때 비로소 발병한다(필요조건＋부하 조건＝결정 조건). 내성이 강한 결핵균의 농후 감염으로 영양 상태나 면역력과 거의 관계없이 발병하는 사례를 비롯해 통상적으로는 문제가 되지 않는 아주 가벼운 감염이 심각한 면역 결핍 때문에 발병하는 사례에 이르기까지 ①과 ②의 비중은 병이나 상황에 따라 다르다.

•

자폐증 스펙트럼의 병인을 생각해 보자. 자폐증이 발생하려면 무슨 일이 있어도 필요한 조건, 뒤집어 말하면 그것 없이는 결코 자폐증이 발생하지 않는 조건이 있을까? 있다고 한다면 구체적으로 어떤 조건일까? 필요조건을 갖춘 아이를 실제로 자폐증 스펙트럼으로 몰아붙이는 비특이적 부하 조건이 있을까? 있다면 어떤 요인이 부하 조건일까?

# 6 — 발달 장애와 외인

## 뇌 장애는 부하 조건

외인, 즉 뇌 장애부터 생각해 보자.

지적 장애를 예로 들면 WHO의 원인별 분류(제9장-2 참조)에서 보듯 아주 다종다양한 외인(0~6)으로 일어난다. 이토록 각각 성질과 내용이 다양하고 서로 다른 뇌 장애가 왜 지적 장애라는 똑같은 결과를 낳을까? 한편 똑같이 뇌에 장애를 입었으면서도 지적 장애에 이르지 않는 아이가 있는 까닭은 무엇일까?

이는 외인, 즉 뇌 장애가 지적 장애의 결정 조건이 아니라 발달의 발목을 잡는 비특이적 부하 조건으로 작용하기 때문이다. 뇌의 장애는 어떤 종류와 내용이든지 정신 발달에 부하를 지운다. 보통 신체 의학적인 의미에서 심각한 뇌 장애일수록 부하가 커지고 발달 지체를 초래하기 쉽다. 그러나 어디까지나 부하 조건에 지나지 않기 때문에 비록 똑같은 뇌 장애가 있더라도 부하보다 발달의 힘이 더 뛰어나면 지체를 초래하지 않을 수도 있다.

물론 다운 증후군(염색체 이상)같이 부하가 심하고 거의 예외 없이 지체를 초래하는 뇌 장애도 있다. 그러나 똑같은 다운 증후군이라도 지체 정도에는 개인차가 있다. 어떤 정도의 지적 장애가 되느냐는 염색체를 조사한들 알 수 없다.

루터의 자폐증 뇌 장애설 이후 자폐증의 뇌 연구가 발전하면서 뇌 장애를 암시하는 이상 소견에 대한 보고가 나왔다. 그런데 그런 소견은 이상 부위와 성질이 보고에 따라 제각각이어서 〈자폐증이라면 반드시 뇌의 이곳이 이렇다〉며 모두 일치하는 소견을 찾아볼 수 없었다. 또 똑같은 소견이더라도 자폐증이 아닌 사례도 있다. 지적 장애도 마찬가지다. 그런데 뇌 장애를 관계 발달의 발목을 잡는 비특이적 부하 조건이라고 생각하면 모조리 설명할 수 있다.

**자연 현상으로 보는 발달 장애**

한편 지적 장애에는 외인, 즉 뇌 장애가 없을 때도 많다. 아니 오히려 이런 사례가 훨씬 더 많다. 펜로즈가 〈생리군〉이라고 부른 것이다. WHO의 원인별 분류 가운데 〈9. 위의 임상 요인 중 어디에도 보이지 않는 것〉이 이에 해당한다. 펜로즈는 지능의 분포, 즉 지적인 발달 수준의 인구 분포가 거의 정규 분포를 이루고, 심하게 평균을 벗어나는 사람이 일정한 비율로 반드시 생긴다는 것을 명확히 밝혔다(〈그림 8〉 참조, 152면). 평균을 벗어나 키가 큰 사람이나 키가 작은 사람이 개체차로 반드시 나온다는 것과 똑같은 자연 현상이다.

관계 발달 수준의 분포는 어떨까? 배런코언이나 스미 사토시 등의 조사 연구는 자폐증 스펙트럼에서도 같은 가능성을 보여 준다. 뇌 장애는 비특이적 부하 조건에 지나지 않고, 오히려 자연의 개체차(정상 편의)에 따른 자폐증 스펙트럼이 훨씬 다수를 차지한다(제7장-3 참조).

자연의 개체차가 발생하는 원인은 펜로즈의 연구가 제시한 대로 정신 발달이 지극히 여러 인자로 이루어진 현상이기 때문이다. 그래서 정신 발달에는 보폭의 빠르고 늦음, 도달 수준의 높고 낮음에 폭넓은 연속성을 지닌 개체차가 확률적으로 생길 수밖에 없다. 이 여러 인자에는 생물적인 것부터 환경적인 것까지 다양하게 꼽을 수 있겠지만, 발달의 생물적인 구조 부분에 속한 인자로는 유전자(DNA)가 중요한 역할을 한다. 따라서 자연의 개체차 문제는 다음에 논할 〈내인〉, 즉 근본 요인의 문제와 연결된다.

이렇게 보면 앞에서 언급했듯 〈발달 장애=뇌 장애〉가 아니다. 그런데도 그것이 통설처럼 횡행하는 까닭은 일찍이 빌헬름 그리징거가 〈정신의 병은 뇌의 병이다〉라고 말한 이유와 같다.

하나는, 인간의 정신 자체에는 비합리적인 현상이 있을 수 없기에 그런 현상이 일어난 이유는 뇌의 손상 때문이라는 것이 근대 합리주의 사상과 그에 근거를 둔 정통 정신 의학의 〈요청〉이라는 점이다. 발달 장애는 정형 발달을 벗어난 〈비합리적인〉 현상이기 때문에 뇌의 장애라고 보아야 한다는 것이다. 이 사고방식을 뒤집어 말하면 뇌에 장애만 없으면 누구나 정형 발달, 즉 평균적인 정신 발달을 이룰 수 있다. 그러나 신체가 건강하면 누구나 평균 신장만큼 성장하리라고 생각하듯이 그것은 결코 과학적이고 합리적인 사고방식이라고 할 수 없다.

또 하나는, 〈뇌 장애〉라고 단정 지어 말함으로써 본인의 〈마음가짐 문제〉로 돌리거나 부모의 〈육아 방식을 탓하는〉 이유 없는 오해와 편견으로부터 본인이나 가족을 보호하려는 사회적 고려가 있다는 점이다. 오해와 편견의 타파는 중요하지만, 지금은 전근대적인 미망(迷妄)과 싸워야 했던 그리징거의 시대가 아니다. 오히려 근대 합리주의 사상의 침투가 비합리적으로 보이는 사람, 질서를 벗어난 사람이라는, 요컨대 장애에 관용적이지 않은 새삼스러운 편견을 은밀하게 생산하는 것은 아닐까 성찰해 보고 싶다.

## 〈뇌는 무관〉하지 않다

지적 장애나 자폐증이 반드시 또는 다수가 뇌 장애 때문이 아니라는 것은 물론 뇌와 관계가 없다는 의미는 아니다. 정신 기능은 뇌와 분리되어 공중에 떠 있는 것이 아니라 뇌의 물질적인 양상과 대응하는 성격을 지닌다. 예를 들어 자폐증적인 마음의 작용이 지닌 특징과 뇌의 물질적인 동태가 지닌 특징에는 어떤 상관성과 병행성이 보인다. 자폐증적인 마음의 작용이 평균적인 마음의 작용과 다른 현상을 일으킨다면, 그에 대응해 뇌의 물질적인 양상에도 평균과 다른 점이 당연히 보인다. 그러나 이는 병인론(인과론)을 준비하는 것이 아니다.

고양 오리온 팬과 두산 베어스 팬이 있다. 양쪽 뇌에는 명백한 차이가 인정된다. 두 팀의 경기를 관전하던 중 똑같은 자극에 양자가 완전히 다른 신경 흥분과 뇌 내부에 물질 분비를 보이고, 그 결과 한편에는 기쁨이라는 감정의 반응, 다른 한편에는 분노라는 감정의 반응이 격하게 일어난다. 그러나 이것으로 A 씨가 고양 오리온 팬이고, B 씨가 두산 베어스 팬이라는 사실이 뇌의 차이에서 기인한다고 말할 수 있을까?

## 7 — 발달 장애와 내인

### 근본 요인이 가장 유력한 조건

내인, 즉 근본 요인이란 유전자(DNA)에 따라 선천적으로 준비된 소질, 타고난 재질이라고 생각하면 된다. 이때 플러스로 작용하면 타고난 재질이고, 마이너스로 작용하면 근본 요인이라고 한다. 가족 연구는 지적 장애든 자폐증 스펙트럼이든 일란성 쌍둥이의 일치율이 확연하게 높다는 것을 분명하게 밝힌다. 그러므로 이들 발달 지체에는 유전자에 따른 근본 요인이 깊이 작용함을 알 수 있다. 그렇지만 일치율은 1백 퍼센트가 아니다. 근본 요인으로 모두 결정되는 것은 아니다.

근본 요인이란 어디까지나 위험 인자일 뿐 결정 조건은 아니다. 또 지금 볼 때 근본 요인이 있는 사람에게 장애가 생길 확률이 뚜렷하게 높을 뿐이지 근본 요인이 없더라도 다른 조건 때문에 장애가 생길 가능성이 부정되는 것은 아니다. 즉 필요조건인지 아닌지는 엄밀하게 알 수 없다. 그렇지만 현재의 자폐증 연구에서는 이 근본 요인(내인)을 자폐증 스펙트럼이 발생하는 가장 유력한 조건이라고 여긴다. 자폐증은 내인성 장애의 범주에 들어가지 않을까 하고 질문했던 캐너의 출발점으로 다시 돌아갔다.

다만 그렇게 생각할 때 문제점이 하나 있다.

## 보통 유전자의 조합

이들 장애는 일반적으로 배우자를 얻기에 불리해서 혼인율이 전체적으로 아주 낮다. 그렇다면 다음 세대에 유전자를 물려줄 확률은 낮고, 근본 요인에 따른 장애 발생률은 차츰 내려갈 것이다. 하지만 실제로는 지적 장애나 자폐증 스펙트럼이나 조금도 줄지 않았다. 자폐증 스펙트럼이 오히려 증가한다고 보는 사람도 있을 정도다. 근본 요인의 역할을 중시할수록 이 모순에 부딪히고 만다.

그래서 이때 근본 요인을 초래하는 것을 이질적이고 병적인 유전자가 아니라 보통 유전자라고 생각해 볼 수 있다. 그것도 소수 유전자가 아니라 다수 유전자가 복합적으로 관여한다고 말이다. 바로 다인자 유전(확률적으로 발생하는 정상적인 유전자 조합)이다.

하나하나는 많은 사람이 가진 보통 유전자지만, 다수가 모이면 트럼프 카드처럼 특정한 조합을 이루었을 때 장애의 근본 요인을 형성한다. 근본 요인을 만드는 낱낱의 유전자는 우리 가운데 넘쳐나기 때문에 자연 도태로 사라지지 않으며, 언제나 일정한 확률로 근본 요인이 되는 카드의 조합을 계속 만들어 낸다. 따라서 근본 요인을 가진 사람의 비율, 나아가 장애 발생률이 줄어드는 일은 없다.

## 살아가는 데 어려움을 가져다주는 〈개성〉

만약 그렇다면 이들 근본 요인은 보통 유전자의 확률적인 조합의 결과일 뿐, 어떤 이상이나 손상의 결과가 아니다. 다인자 유전은 정상적인 보통의 유전 현상이다. 그러므로 근본 요인에 따른 발달 장애disorder는 병리 현상이 아니다.

펜로즈의 표현을 빌리면 〈생리〉적인 현상이다. 우리 얼굴이나 키, 기질이 다인자 유전으로 만들어지고 각각의 개성을 형성하는 것과 똑같은 현상이다. 물론 그것만으로 모든 것이 정해지는 것은 아니다. 한스 아스퍼거가 병이나 장애가 아니라 〈개성〉이라고 생각한 것은 정답이었다. 단지 현실 사회에서는 이 개성이 살아가는 데 어려움을 가져다주기 때문에 장애handicap라고 여기는 것이다.

결국 펜로즈가 역학 연구를 통해 〈정상 편의〉라는 개념으로 파악한 현상을 현재의 유전자 연구를 이용해 〈다인자 유전〉이라는 개념으로 다시 파악했다.

그러면 유전자 조합은 구체적으로 무엇을 어떻게 규정하기에 〈자폐증〉이라고 부르는 현상의 위험 인자가 될까? 현재의 유전자 연구는 이 지점까지 파고들지 못했다. 이를 알 수 있다면 근본 요인이 초래하는 것이 자폐증 스펙트럼의 필요조건인지 아닌지를 확실하게 밝혀 줄 것이다.

캐너는 자신이 살펴본 자폐아의 부모에게 고유한 공통의 특징이 나타난다고 강조했다. 그 때문에 부모를 향한 편견을 부추긴다고 불평을 듣거나 자폐증 가족인론(가족 책임론)의 원흉인 양 손가락질을 당했다. 그러나 다인자 유전이 근본 요인이라는 관점에 서면, 캐너가 지적한 특징을 온전히 갖춘 전형적인 자폐아의 사례에서 부모들이 공통성을 드러낸 것도 우연이 아닐지 모른다.

아동 정신 의학자 캐너의 명성을 듣고 상담을 받으러 온 부모 중에 본래 학구적인 지식인이 많지 않았을까 하는 시각도 있지만(나도 예전에는 그렇게 생각했다), 캐너 자신은 그 점을 경계하면서 연구에 임했다. 1956년에 캐너는 〈자폐아 50명의 진료 기록 번호를 선택해 비교 대조군으로 삼았는데, 그들 부모의 교육과 직업상 지위는 상당히 낮았다〉라고 말했다. 상담자 전체를 놓고 보면 특별히 치우친 경향은 없었다는 말이다. 부모에게는 사회적 성공과 관련한 뛰어난 학구열을 가져다준 〈타고난 재질〉의 유전자 조합이 종이 한 장 차이로 아이에게는 자폐증의 〈근본 요인〉으로 작용한 것은 아닐까?


## 8 — 발달 장애와 환경인(심인)


이제까지 정리했듯, 지적 장애와 자폐증 스펙트럼은 온갖 뇌 장애가 비특이적인 부하 조건으로 작용해 발생하는 소수, 그리고 일정한 확률로 자연스레 생기는 정상적인 개인차 즉 개성으로 발생하는 다수로 이루어진다. 개인차가 누구에게 높은 확률로 발생하느냐를 볼 때, 다인자 유전에 따른 근본 요인을 지닌 사람에게 높게 나타나는 성질의 지체를 발달 지체라고 할 수 있다.

그러면 심인, 즉 환경의 영향은 어떠할까?

병인론이란 인과 관계의 설명이므로 원인과 결과가 있어야 한
다. 외인성은 뇌의 물질적 손상이, 내인성은 유전자에 따른 근
본 요인이 〈마음〉의 실조라는 결과를 가져온다. 그런데 〈심인
성〉은 어떨까? 말 그대로 받으면 〈마음〉의 실조가 〈마음〉의 실
조라는 결과를 가져온다는 의미이므로 동어 반복tautology이
된다. 따라서 〈환경인〉이라고 부르는 것이 정확하다. 이제까지
살아오고, 또 지금 사는 환경과 서로 작용해서 〈마음〉의 실조
라는 결과가 나왔다는 뜻이다. 이제부터는 〈환경인〉이라는 말
로 생각해 나가자.

## 환경은 필요조건이 아니다

현격한 지적 지체는 어릴 때 앓은 병 탓이기도 하고 타고난 것
이기도 하다. 옛날부터 이는 경험으로 알았다. 물론 그것에 〈전생
의 인연〉, 〈화(禍)〉라는 의미를 붙이기는 했어도 〈부모의 양육 방
식이 나빴다〉는 식으로 환경인을 파악하는 일은 없었다. 근대에
들어와 지적 장애가 의학 연구 대상이 되고, 그 병인을 추궁하기
시작한 이후에도 환경에서 주된 요인을 찾으려는 의학자는 없
었다.

자폐증이 모습을 드러냈을 때 환경 문제는 비로소 연구 주제가
되었다. 〈생물학적 요인×환경 요인=발병〉이라는 조현병에 대한

아돌프 마이어의 학설이 배경에 깔려 있었기 때문이다. 그러나 1960년대 환경 연구는 이렇다 할 결론을 제출하기도 전에 루터 학설의 등장과 동시에 정리되지도 못한 채 사라져 버렸다. 자폐증 스펙트럼은 과연 환경인성, 즉 환경 문제를 필요조건으로 삼은 장애라고 할 수 있을까?

대답은 〈아니오〉다. 캐너가 처음부터 지적했던 대로 매우 일찍부터 시작된 자폐증 스펙트럼의 〈관계 장애〉가 환경 때문에 일어났다고는 생각하기 어렵다. 환경인성 장애가 생기려면 환경과 강한 상호 작용이 있어야 하는데, 그보다 훨씬 전에 관계 장애는 이미 시작되었기 때문이다. 관계 형성을 뒤처지게 하는 어떤 조건이 개체인 아이 쪽에 먼저 있고(이 조건이야말로 자폐증의 필요조건일지 모른다), 그것이 상당히 이른 발달 단계부터 관계 장애를 일으키기 시작한다고 생각할 수밖에 없다.

정신 실조나 장애를 일으킬 만큼 〈강한 상호 작용〉은 생존을 심각하게 위협하는 위기 환경에 놓였을 때, 또는 그렇게 심각하지 않더라도 오랫동안 환경 스트레스가 이어지거나 반복해서 되풀이될 때 일어난다. 자폐증 스펙트럼의 징후를 이르면 생후 몇 개월 안에 관찰할 수도 있다. 하지만 그때까지 위기 환경에 놓인 사실이 없으며, 오랫동안 되풀이되는 환경 스트레스가 있다 해도 정신 실조가 발생하기에는 기간이 지나치게 짧다.

## 환경의 영향을 받기 쉽다

그러면 병인(필요조건)이 아니라고 해서 환경은 관계가 없느냐 하면 전혀 그렇지 않다. 실은 그 반대다. 발달 장애 아이들의 정신 발달은 정형 발달의 아이들 이상으로 환경의 영향을 받기 쉽다.

이 세상에 완전무결한 환경은 없다. 언제나 누구든지 완벽하게 육아를 감당해 낼 수 있는 것도 아니다. 모든 인간관계가 그러하듯 부모 자식 관계 역시 순조롭기만 하지 않은 것도 당연하다. 그래서 어떤 문제든 〈환경 탓〉으로 돌리고 싶으면 핑계야 얼마든지 찾아낼 수 있다. 그렇지만 대다수 아이는 어려운 환경을 헤치고 성장의 길을 걸어간다.

그런데 발달 장애 아이들은 어려운 환경을 헤치고 앞으로 나아갈 수 있는 발달의 힘이 약하기 때문에 주저앉기 쉽다. 보통 어디서든 흔하게 눈에 띄는 환경 부하 정도도 지나치게 큰 부하로 느낀다. 말하자면 〈환경에 약하다〉. 환경에서 부정적인 영향을 받을 가능성이 높다. 한편 환경에서 자신의 힘으로 성장의 양식을 찾아내 튼실하게 나아가는 힘도 약하다. 따라서 환경에서 긍정적인 영향을 받을 가능성이 낮다.

이런 사정으로 발달 장애 아이들에게는 환경과 상호 작용하는 일이 기나긴 발달의 여정에서 부하 조건으로 작용하기 쉽다. 발달의 걸음이 느리고 그만큼 변화도 완만해서 그 영향을 알아차리기 어려울 뿐 아니라, 환경의 작용으로 심리적인 실조가 발생할 가능성이 발달 장애 아이가 훨씬 더 높다. 발달 지체에 따른 장애

뒤편에 감추어진 환경의 영향을 간과하지 않는 것이 중요하다. 왜냐하면 그것이 오랫동안 인격 형성에 그늘을 드리우기 때문이다.

환경이 어떠한가는 발달 장애 아이가 성인으로 자라나는 과정에 매우 큰 영향을 미친다. 근본 요인이 되는 위험 인자를 갖고 태어난 아이가 처음의 위기에 머무를지, 실제로 자폐증 스펙트럼으로 나아갈지, 어느 정도까지 나아갈지, 이런 이야기는 환경과 어떤 연관성을 지니는지를 제외하고는 성립하지 않을지도 모른다.


1960년대 환경 연구는 이런 점에서 의미가 있었지만, 다음과 같은 약점과 문제점이 있다.

(1) 환경의 영향은 〈상호 작용〉인데도 오로지 환경이 아이들에게 미치는 작용이라는 일방적인 시각만 있었다.

(2) 조현병 연구의 흐름 안에 놓여 있었기 때문에 〈정신 발달〉의 시각에서 관찰하거나 이해하려는 연구는 드물었고, 그 대신 어른의 정신 분석적 연구가 낳은 개념과 해석을 그대로 가져와 설명하는 경향이 강했다.

(3) 소수가 관측한 예를 근거로 이해하는 일이 많아 그 내용이 연구에 따라 제각각이고, 여기까지는 확실하다고 할 만한 일반적인 공통 이해에 이르지 못한 백가쟁명 식이었다.

(4) 인간은 심리적 존재이므로 인간에게 일어나는 현상은 무엇이든 심리적으로 의미를 부여하거나 설명하는 일이 가능하다.

순간적으로 떠오른 것에서 그럴듯한 것에 이르기까지, 어떻게 의미를 부여할 것인가에는 의미를 부여하는 사람의 가치관과 이념이 의식적·무의식적으로 작용한다. 이런 의미 부여로 〈부모와 자식은 이러해야 한다〉거나 〈양육은 이러해야만 한다〉는 각각의 가치관과 이념에 따른 고정 관념적인 가족인론(가족 책임론)이 자폐증에 개입했다. 이런 일이 등교 거부 현상에도 작용했고, 현재도 소년 범죄나 이른바 〈아동 학대〉에 작용한다.

## 환경 상실이라는 문제

그런데 환경은 병인이 아니라는 서술과 모순인 듯하지만, WHO의 지적 장애 원인 분류를 보면 〈8. 심리적·사회적 환경 상실에 따른 것〉이라는 항목이 있다.

이는 현재 〈아동 학대〉라고 부르는 극단적으로 열악한 양육 환경을 염두에 둔 것이다. 그런 사례에는 확실히 지적 발달 지체라는 현상이 보인다. 그뿐만 아니라 관계 장애, 즉 사회성 발달의 지체가 자주 일어난다는 사실도 뚜렷하다. 때로는 자폐증 스펙트럼의 진단 기준을 채울 때도 있고, ADHD나 학습 장애의 진단 기준을 채울 때도 드물지 않다. 이는 극단적으로 열악한 환경이 발달 지체나 불균형을 불러오는 심각한 부하 조건임을 의미한다.

장기간에 걸친 극단적으로 열악한 환경은 다양한 뇌 장애나 자연의 개체차가 일으키는 발달 장애와 구별하기 어려운 행동 특징을 낳을 수 있다. 이 사실은 이제까지 반복해서 말해 왔듯, 정신 발달이 얼마나 환경과 서로 작용하고 있는지를 드러내 준다.

아동 정신 의학자 스기야마 도시로(杉山登志郎)는 이러한 사실을 바탕으로 〈아동 학대〉를 〈제4그룹의 발달 장애〉라고 불렀다.[38] 지적 장애가 제1그룹, 자폐증 스펙트럼이 제2그룹, 학습 장애, ADHD, 발달성 협조 운동 장애가 제3그룹, 그리고 제4그룹이 어린이 학대다. 만약 이런 표현이 용납된다면 〈환경인성 발달 장애〉라고 불러도 좋을 것이다. 제4그룹은 제15장에서 자세히 다루겠다.

이러한 외인, 내인, 환경인이 얽힌 여러 조건이 지적 장애에서 자폐증 스펙트럼에 걸친 발달 장애의 〈원인〉 즉 결정 조건을 형성한다. 이제 이들 조건이 어떤 구조로 지적 장애나 자폐증 스펙트럼이 드러내는 구체적인 상태를 초래하는지 생각해 보자.

---

38 스기야마 도시로, 『아동 학대라는 제4의 발달 장애(子ども虐待という第四の発達障害)』(東京: 学習研究社, 2007) ─ 원주.

# 발달 장애의 체험 세계

이제까지 논한 바는 연구 영역의 논의, 즉 외부에서 다루어 온 발달 장애였다. 이제부터는 지적 장애나 자폐증 스펙트럼 아이들, 앞에서 스기야마 도시로가 말한 제1그룹, 제4그룹의 체험 세계를 생각해 보자. 이 아이들은 구체적으로 어떤 체험을 겪으며 생활할까?

교과서나 진단 안내서에는 대체로 외부에서 관찰한 어린이의 행동 특징을 기술해 놓는다. 객관적인 파악이 중요하다는 것은 두말할 필요도 없다. 하지만 우리는 행동만으로 살아가지 않는다. 외부에서 〈행동〉으로 보고 관찰한 것을 본인 내부에서 보면 〈체험〉이다. 바야흐로 우리는 체험의 세계를 살아간다. 어린이를 이해하는 일은 그의 체험을 이해하는 것이다.

외부 시선으로 볼 때 경수가 언제나 산만하고 난폭하다는 것과 경수 눈에 외부가 어떻게 보이고 무엇을 어떻게 느끼는가, 이 둘은 물론 관계가 없다고는 못해도 서로 다른 사안이다. 〈과잉 행동과 충동적인 성격이기 때문에 ADHD〉라는 진단은 외부에서 경수의 행동을 이해한 것일 뿐 경수 자신의 체험을 이해한 것은 아니다.

진단은 〈행동〉을 지켜보고 내릴지라도, 보살핌에 임할 때는 〈체험〉 차원으로 들어가야 한다. 행동을 관찰하고 이해를 통해 행동의 변화를 일으키고자 시작된 행동 요법조차도 지금은 〈인지 행동 요법〉, 즉 환자의 체험에 눈을 돌리고, 체험 방식과 의미에 변화를 꾀하는 치료법으로 옮겨 간다. 정확하게 말하면 〈인식 행동 요법〉이라고 불러야 할 듯싶다.

체험이란 당사자의 〈마음〉, 주관의 내부에서 일어나는 일이기 때문에 당사자 이야기를 귀 기울여 들어야 한다. 나아가 추측이나 상상에 기댈 수밖에 없는 지점이 있다. 언어 소통이 아직 불충분한 아이, 발달이 몹시 뒤처진 아이라면 더욱더 그렇다. 발달론은 〈어림짐작〉을 피할 수 없다고 앞에서 말했는데(제8장-2 참조), 그와 비슷하다는 점을 미리 짚어 두겠다.

또 하나 주의해야 할 점은 여기에서 기술하는 것은 어디까지나 〈대체로 이렇다〉는 일반적인 이해일 뿐이다. 당연하지만 경수, 경화, 지은 등의 체험 양상은 각기 다 다르다. 모든 아이의 체험 세계가 개별적이고 제각각이지만, 특히 발달 장애 아이의 체험 양상이 드러내는 개인차와 개인별 특성은 매우 다양하고 가지각

색이다. 요컨대 개인마다 독자성이 매우 강하다. 따라서 지적 장애의 체험 세계는 이렇고 자폐증은 이렇다는 식으로 단순하게 규정해서는 안 될 만큼 다채롭다. 앞으로 기술하는 내용은 이 점을 숙지한 가운데 굳이 일반화해서 말하면 대체로 이러하다는 이야기로 받아들여 주기 바란다.

정신 발달이란 하나의 개체로 태어난 아이가 주위 사람과 감각을 공유하고, 정동을 공유하고, 관심을 공유하고, 몸짓을 공유하고, 인식을 공유하면서 함께 사회적·공동적인 존재로 자라나는 과정이다. 발달 과정과 더불어 우리의 체험 방식은 기본적으로 다른 사람과 〈동일〉해진다. 주변 사람이 〈아프다〉고 체험하는 자극을 자신도 〈아프다〉고 느끼고, 다들 〈빨간 장미〉라고 체험하는 대상을 자신도 〈빨간 장미〉로 보고, 다들 〈슬픔〉을 체험하는 상황에서는 자신도 〈슬픔〉을 느끼는 식으로 말이다. 발달 장애는 인식적이든 관계적이든 체험의 공유에 지체 현상이 생긴다는 데 본질이 있다. 그러므로 갖가지 체험 방식이 다른 사람과 같거나 반드시 공유할 수 있는 것이 되지 못하고 개인마다 독창성이 높다. 그리하여 정형 발달을 보이는 사람들과 차이가 생길 뿐 아니라 각자가 매우 개성적이다. 당사자 수기 등을 비교하면서 읽으면 잘 알 수 있다. 따라서 발달 장애는 이렇다 하고 안이하게 한데 묶을 수 없다.

## 1 ─ 발달의 영역 나누기

### 항상 분포도 안에서 생각하기

발달의 연속적인 분포도에서 인식의 발달이 크게 뒤처지는 A영역, 인식 발달과 관계 발달 모두 크게 뒤처지는 B영역, 관계의 발달이 뒤처지는 C영역으로 나누어 순서대로 그 체험 세계를 살펴보자(〈그림 22〉 참조). 분포도의 중심 부분을 점하는 평균적인 아이들(T영역)과 비교하면서 살펴보면, 서로 관련을 맺으며 발달 지체가 어떤 체험을 일으키는지 전체적인 전망*perspective*을 얻을 수 있다.

또한 임상 책이기 때문에 이런 아이들을 대하는 어려움에 초점을 맞춘 서술이 되겠지만, 아이들의 체험 세계는 결코 어려움이라는 단일한 색깔로만 칠해지는 것이 아니다. 그 세계에는 즐거움도 있고 기쁨도 있다. 이것을 어떻게 끌어내고 키워 나갈까? 이런 물음이 훨씬 중요하다.


## 2 ─ 불안, 긴장, 고독

### 아이들은 다 겁쟁이

일반론으로 말하면 발달 지체가 심한 아이일수록 그렇지 않은 아이(T영역)보다 불안과 긴장이 훨씬 높은 체험 세계를 살아간다. 인식 발달에 지체가 있으면 자신이 잘 이해하지 못하는 세계에 놓인다. 어떻게 이해해야 좋을지 모르고, 또 어떻게 하면 좋을

**그림 22** 발달의 영역 분류

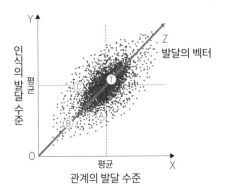

* 각각에 〈진단명〉을 부여하면 다음과 같다.
A영역 중심에 있으면 지적 장애
B영역 중심에 있으면 자폐증
C영역 중심에 있으면 아스퍼거 증후군
T영역은 정형 발달


지 모르는 것으로 가득 찬 세계가 되기 때문이다.

한편 관계의 발달에 지체가 있으면 사람과 부딪치는 힘을 잘 기르지 못한다. 그만큼 자기 혼자 세계를 받아들이고 감당해야 한다. 인간은 관계망을 통해 서로 의존하면서 살아가는데, 그 관계망이 성겨진다. 이런 문제를 떠안아야 하며, 그것으로 끝나지 않는 문제가 있다는 것을 발달론의 관점으로 살펴보자.


우리 사회는 어른의 인식 수준 위에 이루어져 있다. 따라서 발달 장애가 있든 없든, 아이란 모름지기 잘 알지 못하는 세계,

잘 대처할 수 없는 세계를 살아간다. 어린아이일수록 겁쟁이고 불안을 느끼기 쉬운 이유가 여기에 있다. 그래서 아이는 빨리 어른이 되도록 발달을 재촉받는다고 해도 관계없다. 보통 아이들은 발달의 길을 걸으며 겁쟁이에서 빠르게 벗어나지만, 지체가 있는 아이는 그러한 발걸음이 늦고 불안과 긴장이 높은 체험 세계를 어지간해서는 빠져나오지 못한다. 그림의 A영역과 T영역에는 그러한 체험의 차이가 있다.

## 청각 우위의 세계

막 태어난 아이에게 주위는 미지의 세계일 뿐 아니라 처음 부딪히는 시각과 청각 자극이 홍수처럼 밀려드는 세계다. 신생아가 보기에 강한 자극으로 가득 찬 이 세계는 혼란스럽다. 어른의 체험으로 유추해서 말하자면 〈불안〉이나 〈긴장〉이라고 할 체험이 밀려오기 때문이다. 그런 세계에 과도하게 노출되지 않도록 신생아는 대부분 잠을 잔다. 동시에 이 시기부터 벌써 미지의 세계를 알고자 하는 탐색 활동, 피아제가 말하는 순환 반응을 시작한다. 자기가 모르는 세계를 살아갈 수는 없기 때문이다.

영아의 체험 세계는 청각 우위로 시작한다. 배 속에서 이미 엄마 목소리에 익숙해졌기 때문에 다양한 청각 자극 중에서 엄마의 목소리를 구분해 낸다. 시각은 아직 초점을 조정할 수 없어서 주위가 흐릿하게만 보인다. 이는 과도한 시각 자극에 휘둘리지 않도록 아기를 지켜 준다. 그러나 모든 것이 흐릿하게만 보이는 것은 아니다. 눈앞 20센티미터 거리에 초점이 고정되어 그 거리에서만 또렷하게 물체의 상(像)을 포착한다. 누군가에게 안겼을 때 안아 준 사람의 얼굴에 초점이 맞는 거리라면, 양육자의 얼굴을 외울 수 있다. 이는 애착 형성, 즉 관계의 발달에 도움을 준다.

### 탐색 활동과 시각 발달

생후 약 3개월이 지나면 아이는 고개를 가누면서 능동적인 탐색 활동을 한다. 그 시기에 맞추어 시각도 주변 사물에 초점을 맞추는 일이 가능해진다. 다양한 사물을 자유롭게 주시할 수 있는데, 이 시점에는 아직 초점이 느슨해 선명하게 보이지는 않는다. 그래야 세부적인 차이나 변화에 사로잡히지 않고 대상의 기본 윤곽을 파악하는 능력이 순조롭게 자라날 수 있다. 이리하여 영아는 자기 나름대로 태어났을 때 접한 정체불명의 체험 세계를 구별해서 파악하기에 이른다. 피아제 식으로 말하면 〈스키마〉를 형성한다. 탐색 활동의 발전에 발맞추어 시력도 좋아진다. 한 살 무렵에는 시각 능력이 대강 어른과 비슷해지고, 세 살에 그 능력을 완성한다.

이렇게 영아기의 시각 발달과 탐색 활동에 따른 인지 발달은 나란히 발전한다. 영아의 활발한 인지 활동, 즉 탐색 활동이 외부 세계를 끊임없이 시각적으로 관찰하도록 해 시각 발달을 촉진하고, 시각 발달은 상세한 관찰을 가능하게 해 인지 발달을 촉진한다. 정신 기능과 신체 기능의 발달은 이렇듯 쌍방향적이고 순환적인 표리일체를 이룬다. 〈마음〉과 〈뇌〉의 관계도 표리일체의 성격을 띤다.

탐색 활동은 영아의 자발적이고 능동적인 활동이지만, 제8장에서 언급했듯 주변 어른들도 그 활동에 끊임없이 관계한다. 이러한 어른의 관여가 결국 영아기(감각 운동기)의 인지 활동 단계에서 의미에 따라 세계를 파악하는 인식 활동 단계로 아이를 끌어올린다.

### 〈언어 지체〉가 뚜렷이 나타나다

태어난 직후에 탐색 활동을 시작할 때 탐색하는 힘이 상대적으로 약하고 그 행보가 늦다면 A영역 아이들이다. 행보가 늦다는 점이 활동성 결핍으로 이어진다는 점에서 얌전하고 손이 가지 않는 아기로 여겨지기도 한다. 반대로 신경질적인 아이도 있다. 외부 세계를 인지적으로 구분해 파악하는 스키마 형성이 늦기 때문에 T영역 아이들보다 감각 자극에 휘둘리기 쉽고, 이미 이 시기부터 불안과 긴장이 높아진다.

그러나 이 시기에는 지적 장애가 중심인 A영역과 정형 발달인 T영역의 간격이 아직 좁고, T영역 안에서도 기질의 개체차에 따라 얌전한 아이도 있고 신경질적인 아이도 있어서 아직 그렇게 차이가 두드러지지는 않는다.

A영역과 T영역의 차이가 눈에 띄게 나타날 때는 일반적으로 영아기, 언어 발달 시기에 들어오고 나서다. A영역 아이들은 영아기의 인지 발달이 불충분할 뿐 아니라 인지 발달을 토대로 인

식의 발달을 추진하는 힘이 약하다. 인식 발달의 행보에서 T영역과 간격이 벌어지는 현상이 또렷해지고, 그것은 가끔 〈언어 지체〉로 나타난다. 인식 발달과 언어 발달은 표리일체이기 때문이다(제8장-11 참조). 인식 발달의 지체 정도와 거의 나란히 〈한 단어 문장 → 두 단어 문장 → 문장 수준〉으로 나아가는 언어 발달의 단계별 상승이 늦어진다.

아동은 일반적으로 언어 능력이 발달함에 따라 정서적으로 눈에 띄게 차분해진다. 순간마다 변하는 감각에 의존한 인지 파악이 공동적 의미와 약속으로 구조화된 인식의 파악으로 옮겨 가고, 체험 세계의 질서와 안정이 커지기 때문이다. 그만큼 주위 세계가 안심할 수 있는 세계로 변한다.

언어의 심각한 지체는 단지 의사소통의 어려움뿐 아니라 체험 세계의 질서화와 안정화에도 지체를 초래한다. 그만큼 질서가 없는 불안정한 체험 세계를 살아가야 한다는 뜻이다. 이것도 T영역보다 A영역 아이들이 높은 불안과 긴장, 혼란을 느끼는 이유다.


## 3 — 발달 지체와 언어 지체

### A영역에서는 〈전해진다〉

발달 장애에서 언어 지체는 어떤 의미일지 살펴보자.

언어는 표출성과 지시성으로 이루어진다(제8장-11 참조). A영역에 있으면 인식 발달의 지체 정도와 거의 나란히 언어도 뒤처진다. 그러나 관계 발달의 지체가 미미하므로 표출성은 증가한다. 그래서 어휘나 문법의 측면에서 언어가 뒤처질지라도 가까운 사람하고는 기분이나 의사소통이 이루어질 때가 많다. 정서적인 관계가 소통을 뒷받침하기 때문이다. 적지 않은 가족이 〈(언어가 없어도) 우리는 이 아이가 하고 싶은 말을 알 수 있고, 내가 하고 싶은 말도 이 아이에게 전해진다〉고 이야기한다.

그러나 지시성이 뒤떨어지기 때문에 다른 사람과 정보를 주고받는 소통이 어렵다. 언어의 지시적인 소통이 어렵다는 것은 타자와 사회적인 관계를 맺어 나가는 데 걸림돌이 된다.

**자폐증의 언어 증상**

자폐증이 중심인 B영역으로 갈수록 〈언어 지체〉는 더욱 심각해진다. 캐너가 자폐증의 두 번째 특징으로 손꼽고, 루터에 이르러서는 기본 장애가 아닐까 생각할 만큼 그것은 눈에 띄게 두드러진다. 인식 발달의 지체가 언어 지시성의 지체가 되고, 관계 발달의 지체가 언어 표출성의 지체가 되어 둘이 어우러져 언어 발달 전체가 뚜렷한 지체를 나타낸다. 언어가 한마디도 나오지 않는 사례도 있고, 나오더라도 의사소통을 위해 사용하는 언어가 아닐 때도 있다. 다음으로 예를 살펴보자.

(1) 앵무새의 흉내 내기

B영역의 대표적인 언어 증상으로 〈앵무새의 흉내 내기〉 즉 반향적 언어 모방Echolalia이 있다. 아이의 체험 세계는 청각 우위로 시작하는데, 청각적으로 듣고 기억한 말을 발음 능력의 발달

과 함께 표현하는 현상이다. 〈언어〉처럼 들리지만 아직 표출성과 지시성이 없는 기계적인 발화다.

이것은 병리 현상이 아니라 어떤 아이라도 언어 발달 과정에서 통과하는 현상이다. 정형 발달에서도 〈앵무새의 흉내 내기〉를 보이는 시기가 있는데, 재빨리 통과하기 때문에 알아채지 못할 뿐이다. B영역에서는 이 단계를 넘어 좀처럼 앞으로 나아가지 못하고 머물러 있는 까닭에 특이한 증상으로 보인다.

### (2) 대명사의 뒤바뀜

언어를 상당히 구사할 수 있어도 다음과 같은 특징을 자주 지적하곤 한다. 하나는 〈대명사의 뒤바뀜〉이다. 자기를 〈너 *you*〉, 상대방을 〈나 *I*〉라고 부르는 현상이다. 주어를 생략하지 않는 서구 언어에서는 아주 기이한 현상으로 비친다.

그러나 언어 발달 도중에 사물의 명칭을 탐색하는 단계에서 주위로부터 〈너〉라고 불리면 자기를 부른다고 여기는 것은 자연스럽다. 이를 극복하려면 피아제가 말하는 탈중심화가 필요하다. 정형 발달에서도 대명사를 습득하는 과정에서 자주 나타나는 현상이다. 일본어에서는 아기의 인식 수준에 맞추어 〈넌 몇 살?〉 하고 묻는 대신 〈난 몇 살?〉 하고 묻는 등 어른이 대명사를 뒤바꾸기도 한다. B영역에서는 탈중심화가 뒤처지기 때문에 이 현상이 오래간다.

### (3) 자기 식의 표현

또 하나는 사회적으로 통하지 않는 그 아이만의 자기 식 언어나 표현이 눈에 띄는 현상이다. 캐너의 사례에서는 빨강 크레용을 〈아네트〉, 파랑 크레용을 〈세실〉이라고 부르는 예가 나온다.

이것도 언어 발달 과정의 시행착오다. 아이들은 누구나 가끔 자기 식으로 표현한다. 그렇지만 일반적으로 주위 어른과 교류하면서 사회적으로 공유하는 표현으로 고쳐 나간다. B영역에서는 그런 교류가 약하기 때문에 수정이 이루어지지 않고 그대로 독자적인 표현으로 굳어진다.


## 표출에 B영역의 특이성이 있다

(1)~(3)의 특징이 눈에 띄고 특이한 현상으로 보이기 때문에 교과서적으로 이것을 〈자폐증의 언어 증상〉으로 손꼽는다. 그렇지만 T영역 아이라도 일시적으로 재빨리 통과하는 길이고, 물론 A영역 아이도 같은 증상을 보인다.

B영역의 특이성은 언어를 표출하는 측면에서 드러난다. 음성 언어는 옹알이를 통해 정동의 교류를 시작하는 표출성을 바탕으로 발달하는데, B영역에서는 관계의 지체로 그 토대가 충분히 마련되지 못한다. 그래서 〈앵무새의 흉내 내기〉는 물론, 소통의 언어가 나오더라도 표출성, 즉 정동성을 갖추지 못한 독특하고 단조로운 monotone 어조가 되기 쉽다. 발음은 정확해도 억양 intonation 이나 리듬이 없다. 표출성이 부족한 발화는 정형적인 언어 발달에서는 일시적으로도 드러나지 않는 현상으로, 오직 관계 발달 지체

를 겪는 아이의 언어에 고유하게 나타난다.

아스퍼거 증후군이 중심인 C영역의 언어 발달에 대해서는 나중에 서술하겠다(제10장-15 참조).

## 4 — 인식 발달 지체와 고독

### 의미와 약속을 알지 못해 공동 세계에 들어갈 수 없다(A영역 아이)

A영역 아이들은 언어 소통뿐만 아니라 지적인 다양한 기능 습득에 어려움을 겪고, 그것이 사회생활에 걸림돌이 된다. 우리도 그 점에 쉽게 시선을 돌린다.

그렇지만 인식 발달의 지체는 사물의 판단, 의사소통, 기능 습득에 어려움을 초래하는 데 그치지 않는다. 이는 의미와 약속을 통해 다른 사람과 세계를 공유하고 그들의 공동 세계로 들어가는 것을 어렵게 만든다. 이는 주위 사람이 당연하게 공유하고 누리는 세계에 들어갈 수 없는 상태로 살아가야 한다는 것을 의미한다.

여기에 인식 발달이 뒤떨어진 사람이 지닌 고유한 체험 세계가 있다. A영역 아이들은 비록 관계의 발달이 뒤떨어지지 않아도 이 하나만으로 우리가 알지 못하는 독특한 고독과 외로움을 느낀다. 일탈로 보이는 이 아이들의 행동, 이른바 문제 행동의 원인을 찾다 보면 불안과 긴장 외에도 고독의 문제와 부딪힌다.

### 앤디의 체험 세계

오스트레일리아 아동 문학자 퍼트리샤 라이트슨Patricia

Wrightson이 쓴『나는 경마장 주인이다!*I Own the Racecourse!*』에는 지체를 겪는 아이(앤디)의 체험 세계가 적확하게 그려져 있다. 저자의 인간 통찰력과 더불어 장애가 있는 아이들과 실제로 깊이 교류한 경험에서 우러나온 내용이다. 저자는 대학에서 관련 분야를 전공하기도 했다. 그러면 이 작품을 예로 들어 보자.

(예)

앤디는 조금씩 주위 아이들과 격차가 벌어지더니 지금은 친구들과 다른 초등학교에 다닌다. A영역 가운데 비교적 가벼운 지체에 속하는 소년이다. 그러나 친구들은 앤디를 따돌리거나 놀리지 않고, 아무렇지도 않은 듯 배려하면서 옛날과 다름없이 함께 논다.

어느 날 모두 스케이트보드를 타고 언덕길을 조심스럽게 내려가며 누가 빠른지 경쟁하는 놀이에 신명이 나 있었다. 앤디는 스케이트보드를 탈 수 없어서 그저 바라볼 뿐이지만 함께 즐겼다. 비록 달리지는 못해도 지금 다 함께 무엇을 하는지는 잘 알았다. 놀이하는 자리에서 자기도 친구들과 어울려 〈참가〉할 수 있었기 때문이다. 여기에서는 세계를 함께 나눈다. 따라서 여기에서 앤디는 활기 있고 씩씩하다.

스케이트보드 타기를 끝내고 집으로 돌아가는 길에서 다들 새로운 놀이를 시작한다. 공상하는 놀이였다. 각자 그 도시의 유명한 건물이나 공공시설의 주인이 되는 놀이였다. 어떤 건물 또는 공공시설을 떠올렸느냐, 주인이 되어 무슨 일을 할지를 즐겁게 이야기했다. 그런데 스케이트보드 놀이 때와는 달리 앤디는 이 놀이에 섞이지 못했다.

〈외로운 듯한, 누군가 다가오는 것을 거부하는 듯한 표정이 앤디 얼굴에 떠올랐다. 앤디는 또다시 친구들과 이어졌던 끈을 잃고 말았다. 앤디는 다음 길모퉁이로 혼자 꺾어 들었다. 다른 아이들은 얼마 동안 그 일을 눈치채지 못했다.〉[39]

왜 앤디는 친구들과 섞이지 못했을까? 이것은 단순하게 보이지만 의미와 약속으로 이루어진 세계, 즉 관념의 세계가 충분히 확립되지 않으면 불가능한 놀이였기 때문이다.

현실 세계에서 앤디는 도서관의 주인이 아니다. 하지만 관념의 세계라면 자기를 주인이라고 여기거나 주인인 척 행동할 수 있다. 관념의 세계에서 친구들과 함께할 수도 있다. 현실 세계에서 그들은 평범한 마이크나 조가 되어 친구들끼리 관념 세계에 들어가 신나게 놀 수 있다. 이러한 이중 구조 덕분에 이 놀이가 이루어진다.

그러나 앤디는 이중 구조를 이해할 수 없다. 도서관 주인이 아닌 마이크가 주인이라는 것도 잘 모르겠고, 애초에 그런 이야기를 주고받는 것이 왜 재미있는지 도무지 알 수 없다.

---

39 퍼트리샤 라이트슨, 『나는 경마장 주인이다!(ぼくはレース場の持主だ!)』, 이노쿠마 요코(猪熊葉子) 옮김(東京: 評論社, 1972), 23면 — 원주.

## 다층의 세계를 오고 갈 수 없다

〈인지〉의 세계는 지각한 그대로의 세계로 일층 구조일 뿐이다. 그러나 〈인식〉의 세계는 여러 겹의 의미 부여와 약속으로 이루어진 다층 구조다. 허구의 세계도 있고 현실 세계도 있다. 현실 세계도 직장에 있는 세계, 가족과 있는 세계, 친구들과 노는 세계 등 의미와 약속이 각각 다르다. 우리의 체험 세계는 이렇듯 복잡한 다층성으로 이루어진다.

인식의 발달이란 인지적 일층 구조의 세계에서 인식적 다층 구조의 세계로 발을 내딛는 것이다. 바꾸어 말하면 체험 세계의 다중화를 통해 두 세계를 자유롭게 오고 갈 수 있음을 뜻한다.

인식 발달의 지체란 우리가 자유롭게 오고 가는 이 여정에서 홀로 남겨지는 것이다. 이 장면은 앤디가 홀로 남겨지는 순간이다. 여기에는 스케이트보드를 잘 타지 못한다든가, 읽고 쓰고 계산하지 못한다는 기능의 문제를 넘어선 어려움과 고독이 숨어 있다.

발달 지체를 겪는 사람이 때때로 보이는 〈완고함〉이나 〈융통성 없는〉 성격은 다층의 세계를 자유롭게 오고 갈 수 없는 데서 유래할 때가 많다. 앤디의 이야기도 이 문제를 둘러싸고 전개된다. 꼭 읽어 보기 바란다.[40]

●

---

40 다키카와 가즈히로, 『아동의 성장과 임상(子どものそだちとその臨床)』(東京: 日本評論社, 2013) — 원주.

A영역에서 B영역으로 향하면 어떻게 될까? 둘 다 인식의 발달에 심각한 지체가 있다는 점은 공통이고, A영역에 들어맞는 특징은 B영역에도 딱 들어맞는다. 인식이 발달하는 힘이 약할 뿐 아니라 인식 발달을 뒷받침하는 관계의 교류도 약해서 이른바 지체 상태가 〈제곱〉이 되기 때문이다. 그래서 앤디와 같은 〈고독〉이 한층 깊어진다.

## 5 ─ 관계 발달 지체와 고독

### 보이지 않는 고독(B영역 아이)

더 나아가 B영역 아이는 사람과 실제로 맺는 관계도 극단적으로 옅어진다는 의미에서 심각하게 〈고독〉하다. 이중의 고독이라고 할 수 있다.

우리도 고독해지거나 심각한 고독을 느낄 때가 있다. 그렇지만 우리의 고독은 사회적인 대인 관계의 세계에 깊이 빠져들어 살아가기 때문에 느끼는 고독이고, 사회적 관계를 잃거나 소외될 때 일어나는 체험이다. 우리는 이럴 때 고독을 느끼고, 고독 때문에 괴로워하고 고민한다. 또는 그런 체험을 〈고독〉이라고 부른다.

반면 B영역 아이는 대인 관계의 세계에 들어가는 것 자체에 심각한 지체가 있고, 태어날 때부터 고립된 정신생활이 늘 고정적인 상태다. 그 고립이 일상적인 나머지 그것을 우리가 말하는 의미의 〈고독〉이라고 느끼지 않을 가능성이 높다.

하지만 그것을 당연하다고 초연하게 여기며 살아갈 수 있느냐

하면, 결코 그렇지 않다. 고립성은 여러모로 살아가는 데 어려움, 부적절한 느낌, 괴로움을 가져다준다. 인간 세계는 공동적으로 살아가도록, 즉 혼자서는 살아갈 수 없도록 만들어졌기 때문이다. B영역 아이가 가끔 나타내는 극심한 공황 상태나 실조 행동의 배후에는 불안과 긴장이 있고, 그보다 더 깊은 곳에는 보이지 않는 〈고독〉이 깃들어 있다.

## 〈무심한 존재〉로 보인다는 위험성

발달 장애의 체험 세계에 대해 불안, 긴장, 고독을 처음으로 다룬 이유는 A~B영역 아이들이 어떤 실조를 초래할 때, 그 배후에 이 문제가 반드시 숨어 있기 때문이다. 그것을 어떻게 보살피느냐는 임상의 중요한 과제다.

더구나 이것이 일반적으로 반드시 이해받지 못한다는 것이 또 하나의 이유다.

〈어려운 일은 알지도 못하니까 고민도 없이 무심하게 살아가겠지.〉 지적 장애인을 향한 이런 잘못된 편견이 세상에서 자취를 감추지 않는다. 이런 생각이 〈어차피 모르니까 뭐〉 하는 조악한 대우를 낳는 것이 아닐까? 무심한 존재로 보이기 때문에 그들의 괴로움과 고통을 간과하는 것은 아닐까?

물론 아이들이 불안과 긴장과 고독의 위협을 조금도 받지 않고 살아갔으면 한다. 일층 구조의 체험 세계를 살아간다는 것은 그만큼 겉과 속이 없고 볕과 그늘이 없는 무구하고 진솔한 마음의 세계를 살아간다는 뜻이다. 〈때 묻지 않은 그 세계가 상처 입지 않았으면 좋겠다.〉 이것이 발달 장애 아이들을 대하는 사람의 심정이라고 해도 무리는 아니다.

노벨 문학상 작가인 펄 벽Pearl Buck의 외동딸에게는 심각한 지적 장애가 있었다. 그녀가 딸과 걸었던 여정을 기록한 작품이 바로 『자라지 않는 아이The Child Who Never Grew』[41]다. 전반부는 딸을 치료하려고 이곳저곳을 찾아다니고, 후반부는 딸을 맡길 시설을 찾아다니는 여정이다. 〈도대체 왜 우리 아이가!〉 하는 슬픔, 그리고 〈그 슬픔을 어떻게 견딜 수 있을까?〉 하는 물음을 다룬다. 그래서 시대를 뛰어넘어 수많은 부모에게 사랑받았다. 다음은 이 작품의 한 구절이다.

〈그러나 나는 슬픔과 공포라는 무게를 짊어지고 있는 데 반해, 행복하고 아이 같은 딸의 정신은 아무런 짐도 짊어지지 않고 있습니다. (……) 마음이 슬픔으로 가득 차 있으면서도 딸이 무심하게 노는 풍경을 바라보고, 나는 이 아이가 틀림없이 천국의 천사처럼 인생을 살고 있다고 생각하기 시작했습니다. 딸은 틀림없이 생존의 고통을 평생 알지 못할 것입니다. 그녀는 자신이 다른 사람과 다르다는 것도 모르겠지요. 그녀는 영원히 어린이의 기쁨과 무책임으로 살아갈 것입니다.〉[42]

현실에서는 지체를 겪는다 해도 〈어린이 그대로never grew〉라

41  펄 벽, 『자라지 않는 아이』, 홍한별 옮김(서울: 양철북, 2003).
42  펄 벽, 『자라지 않는 아이(母よ嘆くなかれ)』, 마쓰오카 히사코(松岡久子) 옮김(東京: 法政大学出版局, 1950), 50~51면 ── 원주.

고는 할 수 없고, 우리와 마찬가지로 슬픔과 고통을 느끼며 살아
가는 존재라고 이해해야 한다. 이 책에는 자신의 아이를 품에서
떠나보낸 어머니 펄 벅이 드리는 딸을 위한 기도가 담겨 있다. 이
책에 그려진 기나긴 여로의 풍경에는 펄 벅 자신의 깊은 고독이
그림자를 드리운다.

### C영역에서 떠오르는 고유성

그러면 C영역은 어떨까?

앞에서 거론한 분포도(〈그림 22〉 참조, 263면)대로 C영역은 관
계, 즉 사회성 발달만 뒤떨어지고, 인식의 발달에는 A~B영역 같
은 지체가 없다. 그렇다 해도 인식의 발달 전체에 지체가 없는 것
은 아니다. 우리 인식에는 지식의 힘과 관심만 있으면 혼자 힘으
로도 발달하는 부분과 대인 교류나 사회관계를 통하지 않으면 지
식의 힘이 아무리 강해도 발달이 여의치 않은 부분이 있다. C영
역 아이들의 인식 세계는 후자가 〈구멍〉처럼 되어 있다.

인식의 발달과 관계의 발달은 서로 떠받치고 있어서 인식이 발
달할수록 C영역의 관계 발달이 늦어지는 것은 B영역 아이들보
다 가벼운 정도에 속한다. 그러므로 B영역에서는 인식의 측면을
포함한 지체 전체의 크기에 묻혀 버리는 관계 발달 지체의 고유
한 문제를 순수하게 읽어 내기가 쉽다.

C영역의 체험 세계는 나중에 한데 묶어 기술하겠다(제10장-
15 참조).

# 6 — 높은 감각성의 세계

발달 장애에서 감각에 주목한 것은 이타르가 에티엔 보노 드 콩디야크의 『감각론*Traité des Sensations*』(1754)을 참고로 야생 소년 빅토르를 보살핀 이후라고 할 수 있다. 이타르는 빅토르에게 다양한 감각 자극을 주는 것부터 시작했다. 오늘날로 말하면 〈감각 통합 훈련〉에 상응한다고 할까?

감각은 모든 체험의 창구와 같다. 감각이 없다면 우리의 체험 세계 또한 있을 수 없고, 감각의 작용을 통해 환경과 교류하지 않고서는 생물적으로나 사회적으로 정신 발달은 있을 수 없다. 한편 신생아는 성인이 가진 감각의 양상을 그대로 갖고 태어나는 것이 아니다. 감각의 작용은 정신 발달 과정을 통해 분화하고 적응해 간다.

이 때문에 감각 기능이 정신 발달에 영향을 주는 동시에 정신 발달이 감각 기능에 영향을 주는 쌍방향적 순환 구조를 볼 수 있다. 발달 지체가 가끔 복잡한 감각의 문제를 드러내는 이유가 여기에 있다. 발달의 길을 걸으면서 가능한 만큼 정리해 보겠다.

발달 장애에서는 여러 차례 〈감각의 과민함〉을 지적한다. 그래서 감각 기능의 중추성 장애를 그 원인으로 상정하는 연구자도 있다. 그러나 단순히 그렇게 말할 수 있을까?

청각을 예로 들어 보자. 청각 과민이란 보통 사람에게는 들리지 않는 미미한 소리, 멀리서 들리는 소리까지 들리기 때문에 혼란스러워하는 현상이다. 그렇다면 청각 능력이 매우 높다는 것을 의미한다. 중추성 장애 때문에 청각 능력이 뒤떨어진다는 것은 잘 알려진 현상(중추성 난청)이다. 그런데 거꾸로 장애 때문에 능력이 높아질 수 있을까? 또는 청각 능력의 문제가 아니라 소리 자극에 대한 내성의 문제일까? 아니면 절대 음감의 소유자가 보통 사람이 알아채지 못하는 사소한 음정의 잘못도 알아듣는 것과 비슷한 어떤 특수한 음감일까?

감각 자극을 이야기할 때 〈과민함〉이란 무엇을 가리킬까? 이를 곰곰이 살펴볼 필요가 있다. 서로 다른 감각 현상을 모조리 〈과민함〉이라는 한마디로 뭉뚱그려 버릴 수 있기 때문이다.

## (1) 신체 감각

### 미분화와 둔감함은 다르다

일반적인 발달은 영아기의 모성적 돌봄을 통해 다양한 신체 감각이 분화해 간다(〈그림 9〉 참조, 167면). 그러나 A~B영역에서 발달의 힘이 약할 때 신체 감각의 분화는 순조롭게 이루어지지 않는다. 아이에게는 모성적 돌봄에 따른 외부 조절을 통해 신체 감각을 스스로 인지적으로 분화하는 힘이 부족하기 때문이다. 발달 장애의 감각 문제를 초기까지 파고들면 이 단계에서 일어난 분화의 지체까지 거슬러 올라가는 사례도 적지 않다.

(예 1)

추위 때문에 닭살이 돋는 지경인데 옷을 얇게 입는다. 더위 때문에 땀을 흘릴 지경인데 옷을 두껍게 입는다. 옷을 입고 벗으면서 체온을 조절할 줄 모르는가 싶어 관찰하면, 그 이전에 추위나 더위라는 관념이 없다고 할까? 몸의 감각을 상황에 걸맞게 파악하지 못하는 듯 보인다.

(예 2)

그는 스웨터를 아주 싫어한다. 따끔따끔한 털의 감촉이 극단적으로 신경 쓰이기 때문인 듯하다. 피부 감각이 민감한 걸까? 그런데 그가 손을 다쳐 피가 배어 나왔다. 상당히 쓰라릴 텐데도 별로 신경 쓰지 않고 논다.

이러한 현상을 〈지각의 비항상성Perceptual Inconstancy〉이라고 한다. 이를 보고 선천적인 감각 장애를 의심하는 연구자도 있다. 그러나 발달론의 시각에서 보면 이는 신체 감각이 정리된 형태로 미처 분화하지 못했기 때문에 자기 몸에 일어나는 일을 적확하게 파악해 그것에 대처하지 못하는 현상이다.

감각의 미분화란 겉으로는 그렇게 보일 수 있어도 무감각이나 둔감을 가리키지 않는다. 불쾌한 신체 감각이 생기는데도 그것이 무엇인지 명확하게 구분해서 파악하지 못하기 때문에 아무튼 피하려고 하든지(스웨터의 따끔따끔함), 그대로 내버려 두든지(추위, 더위, 찰과상의 통증) 하기 쉽다. 이런 까닭에 민감한 건지 둔감한 건지, 양쪽이 뒤섞인 듯 보인다.

물론 이때 〈본인이 마음을 쓰지 않으니까〉 하고 내버려 두는 것이 아니라 그때마다 옷을 입히거나 벗겨 주고, 상처를 치료해 주는 등 보살피는 일이 중요하다. 명확하게 분화하지는 않았더라도 불쾌한 감각을 체험하는 것은 확실하지 않은가. 모성적 돌봄에 따른 외부 조절은 감각 분화를 촉진하는 데 알맞은 발달 지원이기도 하다.

### 언어로 구분해서 표현할 수 있다

발달 지체가 없고 신체 감각을 적절하게 분화하는 T영역의 정형 발달 아이라도 유아기에 들어갈 때까지는 감각 운동기처럼 인지적으로 구분해서 파악하는 데 머무를 뿐이다. 유아기에 언어를 획득함에 따라 비로소 〈춥다〉, 〈덥다〉, 〈아프다〉처럼 개념을 이용해 인식적으로 구분해서 파악하는 일이 가능하다. 이는 다음과 같은 커다란 발달의 변화를 일으킨다.

① 개체 내부에서만 이루어지던 감각 체험이 다른 사람과 의사소통으로 공유할 수 있는 체험으로 변한다.

② 자신에게 생겨나는 감각을 언어를 이용해 대상화하고 객관화해서 볼 수 있다.

③ 단순한 생리적인 감각이 아니라 의미를 지닌 체험이 된다.

(예)

걸어가던 어린아이가 넘어지면서 두 손으로 땅을 짚었다. 아이는 깜짝 놀란 듯 휘둥그레진 표정을 짓는다. 엄마가 〈아프지 않네, 괜찮아〉 하고 위로의 말을 건네는 순간, 아이는 〈으앙〉 하고 울기 시작했다. 엄마가 가서 손을 쓰다듬어 주자 아이는 울음을 뚝 그쳤다.

혼히 보는 광경이다. 이 아이는 넘어지는 요령이 있어서 신체적으로 그다지 심하게 아픔을 느끼지 않았다. 〈아프지 않다〉는 엄마의 말로 방금 〈아픔〉을 체험했음을 깨달았다. 또 이것이 피해야 할 고통임을 알았다. 그래서 불안한 마음이 생겨 울음을 터뜨렸다. 쓰다듬어 주는 행동으로 엄마와 〈아픔〉을 나누고, 그것으로 안심하고 울음을 그쳤다. 신체 감각이 인식적으로 분화한다는 것, 다시 말해 언어로 구분해 말할 수 있다는 것은 이러한 처리가 가능함을 의미한다.

### 고독한 대처

A~B영역과 같이 인식 발달이 심각하게 늦을수록 앞에서 본 어린아이와 같은 반응을 보이는 일이 불가능해진다. 〈신체 감각의 사회화〉가 뒤떨어진다고 말할 수 있다.

불쾌한 신체 감각이 생겼을 때 앞에 제시한 ①처럼 공유할 수 없으므로 자기 혼자 고독하게 대처하고, ②가 불가능하므로 적확한 파악이나 처리가 어렵고, ③처럼 일어나는 일의 의미를 알지 못한다. 그래서 감각 자극으로 혼란을 일으키기 쉽다. 이 혼란이 주위 사람의 눈에는 〈과민함〉으로 비친다.

인식의 지체뿐 아니라 관계의 뒷받침도 빈약한 B영역에서는 이러한 경향이 더욱더 강해진다. 감각 분화의 지체가 더욱 심해져서 혼란이 커지고, 나아가 누군가에게 의존해야 한다는 것을 모르기 때문에 완전히 자기 힘으로만 처리해야 한다. 엄마가 쓰다듬어 주면 안심하는 방식이 효과를 발휘하지 못한다. 그 결과 보통 병리적으로 보이는 처리 방식이 나타나는 사례도 있다. 다음과 같은 현상이 그러하다.

(예)

캐너의 논문을 보면 자폐증 아이는 〈바늘에 찔리면 사람이 아니라 바늘을 무서워한다〉는 대목이 나온다. 예방 주사를 맞는 아이들을 관찰함으로써 이 현상을 확인해 본 의사가 있었다. 만약 실제로 그러하다면 진단에도 도움이 된다. 어떤 아이는 주사실에 들어가면 과잉 행동을 보이며 산만하게 굴었지만, 막상 간호사가 말리며 주사를 놓았을 때는 울면서 소란을 피우거나 몸을 움직이지도 않고 무표정하게 주사를 맞았다. 사람은 말할 것도 없고 바늘도 무서워하지 않았다.

낯설고 불안해서 긴장이 높아지는 병원에서 주사라는 신체적인 침습에 〈해리(解離)〉를 일으킬 가능성이 있다. 해리란 의식과 체험을 떼어 내 고통스러운 체험을 의식에 들이지 않는 심리 메커니즘이다(제15장-7 참조). PTSD에 생기기 쉬운 병리 현상이라고 알려졌지만, B영역 아이들이 심한 스트레스에 시달릴 때도 일어나는 현상이다. 고통에 혼자 힘으로만 몸을 보호하려는 심리 메커니즘이기 때문에 스트레스 방어책이 거의 없는 고립성 강한 B영역 아이에게는 스트레스를 막아 주는 측면이 있다. 해리 상태를 외부 시선으로 보면 무감각이나 감각의 둔함으로 비친다.

●

정형 발달 아이의 체험 파악이 인지 수준에서 인식 수준으로 올라가는 유아기로 접어들면, 신체 감각을 받아들이는 방식이 ①, ②, ③과 같이 크게 변화한다. 그에 따라 신체의 온갖 감각을 대상화해서 능동적으로 대처하는 일이 상당히 가능해진다. 그런데 A~B영역에서는 그것의 지체로 감각에 혼란을 보인다. 신체 감각 가운데 촉각은 뒤에서 서술하겠다(제10장-13·15 참조).

## (2) 시각과 청각

### 의미를 통해서만 보인다 — 정형 발달인의 시각

시각이나 청각 등 원격 수용 기관의 감각은 어떨까? 시각을 예로 들어 생각해 보자. 이미 인식이 충분히 발달한 우리의 시각 체험은 다음과 같다.

(예)

지금 창밖을 본다고 하자. 창 너머에는 갖가지 색채와 명도와 채도를 보이는 시각 자극이 넘쳐난다. 그러나 우리는 시각 기관이 포착한 그대로의 자극 세계를 생리적으로 파악할 수 없다. 보는 순간 우리 눈으로 뛰어들어 오는 것은 집이나 나무나 자동차나 사람이나 하늘 등 〈의미〉의 집합이다. 시각은 자연에 있는 그대로 순수한 색이나 모양이 마구 섞인 집합으로 볼 수 없다. 그렇게 보고 싶어도 그럴 수 없다. 보는 순간 〈집〉이나 〈나무〉가 눈에 들어오고 만다.

실내로 눈을 돌리면 순간적으로 식탁이나 컵이나 주전자가 보인다. 흰색이나 회색이나 파란색이 미묘하게 섞여 들어 음영을 드리우는 하나의 〈덩어리〉가 먼저 시각적으로 보일 뿐, 그것을 관찰해 〈주전자〉라고 알아보는 것은 아니다. 오히려 그 반대다. 맨 처음에 얼핏 〈주전자〉가 보이고, 그 뒤에 천천히 관찰해 그것을 구성하는 복잡한 색조와 윤곽의 세부를 파악하게 된다.

세계를 의미나 약속으로 파악하는 인식의 힘이 〈사물을 본다(시각)〉는 정신 기능으로 발휘되면, 그것은 이런 모습으로 나타난다.

외부 세계에는 무수한 시각 자극이 홍수처럼 흘러넘친다. 그러나 우리는 카메라가 광학 정보를 그대로 필름에 찍는 것처럼 모두 의식으로 파악하지 않는다. 그중에서 집이나 나무 등 사회적 〈의미〉를 지닌 시각 자극의 형태*Gestalt*, 즉 구조를 가진 통합체만 능동적으로 〈그림〉으로 잘라 내고, 그 이외에 〈의미〉가 없는 시각 자극은 〈바탕〉으로 삼아 배경으로 물리친다. 이런 구조에 따라 과잉 시각 자극을 한꺼번에 정리하고, 외부 세계를 자신들에게 질서 있는 세계로 구성한다. 이것이 우리의 〈시각적 인식〉이다.

이러한 시각의 기량을 가졌기에 우리는 시각적인 체험 세계를 안정적으로 변함없이 유지하고, 나아가 의미를 공유해 다른 사람과 체험 세계를 사회적으로 나눈다. 청각도 마찬가지다. 우리는 넘쳐나는 소리 자극에 둘러싸였지만 의미 있는, 즉 필요한 음성만 〈그림〉으로 전면에 내세워서 다른 소음은 배경으로 물리치고 듣는다. 그래서 시끄러운 상황에서도 대화할 수 있고, 소란스러운 주행 소음 속에서도 오디오로 음악을 즐기면서 운전할 수 있다.

### 생생한 지각 자극이 흘러넘치는 세계

이러한 지각은 우리에게 너무나 자연스러운 현상이기 때문에 태어나서부터 외부 세계는 그렇게 보이고, 그렇게 들리는 것처럼 느낀다. 그렇지만 발달론의 시각으로 보면 이러한 지각 방식이 영아기의 인지적 체험 세계에서는 생겨나지 않는다. 그것은 인식의 발달과 더불어 〈의미〉 있는 감각 자극만 선별해 파악하고 나서야 비로소 가능해지는, 인간에게 고유한 지각 방식이다.

뒤집어 말하면 이러한 인식적인 지각의 기량을 획득할수록 감각 기관이 생리적으로 포착한 그대로 생생하게 외부 세계를 파악하는 인지적 지각은 불가능해진다. 시선을 돌린 순간 〈집〉이나 〈나무〉로, 즉 의미로 나뉘어 보이기 때문이다. 순수한 색채나 형태의 덩어리로 있는 그대로 보고 싶어도 그렇게 보이지 않는다.

이와 대조적으로 인식 발달에 지체를 보이는 A~B영역 아이들은 인식적인 지각의 기량을 충분히 획득하지 못한 만큼, 감각 운동기의 인지적인 지각 방식이 그대로 남아 있다. 감각 기관이 생리적으로 포착한 대로 외부 세계를 파악하고, 그에 따라 외부 세계를 생생하게 있는 그대로 파악한다. 그 세계는 감각으로 받아들인 그대로의 색채나 형태에 따른 〈순수 지각〉의 세계다. 반면 감각 자극이 넘쳐 되돌아오는 혼란한 세계가 되기도 한다.

감각성은 더욱 섬세해진다

A~B영역에 단지 인지적인 지각 양식만 남아 있는 것은 아니다. 인식적이고 의미적으로 세계를 파악하는 힘의 부족을 보완해야 하므로 감각적인 인지의 힘은 더욱더 연마된다. 그래서 발달 장애 아이들에게는 지극히 높은 감각성, 즉 감각 능력이 있다. 높은 감각성이야말로 발달 장애 아이들의 체험 세계가 지닌 특징이다. 의미화, 개념화하지 않은 예민하고 생생한 감각 그 자체의 세계다.

(예 1)

그녀는 축음기 옆에 앉아 움직이지도 않고「베토벤 교향곡 제5번」을 끝까지 들었습니다. 연주가 끝났을 때 그녀는 다시 한 번 처음부터 들려 달라고 했습니다. 그녀의 선택에는 실수가 없습니다. 게다가 무언가 본능적으로 작용하는지, 그녀는 자신의 수많은 음반 하나하나를 정확하게 압니다. 글자도 못 읽는데 어떻게 아는지 모르겠지만, 아무튼 그녀는 한 음반을 다른 음반과 똑바로 구별하고, 자신이 찾으려는 음반은 자기 힘으로 찾아냅니다.[43]

43 펄 벅, 앞의 책, 53면 — 원주.

(예 2)

내가 아는 작은 남자아이 (……) 그 아이는 밝은 색깔의 천 조
각을 모으는 데 창조적인 기쁨을 느낍니다. 그 아이는 천의 색
깔이나 옷감의 차이를 보고는 기뻐하고, 몇 번이나 그것을 여
러모로 분류합니다. 결코 싫증 내는 법을 모릅니다.[44]

(예 3)

한 살 반 때 그는 열여덟 가지 교향곡을 구별할 수 있었고, 제
1악장이 시작하면 금방 〈베토벤!〉 하면서 작곡가를 알아맞혔
다. 비슷한 무렵에 그는 몇 시간이나 장난감, 핀, 항아리 뚜껑
을 돌리기 시작했다. 둥근 막대를 돌릴 만큼 재주가 뛰어났고,
그것을 바라보며 흥분해서는 넓고 크게 달리거나 뛰어올랐다.
누구도 그의 관심을 바꾸어 줄 수 없었다.[45]

예 1과 예 3의 아이는 음감이 좋고 그에 따라 풍부한 청각 세계
를 가졌음을 보여 준다. 물론 세상에 베토벤을 즐겨 듣는 사람은
모래알만큼 많다. 그러나 애호가 대부분은 단지 기분 좋은 소리
의 자극을 즐기는 것이 아니라 그 속에서 어떤 의미, 정신성을 길
어 올리는 것이 아닐까? 〈참 깊이가 있는 연주였다〉거나 〈기교는
나무랄 데 없지만 영감이 충만하지 않다〉는 감상을 이야기하는

---

44 위의 책, 54면 — 원주.
45 레오 캐너, 「정서적 교류의 자폐적 장애」 중 증례 9, 『유아 자폐증 연구(幼児自閉症
の研究)』, 도카메 시로(十亀史郎) 외 옮김(名古屋: 黎明書房, 1978), 35면. 이 책에서 캐너
를 인용한 부분은 모두 같은 책이다 — 원주.

것은 그런 까닭이리라. 하지만 발달 장애 아이들은 그렇지 않다. 순수한 소리의 세계 그 자체에만 〈움직이지도 않고〉 몰입하는 것이다. 예민한 음감이나 리듬감을 드러내는 등 발달 장애 아이는 소리에 대한 생생한 감수성을 적지 않게 보인다. 단순히 시각만 우위라고 할 수는 없다.

예 2의 아이는 천의 색깔이나 촉감의 미묘한 차이를 감각적으로 느끼거나 싫증 내지 않고 조합의 변화를 즐긴다. 예 3의 아이는 매끄럽게 계속 회전하는 물체가 시각에 가져다주는 독특한 상쾌함이나 안정감, 벽이나 천장을 실제로 재빨리 휘젓고 다니는 반사광의 어지러움에 자아를 잊을 수 있는 감각성을 보인다. A~B영역 아이들은 적든 많든 순수한 감각 체험을 누리는 능력이 있다. 이것은 이 아이들의 소중한 힘이다. 즐길 줄 아는 힘은 살아가는 데 꼭 필요하기 때문이다.

일반적으로는 인식이 발달하면서 직접적이고 생생한 감각 능력은 후퇴하기 마련이지만, 이 아이들은 거꾸로 그것을 발달시킨다. 따라서 정형 발달인이 지닌 감각 체험의 양상과 커다란 차이를 보인다. 그것은 다음과 같은 방식으로 나타난다.


탁월한 기억력


(예)

블록과 구슬과 막대기를 모아 아이에게 주었다. 결코 일정한 모양으로 나열해 놓지 않았는데도, 아이는 몇 번이나 처음과 똑같이 그것들을 정리해 놓았다. 이런 점에서 아이의 기억력은 탁월하다. 며칠 뒤 여러 블록을 다시 배치했는데 도널드와 수잔은 경탄할 만한 일을 보였다. 이전에 본 대로 어떤 법칙성도 없는 상태를 그대로 재현했고, 블록은 하나하나 똑같은 색깔이 보이도록 했으며, 윗면의 그림이나 글자 부분과 그 방향을 모두 이전과 마찬가지로 배열했다. 빠진 블록 하나와 무수한 블록의 존재를 한번 흘깃 보고 판단했고, 부족한 것이 있으면 고집스럽게 모으려고 했다.[46]

〈탁월한 기억력〉은 A~B영역 아이들에게 정도의 차는 있을지언정 흔히 나타난다. 높은 감각성과 결부된 기억 능력이다. 감각으로 받아들인 것을 감각 그대로, 시각적이면 사진과 같이 날것으로 머리에 찍어 두는 기억 방식이다. 〈사진적 기억Eidetic Memory〉[47]이라고 하는데, 이미지를 통한 기억이다.

이것은 특수한 능력이 아니다. 영아기(감각 운동기)의 인지적인 기억이란 이럴 것이다. 어린아이일수록 이러한 기억 능력을 갖고 있는데, 성장할수록 이 능력은 후퇴한다. 〈신경 쇠약〉[48]이라는 카드놀이에서 아이의 능력이 더 빼어나고 어른이 될수록 약해지는 것이 그 예다. 인식이 발달하면서 개념적 의미 기억이 기억의 주력이 되기 때문이다. 임의적인 블록 배열이나 무작위적 카

---

46 레오 캐너, 「유아 자폐증에서 전체와 부분의 관념」, 앞의 책, 78면 ─ 원주.
47 원어는 〈직감상(直感像) 기억〉.
48 카드를 모두 엎어 놓고 두 장 또는 넉 장씩 뒤집어 숫자 맞히기를 겨루는 놀이. 신경이 조마조마해진다고 하여 붙여진 이름이다.

드 배열 같은 〈무의미〉한 유형은 기억하기 어려워진다.

우리의 시선으로 보면 도널드나 수잔이 보여 주는 기억력은 경탄할 만하다. 그러나 인식적(의미적)이 아니라 인지적(감각적)으로 세계를 파악하는 사람의 시선으로 보면 아주 자연스러운 기량이다. 성인이 된 다음에도, 즉 인식이 발달한 다음에도 인지적 기억 능력이 잘 남아 있는 사람들이 일부 있는데, 그들을 〈사진적 기억 자질을 가진 사람〉이라고 부른다.

의미 기억은 시간이 흐르는 사이에 희미해지거나 바뀌는데, 사진적 기억은 마치 필름으로 찍은 영상처럼 정확하게 오랫동안 그대로 유지된다. 이 기억 활동은 순간적으로 이루어진다. 앞에서 언급한 도널드나 수잔을 통해서도 이 점을 잘 알 수 있다. 이 때문에 사진적 기억 능력이 뛰어나면 우리 눈에는 일반인을 능가하는 천재적 능력으로 보이고, 이들을 〈이디오 사방Idiot-Savant(백치-천재 증후군)〉이나 〈서번트 증후군〉이라고 일컫는다.

인식 발달이 뒤처진 아이들은 일반적으로 〈기억력이 좋지 않다〉고 여겨진다. 분명히 학교에서 배우는 내용을 기억하는 데는 퍽 서투르다. 그러나 이것은 의미 기억이 서투르다는 말일 뿐, 감각적으로 사물을 포착해 그대로 기억하는 힘은 우리보다 훨씬 뛰어나다. 그것으로 인식적인 의미 기억의 약점을 보완한다. 서번트 증후군은 그 두드러진 예다. 선천적인 개체차로 감각 능력이나 사진적 기억 능력이 처음부터 높았던 아이들에게 우연히 인식 발달의 지체라는 조건이 겹쳐져 그 능력이 최고도로 연마되었을 것이다.

그러나 사진적 기억 능력이 높아서 어려움이 생길 때가 있다. 의미 기억은 불쾌한 기억일수록 시간과 더불어 흐려지지만, 사진적 기억은 시간이 흘러도 흐려지거나 변하지 않는다. 따라서 불쾌한 감각 체험이 일단 기억에 남으면, 생생한 감각성을 지닌 채 언제까지나 사라지지 않는다. 매우 하찮은 자극이라도 다시 살아나 마치 불쾌한 감각이 지금 일어나는 듯 혼란과 공황 상태를 일으킨다. 스기야마 도시로는 이를 〈시간 여행time slip 현상〉이라고 불렀다. 발달 장애 아이가 보이는 감각의 혼란(과민함) 뒤에 이 현상이 감추어져 있을 때가 종종 있다.

### 〈무의미한 상동 행동〉으로 보이지만……

발달 지체 아동이 물놀이나 모래 놀이에 열중하는 것도 감각 체험을 누리는 행위다. 수돗물을 계속 틀어 놓거나 모래밭 모래를 손으로 떴다가 흘린다. 이는 상동(常同) 행동[49]의 놀이로 보이지만, 수도꼭지에서 흘러나오는 물의 흔들림이나 튀는 물방울, 손가락 사이로 빠져나가는 모래의 감촉과 움직임을 풍부한 감각성으로 즐기는 것이다. 종이 찢기도 이런 아이들이 좋아하는 놀이다. 그들은 종이를 쫙쫙 찢을 때 느껴지는 손의 감각이나 소리의 변화를 섬세하게 포착한다.

---

49 Stereotyped Behavior. 같은 동작을 일정 기간 반복하는 것으로, 특별한 상황에서 발생하기도 하고 일정한 시간 간격으로 반복해서 나타나기도 한다.

의미의 세계를 살아가는 우리 눈에는 〈무의미한 상동 행동〉으로 비칠지 모르지만, 인지적 체험 세계를 살아가는 사람의 눈에는 음미하는 맛이 깊고 흥미롭기 짝이 없는 놀이다. 이 세계에 몰입하는 동안에는 불안이나 긴장에서 벗어나 있을지도 모른다. 다만 그대로 두면 한없이 고립적인 놀이와 오락밖에 되지 않으니까 발달 지원 차원에서는 그 체험을 다른 사람과 나누도록 유도해야 한다.

야마시타 기요시[50]의 종이 공예 그림[51]이나 오에 히카리[52]의 음악처럼 높은 감각성의 세계가 예술 작품이 되어 사회화(공유화)될 때도 있다. 세밀하고도 색감이 뛰어난 회화와 아름다운 선율이 예술로 평가받으면서 우리는 그들의 작품으로 발달 장애가 지닌 감각성의 세계를 엿볼 수 있다. 한편 장애인 작품이라는 이유로 과대평가하지 않았는지, 과장하지 않고 예술성만 따지면 어떤지 하는 논의가 화제에 오르기도 한다. 이런 논의가 나오는 이유는 기술 수준의 평가와 관계없이 그들의 작품이 인식 발달이 뒤처진 사람, 즉 일층 구조의 체험 세계를 살아가는 사람이 자신의 세계를 표현한 것이기 때문이다. 다층의 체험 세계를 가진 사람의 관점 또는 예술관으로 보면 그들의 예

50 山下淸(1922~1971). 언어 장애와 지적 장애를 갖고 태어났다. 열여덟 살부터 16년 동안 전국을 방랑하며 〈천재 방랑 화가〉, 〈일본의 고흐〉라는 별명을 얻었다.

51 원어는 〈貼り絵〉. 한지 같은 도톰한 종이를 원하는 모양대로 찢어 만든 그림.

52 大江光(1963~). 일본의 음악가. 노벨 문학상 수상자 오에 겐자부로의 아들로, 뇌 일부가 없는 기형 때문에 시각 장애, 자폐증, 발달 장애, 간질 등의 장애가 있지만 놀라운 기억력과 작곡 능력을 드러냈다.

술 표현이 〈깊이가 없거나〉 〈단순하게〉 느껴지는 것은 어쩔 수 없을지도 모른다.

## 7 — 감각 세계의 혼란

### 감각 자극의 과잉

높은 감각성이 풍부한 감각 세계를 가져다줄 뿐이라면 별문제가 없겠지만, 다른 한편으로 감각의 혼란 즉 과민함을 불러와 가끔 실조 상태를 낳는다. 인식 발달 지체를 겪는 아이들의 감각 과민은 불안이나 긴장이 바탕에 깔려 있기 때문이다(제10장-2 참조). 불안하거나 긴장하면 감각이 날카로워진다. 가슴을 졸이며 밤길을 걸을 때 조그만 소리도 잘 들리는 것처럼 말이다. 인식의 지체가 심각한 아이는 언제나 변함없이 이런 상태일 수 있다.

그러나 그것만은 아니다. 인지적 체험 세계를 살아가는 것 자체가 A~B영역 아이들에게는 감각의 혼란을 가져다주는 최대의 원인이다.

우리 주위에는 무수한 시각적·청각적 감각 자극이 흘러넘친다. 생물적으로 보면 감각 수용기(受容器)는 볼 수 있고 들을 수 있는 자극이라면 모두 생리적으로 포착한다.

인식 발달이란 그중에서 사회적으로 〈의미〉를 구성하는 것만 〈그림〉으로 잘라 내는 힘이 붙는 것이다. 창밖으로 눈을 돌리면 무수한 시각 자극의 홍수가 아니라 곧바로 〈집〉이나 〈나무〉, 〈길〉로 이루어진 〈거리〉가 보이는 것과 같다. 다양한 청각 자극이 어지럽게 떠다닐지라도 대화 상대의 〈언어〉, 즉 의미가 있는 음성만 〈그림〉이 되어 귀에 들어온다.

그런데 인식 발달이 뒤처져서 감각으로 받아들인 그대로 외부 세계를 인지적으로 파악하는 정도가 강할수록, 그 체험 세계는 다양한 감각 자극에 직접 노출되어 마구 몰려오는 자극으로 혼란을 일으키기 쉽다. 그것이 감각 자극의 〈과민함〉으로 드러난다. 풍부한 감각성을 초래하는 능력이 감각의 혼란 즉 과민함을 불러온다.


발달론으로 말하면 영아기에는 누구나 날것의 감각을 느끼는 체험 세계의 한가운데에 있다. 그래서 영아는 일반적으로 과민하고 소소한 자극에도 울음을 터뜨린다. 그러나 잠을 자는 시간이 길고, 시각이 갑자기 발달하지 않으며, 자극이 적은 조용하고 온화한 환경이 되도록 양육자가 노력하고, 자극에 혼란을 느끼고 울면 금세 달래 주는 등 여러 조건 속에서 보호받는다. 그러한 보호를 받으며 영아는 감각 자극이 마구 뒤섞인 외부 세계를 조금씩 인지적이고 감각적으로 파악해 나간다. 그것을 바탕으로 유아기에는 차츰차츰 인식적이고 의미적으로 파악하기에 이른다. 이로써 체험 세계가 의미에 따라 질서 정연하고 안정적인 세계, 그리고 다른 사람과 함께 나눌 수 있는 공동 세계로 발달한다. A~B영역은 이 과정에 심한 지체가 있는 아이들이다.

발달 지체 아이들은 홍수와 같은 자극 과잉에서 자신을 지키려는 행동을 취한다. 이를테면 양손으로 귀를 막아 소리 자극의 과잉을 제어하려고 한다. 똑바로 바라보는 것을 피하고 곁눈질로 비스듬하게 보거나 주시하기를 피하고 흘깃흘깃 훔쳐봄으로써 시각 자극의 과잉을 제어하고자 한다.

**지각의 비항상성**

나아가 〈지각의 비항상성〉도 자주 드러난다. 이는 가까운 곳의 굉장한 소리에는 전혀 반응하지 않는 듯하면서도 먼 곳의 희미한 소리에는 과민하게 반응하는 등 둔감한지 예민한지 알 수 없는 현상을 말한다.

이는 신체 감각의 〈비항상성〉과 같은 성질로, 발달 지체가 심각해서 감각 체험이 충분히 분화하지 않을 때의 현상으로 보인다.

다른 한편으로 우리의 지각 체험은 본래 비항상적이다. 연인과 사랑에 빠졌을 때는 주변 소리가 들리지 않고, 연인을 목이 빠지게 기다릴 때는 멀리서 들리는 작은 소리에도 귀가 쫑긋한다. 이와 같은 현상에 지나지 않지만, 발달 장애에서는 어떤 때 어떤 자극에 주의와 관심을 돌리느냐 하는 것이 일반인과 똑같지 않아서 비항상성이 기이한 현상처럼 눈에 띌 따름이다.


## 8 — 감각의 혼란에 대처하는 노력

감각 자극에 과도하게 혼란을 일으키기 쉬운 체험 세계에서 아이들은 어떻게든 적응하고 대처하려고 노력한다.

## 왜 기억이 변하면 혼란스러워할까?

(예 1)

존의 부모가 새집으로 이사하려고 준비할 때, 이삿짐센터 직원이 자기 방의 장판을 걷어서 마는 것을 보고 아이는 몹시 당황했다. 새집에서 예전과 똑같은 가구 배치를 볼 때까지 아이는 마구 소란을 피웠다. 하지만 새집에 가구가 예전 그대로 놓이자 만족한 듯 거짓말처럼 조용해졌고, 애정을 담아 가구를 하나하나 쓰다듬고 다녔다.[53]

(예 2)

집에서 가구 배치, 침대와 유아용 의자를 놓는 장소, 식탁의 접시 위치 등을 바꾸어서는 안 된다. 프레드릭의 엄마는 〈어떤 책장에 책이 세 권 꽂혀 있었는데, 순서가 달리 꽂혀 있으면 그는 예전과 똑같이 다시 꽂았다〉고 보고했다. 하버드는 〈식탁에 똑같은 접시를 똑같이 놓으라고 요구하고, 그러지 않으면 몹시 화를 냈다.〉 조이는 〈사물의 진행에 주의를 기울인다. 예컨대 홍차를 마실 때 다 마시고 컵이나 손잡이가 바르게 놓일 때까지 화를 낸다.〉 조셉은 〈석탄 담은 양동이를 쏟을 때 정해진 장소에서 쏟으라고 한다.〉 개리의 아빠는 〈모든 것을 정해진 장

---

53 레오 캐너, 「정서적 교류의 자폐적 장애」 중 증례 10, 앞의 책, 48면 — 원주.

소에 놓아야 한다. 그는 양복장의 문을 닫고, 구겨진 종이를 금세 펴라고 주장한다. 또 식사할 때 자리를 바꾸면 화를 낸다. 우리는 그가 아는 대로 하려고 노력한다〉라고 말했다.[54]

모두 캐너가 든 예다. 감각에 따른 인지적 체험 세계는 어떠한가? 조금이라도 안정적으로 살아가려면 어떤 노력이 필요할까? 앞의 예들은 이런 문제를 제기한다.

예 1의 존은 아직 〈자기 방〉이나 〈거실〉 같은 의미를 이용해 인식적으로 파악하지 못하기 때문에 사물의 색이나 형태 등 직접 시각으로 접한 것을 통해 그곳을 인지적으로 파악한다. 따라서 장판을 걷거나 가구 배치를 바꾸자마자 그곳은 알 수 없는 낯설고 거북한 세계가 된다. 〈자기 방〉이라는 의미로 공간을 파악한다면 시각적인 변화가 있더라도 의미가 변하는 것이 아니므로 자기 방은 그대로 있다. 이렇게 보면 의미에 따라 인식적으로 사물을 파악하는 것이 체험 세계에 얼마나 안정을 가져다주는지 잘 알 수 있다.

언어(의미)의 세계에 들어가지 못하는 발달 장애 아이의 소통 수단으로는 사진 카드가 효율적이다. 사진이 단지 언어의 대체물이어서가 아니라 시각적으로 변하지 않고 그대로 있기 때문이다. 즉 안심할 수 있는 수단이다.

54 레오 캐너, 「유아 자폐증에서 전체와 부분의 관념」, 앞의 책, 79면 ── 원주.

## 유형을 바꾸지 않도록 노력해야

감각에 의지해 파악한 세계를 조금이라도 안정적인, 항상성을 지닌 세계로 유지하려면 감각의 방식이 같은 유형이 되도록 바꾸지 않는 것이 바람직하다.

예 2는 그런 노력을 보여 주는 다양한 사례다. 발달 장애 아이들은 자극의 변화로 가득 찬 혼란스러운 환경 세계에 있으면서 대상을 파악하기 쉬운 단순하고 일정한 유형을 확보하려고 한다. 스스로 제자리로 돌려놓거나 그것을 요구하는 등 자기 노력으로 어떻게든 같은 유형을 바꾸지 않으려 한다. 또 외부 세계를 조금도 변함없고 안정적인 세계로 체험하기 위한 〈실마리〉(일정한 지점)로 삼는다. 이를 위해 주변 사물 배치나 순서를 선택한다. 유형을 바꾸는 것은 실마리를 잃고 세계가 무너지는 것만큼 엄청난 사태이기에 공황 상태를 일으킨다.

## 관계라는 받침대가 없다는 불안

(예 3)

맬컴은 산책에 데려갈 때 무슨 일이 있어도 예전에 지나간 곳과 똑같은 곳을 지나가라고 고집을 부리고, 길 바꾸기를 받아들이지 않았다. 스테판의 엄마는 〈매일 걷던 길이 아닌 길을 가려고 하면 불같이 화를 냈는데, 지금은 좀 싫어하기는 해도 다른 길로 가는 것을 이해한다〉라고 말했다.[55]

55 레오 캐너, 「유아 자폐증에서 전체와 부분의 관념」, 앞의 책, 81면 ─ 원주.

예 3도 유형 변화의 두려움을 이야기하지만 예 1, 2와는 어감이 다르다. 탐색 활동이 쌓여 가면서 아이는 이미 아는 것과 아직모르는 것을 확연하게 구분한다. 안심할 때는 모르는 것이 호기심과 탐구의 대상이 되지만, 안심할 수 없을 때는 경계의 대상이된다. 어떤 아이든 마찬가지다. 원래 불안과 긴장이 높은 맬컴과스테판에게 지나가지 않은 길은 모르는 세계이기에 극한의 두려움과 경계심을 불러일으킨다.

이는 어떤 아이라도 통과하는 일반 현상이다. 처음 대하는 사물을 보고 뒤로 물러나는 유아는 드물지 않다. 다만 일반적으로는 처음 가는 길이라도 엄마가 손을 잡아 주면 안심하고 걷는다. 이런 식으로 관계의 도움을 받아 두려움과 경계심을 극복하고, 그리하여 새로운 길을 아는 길로 바꾼다. 그러나 관계 발달에 지체를 겪는 두 사람은 부모가 함께 있어도 새로운 길을 걷지 못한다. 그럼에도 조금씩 발달해 간다는 것을 스테판은 보여 준다.

### 〈고집〉은 적응하려는 대처 행동

이러한 유형의 극단적인 고집, 캐너가 자폐증의 특징으로 거론한 〈동일성 유지에 대한 강박적 요구〉는 인식 발달의 지체로 인지에 크게 의지하는 아이들이 드러내는 공통된 특징이다. 반드시자폐증이 아니더라도 A~B영역에 분포한 아이에게서 적든 많든이런 현상을 관찰할 수 있다.

하지만 B영역으로 향할수록 인식 발달 지체가 심해지고 여기에 관계 발달 지체도 더해져 예 3의 맬컴과 같은 일이 극단적일

만큼 눈에 띄기 시작한다. 이때 〈고집〉은 자폐증의 〈장애 특성〉으로 여겨진다. 그러나 이것은 장애의 병리 현상이 아니라 적응을 위해 합리적으로 대처하려는 노력이다.

그러므로 〈고집〉을 나쁜 버릇이나 병적 증상처럼 없애려고만 하는 관여는 매우 위험하다. 그보다는 되도록 온화하고 담백하고 간소한 환경 조건을 마련하도록 애쓰고, 이해하기 쉬운 간결한 유형으로 생활이 돌아가도록 배려하는 일이 중요하다. 다만 이때 간소함은 살풍경한 분위기를 말하는 것이 아니고, 간결한 유형은 융통성 없는 고지식한 방식을 가리키는 것이 아니다.

사물을 유형화하고, 유형으로 사물을 파악함으로써 안정을 얻는 것은 누구나 일상으로 하는 일이다. 우리의 생활은 나날의 일과, 행동 순서, 물건을 두는 장소 등등이 유형을 이룬다. 유형을 만들어 사물에 질서를 부여함으로써 그때마다 하나하나 따로 생각하거나 선택하기보다 정해진 대로 행동하는 편이 정신적인 에너지를 보존할 수 있기 때문이다. 유형의 고집은 〈장애의 특성〉이 아니라 〈인간의 특성〉이다.

거의 일정한 유형에 따라 별 탈 없이 돌아가는 것이 평화스러운 우리의 일상이다. 발달 장애 아이들이 바라는 것도 다르지 않다. 그러나 하나의 유형이 아닌 다층의 세계를 살아가기 위해서는 유형으로 바꾸거나, 인식의 힘으로 대처 방식을 고안하거나, 관계의 힘으로 서로 도와야만 잘 헤쳐 나갈 수 있다. 그런데도 감당하지 못할 만큼 일상적이지 않은 사태가 일어날 때는 우리도 공황 상태에 빠진다.

생각해 보면 〈인식〉이라는 마음의 작용 자체가 매우 높은 수준으로 세계를 유형화하는 것이다. 세계를 〈의미〉나 〈약속〉으로 유형을 이용해 파악하고, 그 유형을 사회적으로 공유하는 것이다.

•

C영역으로 들어가면 감각의 혼란은 어떨까? 인식 발달에는 기본적으로 지체를 겪지 않는 C영역에서는 이 문제가 일어나지 않을까? 그런데 C영역에서도 감각의 혼란이 중대한 문제가 된다. 이제까지는 인식 발달의 연관성에 초점을 맞추었지만, 실은 감각의 문제는 관계의 발달과도 깊이 연관되기 때문이다(제10장-15 참조).

## 9 — 강한 충동의 세계

우리의 체험 세계를 만들어 내고 움직이는 것은 감각 이외에도 충동, 욕구, 정동이다. 생존을 지키기 위해 행동을 부추기는 생물적인 힘이 〈충동〉이고, 그것이 구체적으로 〈○○을 원하는〉 형식이 되면 〈욕구〉다. 욕구로 강하게 치밀어 오르는 충동, 욕구를 채웠을 때의 쾌감(충족감), 채우지 못했을 때의 분노가 〈정동〉으로 나타난다.

## 조절하는 힘은 사회적인 학습 결과

A~B영역 아이들은 충동, 욕구, 정동을 조절하는 데 일반적으로 서투르다. 특히 B영역에서는 그것이 심각하다. 조절하는 힘을 기르는 과정을 더듬어 보면 그 이유를 알 수 있다(제8장-10 참조).

동물은 다 생물적인 충동과 욕구에 따라 살아간다. 인간은 생물적으로 살아가는 것이 아니라 사회적·공동적으로도 살아가기 때문에 욕구도 생물적인 것에 머물지 않고 다양한 대인적·사회적 욕구가 더해진다. 욕구의 사회화와 더불어 정동도 단순한 희로애락이 아니라 복잡하고 섬세한 사회적 감정으로 발달한다.

정동과 욕구는 생존을 지키기 위해 생겨나기 때문에 생물적으로는 그에 따르는 것이 가장 적응에 걸맞은 행동이다. 그렇지만 공동체에서 살아가는 인간은 충동, 욕구, 나아가 정동을 조절해야 한다. 그러지 않으면 공동 사회가 성립할 수 없다. 충동과 욕구의 조절이란 사회적 약속이나 상황에 맞추어 어떤 때는 억제하려고 노력하고, 어떤 때는 채우고자 노력하는 것을 말한다. 억제하는 힘을 기르지 않으면 사회생활이 어려워진다. 이 힘은 가지고 태어나는 생물적인 능력이 아니라 사회적인 학습을 통해 후천적으로 길러지는 이른바 〈사회성의 힘〉이다.

그러므로 발달 지체, 특히 관계(사회성) 지체가 있는 B영역에서는 이 힘을 획득하는 일이 순조롭지 못하다. 충동, 욕구, 정동을 잘 조절하지 못하는 〈충동성〉을 때때로 장애의 특성으로 돌리는 까닭이 여기에 있다. 발달 과정을 통해 살펴보자.

## 조절하는 힘을 획득하는 과정

갓난아기는 충동이나 욕구가 생겨도 자기 힘으로 충족할 수도 조절할 수도 없다. 그래서 정동을 담아 분노를 울음으로 터뜨리고, 울음소리를 들은 양육자는 아기의 욕구를 알아내 채워 준다. 이것이 모성적 돌봄이다. 보살핌이 쌓여 감에 따라 영아는 울음으로 양육자의 힘을 끌어내 욕구를 채우는 일을 알아 간다. 이것이 조절하는 힘, 의지의 힘이 싹트는 최초의 양상이다.

영아기 후반에 이르면 원하는 일이 있을 때 스스로 손을 뻗거나 어른을 향해 소리를 내어 주의를 끌고 보채기 시작하고, 어른도 그에 맞추어 알맞은 조치를 해준다. 양쪽의 〈공동 작업〉으로 욕구를 스스로 채우고 조절하는 아기의 힘이 더욱더 길러진다.

유아기에 들어가 버릇 들이기를 시작하면서 이윽고 자기 힘으로 충동과 욕구를 능동적으로 조절하는 기량을 본격적으로 습득하기 시작한다. 버릇 들이기로 아이는 충동과 욕구를 채우는 방향뿐만 아니라 억제하는 방향의 힘도 키워 간다. 자동차를 운전(조절)하려면 가속기와 제동기가 필요하듯이 충동과 욕구의 조절에도 쌍방향의 힘이 필요하다.

이미 서술했듯이 영아기에 양육자와 맺는 애착적·성애적인 관계를 바탕으로 한 친밀한 교류를 통해 버릇 들이기는 이루어진다. 이 과정은 〈버릇 들이기〉라는 어감이 내비치는 듯한, 부모의 일방적인 훈련이 아니라는 점에 새삼 주의하기 바란다. 아이와 양육자가 사이좋게 즐거움을 나누는 일이야말로 그것을 추진하는 힘이 되기 때문이다.

(예)

변기에 앉아 순조롭게 배변이 가능해지면, 부모는 〈잘했어!〉 하고 기뻐하며 웃는 얼굴로 응답해 준다. 그러면 아이는 부모 의 얼굴과 변기의 배설물을 비교하면서 자랑스러워한다. 또한 숟가락과 젓가락 사용법도 다 함께 맛있고 즐겁게 식사하는 가 운데 가르친다. 이러한 상호성과 친화성으로 아기는 충동이나 욕구를 조절하는 절대 쉽지 않은 기량을 적극적으로 자기 것으 로 획득한다. 발달 장애 아동을 위한 다양한 〈기술 훈련*skill training*〉, 넓은 의미의 버릇 들이기를 연구할 때에도 이처럼 아기와 양육자가 즐거움을 나누는 과정을 잊지 않아야 한다.

## 각 영역의 행동과 제어

A영역 아이들은 정형 발달의 T영역과 비교하면 제어하는 힘 을 획득하는 데 수고가 들 뿐 아니라 충분한 힘을 반드시 획득한 다고 볼 수도 없다. 영아기부터 유아기에 걸쳐 아이는 어른의 힘 을 빌리고 받아들이면서 조절하는 힘을 습득하는데, A영역에서 는 습득하는 힘이 약하기 때문이다. 또 조절을 적절히 하려면 규 칙을 이해하거나 상황을 판단하는 인식의 힘이 필요한데 이렇게 하는 힘도 부족하다. 그래서 인식 발달 지체가 심각한 아이일수 록 조절에 서투르다.

A영역에서 B영역으로 향하면 서투른 정도가 더 심해진다. 관 계 발달 지체로 어른의 힘을 빌리고 받아들이는 것이 불가능한 채 성장하기 때문이다. 어른과 밀접하게 교류하거나 즐거움을 느

끼지 못하고, 그래서 조절하는 힘이 뿌리내릴 수 없다.

B영역 아이들이 높은 〈충동성〉을 드러내는 배경에는 이런 걸림돌이 있다. 충동이나 욕구나 정동을 제대로 억누르는 일과 채우는 일, 양쪽 다 가능하지 않은 채 그저 휘둘리기 쉽다.

그러나 A~B영역에 있어도 화장실에서 배설하는 등 신변의 기술을 시기가 늦더라도 대충 익힐 수 있는 아이가 많다. 발달에는 숱한 우회로가 있어서 쉽사리 막다른 궁지에 몰리지 않는다. 다만 배설 행위를 〈유형〉으로 삼아 이런 우회로를 수동적으로 학습하기 때문에 충동과 욕구를 스스로 조절하려는 능동적인 의지력으로 충분히 이어지지 못한다.

C영역으로 향하면 어떻게 될까? 인식의 힘도 있고 관계 발달 지체도 B영역만큼 심하지 않아서 B영역의 지체에 비하면 일반적으로 가벼운 편이지만, 때때로 충동성이 강하고 조절하는 힘이 약하다. 영아기부터 관계의 발달이 뒤처지고, 어른과 친화적 교류가 희박하다는 사정은 B영역과 별반 다르지 않기 때문이다. 〈이만큼 사물을 이해하고 판단력도 있는데 왜 이럴까?〉 하고 주위를 당혹하게 할 만큼 충동성을 보이는 사례가 있다. 〈알면서도 나도 모르게〉라든지 〈정신을 차려 보니 사고를 쳤다〉는 양상이 흔하다.

## 10 — 정동의 혼란과 대처 노력

높은 불안, 긴장과 고독, 감각의 혼란(과민함), 충동, 욕구, 정동에 휘둘리는 일……. A~B영역에서는 정도의 차는 있어도 이런 스트레스가 서로 겹치고 얽힌 체험 세계를 살아갈 수밖에 없다. B영역으로 향할수록 그 정도는 심해진다. 고통이 많은 체험 세계일지라도 이 아이들은 그것을 호소할 방법이 없다. 주위 눈에 〈문제 행동〉으로 비치는 일탈이나 혼란을 통해 적절한 방법을 끌어내야 한다.

이 같은 커다란 스트레스가 불러오는 끊임없이 무거운 감정 부하 때문에 이 아이들은 자신의 감정을 잘 조절할 수 없다. 그래서 정서적으로 매우 혼란스러워하기 쉽다. 그렇지만 이 아이들도 자신의 감정을 어떻게든 처리하려는 적응의 노력을 기울인다. 자주 보이는 노력을 살펴보자.


### (1) 상동 행동

발달 장애가 있는 아이가 똑같은 행동을 계속 반복하는 현상을 〈상동 행동(고집 행동)〉이라고 부르고 장애의 특성으로 꼽는다. 손바닥을 팔락거리고, 몸을 흔들고, 쿵쿵 뛰고, 빙글빙글 돌고, 손으로 스마트폰을 계속 두드리는 등 원초적이고 단순한 신체 운동이 많다. 〈상동 행동〉이라는 낱말로 뭉뚱그려 말하지만 그 내용에는 여럿이 섞여 있다.

### 운동과 다름없는 상동 행동

하나는 우리가 〈운동〉을 즐기듯이 발달 장애 아이들도 당연히 몸을 움직이며 즐긴다는 점이다. 우리 눈에는 의미 없는 행동을 계속하는 것처럼 보일지라도, 우리가 밤을 새워 춤을 추거나 운동 삼아 계속 달리는 것과 그리 다를 바 없다.

춤이나 달리기의 효과에 대해 〈스트레스가 풀린다〉, 〈이도 저도 다 잊어버린다〉고 이야기하는 사람이 많다. 이 또한 조금도 이상하지 않다. 기분 좋은 자극이 되는 반복 운동에 몰두하는 동안은 자기를 둘러싼 고통스럽고 혼란스러운 체험 세계를 〈잊을〉 수 있지 않은가?

자신들의 신체 운동은 〈스포츠〉라고 부르면서 발달 장애 아이들의 신체 운동은 〈상동 행동〉이라고 이름 붙였다고 보아도 좋다. 둘의 차이를 찾아보자면 후자는 그 아이 혼자만의 세계에서 이루어진다는 점이다. 그것을 다른 사람과 즐기면서 공유할 수 없다. 발달 지체란 공유의 지체다. 그러나 그것을 〈장애에 따른 무의미한 상동 행동〉이라고 본다면, 그것 또한 공유를 거부하는 태도가 아닐까?

### 정동 처리의 노력인 상동 행동

또 하나가 정동 처리의 노력이다. 단순하고 반복적인 신체 운동은 분노를 누그러뜨리거나 얼버무리는 효과를 가져다준다. 우리도 정동의 부하가 걸렸을 때는 방정맞게 다리를 떨거나 동물원에 갇힌 곰처럼 왔다 갔다 하는 상동 행동을 절반쯤 무의식적으로 드러낸다. 이는 발달 장애 아이들도 마찬가지다.

다만 발달 장애 아이들이 짊어진 정동의 부하는 매우 심각해서 그렇게 해서는 헤쳐 나갈 수 없을 때가 많다. 이때 우리 같으면 다른 대처 방법을 찾는다. 대처 목록을 많이 가졌기 때문이다. 그러나 인식 발달이 늦은 아이들은 다른 방법을 찾지 못한다. 또 관계 발달까지 늦으면 그것은 남에게 기대지 않고 혼자 하는 미미한 대처법일 따름이다. 이리하여 신체 운동이 멈추지 않는 상태로 상동 행동이 된다.

정동 처리를 위한 상동 행동의 대표적인 예로 〈흔들기*rocking*〉가 있다. 흔들기는 신체를 흔들흔들 계속 움직이는 행동을 말한다. 신체를 부드럽게 흔드는 행위에는 진정 작용이 있어서 갓난아기를 달래거나 재울 때도 부모가 안아 주거나 부드럽게 흔들어 준다. 〈흔들기〉는 아이가 스스로 자신에게 하는 행동을 가리키는데, 아이의 고독함이 묻어나는 말이다. 마음이 진정되면 〈흔들기〉를 멈추는데, 때때로 진정되지 않은 채 흔들기를 계속하거나 거센 행동으로 나아가기도 한다.

타인의 힘을 빌리기

좀 더 발달한 단계라면 전에 성공을 거둔 일을 반복하는 행동이 나온다. 경험에서 배우고 경험을 살린다는 점에서 더 수준 높은 대처법이다.

〈괜찮다고 말해 줘〉라든지 〈토닥토닥 해줘〉라든지 요구를 반복하는 일도 있다. 이전에 〈괜찮아〉 하는 말을 듣거나 어깨를 토닥토닥 두드려 주어 마음이 가라앉은 일이 있었을 것이다. 남의 힘을 빌리려고 한다는 점에서 수준이 더 높은 대처법이다. 그렇게 해서도 안정을 찾지 못한다면 그들의 행동은 끝없이 이어지고, 요구를 받는 쪽이 참지 못하고 목소리를 높이는 사태가 벌어질 때도 적지 않다. 이것을 〈말려들게 하는 유형의 상동 행동〉이라고 부른다. 말려들게 한다기보다는 기대하는 것이지만.

이런 종류의 상동 행동이 드러날 때는 그 아이가 심한 불안과 긴장, 정동의 부하를 느낀다는 표현이므로, 그것이 무엇인지 찾아서 덜어 주고자 지원하는 일이 중요하다.


## (2) 자기 자극 행동

### 상동 행동의 자극성이 높아질 때

상동 행동과 자기 자극 행동은 서로 겹친다. 신체 운동은 모두 신체에 자기 자극성이 있기 때문이다. 그것이 자기 몸을 깨물거나 때리는 행동이 되면 운동성보다 자극성이 전면에 나온다. 이러한 자기 자극 행동도 A~B영역 아이들에게 자주 눈에 띈다.

자기 자극 행동은 격렬한 정동 부하를 대처하려는 행동으로 나타난다. 신체에 가하는 강한 자극은 분노나 정동의 부하를 일단 발산해 주기 때문이다. 우리도 격한 정동에 사로잡혔을 때 머리를 감싸 쥐거나 발을 동동 구르는 식으로 자기 자극 행동을 자기도 모르는 사이에 한다.

하지만 그것만으로는 정동의 부하를 해소하기 어려워 상동 행동을 언제까지나 멈추지 않는다. 계속할 뿐 아니라 자극을 더욱 강화해 피가 나올 때까지 손등을 깨물거나 머리를 바닥에 부딪치는 등, 자극을 느끼기 쉬운 신체 부분(예를 들어 눈)을 때리는 자해 행동으로 번질 위험이 있다.

### 자해 행동에 이르면 어떻게 할까?

자해 행동까지 이르면 위험하기 때문에 멈추게 해야 한다. 그러나 막으려고 하면 격하게 저항한다. 이는 자기 나름대로 열심히 대처하려고 노력하는 것이다. 따라서 있는 힘껏 말린다면 역효과를 일으킬 뿐이고, 다음 세 가지가 필요하다.

### ① 부하를 찾기

그 아이에게 무엇이 강한 정동 부하가 되는지를 찾는다. 불안과 긴장을 높일 것처럼 보이는 요소나 그 아이에게 불쾌한 감각 자극 등을 찾아야 한다. 그것을 찾아 제거할 만한 것이면 제거해준다. 그 자리에서는 당장 효과를 보지 못하더라도 다음에 같은 일이 일어났을 때 예방하는 데 도움이 된다. 〈시간 여행 현상〉을 일으키는 사례도 있다(제10장-6 참조).

### ② 장소 옮기기

그 자리에 정동의 부하를 가져다주는 것이 있다면, 그 아이에게 낯익은 다른 곳, 평온하고 자극이 적은 장소로 옮긴다. 자리를 바꾸어 줌으로써 정동을 교체하는 효과를 기대할 수 있다.

③ 안아 주기(꼭 안아서 옴쭉 못하게 하기)

뒤에서 꼭 안아 주어 위험한 행동을 막는다. 두려움으로 안절부절못하는 아이를 부모가 〈괜찮아〉 하며 꼭 안아 주면서 안심시키는 감각이 중요하다. 확실하게 감정이 전해지는 포옹은 불안을 누그러뜨린다. 물리적으로 제압하는 것이 아니라 몸으로 평화롭고 차분한 정동, 즉 안심하는 마음을 전하며 진정시킨다. 감각성이 높고 인지적으로 체험을 파악하는 발달 장애 아이들에게 정동은 직접 〈피부로 전해지기〉 때문이다. 이것을 느끼면 아이는 흥분을 가라앉히고 평온을 되찾는다. 따라서 안아 주기 전에 정동적인 불안이나 초조함이 있으면 잘 통하지 않는다.

정동이 혼란을 일으켜 공황 상태가 될 때마다 이러한 대처를 반복함으로써 아이가 정동의 부하를 혼자 처리하는 게 아니라 주위 힘을 빌려 서로 나눔으로써 해결하는 기술을 익히도록 한다.

## 11 ─ 자폐증 스펙트럼과 지적 능력

이제부터는 C영역에 있는 아이들을 살펴보자.

고기능 자폐증 또는 아스퍼거 증후군이라고 부르는 그룹이다. 관계 발달 지체가 주요하고 인식 발달에는 기본적으로 지체를 찾아볼 수 없는, 비교적 지체가 가벼운 아이들이다. 따라서 A~B영역과 비교해 지적 능력, 인식의 힘이 훨씬 높다. 관계 발달 지체도 B영역에 비하면 심하지 않다. 그것이 체험 세계의 차이를 낳는다.

그런데 자폐증 가운데 지적 능력의 문제는 최초로 발달 장애 아이들을 발견했을 때부터 하나의 주제였다. 과거로 돌아가 이 문제를 정리해 보자.

### 캐너와 아스퍼거

1940년대에 캐너가 대인 관계 즉 사회성에 특별한 장애가 있는 아이들을 발견해 〈조기 유아 자폐증〉이라고 이름 붙였을 때, 지적 장애와는 달리 지적 잠재력이 높다고 생각했다. 비슷한 시기에 한스 아스퍼거는 지적 능력은 높지만 대인 관계에 특별한 편향을 보이는 아이들을 발견하고 〈자폐적 정신병질〉이라고 이름 붙였다.

일본에서는 두 사람의 연구가 일찍부터 알려졌다. 1960년대에는 자폐증을 〈캐너형〉과 〈아스퍼거형〉으로 나누어 이 두 가지를 본질이 같은 장애로 볼 것인가, 아니면 다른 장애로 볼 것인가 하는 점이 연구 논의의 중심이었다.

### 루터의 인지 장애설

1970년대 들어와 자폐아의 지능 검사 자료를 수집한 루터는 그것을 바탕으로 이른바 〈인지 장애설〉을 주장했다. 이로써 자폐증도 일종의 지능 장애, 즉 인지 결함으로 보는 사고방식이 널리 퍼졌다(제9장-2 참조).

이것은 두드러진 전환으로서 교육에도 영향을 미쳤다. 1960년대 일본에서는 〈잠재 능력이 높으므로 자폐증에는 지적 장애와 다른 틀의 지원 교육이 바람직하다〉는 의견이 강력하게 제기되어 자폐증을 특화한 지원 학급, 즉 정서 장애 학급을 만들었다. 그러나 인지 장애설에 따라 지적 장애 지원 교육과 자폐증 지원 교육이 합쳐졌다. 지적 장애를 위한 지원 교육 방법을 자폐증 돌봄에도 적극적으로 응용하기에 이르렀다.

연구자들은 자폐증의 특징을 보이면서도 지적 능력이 낮지 않은 아이들, 일본에서 〈아스퍼거형〉이라고 부르는 부류의 존재도 알았고, 그들을 〈고기능 자폐증〉이라고 불렀다. 하지만 그들은 아주 소수라고 생각해 연구의 중심 대상으로 삼지는 않았다.

### 아스퍼거를 재발견한 로나 윙

1980년대 들어와 로나 윙이 한스 아스퍼거의 작업을 재발견한 결과, 〈아스퍼거 증후군(아스퍼거 장애)〉이라는 명칭이 퍼져 나갔고, 고기능 자폐증과 아스퍼거 증후군이라는 용어가 거의 같은 뜻으로 쓰이기 시작했다. 이 두 가지를 구별할 때는 언어 발달에 지체가 상당히 드러나면 아스퍼거 증후군, 어느 정도 드러나면 고기능 자폐증이라고 부르자고 약속했다. 인식 발달의 수준 차이가 핵심인데, 발달 수준이 더 높은 쪽에 아스퍼거 증후군이라는 이름을 붙였다.

이와 같은 관점으로 살펴보니 아스퍼거 증후군에 속하는 아이들이 결코 적지 않다는 사실이 또렷이 밝혀졌고, 연구의 중심이 이쪽으로 이동했다. 이윽고 〈발달 장애의 증가〉라는 말이 들리기 시작했는데, 〈증가〉의 대부분을 차지하는 것은 그런 아이들이었다. 이때 지적 능력의 지체를 동반한 자폐증이나 지적 장애가 증가한 것은 아니다.

### 〈스펙트럼〉이라는 방향으로

로나 윙은 전반적 발달 장애를 자폐증, 고기능 자폐증, 아스퍼거 증후군 등 각 장애의 집합이 아니라 하나로 이어진 연속체로 보아야 한다고 주장했다. 그는 이것을 〈자폐증 스펙트럼〉이라고 불렀다. 지적 능력의 차이, 그 밖의 다른 차이는 있지만 본질은 같다고 생각했다. 그의 주장은 폭넓게 받아들여졌다. 실제 아이들을 보면 교과서대로 〈이것은 자폐증이고 저것은 아스퍼거 증후군〉이라고 깔끔하게 나뉘지 않는다. 로나 윙의 학설은 이러한 실정에 잘 맞았다.

새로 개정한 『DSM-5』(2013)에서는 기존 〈전반적 발달 장애〉라는 호칭을 버리고, 〈자폐증 스펙트럼 장애〉가 진단명이 되었을 뿐 아니라 자폐성 장애, 아스퍼거 장애 등 하위분류도 지워졌다.

어떤 것이 〈스펙트럼(연속체)〉을 이루려면 무엇을 척도로 연속적이라고 할까를 엄밀하고도 명확하게 규정해야 한다. 각각 다른 색깔로 보이지만 무지개가 스펙트럼을 이룬다는 것은 빛의 파장을 척도로 삼는 한 단절면이 없는 연속체라는 뜻이다.

〈자폐증 스펙트럼〉의 개념은 이 점이 확실하지 않다.

## 지능 지수를 척도로 삼으면 어떨까?

지능 검사 수치를 척도로 삼으면 어떻게 말할 수 있을까?

관계 발달에 일정 정도 이상 지체가 있는 같은 나이의 아이들을 1천 명 모아 지능 검사를 했더니 수치가 평균보다 낮은 사람, 평균 수준인 사람, 평균을 넘는 사람이 단절면 없이 연속적으로 분포했다면, 이것은 지적 스펙트럼을 이루었다고 실증적으로 말할 수 있다. 실제로 지능 검사를 해보면 이런 결과가 나온다.

나아가 지능 분포와 관계 발달 수준의 상관관계를 조사한다면, 지능 검사 수치가 낮은 곳에 분포하는 아이일수록 틀림없이 관계 발달 지체도 심하다는 연관성이 드러난다. 인식의 발달과 관계의 발달은 서로를 뒷받침하기 때문이다.

그리고 일반 인구의 지능 분포가 거의 정규 분포를 이루는 것과 마찬가지로, 자폐증 스펙트럼의 지능 분포도 틀림없이 대개 정규 분포를 이룬다. 그렇다면 C영역 즉 아스퍼거 증후군(지능이 평균 수준 또는 평균 이상인 그룹)이 자폐증 스펙트럼 전체 중 다수(과반수)를 차지한다는 것은 통계학적으로 볼 때 당연하다. 〈자폐증〉의 전형으로 여겨 온 지적 능력의 지체가 심한 그룹이 전체적으로 보면 소수에 속한다. 실제로 처음에는 자폐증을 희귀한 장애로 여겼다.

엄밀하게 말하면 자폐증 스펙트럼의 지능 분포는 완전한 정규 분포가 되지 못하고, 평균 지능을 밑도는 그룹 쪽으로, 마치 펜로

**그림 23** 지능 지수를 척도로 삼은 자폐증 스펙트럼

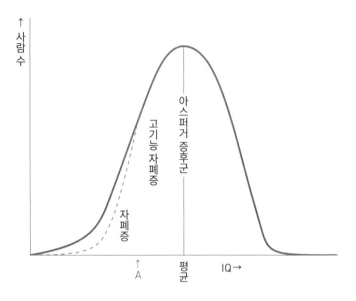

즈가 지적 장애에서 발견한 것과 비슷한 상승 곡선을 보여 준다. 어떤 뇌 장애가 부하 조건이 되어 인식 발달이 뒤처지는 병리군이 더해지기 때문이다.

그러므로 관계 발달 지체가 있는 아이들, 즉 자폐증 스펙트럼이라고 진단받은 아이들의 IQ를 척도로 그 분포를 보면, 반드시 〈그림 23〉과 같은 스펙트럼이 된다. 병인론에 따르면 그림 왼쪽으로 향할수록 뇌 장애 등 부하 조건에 따른 병리군을 포함하는 비율이 증가하고, 오른쪽으로 향할수록 자연적 개체차, 바꾸어 말하면 다인자 유전의 근본 요인에 따른 생리군(정상적인 편향)이 다수를 차지한다.

## 지능이 높다는 것

아스퍼거 증후군의 진단 기준을 채우는 사람들 가운데 매우 높은 지능을 가진 사람이 일부 있다는 사실이 경험으로 알려졌고, 〈그림 23〉을 보아도 알 수 있다. 이는 지능 분포가 정규 분포를 이루는 이상 당연한 일이다.

그러나 그뿐만이 아니다. 빼어나게 지적 능력이 높은 것 자체가 자폐증 스펙트럼으로 기우는 하나의 위험 인자이자 부하 조건이 될 수도 있다. 평균보다 뛰어나게 지능이 높은 것도 언어의 엄밀한 의미로 보면 발달의 장애다.

아인슈타인, 에디슨, 빌 게이츠를 비롯해 천재들이 아스퍼거 증후군에 속한다는 이야기가 흔히 나오는 데는 이유가 있다. 높은 지능과 관계 발달 장애의 관련성은 나중에 살짝 살펴보겠다.

등교 거부가 사회 문제로 떠올라 숱한 논의를 일으킨 시대에는 〈에디슨도 등교를 거부했다〉고들 했고, ADHD가 뚜렷하게 떠오른 시대에는 〈에디슨도 ADHD였다〉고들 했다. 요즘은 에디슨이 〈아스퍼거 증후군이었다〉고 한다. 이렇게 발명왕 에디슨은 자주 얼굴을 내민다. 그런데 사실은 어땠을까?(제12장-4 참조)

## 12 — 발달 추이의 스펙트럼

### 각각 발달하지만 차이는 벌어진다

아이 한 사람 한 사람을 보았을 때는 어떨까? 모든 아이는 보폭이 빠르고 늦는 차이, 도달 수준이 높고 낮은 차이는 있을지라도 발달의 길을 걷는다. 자폐증 스펙트럼 안에 분포하는 아이들도 그렇다. 스펙트럼 안의 어느 한곳에 머무르지는 않는다.

앞의 〈그림 23〉을 다섯 살 아동 집단의 분포라고 했을 때, A에 있던 아이가 스무 살 성인이 된 이 집단의 분포에서도 A에 머물러 있으리라고는 볼 수 없다. 캐너는 최초로 보고했던 열한 명 아이들의 27년 뒤를 추적 조사했다(제9장-2 참조).

캐너는 1943년의 조사 연구 보고에서 열한 명 아이들의 현황을 기술한 뒤, 1971년에 이렇게 결론을 지었다.

〈이상이 열한 명의 증례가 보여 주는 운명이다. 그들의 취학 전 행동 유형은 하나의 증후군으로 존재한다고 할 정도로 유사했다. 약 30년 뒤 그들의 추적 조사 결과는 수가 적어서 통계적 고찰에는 별 도움이 안 된다. 그러나 나는 다음과 같은 흥미로운 결과를 얻었다. 초기의 유사성을 벗어나 완전한 부적응 상태를 비롯해 제한적이기는 해도 겉보기에 원활한 사회 적응 단계, 즉 직업 적응에 이르기까지 다양한 변화가 생겼다.〉[56]

56 레오 캐너, 「1943년에 최초로 보고한 자폐증 아동 11명에 관한 추적 조사 연구」, 앞의 책, 207면 — 원주.

캐너가 처음 진단한 시점에 열한 명은 거의 같은 상태를 보였고, 현대의 진단으로도 다 전형적인 자폐증이라고 했을 것이다. 하지만 27년 뒤에는 지적 능력이 심각하게 뒤떨어진 자폐증 상태(증례 3, 5, 6, 9, 11), 지적 능력의 향상으로 유능한 은행 출납계원이나 복사기 조작자가 되어 오늘날로 보면 가벼운 아스퍼거 증후군이라는 진단을 내리는 상태(증례 1, 2), 이 둘의 중간 상태(증례 7)로 눈에 띄게 차이가 벌어졌다(나머지 두 예는 소식이 끊겨 사정을 알 수 없음. 나머지 한 예는 사망).

자폐증 스펙트럼이란 횡적인 개념이다. 전반적 발달 장애 전체를 횡적으로 보면 상태가 가벼운 사람부터 중한 사람까지 폭넓게 연속적으로 분포한다는 뜻이다.

반면, 캐너의 조사를 통해 유아기에는 거의 같은 상태였던 아이들을 종적으로 추적해 27년 뒤에 보았더니, 훨씬 중한 상태부터 가벼운 상태까지 발달 정도에 넓은 간격이 생겼다. 이것은 자폐증이 종적으로도 발달의 스펙트럼을 이루고, 점점 차이가 벌어져 중한 상태부터 상당히 따라붙어 가벼운 상태의 사람까지 연속성이 있다는 사실을 보여 준다.

### 무엇 때문에 스펙트럼이 생기는가?

종적인 스펙트럼은 왜 생길까? 캐너는 〈초기의 유사성을 벗어났다〉는 표현으로 이 물음을 파고든다.

캐너는 조사를 통해 상태가 나빠진 다섯 증례 중 네 명이 주립 정신 병원에 계속 장기 입원하는 공통점이 있다는 데 놀랐다. 그는 〈주립 병원에 입원하는 것은 한마디로 종신형 같은 인상을 지울 수 없다〉고 기술했다. 예를 들어 증례 9는 다섯 살 10개월 때부터 계속 입원한 상태였다. 모조리 그렇다고 단정할 수는 없지만, 캐너는 초기의 유사성을 벗어나 〈옛날의 광휘〉를 잃고 중증, 즉 완전한 부적응 상태가 된 원인으로 어렸을 적부터 줄곧 장기 입원한 영향이 있지 않을까 의심했다.

1970년대에 미국에서 과격한radical 탈정신 병원 운동이 봇물 터지듯 나온 계기는 주립 병원의 열악한 입원 환경과 치료 때문이었는데 이 사실이 떠오르는 대목이다.

뇌 장애설로 환경의 영향을 모두 부정하던 1970년대 연구 경향은 캐너의 의문을 제대로 돌아보지 않았다. 연구자들은 장기 입원을 포함한 이들 증례가 그대로 자폐증이 돌이킬 수 없는 매우 나쁜 중증의 뇌 장애라는 증거라고 여겼다. 이것은 부모들에게 심한 충격을 안겨 주었다. 증례 1, 2처럼 개선된 예는 중증 상태로 나빠진 예의 그늘에 가려졌고, 자폐증이 변하지 않는 중증 장애라는 시각이 널리 퍼졌다.

발달론의 시각으로 다시 살펴보면, 제9장-3에서 그림으로 제시한 바와 같이 발달의 길을 걸어갈수록 차츰 격차가 벌어지고, 초기의 유사성을 벗어나는 것이 자연스러운 현상이다. 아이들은 모두 Z축에 모여 성장의 길을 걸어간다. 다만 발달의 힘에는 타고난 개체차가 있어서 빠르고 늦음, 높고 낮음의 연속적인 스펙트럼이 생긴다.

나아가 정신 발달은 어른과 밀접하게 교류하면서 나아간다. 아이는 발달의 길을 혼자 걷는 것이 아니라 어른과 이인삼각으로 걷는다. 환경의 영향이 없는 발달은 있을 수 없고, 아이 자신이 가진 힘의 차이뿐 아니라 환경의 차이가 유사성을 벗어나도록 만든다.

캐너의 추적 조사는 자폐증도 발달 과정에서 현격한 폭, 즉 스펙트럼이 생겨난다는 사실을 명확하게 밝혀 준다. 당시 연구자는 결과가 좋지 않은 여러 증례에 시선을 빼앗기고 말았지만 말이다.

자폐증처럼 관계를 맺는 힘이 약하고 사회적으로 환경에 관여하는 힘이 극단적으로 박약한 아이들은 환경의 영향을 적게 받는 것처럼 보이기에 십상이다. 그러나 사실은 그 반대다. 환경과 맺는 관계가 제로 상태에서 자라는 아이는 없다. 자폐아도 관계를 맺는 힘은 몹시 부족할지언정 미미한 힘으로나마 어떻게든 성장하려고 한다. 오히려 현실에 능동적으로 관계하는 힘이 약한 만큼, 환경의 영향을 일방적으로 받기 쉽다. 다시 말해 환경에 약하다(제9장-8 참조). 그렇다면 캐너의 의문은 옳지 않았을까?

이상으로 볼 때 다음과 같이 생각할 수 있다.

(1) 자폐증이라고 부르는 아이들도 성장의 길을 걸으며, 그런 의미에서 〈개선과 발달의 벡터〉를 반드시 갖는다. 결코 고정된 장애가 아니다.

(2) 개별 아이들이 개선과 발달에 이르는 길은 연속적인 스펙트럼을 이룬다.

(3) 스펙트럼의 어디까지 걸어갈 수 있느냐는 그 아이의 힘과 환경의 함숫값이다.

## 13 — 애착과 자폐증 스펙트럼

### 관계하는 힘에는 개체차가 있다

자폐증 스펙트럼이 지닌 〈관계의 장애〉는 구체적으로 어떻게 나타날까? 발달론의 시각에서 살펴보자.

막 태어난 신생아라도 양육자가 젖을 먹이며 천천히 얼굴을 움직이면 눈이 따라 움직이고, 말을 걸어 주면 귀를 기울이는 동작을 관찰할 수 있다. 사람에 대한 능동성, 관계를 바라는 힘을 애초에 갖추었음을 엿볼 수 있다.

프로이트가 〈소아 성애〉라고 부르고, 존 볼비와 아인스워스가 〈애착〉이라고 부른 것은 이 힘이다. 가지고 태어난 능동적인 지향성, 관계를 바라는 힘이야말로 사회성 발달을 추진하는 원동력이다.

이 힘은 생물적이기 때문에 반드시 자연적인 개체차가 있기 마련이고, 어떤 아이도 틀에 찍어 낸 듯 똑같을 수 없다. 영아의 감각성, 반응성, 활동성 등은 선천적으로 커다란 개인차가 있다. 스텔라 체스와 알렉산더 토머스는 기질 연구를 통해 이 사실을 명확하게 밝혔다. 마찬가지로 소아 성애, 애착의 힘 같은 이러한 지향성의 힘에도 개체차가 있고, 아이마다 그 크기도 제각각이다. 줄기차게 상대를 조르는 아기도 있고, 혼자서 얌전하게 노는 아기도 있다는 것은 경험으로 보아 두말할 필요가 없다.

## 인간의 애착은 쌍방향적이다

생물적인 개체차(정상 편의)로서 지향성의 힘, 애착의 힘이 평균보다 훨씬 약한 아이도 어느 정도 반드시 태어난다. 그 힘이 약하면 순조로운 관계 발달, 즉 사회성 발달을 가로막는 위험 인자가 된다. 자폐증 스펙트럼에 작용하는 다인자 유전 요인은 이 힘이 어떠한가에 달려 있는지도 모른다. 그렇지만 이 힘이 약하다고 해서 반드시 자폐증이 되는 것은 아니다. 사회성 발달에는 양육자와 맺는 관계가 작용하기 때문이다.

부화한 흰뺨검둥오리의 애착과 막 태어난 아기의 애착에는 결정적인 차이가 있다. 아기 새는 운동 능력이 있고 어미 새가 아무것도 해주지 않아도 (자기 멋대로) 그 뒤를 졸졸 따라다닌다. 그러나 갓난아기는 운동 능력이 없고 부모를 가까이하려는 지향성이 강할지라도 자신의 힘으로 따라다닐 수 없다. 양육자가 안아 주는 등 접근해 주어야 비로소 애착이 성립한다. 흰뺨검둥오리의 애착은 어미를 향한 아기 새의 일방적인 구조인 반면, 인간의 애착은 쌍방향적 구조를 이룬다는 점이 특징이다. 인간의 정신 발달이 상호성·교류성과 깊이 연관된다는 생물적 기원은 이 지점까지 거슬러 올라갈지도 모른다.

스스로 어미를 따라다니는 흰뺨검둥오리가 자립적으로 생존하는 데 유리해 보일지 모르지만 그렇지 않다. 흰뺨검둥오리 중에도 개체차에 따라 애착의 힘이 약한 새끼도 태어난다. 이때 애착이 일방적이기 때문에 힘이 약한 새끼는 어미를 제대로 따라가지 못해 도태될지도 모른다.

그러나 인간처럼 쌍방향적인 애착이라면 양육자가 접근해 보완해 주기 때문에 아이가 비록 힘이 부족해도 애착이 성립하고 관계의 힘도 기를 수 있다. 태어난 시점에는 애착의 힘에 개체차가 벌어지더라도 그것에 좌우되지 않고 대다수 아이가 관계를 발달시키는 까닭은 바로 이런 쌍방향적인 구조 때문이다.

거꾸로 선천적인 애착의 힘은 약하지 않더라도 접근해 주는 양육자의 관여가 대단히 부족해 애착이 제대로 이루어지지 않고 관계 장애가 발생하기도 한다. 이것을 〈반응성 애착 장애 Reactive Attachment Disorder〉라고 부른다. 이른바 〈아동 학대〉 등에서 볼 수 있다(제15장-9 참조). 이것도 인간의 애착이 쌍방향적인 구조이기 때문에 일어나는 현상이다.

**부하 조건으로서 촉각 과민**

그러나 안타깝게도 쌍방향성이 있더라도 애착의 성립에 미치지 못할 때가 있다. 아이가 지닌 애착의 힘, 관계를 바라는 힘이 일정 수준 이상으로 약할 때는 양육자의 작용이 아기에게 도달하지 못하고 관계의 발달도 늦어진다. 또 그렇게 약하지는 않더라도 다른 부하 조건이 있어서 애착의 성립을 가로막기도 한다.

이를테면 선천적인 개체차와 기질의 차이로 촉각이 아주 민감한 탓에 안아 주는 것을 싫어하는 갓난아기도 가끔은 있다.

흰뺨검둥오리의 애착은 〈어미 뒤를 따라다니기〉로 시작하지만, 인간의 애착은 〈안기기〉로 시작한다. 영장류는 피부 접촉이 애착 형성에 중요한 역할을 한다.

이것은 1959년 동물 행동학자 해리 할로Harry F. Harlow의 실험으로 알려졌다. 태어나고 바로 엄마 원숭이의 품에서 떼어 낸 새끼 원숭이에게 젖 먹이는 장치가 붙은 엄마 원숭이 모양의 철제 인형과 장치는 없지만 부드럽고 따뜻한 천으로 만든 엄마 원숭이 인형을 주었다. 그러자 새끼 원숭이는 젖을 빨아 먹을 수 없는데도 부드러운 천 인형에 애착을 보였다. 인간 역시 안아 주는 행위로 대표되는 애무와 신체 접촉이 없는 아기의 보살핌은 상상할 수 없다.

촉각이란 매우 섬세한 감각이다. 촉각 과민은 애착의 성립에 불리한 조건이다. 그러나 영아에게 애착을 바라는 힘, 즉 관계를 향한 지향성이 충분하다면, 촉각 과민에 따른 저항보다 애무 같은 접촉(안기기)을 향한 바람이 더 강하게 작용해 애착을 성립해 간다. 대부분 그렇게 된다.

그렇지만 애착의 힘이 약한 아이가 촉각 과민까지 떠안는다면 안기기를 바라는 마음보다 고통이 더 강해서 애착의 성립이 가로막힌다. 촉각 과민이 독자적으로 자폐증을 일으키지는 않지만, 애착의 힘이 약한 아이에게 촉각 과민이 더해지면 아이를 자폐증으로 밀어붙이는 무거운 부하 조건이 된다.

자폐증 스펙트럼에서는 영아기에 안기기를 싫어하는 아이, 안아 주어도 몸을 기대지 않는 아이의 사례가 간간이 보이고, 성장해서 성인이 된 뒤에도 극단적일 만큼 촉각이 과민한 사람이 역시 있다는 사실이 이 점을 드러낸다. 이에 대해서는 C영역의 감각을 살펴볼 때 다시 한번 언급하겠다(제10장-15 참조).

## 14 — 사람에 대한 관심, 사물에 대한 관심

### 〈사람〉과 〈사물〉의 분화

생후 1개월이 지나면 영아는 눈에 들어오는 것을 가만히 주시하기 시작한다. 초점 거리를 조절할 수 없고 고개도 가누지 못하기 때문에 자유롭게 대상을 선택해 주시하지는 못한다. 그러한 조건에서 가장 자주 반복해 주시하는 대상은 언제나 눈앞에 나타나 보살펴 주는 〈사람〉즉 양육자다.

3개월이 지나 고개를 가누고 초점 거리의 조절도 가능해지면,

주위를 자유롭게 능동적으로 관찰할 수 있고 탐색 활동도 활발해진다. 처음에는 마치 외부 세계 전부를 살피듯이 시야에 들어오는 것에 모조리 주의를 기울이지만, 조금 있으면 신생아기에 이미 싹튼 〈사람〉에 대한 관심이 또렷하게 드러난다. 사람의 생김새와 움직임을 열심히 눈으로 좇으며 얼굴을 지긋이 바라보고 웃음을 보여 준다. 영아의 인지 세계에서 〈사물(물건)〉과 〈사람(인간)〉의 분화가 명확해진 것이다.

이러한 분화가 일어나는 까닭은 신생아기부터 자꾸 눈앞에 나타나는 특별히 친숙한 대상에 주의를 기울이면 〈사람〉이 반응을 보여 주기 때문이다. 방금 이야기했듯 갓난아기가 자신을 바라본다는 것을 알아챈 어른은 아기에게 웃는 얼굴을 보여 주거나 말을 걸고 가까이 와서 안아 주는 등 알게 모르게 어떤 친화적인 접근 행동을 한다. 이 접근 행동이 〈사람〉과 〈사물〉의 차이를 도드라지게 인지시킬 뿐만 아니라, 〈사람〉에 대한 탐색 활동과 친화적으로 접근하는 교류를 더욱더 불러일으킨다. 이로써 관계의 발달은 앞으로 나아간다(제8장-5 참조).

### 왜 〈사람〉보다 〈사물〉로 관심이 향할까?

그러나 선천적으로 애착의 힘이 약하고 접근에 대한 능동성이 크지 않은 영아에게는 〈사물〉과 〈사람〉의 분화가 반대로 작용할 때가 있다.

〈사물〉은 움직이지 않아서 천천히 눈여겨볼 수 있지만, 〈사람〉

은 움직이며 돌아다니고 변화가 심해서 포착하는 데 어려움이 있다. 더 능동적인 관찰력이 필요하다. 게다가 영아가 눈여겨보면 사람은 접근 행동을 일으킨다. 접근을 향한 지향성이 강한 보통의 영아라면 접근 행동으로 더욱더 흥미와 친밀감이 일어난다. 그러나 그 지향성이 약한 영아는 다 관찰하지도 못했는데 대상이 변화하거나 갑자기 접근하는 체험으로 받아들여 오히려 불안과 긴장을 일으키고 만다.

그래서 사람을 눈여겨보는 일을 피한다. 나아가 사람에게 무관심과 꺼리는 반응을 보인다. 만약 이런 상황이 계속된다면 관계 발달을 본격적으로 어렵게 해 자폐증 스펙트럼으로 분명히 기울 수밖에 없다.

이에 비해 사물은 변화나 접근 행동을 일으키지 않고 불안과 긴장 없이 마음껏 탐색할 수 있기 때문에 오로지 사물에만 주의와 관심을 기울인다. 그 결과 통상적인 발달에서는 〈사물〉과 〈사람〉의 분화에 따라 체험 세계에서 관심의 비중이 〈사물 < 사람〉으로 변해 가지만, 자폐아들은 거꾸로 〈사람 < 사물〉이 된다. 캐너가 언급한 네 번째 특징이 이것이다(제9장-2 참조).

이 현상이 자폐증 스펙트럼의 높은 위험군을 조기 발견하는 지표가 된다고 구로카와 신지 등은 지적했다. 또한 그들은 이 같은 높은 위험군을 구체적으로 지원하는 방법을 기술했다.[57]

57 구로카와 신지 외, 「자폐증 징후가 있는 영아 돌보기(自閉症の兆候がある乳児のケア)」, 『육아의 과학(そだちの科学)』 11호(東京: 日本評論社, 2008) — 원주.

## 〈이인삼각〉의 탐색 활동

정형 발달에서 〈사물 < 사람〉으로 나아간 다음에도 물론 사물에 대한 관심이 줄어드는 것은 아니다. 외부 세계의 사물에 대한 탐색 활동도 계속 활발해진다. 다만 여기에서 사물에 대한 탐색의 양상에 커다란 변화가 일어난다.

어떤 변화일까?

신생아기부터 영아기 초기의 탐색 활동은 주어진 감각 능력을 구사한 아이 혼자만의 탐색이다. 그러나 이제부터는 강한 관심과 친밀함의 대상인 〈사람〉 즉 어른과 공동으로 시도하는 탐색, 이른바 〈이인삼각〉의 탐색 활동이다. 외부 세계를 혼자 보고 듣는 영아가 이제 다른 사람과 함께 보고 듣기 시작한다(제8장-8 참조).

탐색 활동을 할 때 영아는 외부 세계의 온갖 사물과 자극에 치우침 없이 탐색의 눈을 들이댄다. 그러나 그 눈길이 어쩌다가 사회적으로 의미를 지닌 사물로 향하면 어른 특히 양육자는 금세 눈치채고 〈어머, 꽃이네〉, 〈멍멍이로구나〉 하고 말을 걸며 자기도 함께 주의를 기울인다. 사회적으로 그다지 의미가 없는 것을 젖먹이가 눈여겨볼 때는 그 행동을 알아차리지 못한다. 또는 알아차리더라도 〈어머나, 벽에 얼룩이 졌구나〉, 〈여기는 천장과 벽의 경계야〉 하고 말을 걸 뿐 함께 쳐다보지 않는다.

사람에 대한 관심이나 남의 행동에 대한 탐색이 이미 활발해진 젖먹이는 사람의 반응 방식도 동시에 포착한다. 이리하여 정형 발달에서는 〈사물〉에 대한 영아의 탐색 활동과 〈사람〉에 대한 탐색 활동이 긴밀하게 결합하기 시작한다.

이 〈이인삼각〉 활동으로 자신이 주의를 기울일 때 〈어른이 반응을 보이는 대상/반응을 보이지 않는 대상〉, 〈어른이 주의를 기울이는 대상/주의를 기울이지 않는 대상〉이라는 식으로 영아의 인지 세계가 여러 색채를 띤다. 한마디로 〈의미가 있는 대상/의미가 없는 대상〉을 나누어 파악하는 일이 인지의 수준에서 싹튼다. 어른과 이인삼각 팀을 이룬 탐색 활동이 이윽고 〈공동 주의〉로 발전하고(제8장-8 참조), 나아가 〈손가락으로 가리키기〉에서 〈언어〉의 발달로 이어진다. 아이의 관계적인 힘과 인식적인 힘이 어우러져 단계를 상승시키는 것이다.

그런데 관계 발달에 지체가 있으면 이 〈이인삼각〉 활동이 없이 혼자만의 탐색 활동에 의지해 발달의 길을 걸어야 한다.

## 15 ― C영역의 체험 세계

### 자기 다리에만 의지한 탐색 활동

아스퍼거 증후군이 중심인 C영역 아이들은 탐색 활동을 추진하는 다리의 힘(지적 잠재력)에 맞추어 인지, 나아가 인식을 발달시킨다. 다만 그 길을 〈이인삼각〉이 아니라 거의 자기 다리로만 걷는다는 특징이 있다. 오로지 자신의 관심에만 이끌린, 내 마음대로 하는 탐색이다(발달의 영역 분류에 대해서는 〈그림 22〉 참조, 263면).

C영역은 사람과 직접적인 상호 교류, 즉 〈이인삼각〉으로 사물

을 배우는 힘이 약하다. 그러나 자기가 관심만 가지면 〈사람〉의 행동도 관찰하고, 그것에서 간접적으로 학습하는 탐색의 힘(지적 능력)을 갖는다. 이 점은 B영역 아이들과 뚜렷이 다르다.

이 차이는 언어 발달 과정에서 자주 드러난다. 이 점부터 살펴 보자.

### 〈독학〉으로 언어 습득

B영역에서는 언어 능력이 매우 뒤떨어지는 데 비해 C영역에서는 발달한다. 그러나 정형 발달의 T영역과 비교하면 언어 발달 과정에 차이가 있다.

우리는 걸맞은 지적 능력과 노력만 있으면 외국인과 교류하지 않더라도 문법책과 사전에 기대어 독학으로 외국어를 습득할 수 있다. 어학 학습과 언어 발달은 똑같지 않지만, C영역 아이들은 마치 외국어를 배우는 것과 비슷하게 일종의 〈독학〉으로 언어를 습득한다. 그들은 사람과 쌍방향으로 관계를 맺고 친밀하게 교류함으로써 언어를 흡수하는 것이 아니라, 사람의 언어 활동을 오직 일방적으로 관찰하면서 두뇌로 말을 외워서 습득한다. 무엇을 어떻게 표현하느냐가 언어의 〈지시성〉이라면 이렇게 지적인 접근으로도 배울 수 있다. C영역에 속한다면 그런 힘을 갖추고 있다.

그러나 옹알이로 정동을 조율하기 시작하는 정서적인 대인 교류가 뒷받침되어야 하는 언어의 〈표출성〉은 이런 접근으로 배울 수 없다. 밀접하게 주고받지 않고 언어를 습득했기 때문에 지시성에 치우친 언어가 된다. 첫 마디가 〈엄마!〉가 아니라 자동차를 본 뒤 〈도요타 코롤라〉라고 중얼거리는 이유는 그 때문이다.

같은 이유로 발음은 정확하지만 억양이 없는 딱딱하고 단조로운 화법이 특징이다. 이는 두뇌로 학습한 언어의 특징이다. 언어에 정동적인 바탕이 없는 것이다. 하지만 이 아이들에게 정동이 결핍되었기 때문에 그런 것이라고 오해해서는 안 된다. 이 아이들도 다양한 정동과 정감을 느낀다. 다만 그것을 다른 사람과 나누는 힘과 기량을 익히지 못한 결과가 음성 언어에서 이런 식으로 나타날 뿐이다.

독학으로 획득한 언어는 몇몇 약점을 지닌다. ① 표출성(정동성)이 부족하다. ② 사전적·문법적으로는 정확하다고 할 수 있지만, 문자 그대로*literally* 고지식하게 언어를 이해하는 편향이 있다. ③ 상황을 고려하고 상대와 서로 관계를 맺으면서 다양하게 어감이 변하는 일상 언어의 〈무늬〉를 읽어 낼 수 없으므로 언어 발달의 제5단계(제8장-11 참조)에서 더 이상 나아가지 못한다.

이러한 약점은 독학으로 배운 외국어에서도 드러나기 마련이다. 이 때문에 외국어에 숙달하려면 어학연수를 통해 모어 사용자들과 생활에서 교류하는 일이 필요하다.

언어를 획득하는 동시에 C영역 아이들도 T영역과 마찬가지로 〈의미〉의 세계를 살아가고자 한다. 그것은 외부 세계를 인식적으로 파악하고, 창을 열면 순간적으로 〈집〉이나 〈나무〉가 시야에 들어오는 체험 세계를 말한다. 그렇지만 그 언어가 약점을 가진 것처럼 그런 인식 세계에도 약점이 있다. 발달 순서를 좇아가 보자.

### (1) 높은 감각성

〈감각 과민〉이라고 하는 이유

이 아이들은 인식 세계에 발을 들여놓은 채 A~B영역 아이들처럼 특히 혼란스러운 감각 자극이 매우 강렬한 세계의 중앙에서 벗어나 있다. 그러므로 그에 대처하는 노력인 극단적인 동일성 유지, 상동 행동, 자기 자극 행동도 적고, 일시적으로 보여도 결국은 빠져나갈 수 있다.

그렇다고는 해도 그 인식 세계가 〈이인삼각〉, 즉 공동 작업으로 얻어지는 공동 세계가 되지는 못한다. 여기에 고유한 어려움이 있다. 영아기부터 감각을 서로 나누고, 정동을 나누고, 주의와 관심을 나누는 공유의 체험을 제대로 쌓지 못한 채 오직 혼자서 개척해 온, 공동적 지원이 결핍된 인식의 세계다. 그래서 흔들리기 쉽고, 이 점은 감각 체험에 더할 수 없이 크게 나타난다. 이것이 C영역의 〈감각 과민〉이라고 부르는 현상이다.

먼저 신체 감각을 보자. 일반적으로 어떤 영아라도 태어난 시점에 갖고 나온 신체 감각은 아직 분화하지 않은 상태일 뿐 아니라 개체차에 따른 격차도 적지 않다. 그러나 모성적 돌봄으로 신체 감각이 분화해 가는 과정에서 어떤 감각이라도 평균적이고 정형적으로 고르게 되는 것이 통상적인 발달이다. 선천적인 감각 특징은 개성으로 남아도 극단성은 줄어든다.

제10장-10에서 서술한 촉각 과민을 예로 들면, 촉각 과민 때문에 안아 주는 것을 싫어하는 갓난아기라도 엄마가 쓰다듬으면서 부드럽게 계속 안아 주면 기분 좋은 애무가 더 우위를 차지한다. 과민함은 완전히 사라지지 않아도 모난 날카로움이 덜어져서 순해진다. 그리고 점점 더 익숙하게 안긴다. 촉각이 순화(馴化)되는 것이다.

그러나 그 아이는 애착의 힘이 약하기 때문에 안기고 싶다는 욕구보다는 과민함이 주는 고통이 더 커서 신체 접촉을 회피하기 쉽다. 그러면 촉각의 과민함도 순화되지 않고 강한 상태로 남는다.

이렇듯 C영역에서는 모성적 돌봄으로 신체 감각이 공유의 방향으로 분화되고 순화되는 행보가 뒤떨어진다. 그래서 선천적인 개체차로 신체 감각에 민감함이 있으면 그것이 그대로 남아 있기 쉽다. 어떤 신체 감각이라도 그렇다. 신체 감각의 과민함과 불균형을 제대로 조율할 수 없어 고민하는 사람이 생기는 것이다.

### 감각에 〈공유의 느낌〉을 갖기 어렵다

일반적으로는 언어 습득과 함께 〈덥다〉, 〈춥다〉 같은 언어(의미)로 자신의 신체 감각을 인식적으로 대상화할 수 있다. 그렇게 해서 신체 감각은 안정감을 늘려 간다. C영역에 있으면 자신의 신체 감각을 언어로 대상화하기에 이른다.

그러나 자신의 신체 감각이 다른 사람이 말하는 〈하아, 덥다〉 또는 〈이크, 춥다〉라는 감각과 같은지 다른지 의문이 든다는 이유로 거북함과 답답함을 호소하는 사람들이 나타난다.

원래 신체 감각이란 주관적으로만 파악할 수 있어서 다른 사람과 같은지 다른지 알지 못하는 것이 당연하다. 더위를 잘 타는 사람과 추위를 잘 타는 사람은 똑같은 기온이라도 느낌이 다르다. 반드시 개체차가 있는 법이다. 그러면서도 C영역에서는 대다수 사람이 비슷하게 느끼는 〈더위〉와 〈추위〉 감각과 자신이 느끼는 감각이 일치하지 않고 어긋나는 체험을 하기 쉽다. 다시 말해 〈공유의 느낌〉을 가질 수 없는 것이다. 〈이인삼각〉이 아니라 오로지 자신의 파악에 의지해 신체 감각을 구분하고 이해하는 탓이리라.

## (2) 감각성을 바탕으로 한 인식 세계

### 날것의 감각성이 남아 있다

영아기와 유아기부터 주위 사람과 밀접하게 서로 교류하고, 그로써 사회적으로 널리 공유하는 〈의미(개념)〉를 이른바 피부로 알아 감으로써 T영역의 인식 세계는 형성된다. 〈사회적인 공동성〉을 든든한 바탕으로 삼은 〈의미〉의 세계다.

이와 대조적으로 C영역의 인식 세계는 밀접한 상호 교류를 통하지 않기 때문에 사회적인 공동성의 토대가 빈약하다. 오로지 자신의 인지적이고 감각적인 파악만을 바탕으로 삼아 그것에 자기 힘으로 〈의미〉를 부여함으로써 인식 세계가 형성된다. 이 때문에 통상적이라면 인식의 발달에 따라 후퇴하는 인지적인 날것의 감각성이 인식이 발달한 다음에도 여전히 남아, 오히려 그것이 인식 세계의 바탕을 이룬다. 다음은 당사자가 그 사정을 이야기한 예다.

(예)

많은 사람과 달리 나의 사고는 비디오 같은 구체적 영상에서 일반화나 개념화로 향한다. 예컨대 〈개〉라는 개념은 지금까지 만나온 각각의 개와 밀착된다. (……) 노랫말도 시각화한다. 〈점핑〉이라는 말을 들으면 초등학교 때 올림픽을 흉내 내어 허들을 뛰어넘던 놀이의 기억이 퍼뜩 떠오른다. 부사는 가끔 생각지도 못한 이미지를 불러일으킨다. 〈QUICKLY(빨리)〉라는 말은 동사와 함께라면 영상 조정이 가능하지만, 그렇지 않으면 네슬레 상표의 퀵(음료의 일종)을 떠오르게 한다. 이를테면 〈그는 빨리 달렸다〉는 문장이라면 초등학교 1학년 때 국어 교과서에서 퀵이 빨리 달리는 상황이 생생하게 떠오르고, 〈그는 천천히 걸었다〉는 문장이라면 속도를 늦추는 모습을 이미지로 떠올린다. 어릴 적 나는 〈is〉나 〈the〉나 〈it〉을 어이없이 빼먹었다. 왜냐하면 이런 말은 그것만으로 아무런 의미도 없었기 때문이다.[58]

---

58 템플 그랜딘Temple Grandin, 『자폐증의 재능 개발Thinking in Pictures』, 커닝햄 히사코Cunningham久子 옮김(東京: 学習研究社, 1997), 29~33면 ― 원주. 한국어판은 『나는 그림으로 생각한다』, 홍한별 옮김(서울: 양철북, 2005).

감각성 특히 시각이 인식의 직접적인 토대를 이룬다는 것을 잘 알 수 있는 대목이다. 굳이 도식적으로 단순화해 나눈다면 〈그림 22〉에 나오는 T영역 사람들은 사회적·공동적 의미를 통해 제대로 구조화된 인식의 세계를 살아가고, B영역 사람들은 날것의 감각으로 이루어진 인지 세계를 살아간다. 이에 비해 C영역 사람들은 의미로 이루어진 인식 세계와 감각으로 이루어진 인지 세계의 거리가 가까워 두 가지가 서로 녹아 있는 세계를 살아간다.

### 〈그림으로 생각하는〉 사람들

템플 그랜딘은 자신이 〈그림으로 생각한다*thinking in picture*〉고 말했다. 얼핏 이상하고 특이한 능력으로 보이지만 반드시 그렇지도 않다. 영아기에는 누구나 시각 영상 등 감각 이미지(스키마)로 사물을 파악하고 생각한다. 그러다가 유아기에 들어가면 언어 습득 과정을 통해 언어로 생각하는 어른들과 언어로 생각을 주고받으면서 〈언어로 생각하는〉(개념 사고) 기량을 익히는 것이다.

평균적인 발달에서는 개념 사고의 힘이 커질수록 영아기처럼 〈그림으로 생각하는〉 힘, 즉 영상 사고의 힘은 후퇴하고 만다. 물론 사라지는 것은 아니다. 이미지 기억에서 의미 기억으로 기억의 주력이 이동하는 것과 평행적인 현상이다. 그랜딘은 영상 사고의 힘을 후퇴시키지 않고 유지하는 것이다.

그랜딘은 〈의사소통의 도구〉로서 언어(음성 언어)를 구사한다. 그러나 그 언어는 깊은 대인 교류를 매개로 습득한 것이 아니기 때문에 〈생각하는 도구〉로서 뿌리내리지 못했다. 생각할 때는 영상 사고에 따르는 것이다. 외국어를 배워 소통은 가능하더라도, 대다수 외국어 사용자처럼 사고를 모어로 하는 사람들을 떠올리면 이해하기 쉽다.

영상 이미지를 이른바 모어로 삼아 〈그림으로 생각하는〉 사람들은 그랜딘처럼 자폐증 스펙트럼뿐만 아니라 당연히 청각 장애의 사례도 많다. 발달론으로 보면 〈그림으로 생각하는〉 힘은 원래부터 누구나 가지고 있던 능력이다. 그랜딘만큼 명확하게 나타나지는 않더라도, C영역 아이들은 개인차를 불문하고 시각적인 언어 세계를 남겨 놓는다. 언어가 사회적·공동적인 개념의 매개 없이 직접 생리적·감각적 이미지와 이어지는 세계 말이다. 그곳에서는 언어와 이미지, 의미와 감각의 거리가 아주 가깝다.


〈자폐증 환상〉이라고 불리는 이미지적인 공상 세계에 깊이 빠져 마음의 놀이를 즐기는 아이들이 C영역에 적지 않은 이유는 언어와 이미지의 거리가 가깝기 때문이다. 외부 세계인 현실 세계에서 살아가기 어렵다는 점 때문에 그 아이들에게는 내부 세계인 이미지의 세계가 더 가깝게 느껴진다. 〈상상력 장애〉를 말하는 〈로나 윙의 세 가지〉(대인 관계 장애, 의사소통 장애, 상상력 장애) 파악 방식은 이런 점에서 타당한 듯 보인다.

이 아이들은 언어 특징이나 강한 고집 때문에 대체로 〈따지려고 든다〉, 〈융통성이 없다〉, 〈지나치게 고지식하다〉 같은 완고한 인상을 주기 십상이다. 겉으로는 그렇게 보인다. 그러나 내면 깊숙한 곳에서 섬세한 이미지의 세계, 감각의 세계가 숨 쉬고 있음을 지나칠 수 없다. 일반적으로 자폐증 스펙트럼의 전형적인 그림이라고 하면서 딱딱한 선으로 그린 기관차 등 정밀한 기계 그림을 자주 소개한다. 그러나 자신의 내면을 드러내듯 섬세하고 부드러운 선으로 토끼 같은 동물 그림을 그리는 아이도 있다.

### 풍부한 감각 세계가 지닌 곤란함

C영역에서는 인식 세계가 인지적·감각적 세계와 깊이 연관된 정도에 따라 A~B영역 아이들과 마찬가지로 뛰어난 감각성을 지닌다. 그랜딘도 그러한데 개중에 사진적 기억의 자질이 있거나 서번트 증후군처럼 뛰어난 기억력을 가진 사람이 있다고 한들 전혀 놀랍지 않다. 개념과 이미지의 거리가 가까워 서로 녹아들어 있는 것이 문자나 숫자 등의 개념 기호에 색채가 보이는 〈공감각〉 현상으로 나타날 때도 있다.

이러한 특징이 독자적이고 풍부한 감각 세계로 나타나지만, 강렬한 감각이 과민함이나 혼란을 초래한다는 점은 A~B영역 아이들과 공통적이다. 이에 따른 곤란함을 안고 살아가는 일이 C영역에서는 드물지 않다.

### (3) 〈그림〉과 〈배경〉의 분화가 어렵다

T영역에 있는 사람들이 파악하는 외부 세계는 의미를 지닌 것만 〈그림〉으로 지각하고, 그 밖의 것은 특별히 주의를 기울이지

않는 한 배경으로 물러난다. 〈의미의 세계〉, 즉 인식적 세계를 살아간다는 것은 이런 의미다(제8장-8 참조).

C영역에서는 인식적인 체험 세계를 획득했을 때에만 〈의미의 세계〉와 같아진다. 그러나 그 체험 세계는 T영역 사람들과 비교하면 훨씬 흔들리고 혼란스러워지기 쉽다. 하나는 과민한 감각성 때문이다. 아울러 다음과 같은 사정이 더 있다. 당사자가 이야기하는 예를 제시하겠다.

## 모든 것이 등가로 다가오는 세계

(예)

신체 외부에서 얻는 정보에 대해서도 똑같이 말할 수 있다. 난 아무래도 다른 사람에 비해 전체보다 부분에 초점을 두고 정보를 받아들이는 것 같다. 예를 들면 그림 1과 같이 다른 사람은 신경도 쓰지 않는 흔하디흔한 풍경(버스 정류장 풍경 ─ 다키카와 주) 가운데 여기저기 하찮은 곳(풍경 속 어떤 철 막대기의 곰팡이 모양이나 통풍구의 철망 ─ 다키카와 주)에 초점을 맞추고, 가끔 기분 나쁜 모양을 발견해 시선을 돌린다.

이런 특징 때문에 함께 있고 싶어도 사람들과 같은 장소에 있을 수 없는 문제가 생긴다. 비록 사람들 대부분이 불편을 느끼지 않고 일할 수 있는 직장이라도 에어컨 소리, 서류나 문구 같은 책상 위 물건들, 조명의 밝기와 색, 창밖 풍경, 음식물 냄새, 온도, 습도 등 변화하는 수많은 정보가 차곡차곡 쌓여서 나만

몸 상태가 안 좋아지거나 근무할 수 없어진다.[59]

인식의 발달과 더불어 사회적으로 의미 있는 대상을 〈그림〉으로 잘라 내는 지각 능력이 생긴다고 말했는데, 의미 있는 대상을 이도 저도 모조리 잘라 낼 수 있는 것은 아니다.

창밖을 내다볼 때 관심이 자동차의 행렬에 쏠리면 〈도로〉나 그곳을 달리는 〈자동차〉가 〈그림〉이 되고, 길 저편에 있는 〈집〉이나 〈나무〉 등은 배경으로 물러난다. 어떤 건물이 늘어서 있느냐에 관심이 향하면 거꾸로 〈집〉이나 〈빌딩〉이 〈그림〉이 되고, 〈도로〉나 〈자동차〉는 〈배경〉으로 가라앉는다. 그때마다 관심과 필요에 따라 〈의미〉 있는 대상만 선택적으로 잘라 내는 것이다.

생리적 지각에서는 외부 세계의 사물이 모두 동등하게 수동적으로 포착되지만, 인식적 지각에서는 관심에 따라 필요한 사물만 〈그림〉이 되어 능동적으로 포착된다.


### 〈기분 나쁜 모양〉에 끌려 다니다

보통은 버스 정류장의 흔한 풍경은 〈배경〉으로 묻히고 생리적으로는 지각하더라도 머리에 남지 않고 지나가 버릴 때가 많다. 〈아, 버스 정류장이구나〉 하고 알아보고 그 풍경에 주의를 기울일 때는 보통 정류장 표지 기둥이나 이름 표시, 의자 등 〈버스 정

---

59 아야야 사츠키(綾屋紗月), 「발달 장애 당사자들의 이야기, 넘쳐나는 자극, 풀어지는 나(発達障害当事者から ― あふれる刺激, ほどける私)」, 아오키 쇼조(青木省三) 외 편, 『성인기의 전반적 발달 장애(成人期の広汎性発達障害)』(東京: 中山書店, 2001), 71면 ― 원주.

류장〉을 직접 구성하는 요소를 먼저 〈그림〉으로 파악한다. 그런 〈그림〉으로 버스 정류장이라는 〈전체〉가 지각 세계 위로 떠오르는 것이다. 철 막대기의 곰팡이 모양이나 통풍구의 철망은 버스 정류장의 풍경을 구성하는 요소로서는 별 의미가 없고, 일부러 주의를 기울이지 않으면 배경으로 가라앉는다. 이것이 〈많은 사람〉의 지각이다.

그러나 이 사례에서는 〈철 막대기 모양〉이나 〈철망〉에 초점을 맞추고 만다. 풍경 속에 있는 다양한 구성 요소, 즉 〈부분〉이 〈그림〉과 〈배경〉이라는 농담(濃淡)으로 나뉘지 않고, 모든 것이 등가의 상태로 세부까지 시야에 들어오기 때문이다. 이는 생리적 지각에 가깝다. 이때 감각 자극으로 〈기분 나쁜 모양〉의 인상이 강하기 때문에 먼저 눈에 들어온다.

직장에서는 보통 업무상 대화나 눈앞의 컴퓨터 화면 등 지금 일을 하는 데 의미가 있는 것이 〈그림〉이 되어 지각 대상이 된다. 반면 업무와 관계없는 책상 위 물건들, 에어컨 소리, 조명의 밝기와 색, 냄새, 창밖 풍경 등 의미 없는 온갖 자극은 〈배경〉이 되어 뒤로 물러나 의식 안으로 강하게 들어오지 않는다. 이것이 〈많은 사람〉의 감각 양식이다. 그런데 여기에서도 〈그림〉과 〈배경〉이 제대로 분리되지 않고 생리적으로 지각하는 것 모두가 빠짐없이 차례로 의식 안으로 들어온다. 당연히 힘이 있는 대로 들어가 혼란스러워 집중하기도 어렵다. 이러한 체험 세계를 살아가려면 소모가 심하다.

판서를 받아쓸 수 없고, 선생님 목소리가 들리지 않는다

이런 예는 개인에 따라 양상은 제각각이지만 C영역에서 자주 드러난다.

수업 시간에 판서한 내용을 받아쓰는 일이 힘들다. 칠판에 쓰인 글자, 판서를 지운 글자의 자국, 칠판에 남은 더러움, 빛의 반사 등이 모두 다 시야에 들어오기 때문이다. 이 어려움을 선생님에게 털어놓으면 요점만 적으라는 말을 듣는데, 학생은 〈요점〉만 뽑아내는 일도 어렵다.

또 학생은 교실 안에서 누군가 조금이라도 웅성거리면 그 소리에 주의를 빼앗겨 선생님의 이야기를 들을 수 없다고 토로한다. 파티가 열린 곳에서 많은 사람의 대화 소리로 와글거리는 가운데 대다수 사람은 자기가 관심을 둔 상대의 이야기를 선택적으로 들을 수 있다. 이 현상을 심리학에서는 〈칵테일 파티 효과〉라고 부르는데, 이들에게는 이 효과가 발생하지 않는다.

칠판의 문장만, 선생님의 말씀만 〈그림〉으로 잘라 낼 수 없는 것이다.


갑을 하면서 을도 하는 등 여러 작업을 동시에 수행하는 데 서투른 아이가 많다. 갑과 을, 두 가지 작업을 진행할 때 실제로는 완전히 〈동시〉에 진행하는 것이 아니다. 갑을 먼저 하면 갑에 필요한 정보가 〈그림〉이 되고, 을에 관한 것은 〈배경〉이 된다. 을을 먼저 할 때는 그 반대가 된다. 이렇게 〈그림〉과 〈배경〉을 끊임없이 전환하면서 두 가지 작업을 진행하는 것이다. 그

런데 이 아이들은 〈그림〉과 〈배경〉을 전환할 수 없고, 갑과 을이 글자 그대로 〈동시〉에 다가오기 때문에 처리할 수 없다.

## 왜 이런 일이 일어날까? ― 두 가지 이유

이러한 현상이 일어나는 이유는 무엇일까? 하나는 앞에서 논의했듯 C영역에서는 감각성이 높을 뿐 아니라 의미와 감각의 거리가 가까워서 의미에 따라 인식적으로 세계를 파악하더라도 외부 세계가 충분히 정리되지 않기 때문이다. 〈의미의 세계〉에도 감각적인 것이 생생하게 침투해 버린다. 버스 정류장의 풍경에서 의미 없는 철 막대기의 곰팡이가 〈기분 나쁜 모양〉이 되어 맨 처음 눈에 들어오는 것이 그 예다.

또 하나는 영아기부터 시작한 외부 세계를 향한 탐색이 언제나 혼자서 보고 듣는 활동이었던 탓에 어른과 〈이인삼각〉으로 이루어지지 않았기 때문이다.

〈이인삼각〉의 탐색 활동에서는 〈어른이 반응을 보이는 대상/보이지 않는 대상〉, 〈어른이 주의를 기울이는 대상/주의를 기울이지 않는 대상〉이라는 식으로 외부 세계의 여러 대상에 비중의 차이, 농담의 차이가 나타난다. 그 차이를 어른과 공유하는 가운데 아이들은 〈의미가 있는 것, 포착해야 할 것〉과 〈의미가 없는 것, 무시해야 할 것〉을 능동적으로 구분하면서 외부 세계를 구별해 파악하는 기량을 알게 모르게 훈련한다. 이를 통해 많은 사람은 그때마다 관심과 필요에 따라 〈의미〉가 있는 대상만 〈그림〉으로 삼고, 그 밖에는 〈배경〉으로 삼아 나누어 지각하는 기량을 거의 자동으로, 무의식적으로 구사할 수 있다(제8장-8 참조).

그렇지만 혼자만의 탐색 활동으로 외부 세계를 파악해 온 C영역 아이들은 그 기량을 충분히 익힐 수 없다. 외부 세계를 〈집〉, 〈나무〉, 〈자동차〉 등 의미로 잘라 내어 인식적으로 파악할 수는 있지만, 그때마다 그것들을 정보 가치의 경중에 따라 〈그림〉과 〈배경〉으로 자유자재로 나누어 파악하는 것까지는 불가능하다. 〈집〉도 〈나무〉도 철 막대기의 〈곰팡이〉도 하나같이 다 등가로 지각하기 때문에 지각 정보를 지나치게 접하는 것이다. 그 속에서 다시 필요한 지각 정보를 의식적으로 나누어 선택해야 하므로 심리적 부담을 매우 느낀다.


## 혼자서 견디지 않도록 배려하기

자폐증 스펙트럼 당사자가 일상에서 부딪히는 고민은 무엇보다도 이러한 문제다. 이른바 사회성 장애, 〈분위기를 못 읽어 낸다〉, 〈타인의 기분을 잘 알아채지 못한다〉, 〈세세한 곳까지 주의를 기울이지 못한다〉 같은 것은 당사자가 겪는 중심적인 고통이 아니다. 그것을 문제 삼는 쪽은 주위 사람이다.

자폐증 스펙트럼의 본질은 〈관계(사회성) 발달의 지체〉지만 사회성과 관계없는 생리 현상으로 보이는 감각과 지각에도 그것은 깊숙이 그늘을 드리운다. 이는 인간의 정신 능력이 발달하는 데 사람과 맺는 〈관계〉가 얼마나 중요한 매개인지를 가르쳐 준다.

자폐증 아이들이 이러한 감각의 문제를 품고 있다는 점을 늘

명심하는 일이 중요하다. 사회성 지체나 대인 관계의 문제는 본인보다 주위 사람이 먼저 알아채기 마련인데, 감각의 문제는 그 반대다.

외부에서는 보이지 않으며 철이 들고 나서부터 줄곧 그것이 변함없는 상태여서 〈원래 그렇고 그런 것〉이라고 생각해 본인이 호소할 수 없을 때가 많다. 관계가 벋어 나가는 사춘기 이후 성인이 되어 다른 사람과 교류함으로써 비로소 〈아무래도 난 다른 것 같아〉 하고 깨달을 때가 많다. 일찍부터 주위 사람이 알아채고 주의를 기울여 아이 혼자서 견디지 않도록 배려하는 일이 필요하다.

### 개별 시행착오를 통한 지원

기본적으로는 A~B영역에서 혼란스러워지기 쉬운 감각에 대처하는 것과 마찬가지로, 되도록 지각 정보가 지나치게 넘쳐나지 않는 온화하고 간소한 환경 조건을 갖추는 것이 혼란과 고통을 완화한다. 그렇다고 해도 일반 사회생활에서는 이렇게 되지 않는 현실이 있다. 자극으로 가득 차 있을 뿐 아니라 구속이 강하고 도피할 곳이 없는 환경인 학교는 이 아이들에게 도저히 적응하기 어려운 곳이다.

그런 감각의 특징은 〈감각의 과민함〉이라고 한마디로 뭉뚱그리지 못할 만큼 사람마다 다르다. 결국 만능열쇠 같은 해결책은 없다. 이를테면 경수는 책상 주변을 벽으로 둘러싸 자극을 줄인다면 수업에 집중할 수 있겠지만, 경화는 정작 주위가 신경이 쓰여 역효과가 나는 사례와 같다. 개별적인 시행착오가 필요하다.

아이마다 경험으로 자기만의 방법을 추구하고 노력할 때도 많다. 그 지혜를 빌려 주위 사람이 힘을 모아 환경을 정비하거나 고통을 줄이는 방책을 찾아야 한다.

물론 그러한 감각과 지각의 특징이 두드러지게 발생하는 것을 미리 예방하는 상황이 이상적이다. 되도록 초기에 관계 발달 지체를 발견해 영아기부터 〈이인삼각〉의 탐색 활동에 나서도록 의료와 보육의 측면에서 지원하는 것이 바람직하다.

다음에는 발달 과정을 더듬으면서 구체적인 지원 방법을 알아보자.

# 제11장
# 관계 발달 지체를 어떻게 도와줄까?

인간관계를 향한 지향성, 프로이트의 용어로 말하면 소아 성애적인 바람, 존 볼비의 용어로 말하면 애착의 힘이 약하다는 것은 B~C영역 아이들에게 발달 초기부터 반드시 나타나는 공통 특징이다. 다른 특징에는 격차가 벌어져도 이 특징만은 공통적이다. 선천적으로 대인 교류의 힘이 약한 상태가 이 장애의 본질이라고 해도 좋다. 병인론적으로 말하면 이 힘의 약함이 자폐증 스펙트럼이 발생하는 필요조건일지도 모른다.

관계를 맺는 힘이 약한 상태에서 정신 능력을 정형적이고 평균적으로 발달시키는 것은 어렵다. 인간의 정신 능력 대부분은 초기부터 어른과 밀접하게 관계를 맺고, 상호 교류와 공유 체험을 통해 비로소 정형적인 형태로 발달하기 때문이다.

그래서 이런 힘의 부족은 〈사회성 발달의 지체〉를 초래할 뿐 아니라 이제까지 서술해 온 대로 언어의 특징, 동일성 유지에 대한 강박적 요구, 감각 혼란을 일으키기 쉬운 성격 등 다양한 특징을 이차적으로 파생시킨다. 이를 〈자폐증 스펙트럼〉이라고 부를 수 있다.

그렇다면 가장 본질적인 지원은 관계를 맺는 힘의 향상을 촉진하고 그 힘의 부족을 극복하도록 돌보는 일이다. 이 아이들도 성장함에 따라 속도는 느리지만 관계를 맺는 힘이 발달한다. 그것을 방해하는 요인을 제거하면서 발달의 발걸음을 뒷받침해 주는 돌봄이라고 할 수 있다.

다음으로 관계 발달 지체가 순수한 형태로 나타나는 C영역 아이들을 본보기로 그 지원 과정을 살펴보겠다. 인식 발달의 지체까지 겹친 B영역에서도 기본 사고방식은 변하지 않는다.

다양한 이론에 근거를 둔 전문 치료법이나 프로그램도 많이 있지만 여기에서는 언급하지 않겠다. 아이들은 나날의 생활을 통해 자란다. 생활에서 주위 사람과 어떻게 관계를 맺으면 좋을까를 중심으로 서술하려고 한다. 전문적인 방법의 지원 프로그램이 효과를 발휘하려면 일상생활의 토대가 있어야 한다.

## 1 — 영아기의 지원

### 곧장 돌봄을!

이르면 영아기 중반부터 양육자는 아이와 유대감이 약하다는 느낌을 받고 이 아이들에게 관계를 맺는 힘이 부족하다는 것을 포착한다.

(예)

〈눈을 맞추지 않는다〉, 〈보는 것 같지만 시선이 빗나가 있다〉, 〈꼭 안기지 않는다〉, 〈말을 걸어도 쳐다보지 않는다〉, 〈웃어 주어도 웃지 않는다〉, 〈얼러 주어도 기뻐하는 기색이 없다〉 등등.

영아기에 유대감이 엷다는 느낌이 들면 〈좀 더 상태를 두고 봅시다〉가 아니라 진단에 얽매이지 말고 곧장 돌봄을 시작해야 한다. 딱히 특별한 치료법이나 훈련 프로그램을 시도하는 것이 아니라 조금이라도 남과 교류하는 체험을 마련해 준다. 이는 일반적인 육아의 연장이다. 어쩌다가 그 시기에만 그렇게 보였을 뿐 지체가 없는 아이였다고 해도 그런 돌봄은 해가 되지 않는다.

이들 영아는 관계를 맺으려는 힘이 약할 뿐, 양육자와 관계 맺기를 싫어하는 것은 아니다. 오히려 그것을 바란다. 그러나 사람과 능동적으로 관계 맺는 힘이 부족해서 사람이 접근해 관여하는 것에 친밀감보다 불안이나 긴장을 먼저 느끼고 회피하는 쪽으로 기울어 버릴 뿐이다.

교류하는 힘이 약한 아이들에게는 사람의 시선이나 목소리, 다가오기, 달래 주기 등 통상적인 접촉을 깊게 하는 인적 자극이 받아들이기 힘든, 지나치게 강한 자극이라고 이해하면 된다. 여기에 감각성이나 감수성이 민감한 기질이 겹쳐지면 이런 경향이 더욱더 강해진다. 애초에 교류를 향한 능동성이 약할뿐더러 부모의 접근 행동에 회피적으로 반응해 버리기 때문에 그것이 부모에게는 〈유대감의 약함〉으로 느껴진다.

## 가만히 응답해 주는 것부터

애착의 쌍방향적인 구조를 살려 대인 교류에 대한 영아의 부족한 힘을 어른이 의식적으로 보완해 주는 작용을 지원한다. 다만 그런 작용이 아이에게 지나친 자극이 되지 않도록 배려하는 일이 필요하므로 직관으로 호흡을 조절해야 한다.

이런 아이들이라도 교류의 지향성이 전혀 없는 것은 아니다. 평균보다 훨씬 약할 뿐이지 분명히 있다. 흐릿하기는 하지만 어른에게 흥미와 접근의 신호를 보여 준다. 그 신호를 포착해 가만히 응답해 주는 일에서 시작해 교류의 힘을 키우는 것이 돌봄의 핵심이다. 안아 주더라도 촉각이 과민한 영아라면 시행착오를 거쳐 과잉 자극이 되지 않도록 안아 주거나 애무해 주는 방식을 찾아낸다.

그러나 이러한 시도를 양육자 혼자 해내기는 매우 힘들다. 영·유아의 흥미나 신호를 붙잡아 지나치거나 부족함 없이 응답하는 행동은 일반 육아에서도 날마다 이루어진다. 그렇지만 참여하는 힘이 약한 아이들의 흥미나 신호를 재빨리 알아보는 일이나 그에 상응한 응답을 해주는 일 모두 통상적인 육아보다 훨씬 까다롭다.

이를테면 아이를 애무하거나 보살피려는 양육자의 따뜻한 사랑이 그 아이에게는 지나치게 강한 자극이 되어 회피를 불러오는 역설적 현상이 일어난다. 또 자폐증 스펙트럼에 다인자 유전이 관여해 있다면, 육아를 포함해 선천적인 부모의 기질이 사람과 관계를 맺는 데 서투른 때도 있다. 꼼꼼하고 신중한 육아 지원이 중요하다.

1960년대 가족 연구의 성과를 가족인론(가족 책임론)으로 돌리거나 선입견으로 배척하지 않고 꼼꼼하게 참조한다면 이런 현상을 제대로 파악할 수 있다.

### 부모와 자식이 교류할 수 있도록 대처하기

이 단계의 돌봄이란 영아와 양육자가 교류하는 힘을 키우도록 지원하는 것이다. 연대감의 결핍이 왜 발생할까? 어떻게 하면 좋을까? 이 문제를 가족에게 알린 뒤 실제 관계의 양상을 관찰하면서 도움말을 주고 본보기를 제시해 부모 자식 관계가 교류의 관계가 되도록 중재한다. 영아의 흥미와 좋아하는 것에 맞춘 교류, 영아에게 과잉 접근의 체험이 아닌 교류의 방법을 추구하는 일이 중요하다.

아이와 관계를 맺는 방식뿐 아니라 양육자가 마음의 여유를 갖고 아이를 대할 수 있는 조건을 만드는 일이 무엇보다 중요하다. 육아란 끈기 있는 인내심이 필요하기에 육아를 지속하려면 일반적으로 마음의 여유가 필요한데, 발달 장애 아이들을 키울 때는 특히 더하다. 아이와 유대감이 없어서 부모로서 자신감을 잃기도 하고 자신을 책망할 때도 있다.

관계를 원하는 힘이 약해서 얌전하고 손을 많이 타지 않는 갓난아기도 있는가 하면, 어떤 수를 써도 온전한 반응을 얻을 수 없어 키우기 힘든 갓난아기도 있다. 이렇듯 영아기의 양상은 다양하다. 감각성이나 활동성을 비롯해 기질적인 개성(개체차)이 경수, 경화, 지은 다 제각각이기 때문이다.

손을 타지 않는 아이들은 의식하지 못하는 사이에 관계가 엷어지고 교류의 힘이 더욱더 약해질 위험이 있는가 하면, 손을 많이 타는 아이들은 육아에 여유를 잃어 교류가 방해받을 위험이 있다. 이러한 악순환을 막으려면 지원에 힘써야 한다. 양육자도 경수 엄마, 경화 엄마, 지은 아빠에 따라 각각 개성의 차이, 가정 상황과 환경 조건의 차이가 있다. 그에 맞추어 개별적으로 지원하는 방법이 필요하다.

## 2 — 유아기의 지원

### 어린이집 등이 드러내는 세 가지 약점

C영역 아이는 지적인 탐색의 힘이 충분해서 자기 나름대로 주위 세계를 구분해 파악하고, 유아기에 들어가면 언어도 습득해 인식적 세계에 참여할 수 있다. 그러나 그 인식 세계는 주위 사람과 〈이인삼각〉으로 얻어진 것이 아니기 때문에 몇몇 약점이 있다.

우리 집에서 혼자 자기 리듬에 맞추어 지낼 때는 별문제가 없지만, 어린이집이나 유치원 등 타인과 함께 있는 사회 집단에 들어가면 약점이 드러난다. 그것은 대개 다음 세 가지 문제로 나타난다.

## (1) 사회성 발달 지체의 문제

어린이집이나 유치원 안으로 들어가지 못하고, 다른 아이들과 놀지 못한다. 함께 행동하는 듯 보여도 실제로는 그 자리를 공유하지 못한다. 대인 관계의 발달에서 보면 두 사람 관계의 단계를 아직 넘어가지 못했기 때문에 사회적인 세 사람 관계의 세계에 참여하는 것이 어렵다(제8장-13 참조).

## (2) 감각 지각의 문제

집단생활에서는 감각 자극이 늘어나고 집단 안에서 자기 혼자 대처하는 행동이 불가능하므로 혼란스러움이 더 커진다.

## (3) 〈고집〉의 문제

이들 가운데 (1)과 (2)는 정도의 차는 있어도 기본적으로 B영역과 공통이어서 연속적으로 생각할 수 있다. 이에 비해 (3)은 비슷한 현상으로 보여도 B영역과는 때로 질적으로 다르다. C영역의 아이가 드러내는 〈고집〉은 〈이인삼각〉 없이 자기 머리로만 사물을 판단하거나 이해하는 경향을 낳을 때가 많다.

**아이 나름의 판단으로 행동한다**

(예)

유치원에 들어간 경수는 별로 두드러진 문제 없이 잘 다녔다. 그런데 6월 여름이 되어 원복이 여름옷으로 바뀌었을 때 지금 입는 겨울옷을 고집하면서 절대 여름옷으로 갈아입으려고 하지 않았다.

이것은 겉으로 보기에는 같은 유형의 고집, 변화에 대한 저항, 캐너가 거론한 예 1, 2(제10장-8 참조)와 똑같은 현상이다. 그러나 인식의 힘을 남 못지않게 가진 경수는 이해하기 쉬운 단순한 유형에 〈의지해〉 외부 세계의 항상성을 유지하려던 캐너 사례의 발달 수준에는 없는 예이고, 문제의 양상이 다르다.

관계 발달이 뒤처지는 한편 지적 능력이 높은 경수는 사물을 대할 때 주위 사람에게 의지하지 않고, 아니 의지하는 법을 모르고 무엇이든 혼자 생각하고 판단한다. 관계를 맺는 힘의 부족함을 지적으로 극복하는 것이다. 입학식에 이 옷을 입고 가고 다음 날, 그다음 날에도 같은 옷을 입고 가는 체험을 통해 〈유치원에 갈 때는 이 옷을 입는다〉고 경수는 판단했다. 그 판단에 따르면 다른 옷을 입고 유치원에 가는 것은 잘못이다. 따라서 〈오늘부터 이 옷을 입어야 한다〉는 말을 들어도 자기의 올바른 판단을 바꾸지 않는다.

유아는 대부분 어른 특히 양육자의 판단에 기대어 사회적인 판단이나 행동 방식을 익힌다. 엄마가 〈이 옷을 입어야 해〉 하면 따지지 않고 그 옷을 입고, 유치원에 가면 다른 아이들도 다 그 옷을 입으니까 그것으로 문제가 없다고 생각한다.

반면 관계 발달이 늦은 아이들은 엄마가 무슨 말을 하든, 다른 아이가 무슨 옷을 입든, 자기 판단에 따라 행동을 선택한다. 〈스스로 생각하는 힘〉이 있다고 볼 수도 있겠지만, 아무리 지적인 능력이 높아도 유아 혼자의 생각에는 한계가 있다. 그래서 주위 눈에는 의미 없는 고집이나 완고함으로 비치고, 〈장애의 특성으로 고집이 나타난다〉는 설명이 따라붙기 쉽다.

### 아이의 논리에 공감하는 일부터 시작하기

그러나 실은 아이 나름의 판단이나 논리에 따른 행동이기 때문에 먼저 그 판단이나 논리에 공감해 주는 노력이 필요하다.

(예)

〈계속 이 옷을 입어서 이 옷만 유치원복이고 다른 옷을 입으면 안 된다고 생각하지?〉, 〈하지만 유치원복은 또 있단다. 이제부터 더워질 테니까 시원한 유치원복을 입고 가자꾸나.〉

일단 이치를 따지는 설명을 이해한다면 아이들은 행동을 바꿀 수 있다. 다만 웬만해서는 이해하기 힘들어한다. 그 까닭은 사람과 관계를 맺으며 타인의 판단이나 행동을 받아들이고 공유하는 체험이 빈약하고, 고립성이 높은 탐색 활동을 벌여왔기 때문이다. 그러므로 이런 대화를 통해 판단을 교환하는 체험을 쌓아 나가는 일이 중요하다. 설득으로 행동을 바꾸기보다는 사람과 판단을 주고받는 체험을 나누는 데 참된 목적이 있다.

## 사회적 참조가 불가능하다

세 살, 네 살의 유아는 유치원이 어떤 곳이고, 무엇을 하러 가는 곳인지 잘 이해하지 못한다. 이해가 가지는 않지만, 엄마가 〈자, 가자〉 하고 선생님은 〈어서 와〉 하는 것만으로 따지지 않아도 통한다. 〈이 옷을 입자〉 하는 말을 들으면 그 옷을 입는 것과 마찬가지로, 어른과 유대감을 느끼며 어른의 의지를 자신의 의지로 삼아 저절로 사회 행동을 익혀 나갈 수 있다.

아이는 유치원에서 툭하면 처음 하는 일, 몰랐던 일과 부딪힌다. 그럴 때 많은 아이는 주위를 둘러보고 다른 아이는 어떻게 하는지를 보고 배운다. 선생님(어른)의 얼굴을 보고 이렇게 해도 좋은지 아닌지를 엿본다. 〈사회적 참조Social Referencing〉라고 부르는 행동이다. 사회적 참조를 쌓으면서 아이는 그 사회의 구성원이 공유하는 상식적인 행동 방식을 하나하나 가르쳐 주지 않아도 자연스레 호흡하듯 받아들인다.

그러나 어른과 유대감이 엷은 C영역의 유아는 어른의 의지를 받아들여 자신의 것으로 삼지 않는다. 아니 그럴 수 없다. 자기 나름대로 이해할 수 없으면 유치원에 가려고 하지 않거나 함께 행동하려고 하지 않는다. 그것이 완고한 〈고집〉으로 보인다. 관계의 뒷받침이 약한 만큼 새로운 것에 불안과 경계심도 강하다. 나름대로 이해해서 유치원에 다니더라도 자기 식으로 이해한 일이기에 그대로 따르기를 거부하는 등 생각지 않은 곳에서 장애물을 만나기도 한다.

이런 아이들은 유치원에서 새로운 사태에 부딪힐 때도 사회적 참조에 기대지 않고 자신의 이해와 판단으로 행동한다. 자립적이 라면 자립적이라고 할 수 있다. 그러나 자기 나름대로 생각해서 선택한 행동이라도 시도해 보면 그 자리나 상황에 어울리지 않는 〈제멋대로인 행동〉이 되어 버릴 때가 많다. 하지만 본인으로서는 옳은 행동이기에 물러서지 않는다. 그 점이 강한 〈고집〉으로 보 인다.

　지능이 높은 아이에게 아스퍼거 증후군이 의심되는 사례가 나 오는 이유는 지적 능력이 높아서 주위를 둘러보거나 어른의 표 정을 살피기에 앞서 자신의 머리로 바로 판단해 버리기 때문이 다. 대인적·사회적인 요구가 단순한 어린 나이에는 그런 식으 로 사안에 대처할 수 있고 창의적이기도 해서 별문제가 없지 만, 그 결과 사회적 참조의 기량을 익히지 못한 채 성장하고 만 다. 주변 분위기를 읽는 등 미묘한 상황에 대처해야 하는 나이 에 이르면 걸림돌에 부딪힌다.

물론 지능이 높은 아이가 모두 그렇지는 않다. 관계를 맺는 힘 이 충분히 있는 아이라면 자신의 지적 능력에 기댈 뿐 아니라 사회적 참조도 동시에 동원한다. 한편 관계를 맺는 힘이 약하 더라도 자신의 지적 능력에만 의지하지 않는 아이도 나름대로 사회적 참조의 기량을 키울 수 있다. 이에 비해 관계를 맺는 힘 이 선천적으로 약한데 지적 능력이 높은 아이에게는 그 지적 능력이 자폐증 스펙트럼으로 기울게 하는 부하 조건이 된다.

## 세 사람 관계의 세계에 들어가지 못한다

대개 세 살을 넘기면 두 사람 관계의 세계에서 세 사람 관계의 세계로 마음의 시야가 넓어지기 시작하고, 가족 외부에서 이루어지는 사회적 공동 체험이 조금씩 가능해진다(제8장-13 참조).

옛날에는 골목이나 공터에서 이웃집 아이들과 어울려 노는 것이 최초의 공동 체험이었다. 그것은 어른의 눈을 벗어나 자기보다 나이가 많은 아이부터 적은 아이까지 한데 어울려 노는 다양한 유형의 집단이었지만, 현재는 어린이집이나 유치원에서 어른의 보호와 관리를 받는 또래 집단으로 바뀌었다.

현대 일본의 아이들은 유아기 초기부터 사춘기까지 대체로 균질성이 높은 같은 나이의 집단에서 사회 체험을 하며 자란다. 오늘날 신세대는 그것을 당연하게 여긴다. 그러나 그것은 육아의 오랜 역사를 돌이켜 볼 때 유례없는, 어쩌면 아주 특수한 육아 형태일지도 모른다. 정신 발달이란 사회와 문화의 함수다. 이 같은 육아 형태가 아이들의 정신 발달, 특히 사회성이나 대인 의식의 형성에 어떤 영향을 미치는지는 중요한 문제인데, 여기에 대해서는 나중에 살펴보려고 한다(제16장-11 참조).

C영역의 유아는 두 사람 관계의 세계를 아직 벗어나지 못하고, 아동 집단이라는 사회적인 세 사람 관계의 세계를 성장의 공간으로 삼는 단계에 이르지 못한다. 이 부분은 겉으로 보는 것 이상으

로 훨씬 어린 상태라고 생각하는 편이 좋다. 사회적인 힘의 발달 수준만 보면, C영역 아이들은 부모와 맺는 애착 관계로 정신생활이 성립하는 영아기에서 유아기 초기 수준에 머물러 있을 뿐 아니라 애착의 힘도 약하다.

### 먼저 두 사람 관계를 뿌리내리도록 한다

이런 아이는 집단에 들어가기 전에 먼저 유치원 담당 보육사 등과 두 사람 관계를 뿌리내리도록 해야 한다. 영아기에 이루어지는 부모와 자식의 교류 방식을 참고해 보자.

① 일대일(두 사람 관계) 교류를 중심에 둔다.
② 아이의 관심이나 바람을 재빨리 포착해 응답해 주려고 한다.
③ 정동을 즐겁게 공유할 수 있는 반응 교환이나 신체 놀이를 교류의 기회로 삼는다.

이 아이들은 힘과 기량과 경험이 부족할 뿐 대인 교류를 싫어하는 것이 아니다. 여기에 제시한 ①~③의 교류 방식으로 사람과 어울리는 즐거움이나 안심을 맛보고, 자기 나름대로 어리광이나 붙임성을 드러내면 좋다.

이것은 자기 나이보다 훨씬 어린 수준의 대인 교류가 아직도 필요한 발달 수준에 있기 때문인데, 이를 발판으로 삼아 아이끼리 나누는 공동 체험으로 건너가도록 도와주는 일이 중요하다.

연대감이 생긴 어른이 다가가서 집단 참가를 도와준다.

다른 상황이 벌어질 때마다 〈경수는 어떻게 할래? 경화는 어떻게 할래? 자, 그럼 넌 어떻게 할래?〉(사회적 참조의 지원), 〈여기는 이러니까, 이렇고 저렇고 하니까, 이렇게 해보면 어떨까 싶은데, 넌 어떻게 할래?〉(사회적 판단의 지원) 하면서 구체적으로 이야기를 나눈다. 여기에서는 약간 〈어른 대우〉가 중요한데, 판단이나 행동을 조금이라도 공유하는 방향으로 나아가도록 힘쓴다.

이것은 전문가들이 일컫는 이른바 〈사회성 기술 훈련Social Skills Training〉에서 핵심을 이룬다. 〈기술〉을 공식적·기계적으로 주입하는 것이 아니라 〈이해〉나 〈판단〉을 다른 사람과 교환하거나 나누는 체험을 되풀이해서 쌓아 가도록 하는 것이 핵심이다.

## 3 — 아동기의 지원

### 자기 관점만의 단순한 일층 세계

C영역 아이들은 지적인 이해력은 피아제가 말하는 구체적 조작기 수준, 즉 사물을 이해하고 논리적으로 생각하거나 판단할 수 있는 수준에 도달했으면서도 전 조작기 수준의 자기중심성이 남아 있어서 아동기에 불균형한 체험 세계를 살아간다.

자신의 관점으로만 사물을 파악하고 타인의 관점으로 옮겨서 파악할 수 없는 것이 자기중심성이다. 타인의 관점으로 옮긴다는 것은 자기 안에 타인을 가질 수 있으며, 자기 자신을 대상화·객관화할 수 있음을 의미하는데, 이 점이 눈에 띄게 뒤떨어진다.

그 결과 대인적인 이해에도 자기 이해에도 지적 능력에 걸맞지 않은 서투름을 드러낸다. 다른 사람은 관계가 발달하면서 다양한 타자의 관점을 받아들여 세계를 다층화해 나가지만, 그들은 자기 관점으로만 보는 단순한 일층 구조의 세계에 머무른다. 인식 발달 지체가 세계의 다층화를 지체시키듯이 관계 발달 지체도 마찬가지다(제10장-4 참조).

(예 1)

경수는 성실하게 수업을 듣고 선생님 말씀도 잘 듣는다. 그런데 어느 날 교실을 옮기기 위해 선생님이 〈자, 다들 책상 위에 있는 물건을 정리하자〉고 지시했더니 혼자만 정리하려고 하지 않았다. 〈경수야, 왜 정리를 안 하니?〉 하고 물어도 멍하게 앉아 있었다. 〈경수도 정리해라〉 하고 말하자 겨우 정리했다.

(예 2)

경화는 공룡을 아주 잘 안다. 처음에는 동급생들이 관심을 보였지만, 경화는 상대방이 관심이 있건 없건 언제나 자기가 좋아하는 공룡 이야기를 했다. 그러다 보니 다들 입을 다물고 슬슬 피했다. 하지만 경화는 그런 분위기를 알아채지 못하고 변함없이 열의를 갖고 공룡 이야기를 한다.

학교생활을 통해 경수는 혼자서 판단하고 행동하던 세계를 빠져나와 선생님의 말씀을 듣고 지시에 따르는 것을 배웠다. 다만 경수의 관점에서 〈다들〉이란 경화나 지은이 등 주위에 있는 사람들이다. 선생님에게는 자신도 〈다들〉에 속한다는 시점의 변환이 불가능해 보인다. 아직 탈중심화가 충분하지 않아서 자기도 〈다들 중 한 사람〉이라는 공동성으로 나아가지 못한다. 게다가 주위 친구가 주섬주섬 물건을 정리하기 시작하는 것을 보고 자기도 그렇게 해야 한다는 사회적 참조도 불가능하다.

경화는 타인과 관심을 나누려는 마음의 작용이 좋아지고는 있지만, 자기에게 아무리 흥미진진한 화제라도 상대방은 지루할지 모른다는 시점 변환이 아직 불가능하다. 상대방의 표정이나 태도에 주의를 기울여 그 점을 살피는 일도 불가능하다. 영아기부터 줄곧 쌍방향적인 관계를 맺는 일이 빈약했기 때문에 상대와 주고받는 일이 아직 일방통행에 머물러 있다.

### 뒤늦은 탈중심화

자기중심성은 유아기에 T영역에서도 드러난다. 자기가 퍽 좋아하는 것은 상대방도 좋아한다고 생각하는 등 다른 뜻이 없는 무심한 사고방식mentality이어서 유치원에서는 그다지 문제가 되지 않는다. 그러나 평균 4~5세에 일어나는 탈중심화가 늦어지는 탓에 아동기가 되어도 줄곧 자기중심성이 남아 있어 학교생활에 문제가 발생한다. 예 2에서 보이는 바와 같이 아이 나름대로 관계 발달이 이루어져 대인 교류를 바라고 관심을 나누어 가지려는 행동이 나타나기 시작한다. 하지만 주위 사람이 그 행동을 싫어하거나 회피하는 결과를 불러와 거꾸로 교류를 방해하는 역설이 일어난다.

그러나 C영역에서는 B영역보다 관계 발달 지체도 가볍고, 대체로 초등학교 고학년이 지나면 타인의 관점으로 사물을 파악하는 힘이 길러진다. 즉 탈중심화가 진행된다.

다만 탈중심화가 이루어졌다고는 해도 그 아이들의 대인 이해는 영·유아기부터 밀접한 상호 교류를 통해 피부로 느끼는 대인 감각이 결핍되었고, 머리로만 생각하는 지적 이해의 경향이 강하다. 그래서 경직되기도 하고 미묘한 느낌을 알아채지 못하는 것은 어쩔 수 없다. 사회적 참조라는 활동을 시작하고 주위 아이에게 배울 줄도 알지만, 이것도 연습 부족 때문에 서툴고 때로는 목표를 빗나가는 모방이 된다.


배런코언이 진행한 오신념 과제(제9장-2 참조)에 정답률이 낮은 것은 과제 내용에 자기중심성이 나타나기 때문이라고 이해할 수 있다. 배런코언은 인간이 〈마음의 이론〉이라는 선천적 능력을 갖추고 있는데, 자폐증 아이는 그것이 부족해서 관계를 맺는 데 장애가 발생한다고 생각했다.

그러나 그런 신기한 개념을 굳이 가정하지 않더라도, 관계 발달의 지체 때문에 탈중심화가 나이보다 뒤떨어지는 현상이라고 간단하게 설명할 수 있다. 〈공이 상자 안에 있다고 자기가 아는 것처럼 샐리도 안다〉고 생각하는 것이다. 정형 발달의 아이라도 유아기에는 〈상자〉라고 대답하는 발달 단계를 통과한다. 그러나 그 단계에서도 충분히 나이에 걸맞은 사회적·대인적 관계가 성립한다. 이 점을 보더라도 정답을 말하는 능력이 없음을 관계 장애의 원인으로 여기는 것은 무리가 있다.

## 강한 소외감을 불러일으키는 시기

C영역 아이들의 대인 관계나 사회성은 아동기에 들어와 좋아지기 시작한다. 그래서 오히려 말썽이 생긴다. 좋아진다고는 해도 평균보다 훨씬 어린 대인 관계 수준이므로 균질적인 또래 집단과는 아무래도 서로 달라서 두드러지거나 비켜 나가고 만다.

그런데도 열심히 힘껏 관계를 맺으려고 접근 행동을 반복하다 보면 그것이 얼핏 보기에는 그 자리에 어울리지 않는 비상식적인 행동이 되는 아이도 있고, 관계 맺기를 두려워하거나 포기해서 접근 행동을 피하는 아이도 있다. 로나 윙의 세 가지 자폐증 분류에서 〈적극적 기이형〉이 전자, 〈수동형〉이 후자, 이 수준까지 관계를 원하는 힘이 향상하지 못하면 〈고립형〉이라고 할 수 있다.

다른 사람과 맺는 관계의 세계로 마음이 열리기 시작하자마자 그 관계에서 두드러지거나 비켜 나가는 체험은 강한 소외감이나 상황에 따라서는 피해 의식을 가져다주기 쉽다. 실제로 안타깝게도 집단 따돌림 문제 등으로 발전하는 일도 적지 않다(집단 따돌림 문제는 제16장-9 이하 참조). 모처럼 성장하기 시작한 사회적 힘의 싹이 짓밟힐 염려가 있을뿐더러 환경에 약한 아이들인 만큼 이러한 체험의 영향이 그림자를 계속 드리울 위험도 많다. 학교 생활에는 교사를 비롯한 어른의 관심과 지원이 꼭 필요하다. 그러면 어떤 지원이 필요할까?

**핵심은 〈따뜻한 사랑〉과 〈규범〉**

개괄적으로 말하면 인간의 〈사회적인 연결〉, 〈공동성〉은 기본적으로 두 가지 관계에 바탕을 둔다.

① 하나는 따뜻한 사랑으로, 다른 사람과 주고받는 친밀감이나 신뢰감을 말한다.

② 또 하나는 규범으로, 다른 사람과 정한 규칙이나 약속이다.

사회적인 인간관계는 이 두 가지로 엮여 있다. 이 중 하나만 없어도 사회적인 인간관계는 성립하지 않는다. 사회적인 힘을 키운다는 것은 ①과 ②를 마음에 뿌리내리는 일이다. 유아기의 버릇들이기가 부모와 자식의 애정 교환, 규범 획득과 표리일체를 이루는 과정이었음을 떠올리기 바란다. 이 아이들을 위한 학교의 지원에서도 이것이 핵심을 이룬다.

**〈재미있는 아이가 아닌가〉 ― 따뜻한 사랑이라는 실마리**

①의 따뜻한 사랑이란 〈교육은 애정으로!〉와 같은 고자세의 느낌이 아니라, 교사가 어딘가에서 아이에게 억지스럽지 않게 친밀감을 품을 수 있는 것을 지향한다. 이렇다 할 것 없는 친근함이면 된다.

그런 눈으로 보면 C영역 아이들이 지닌 고지식한 정직함이나 진솔함, 순수함이 느껴진다. 겉과 속, 음지와 양지를 다 포함한 다층적 관계의 세계에 푹 빠져들지 않는 순진무구함이라고나 할까?

〈기이하다〉고 할 수 있는 행동도 아이 나름의 생각과 느낌에 따른 것이다. 그 점을 알면 〈아, 과연 그렇구나〉 하고 절실히 느끼기도 한다. 혼란을 일으키기 쉬운 경향도 있지만 독자적인 풍부한 감각 세계나 환상을 가졌다는 점을 깨닫기도 한다. 그 아이가 어쩔 수 없이 감당해야 하는 어려움을 이해하고 아이 나름대로 참 잘 싸운다고 느끼는 순간이 있을지도 모른다. 그 싸움의 불똥이 날아오는 일이 있을지라도.

말썽을 부려 당혹스럽게 하는 일도 자주 일어나 학급 운영에 곤란을 겪으면서도 〈꽤 괜찮은 점도 있지 않은가〉, 〈재미있는 아이가 아닌가〉 하는 친밀감을 품는다면, 자연스레 그 느낌을 알아챈 아이와 교사 사이에는 유대감이 생긴다.


이 아이들은 상대가 자기에게 품은 친밀감 등 따뜻한 사랑의 기운에 섬세한 안테나를 가졌다. 의미와 감각의 거리가 가깝고, 감각성을 크게 따르는 인식 세계에 머물기 때문에 감각 수준에서 사랑을 읽어 낸다.

이것은 자폐아가 감정을 읽어 내지 못한다는 홉슨의 연구와 모순을 일으키는 듯하지만, 홉슨의 실험은 사회적 의미로 〈분노〉, 〈슬픔〉 등의 감정을 개념적으로 대상화해 파악하는 인식 능력을 조사했다. B~C영역 아이들은 이 점에 서투른 대신 눈앞에 살아 있는 상대방의 기분이나 분위기를 언어(개념) 이전에 직관적으로 민감하게 포착한다.

친밀감으로 유대감을 형성하면서 교사는 이 아이들 내면에 싹튼 대인 교류를 향한 마음의 작용에 응답해야 한다. 아이가 흥미와 관심을 기울이는 대상을 실마리로 삼아 학교생활에서 여러 체험을 나누고 공유하는 시간과 공간을 마련해야 한다. 이는 교사가 아이를 더 깊이 알 수 있는 시간과 공간이 된다.

일방통행이 아닌 서로 교류하려고 노력하고, 조금은 노는 기분 *playfulness*이 섞여 있는 것이 바람직하다. 관계를 맺는 힘이 충분한 아동은 친구들과 놀이를 통해 상호 교류를 경험하면서 성장하지만, 이 아이들은 그것이 불가능하므로 어른이 지원해야 한다. 사람과 친밀감을 나누는 경험 없이 사회성이 향상할 리는 없다. 이것이 ①의 따뜻한 사랑이다.


### 구체적인 교류 ― 규범이라는 실마리

학교생활은 온갖 규범으로 이루어진다. 규칙이 없으면 학급 집단을 보호할 수 없다. 규칙을 지키려고 함으로써 아이들은 자기 조절의 힘을 키운다. 이것이 ②의 규범이다.

규범에 대해 C영역 아이들이 벽에 부딪히기 쉬운 이유를 다음과 같이 생각해 볼 수 있다.


(A) 어른의 의지를 받아들여 자기 것으로 만드는 일을 익히지 못한다.

(B) 주위에서 배우기보다 스스로 생각한 이치나 판단에 따라 이른바 〈나만의 규칙 *my rule*〉을 규범으로 삼는다. 이것도 주위에

는 〈고집〉으로 비친다.

(C) 관계 발달 지체가 초래한 결과로서 자기 조절의 힘이 약하다. 충동성이 높다.

①의 친밀한 유대감을 바탕으로 규칙에 가로막힐 때마다 그 규칙을 둘러싸고 개별적이고 구체적인 교류를 반복한다. 아직 구체적 조작기이기 때문에 추상적으로 〈해야 한다〉여서는 안 된다. 친밀한 관계를 통해 교사의 의지를 받아들이거나 이치를 따져 이해하면 그 규칙을 자기 것으로 만들기 시작한다. 자기 조절의 방법도 함께 의논하면서 시행착오를 거친다. 정동이 치밀어 오를 때 언어로 공감하는 힘을 익히지 못한 것도 충동적인 행동으로 규칙을 어기고 마는 이유다. 따라서 상담을 통해 언어 교류를 반복하는 것 자체가 도움이 된다. 일상적인 규칙에 따라 자기 조절의 노력을 기울일 줄 알면 그 아이는 사회인으로 성장하는 한 걸음을 내디뎠다고 할 수 있다.

**어디까지 〈조용히〉 해야 할까?**

(예 3)

쉬는 시간 여자아이 몇 명이 복도에 모여 얘기를 하는데 영훈이가 훼방을 놓았고 말다툼이 일어난 끝에 손찌검을 했다. 〈우리는 영훈이한테 아무 짓도 안 했는데!〉 하고 여자아이들은 입을 모아 화를 냈다. 이를 지켜보던 아이들도 〈영훈이가 이상해〉하고 거들었다. 고립무원의 처지에 놓인 영훈이는 흥분했다. 따로 혼자 있게 해서 마음을 가라앉힌 다음 천천히 사정을 들어 보았다. 그러자 영훈이는 〈복도에서는 조용히 하자!〉고 조회 시간에 정한 데다 벽에는 표어도 붙어 있지 않느냐, 그래서 주의를 주었는데도 무시하고 계속 떠들었기 때문에 때렸다고 변명했다.

분명 〈복도에서는 조용히 하는 것〉이 규칙이다. 그렇지만 소란스럽게 떠드는 것은 안 되어도 서서 두런거리는 것 정도는 괜찮다. 그러면 몇 사람이 수다스럽게 이야기꽃을 피우는 것은 어떨까? 어디에 선을 그으면 좋을까? 규칙이란 가끔 분명하지 않다. 게다가 우리 주위에는 명분뿐인 규칙도 있고 암묵적인 규칙도 있다. 마치 언어가 언어 그대로가 아닌 것처럼 사회 규범도 규범 그대로가 아니다. 규칙을 둘러싸고 벽에 부딪히기 쉬운 까닭은 앞에서 거론한 (A)에서 (C)에 더해, 일상의 규칙(D)은 경계가 분명하지 않고 상황에 따라 변화해서 반드시 규칙 그대로가 아니기 때문이다. 이것이 C영역 아이들에게는 어려움이다.

경계가 분명하지 않은 규칙을 지키려면 조문을 이해하는 데 그치지 않고 규칙에 대한 주위 태도를 사회적 참조로 삼아 규칙의 엄격함이나 허용 범위를 짐작하는 힘이 필요하다. 그런 힘이 부족하므로 예 3과 같은 문제가 생긴다. 그러나 규범에 대한 고지식한 자세도 쓸모 있다는 시선이 필요할지도 모른다.

# 4 — 사춘기의 지원

## 개인차가 벌어진다

사춘기에 이르면 스펙트럼의 폭이 넓어진다. C영역 안에서만
도 개인차가 커지는 탓에 일괄해서 이렇다 저렇다 규정할 수 없
다. 타고난 개성과 생활 환경의 차이를 비롯해 이제까지 서술해
온 영아기 이후의 지원 여부 등으로 다양한 차이가 나타난다. 또
한 그때까지 누구를 만나고 어떤 행운과 불행이 있었는지에 따라
서도 다르다.

지적으로는 형식적 조작기에 들어간다. 수학 등 지적 능력을
평가하는 분야에서 특히 높은 능력을 발휘하는 사람을 비롯해 공
부라면 아예 포기한 사람도 있다. 후자는 일종의 학습 장애(제
12장-1·2 참조) 양상을 보일 때도 있다.

대인 교류의 힘은 아동기보다 나아진다. 정도의 차는 있겠지만
친구를 사귀고 교류하는 것을 능동적으로 원한다. 그 결과는 몰두
하는 취미가 같아 사이좋게 지낼 수 있는 사람, 대인 능력이 유치
하고 서툴러서 친구 관계가 원만하지 못한 사람, 주위와 어울리지
못하거나 따돌림을 당하거나 별나 보이는 사람 등 제각각이다. 아
직 두 사람 관계의 단계에 머물러 있어서 일대일로 대하는 것은
괜찮지만 서너 명의 그룹으로는 사귀지 못하는 사람도 많다.

## 이성 문제를 어떻게 생각할까?

사춘기에 이르면 이성 문제도 생긴다. 대부분 관계 발달적으로

는 아직 사춘기, 프로이트 식으로 말하면 성기기 수준에 도달하지 않았기 때문에 연애에 이르는 사례는 드물다. 이성에 접근하는 더 어린 단계인데, 오히려 그래서 문제를 일으킨다.

(예)

고등학교 1학년인 경수는 수업 중에 지은이만 바라본다. 쉬는 시간이 되면 지은이 주위를 빙빙 돌며 지은이가 싫어하는데도 곁을 떠나지 않는다.

행동만 보면 성희롱이나 스토킹이라고까지 할 수 있다. 그렇지만 내용은 초등학교 남자아이가 같은 반 귀여운 여자애를 마음에 두거나 예쁜 누나를 좋아해서 어떻게든 곁에 있고 싶은 수준일 따름이지 성적인 동기가 작용한 것은 아니다. 이성에 대한 관심은 정형적으로 아동기(잠재기)에 이런 식으로 일어나기 시작하는데, 경수는 고등학생이 되어서야 겨우 그 단계에 이르렀다. 그러나 이미 고등학생인데도 나이에 걸맞은 이성에 대한 사회 예법을 익히지 못한 상태여서 그런 관심이 싹튼 것이 사회적으로 문제 행동이 된다.

이렇듯 C영역의 사춘기는 관계의 힘이 커지고 이제까지 뒤처졌던 것을 만회하려는 듯 관계와 관여를 바라지만 도리어 곤란에 부딪힌다. 또 자신의 변화를 깨닫는 시선도 생겨나 곤란에 부딪히면 고민을 의식하기 시작한다. 〈왜 나는 잘할 수 없을까?〉, 〈왜 나는 이럴까?〉, 〈왜 나는 주위 사람과 다를까?〉 등등.

C영역에 있는 아이들은 사춘기에서 성인기에 이르는 과정에서 가끔 이런 고민을 의식한다. 〈고민〉을 품고 문제에 직면하는 것은 결코 나쁜 일이 아니다.

### 위험에 빠질 조건

그러나 다음과 같은 조건이라면 고민을 넘어서 정신적인 실조에 빠질 위험이 있다.

(A) 사람과 맺는 관계가 아주 미약하고 고립성이 높은 채 자신을 형성해 왔기 때문에 인간관계에서 발생하는 스트레스에 맞서 자신을 지탱하는 힘을 전혀 기르지 못했을 때

(B) 초등학교 시절 등 예전에 체험한 소외감이나 피해 의식이 계속 그림자를 드리워 지금의 고민과 연관해 생생하게 다시 떠오를 때

(C) 감각과 지각에 큰 어려움이 있어서 그것만으로도 힘에 벅찰 때

(D) 현재 놓여 있는 환경이 자신에게 아주 가혹할 때

이럴 때는 등교를 거부하거나 은둔형 외톨이가 되거나 마음이 답답해지면서 어떤 정신 실조, 정신 질환으로 향할 수 있다. 이러한 사태를 미리 막으려면 발달 초기부터 한결같이 보살핌과 지원을 쌓아 나가야 한다.

## 상담 상대가 필요하다

〈나는 왜 이럴까?〉라는 이질감과 불완전함은 사회나 타인과 관계를 맺어 가는 사춘기 때 누구나 부딪히는 고민일 뿐 아니라, 아이덴티티의 확립으로 이어지는 일반적인 고민이다. C영역에 있더라도 사춘기의 공통적이고 일반적인 고민을 잘 극복해 나간다면 가장 바람직하다.

사춘기에는 일반적으로 마음속 깊이 이런 고민을 품고 있지만, 무턱대고 털어놓거나 상담하지 않는다는 점이야말로 사춘기다운 특색이다. 그런 식으로 속에 담아 두고 버팀으로써 어른으로 성숙해 갈 수 있다. 그렇지만 이런 아이들은 누군가 상담 상대, 고민을 함께 나눌 사람이 꼭 필요하다. 그런 사람이 없이는 이런 고민을 극복하는 일이 참 어렵다.

## 다시 〈진단〉에 관하여

〈나는 왜 이럴까?〉라는 물음에서 다시 〈진단〉의 문제가 나온다.

본인에게 진단이란 자신의 〈체험〉에 이름을 부여하는 것이다. 〈자기〉에게 이름을 부여하는 것이 아니다. 이때 이름의 의미는 앞에서 이미 서술했다(제3장-6 참조). 어떤 일반성을 지닌 자신의 체험은 혼자만의 특수한 것이 아니다. 그 체험이 어떤 성질을 지녔는가에 대해 사회적인 지식의 축적도 있고, 어떻게 하면 좋은지 그 경험과 방안도 이미 있으므로 그것을 참조하면서 자기 나름의 삶을 모색할 수 있다. 이것이 〈진단〉의 본래 의의다. 따라서 본인과 주위 사람이 진단을 공유할 수 있다면 그들이 사춘기에 부딪히는 고민을 극복하는 데, 또 진로 등 미래 인생을 선택하는 데 도움이 된다.

진단은 〈장애의 선고〉라는 심각하고 무거운 것이 아니어야 바람직하다. 〈선고〉라는 용어에는 어딘지 모르게 전문가적 권위주의의 냄새가 나는데, 전문가가 장애를 〈선고〉하고 가족이나 본인은 그 장애를 〈수용〉하는 방식이 탐탁지는 않다. 또 장애의 이름이 단정적으로 〈자기 아이덴티티〉가 되는 것도 바람직하지 않다.

정신 의학의 진단은 근대 의학적인 방법에 따른 것이 아니라 어디까지나 의사 개인의 판단이다. 한마디로 말하면 임시적이다. 임시라는 점을 반드시 말해 주어야 한다. 사실 최근 수십 년만 보더라도 자폐증의 학설이나 진단 기준은 어지러울 만큼 변했다. 앞으로는 어떨까? 전문가에게는 그 점을 인정한 겸허함이 있어야 한다. 다만 임시로 판단하더라도 그 체험을 이해하고 도움이 되는 경험이나 방법을 모색함으로써 당사자가 좀 더 편하게 살아갈 수 있는 내용이라면, 그러한 판단도 의미가 있다.

## 5 — 현대 사회와 자폐증 스펙트럼의 증가

### 자폐증 스펙트럼은 왜 급증했을까?

1990년대부터 발달 장애, 특히 자폐증이 증가했다고들 하더니, 이윽고 일종의 발달 장애 유행 같은 양상을 띠기에 이른다. 만약 자폐증 스펙트럼의 유력한 요인이 다인자 유전에 따른 자연의 개체차라고 한다면, 어느 시대부터 발생률이 급속히 올라간다고 생각하기는 어렵다.

자폐증의 증가는 1980년대 영미 학계에서 아스퍼거 증후군을 재발견해 B영역이 중심이었던 진단 범위가 C영역까지 넓어졌기 때문이다. 앞에 제시한 〈그림 23〉(318면)의 분포가 옳다면, 자폐증 스펙트럼의 절반 이상은 C영역이기 때문에 한꺼번에 늘어도 논리적으로 이상하지 않다. 배로 늘어나는 논리가 된다. 스펙트럼 전체가 늘어난 것이 아니라 거의 C영역에서 증가가 이루어졌다.

또렷한 통계 자료는 없지만 캐너가 최초로 보고한, B영역의 중심군인 전형적인 중증 자폐증은 줄어드는 인상이 강하다. 저출생으로 육아가 정성스러워졌고, 발견이 빨라져 필요 이상의 중증화를 피할 수 있다. 대체로 가벼운 그룹으로 옮겨 가는 방향으로 스펙트럼이 넓어졌다는 인상을 풍긴다.

그러나 일본에서는 1960년대부터 아스퍼거형 자폐증이 진단 범주에 들어왔기 때문에 그 범위의 확대만으로 급증 현상을 다 설명할 수는 없다. C영역에 있는 사람들은 옛날부터 존재했지만 지금만큼 살기 어렵지 않았을지도 모른다. 개별적으로는 괴로운 사람도 있고, 일부는 아스퍼거형 진단으로 치료받는다고 해도 말이다.

1990년 이후 그런 사람들의 〈수〉가 늘어난 것이 아니라 그 사람들이 떠안은 〈살기 어려움〉이 커졌으리라. 그래서 진단 범위의 확대에 호응하듯 임상 자리에서 표면으로 떠올랐을 수 있다. 발달에 지체가 있는 사람들에게 생활 환경이 급속하게 무거운 짐으로 느껴진 것이 아닐까? 이러한 변화를 생각해 보자.

발생률 자체가 증가했는지 아닌지 정확하게 파악하기는 어렵다. 이를테면 현대 사회의 만혼으로 모친뿐 아니라 부친의 고령 출산이 위험 인자, 즉 생물적인 부하 조건이 되어 자폐증뿐 아니라 장애아 출생이 늘어났다는 시각도 있다. 현대 의료의 발전으로 생명을 구하는 조산아와 저체중 출생아가 증가하는 것은 다행스럽지만, 미숙아 출산은 부하 조건이 되기 때문에 결과적으로 장애아가 증가한다는 가설도 세울 수 있다. 만약 이런 현상이 있다면 이전 발생률과 비교해 얼마나 의미 있는 상승세를 보이는 것일까? 거꾸로 현대에 들어와 줄어든 위험 인자가 있을지도 모른다. 여기에 대해서는 자세한 조사가 필요하다.

### 산업 구조의 변화 — 제3차 산업이 70퍼센트를 넘었다는 의미

사회 구조의 굵직한 틀을 만드는 것은 사람들이 삶을 영위하는 데 기반이 되는 산업 구조다. 일본의 산업별 취업 인구의 추이를 보자(〈그림 24〉 참조).

1950년대까지 일본인의 대다수는 제1차 산업(농림·수산업)에 종사했다. 일본은 오랫동안 농업국이었다. 그러나 1960년대

**그림 24** 산업별 취업 인구의 추이[60]

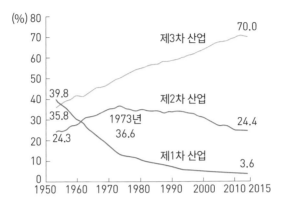

에 들어오면 제1차 산업과 제2차 산업(공업·제조업)의 인구 비율이 뒤집혀 제1차 산업 인구가 급감한다. 이것은 1960년대 고도 경제 성장 정책으로 일본이 농업국에서 공업국으로 대전환을 이루었음을 의미한다. 이로써 일본 사회는 빈곤을 벗어났다.

그렇지만 1975년에는 계속 증가하던 공업 인구가 더 이상 증가세를 잇지 못하고, 1980년대 이후 꾸준히 감소 경향을 보였다. 반면 제3차 산업(상업·서비스업) 인구가 1975년에 50퍼센트를 넘어 증가 일로를 걷더니 2015년에는 70퍼센트에 달한다. 상업과 서비스업, 즉 소비 산업이 일본의 기간산업이 되었다. 이러한 사회를 고도 소비 사회라고 부른다. 이 변화는 무엇을 불러왔을까?

60 1953년에서 2014년 일본 노동력 조사 자료. 불분명한 산업 취업자가 있어서 구성비 합계가 반드시 100이 되지 않는다 — 원주.

1970년대는 아동 정신 의학의 커다란 전환기였다. 예를 들어 그때까지 계속 감소하던 초등학생과 중학생의 장기 결석률[61]이 1975년을 경계로 증가세로 돌아섰고, 그 이후에는 계속 증가했다. 예전에는 드문 병이었던 사춘기 섭식 장애가 증가하기 시작한 것도 1970년대 중반이었는데, 1980년대 이후에는 아주 흔한 병이 되었다. 한편 1960년대까지는 연간 3백에서 4백 건이던 소년 살인이 1970년대 들어와 격감하면서 1975년에는 연간 1백 건으로 떨어지는 등 소년 범죄가 단번에 줄어들었다.

## 〈자연〉과 〈사물〉을 상대하던 시대

제1차 산업은 벼를 키우거나 고기를 잡는 등 〈자연〉을 대상으로 삼는 노동이고, 제2차 산업은 기계를 만들거나 빌딩을 세우는 등 〈사물〉을 대상으로 삼는 노동이다. 반면, 제3차 산업은 상품과 서비스를 파는 〈사람〉을 대상으로 삼는 노동이다.

자연을 대상으로 하는 노동에서는 칠판을 보고 배우는 인식적인 〈지식〉보다도 실제 체험을 이용해 몸으로 배우는 인지적·감각적인 〈감〉이 효과가 있다. 사람과 대화하는 데는 서툴러도 자연과 대화할 줄 알면 그만이다. C영역 사람들은 풍부한 감각성을 가진다. 그들은 사람들과 잘 어울리지는 못해도 산이나 바다, 밭에서 묵묵히 일하는 근면하고 유능한 사람으로 사회에서 인정받았다.

---

61 전체 아동 학생 중에서 연간 합계 50일 이상을 단속적(斷續的)이든 계속적이든 결석한 사람의 비율 — 원주.

사물을 대상으로 삼는 일은 C영역 사람이 두각을 드러내는 분야였다. 비록 무뚝뚝하고 괴팍하게 보여도 〈일을 잘하면〉 일꾼으로 인정받았고, 장인 기질을 가졌다고 해서 누구도 문제로 삼지 않았다. 지적 기술자나 숙련공으로 능력을 발휘하는 길도 있었다. 가치로 삼는 점은 어디까지나 기술력이지 대인 능력이 아니었다. 상식은 몰라도 독창성을 발휘했다. 주위 사람이 보지 못한 것도 그냥 지나치는 법 없이 딴눈을 팔지 않고 몰두해 뛰어난 성과를 낳는 일이 많았다. 1960년대 고도성장을 추진한 일본의 높은 기술력에는 이 사람들의 노력이 깊이 배어 있지 않을까?

이러한 산업 구조가 사회의 기둥이었던 시대에 C영역 사람들은 자신의 개성을 〈천성〉, 〈재능〉으로 살렸다. 제1차 산업도 제2차 산업도 노동이 요구하는 바는 높은 〈생산성〉과 그것을 뒷받침하는 〈근면성〉이지 높은 〈사회성〉이 아니었다. 분위기를 잘 파악한다고 해서 농사를 잘 짓는 것도 아니고 자동차를 잘 만드는 것도 아니다.

물론 개중에는 인간관계의 실패, 감각 지각의 혼란, 충동 조절의 미숙함 등으로 고민하는 사람들도 있다. 그러나 사회에 마음 붙일 곳이 있고 자신의 존재를 인정받는다는 믿음이 있다면, 그런 부하에도 잘 견딜 수 있을 테니까 과도한 실조에 이르는 사람은 없을 것이다. 인간은 누구나 자기 나름대로 힘든 점을 안고 살아간다. 대체로 그런 정도의 범위에 있었기 때문에 본인도 주위도 특별히 〈장애〉라고 이름 붙일 필요가 없었다.

## 〈사회성〉의 시대 — 〈사람〉을 상대하는 일에는 무엇이 필요한가?

제3차 산업은 사람에 대한, 사람의 욕망에 대한 어떤 작용을 이용해 소비를 낳는 노동이다. 그래서 인간은 무엇을 바라고 또 바라지 않는지를 민감하게 고찰하고, 인간의 욕구와 욕망을 교묘하게 끌어내며, 인간에게 좋은 감정이나 기분 좋은 서비스를 제공하고, 불쾌감을 주지 않도록 신경 쓰는 등 매우 심리적인*psychological* 대인 능력이 필요하다.

그 분야에서는 〈생산성〉이 아니라 그런 성질의 〈사회성〉이야말로 노동이 요구하는 최대의 가치로 여긴다. 이는 자폐증 스펙트럼 사람들이 가장 잘하지 못하는 일이다.

〈그림 24〉는 제3차 산업 중심의 고도 소비 사회가 되고 나서 C영역 사람에게 적절한 노동의 영역이 급격하게 줄었음을 보여 준다. 더구나 노동 인구의 60~70퍼센트가 제3차 산업에서 일하는 시대가 되면 이런 노동의 가치관이 제1차, 제2차 산업의 영역까지 침투한다. 이제 어떤 직업을 갖더라도 〈일만 잘하면 된다〉만으로는 통하지 않는다.

노동만 그런 것이 아니다. 오늘날에는 모든 곳에서 〈사회성〉을 요구하기에 이르렀다. 일본의 기간산업이 제1차, 제2차 산업이던 시대에는 〈근면〉이 노동의 윤리, 나아가 사회의 윤리였다. 이를 대신해 현대에는 〈사회성〉이 윤리(규범)가 되었다. 〈사회성〉이 있고 없고가 인간 평가의 기준이 되었다.

누구나 이런 평가를 받고 살아가면서 C영역 사람은 과도한 부하를 얻었다. 현실 문제로서 취직할 때 필기시험은 잘 보는데 면

접에서 불합격을 받는 사태가 자주 일어난다. 면접의 평가 기준이 〈사회성〉이기 때문이다. 이러면 생계가 어려워질 뿐 아니라 사회 안에 자신이 마음 편히 있을 곳, 날마다 생활하면서 자기 자신과 주변 사람이 함께 〈이 정도면 됐어〉 하고 인정하는 장소를 잃어버린다.

여기에서 요구하는 〈사회성〉은 대인 배려나 협조라는 어감은 강하지만, 그에 비해 공공성, 공적인 *public* 의식이라는 색채는 옅다. 주변 사람이나 직접 대하는 사람과 맺는 관계에서 상대를 세세하게 배려하고, 사람을 대하는 상식을 분별해 폐를 끼치거나 불쾌한 기분을 느끼지 않도록 친구들과 잘 지내고 마음을 쓰는 것이 여기에서 말하는 〈사회성〉이다. 그런 의미에서 확실히 대인 관계 능력이 높다고는 해도 아주 좁은 관계의 세계에서만 통하는 〈사회성〉이라고 해야 할지도 모른다. 친구, 지인, 동료 등 구체적인 타자 이외에 추상적인 타자까지 시야가 넓어져야만 〈공공성〉을 띤 사회성으로 나아가는데, C영역은 그런 진전이 부족하다.

### 〈재능〉이 〈장애 특성〉으로 ― 튕겨 나가는 사람들

이러한 가치관이나 윤리가 세상에 퍼져 나감에 따라 C영역 사람은 비록 유능해도 집단에서 튕겨 나가기 쉬웠고, 그 결과 〈삶의 어려움〉이 점점 더 커졌다. 이런 사람들에게 1980년대에 등장한 〈아스퍼거 증후군〉이나 〈발달 장애〉라는 진단명을 적극적으로 부여하기 시작했다.

진단을 내리면 〈재능〉이었던 것이 〈장애 특성〉이 되어 버린다. 이 시기부터 〈어른의 발달 장애〉가 시선을 끌기 시작한 것은 당연한 귀결이다. 이것이 1990년대 이후 자폐증 스펙트럼이 급증한 사회 배경이다.

〈근면〉이 사회 윤리였던 시대, 특히 고도성장이 완성기에 이른 1960년대 말부터 1970년대에 이 윤리 이념에 과도하게 적응하려는 노력이 실조 현상을 낳았고 울병이 급증했다(제17장-1 참조). 이때 정신 의학의 역할은 울병이 〈뇌의 병〉일 뿐, 결코 〈게을러서 쉬는 것이 아니라는〉 논리로 환자를 근면의 압력에서 보호하는 것이었다.

〈사회성〉이 사회 윤리로 떠오르면서 그 시대의 압력을 견디지 못하고 튕겨 나가 실조를 드러낸 C영역의 사람들도 마찬가지였다. 이때 정신 의학의 역할은 이것이 자폐증 스펙트럼(아스퍼거 증후군)이라는 〈뇌의 장애〉일 뿐, 결코 〈제멋대로 주위를 무시하는 것이 아니라는〉 논리로 환자를 사회성의 압력에서 보호하는 것이었다.

**어린이의 세계도 〈근면〉에서 〈사회성〉으로**

산업 구조(노동 구조) 변화에 따른 가치관과 윤리관의 변화로 어른 세계에서 일어난 사회 변화가 이제 어린이의 세계에도 그늘을 드리운다. 아이들은 어른을 거울삼아 사회화의 길을 걷기 때문이다.

발달 지체 아동이 같은 나이의 학급 집단에서 잘 어울리지 못하거나 소외되기 쉽다는 것은 앞에서도 언급했다. 그러나 〈근면〉이 가치였던 1970년대 초까지는 아이들도 열심히 공부하는 것이 좋다는 가치관을 명백하게 공유했다. 물론 아이들 모두 공부를 잘했던 것은 아니지만, 공부에 온 마음을 다하는 아이, 성적이 좋은 아이는 일단 존중받았다. 성실하게 공부에 힘쓰기만 하면 다른 면이 좀 부족하거나 잘 어울리지 못해도 괜찮았다. C영역에서 지적 능력이 높은 아이는 가끔 주위의 배려를 받았다.

게다가 〈사회성〉이 규범이나 가치가 아니었던 시대였으므로 아이끼리 맺는 관계는 오늘날보다 훨씬 성겼다. 다투거나 불거지는 일은 늘 있었고, 얼마간 집단에서 비켜 나가 있더라도 지금만큼 특별한 문제가 되지 않았다. 어른들이 〈아이들이야 뭐 비상식적이지〉, 〈애들은 엉뚱한 짓을 해대기 마련이야〉 하는 아동관을 공유했던 시대였다. 그것이 〈아이다움〉이었다.

1970년대 중반부터 등교 거부(장기 결석)가 증가 조짐을 보였고, 1980년대에서 1990년대에는 아동들 사이에서 〈근면〉의 윤리가 지워졌다. 어른의 사회에서 지워졌기 때문이다. 이제 〈사회성〉이라는 윤리로 옮겨 갔다. 어떻게 하면 집단에서 소외되지 않을까? 어떻게 하면 거북하지 않게 친구 관계를 유지할 수 있을까? 외톨이가 되지 않으려면 어떻게 해야 할까? 이것이 아이들의 중심 문제로 떠올랐고, C영역 아이들은 학급 집단의 균질성에서 곧바로 튕겨 나가기 시작했다(제16장-11 참조).

## 〈사회성〉에는 곤란함이 숨어 있다

사실은 아직 사회화의 과정에 있고 사회적으로 미완성인 아이들이 〈사회성〉이라는 윤리를 매개로 관계를 맺는 일에는 대단한 어려움이 숨어 있다. 그 어려움 때문에 현대 어린이들은 자기들끼리 심리적 부하를 느끼기 쉽고, 그것이 집단 병리로 번지면 오늘날의 〈집단 따돌림〉으로 나타난다(제16장-11·12·13 참조). 〈사회성〉 윤리가 집단 따돌림을 불러오는 까닭은 〈사회성〉이 공공적인 것으로 나아가지 못하는 편협성을 띠기 때문이다.

이리하여 어른의 세계와 나란히 아이의 세계에도 큰 변화가 일어났고, C영역을 중심으로 자폐증 스펙트럼 아이들이 학급에서 튕겨 나가기 시작했다. 이제 현대 아이들 전체의 심리적 부담을 어떻게 줄여 줄 수 있을까가 중요한 과제가 되었다.


관계 장애의 위험이 있는 아이들을 조기에 발견하고, 되도록 발달 초기 단계부터 지원을 쌓아 나가는 것이 바람직하다. 그러나 그 아이들이 나름의 노력으로 성인이 되었을 때 그들 앞에는 역시 〈사회성〉을 강력하게 요구하는 사회가 기다린다.

따라서 〈사회성〉을 길러 주는 돌봄이나 훈련을 더 철저하게 해야 한다는 사고방식도 있을지 모른다. 그러나 선천적으로 결핍된 점을 따라잡으라고 재촉하는 일에는 퍽 곤란함이 따른다. 그렇게까지 강요할 만큼 〈사회성〉이란 좋은 것일까? 우리 사회 전체가 서로 과민하게 대인 신경을 작동하면서 어딘가 삶이 팍팍해지는 관계의 세계가 되지는 않을까? 그에 따른 부하가 일으키는 정신 실조는 결코 적지 않다. 좀 더 넓은 마음으로 여유로운 사회를 만들어 가는 일이 발달 장애 아이들뿐 아니라 우리를 위해서도 필요할지 모른다.

제12장

# 부분적인 발달 지체

이제부터는 전반적이고 무거운 발달 지체는 아닐지라도 어떤 특정한 발달 영역에서만 명확하게 지체를 드러내는 증상을 다루겠다. 학습 장애와 ADHD가 그것이다.

물론 어디까지가 〈전반적〉이고 어디부터가 〈부분적〉인지, 확연하게 구분할 수 있는 것은 아니다. 전체와 부분은 이어져 있다. 이미 언급했듯 지적 장애, 자폐증 스펙트럼, 학습 장애, ADHD 등은 서로 연결되거나 겹쳐진다. 적어도 증상(행동) 수준에서 보면 이들 사이에는 확실한 경계선을 그을 수 없다(제9장-1 참조). 이 사실을 비롯해 이들 발달 장애를 자세히 살펴보자.

# 1 — 학습 장애란 무엇인가?

## 용어의 혼란에 주의해야 한다

특정한 정신 능력의 획득만 콕 짚어서 뒤처지는 현상은 예전부터 알려져 있었다. 정신 의학은 그것에 〈특이적 발달 장애〉라는 이름을 부여했다. 〈학습 장애Learning Disorder〉 개념은 여기에서 생겨났다.

그런데 〈학습 장애〉라는 일본어는 서로 다른 두 종류의 영어에서 유래했다는 점에 주의해야 한다. 하나는 Learning Disorder이고, 또 하나는 Learning Disability이다. 둘 다 〈학습 장애〉라고 번역하고 〈LD〉라는 약어가 같아서 한데 취급하기 쉬워 혼란을 불러왔다. 하지만 전자는 〈특이적 발달 장애〉와 대개 겹치는 의학 개념이고, 후자는 폭넓은 교육 개념으로 내용에 차이가 있다. 이 연구의 흐름을 짚어 보자.

## 뇌 병리학적 접근

근대 사회에 들어와 공교육을 시작했을 때 아무래도 학습 능력이 뒤떨어지는 아이가 일정 비율로 있다는 사실이 분명해졌고, 이로부터 지적 장애라는 개념이 생겨났다. 그런데 이번에는 지적인 지체는 없지만 눈에 띄게 언어 지체를 겪는 아이, 읽고 쓰기를 할 줄 모르는 아이, 계산을 못하는 아이 등이 있다는 사실을 발견했다.

이 문제를 연구한 신경내과 의사 새뮤얼 토리 오턴Samuel

Torrey Orton은 『아동의 읽기, 쓰기, 말하기 언어의 문제*Reading, Writing and Speech Problems in Children*』(1937)라는 책을 저술했다. 이 책에서 그는 신체적·정신적·정서적인 문제가 전혀 없음에도 드러나는 여섯 가지 특이한 능력의 지체를 거론했다.

① 발달성 실독증: 읽기 습득의 지체
② 발달성 실서증: 쓰기 습득의 지체
③ 발달성 어롱[62]: 언어 이해의 지체
④ 발달성 운동 실어증: 언어 표출의 지체
⑤ 발달성 실행증: 극단적인 서투름
⑥ 아동기의 진성(眞性) 말더듬이

마지막 ⑥을 제외하고 이후 〈특이적 발달 장애〉로 한데 묶이는 것들이 거의 모여 있다.

19세기 뇌 병리학은 뇌의 특정 부분이 국소적으로 손상되면 특정한 정신 능력만 상실한다는 사실을 발견했다(제2장-4 참조). ① 실독증, ② 실서증, ③ 수용성 실어(감각 실어, 베르니케 실어Wernicke's Aphasia), ④ 표출성 실어(운동 실어, 브로카 실어Broca's Aphasia), ⑤ 실행증 등이 그것이다. 오턴이 거론한 능력의 지체와 각각 대응하는 성격을 보인다. 이를 바탕으로 추론해 보면, 이런 장애가 있는 아이들의 문제는 특정 능력을 담당하는 뇌 일부에 선천적인 장애를 입었기 때문이라고 설명할 수 있

---

62 語聾. 청력 소실과 관계없이 말을 이해하는 데 장애를 보이는 일.

다. 예컨대 오턴의 ③ 발달성 어롱은 베르니케 중추의 장애, ④ 발달성 운동 실어증은 브로카 중추의 선천적 장애 때문이라고 설명할 수 있다.

하지만 실제로는 그렇게 간단하지 않다. 그런 아이들의 뇌를 조사해 보면 어른이 보여 주는 뇌의 국소적인 병터를 찾아낼 수 없다. 선천적으로 획득한 능력을 잃어버리는 현상과 능력의 획득이 늦어지는 현상은 같지 않다. 오턴은 이들 현상이 뇌의 성숙에 발달 지체가 생겨 시각, 청각, 운동 등을 조절하는 우뇌와 좌뇌의 기능 분화, 즉 역할 분담이 제대로 이루어지지 못한 탓이라고 생각했다.

이것이 이 문제를 고찰해 온 의학 연구의 흐름이다.

### 뇌 손상 연구에서 MBD 개념으로

신경 정신 의학자 알프레드 슈트라우스Alfred A. Strauss 등이 쓴 『뇌 손상 아동의 정신 병리와 교육*Psychopathology and Education of the Brain Injured Child*』(1943)이 문을 연 또 하나의 연구 흐름이 있다.

제2차 세계 대전에서 많은 병사가 뇌 손상을 입는 바람에 뇌 병리학자 쿠르트 골드슈타인Kurt Goldstein 등이 뇌 손상 연구를 진행했다. 그 성과를 이어받은 슈트라우스는 뇌 손상을 입은 아이들이 정서 불안, 과민함, 충동성, 과잉 행동, 산만함 등을 드러낸다는 사실을 알아내고(슈트라우스 증후군), 그 아이들에게는 과도한 자극을 주지 않는 교실 등 특별한 교육 환경과 교육 기술이 필요하다고 생각하며 실천에 옮겼다. 슈트라우스는 지적 장애 이외의 아동에게 특별한 지원 교육을 하는 데 앞장섰다.

이것이 뇌 외상과 뇌염 후유증 등 뇌 손상을 입은 아이에 대한 행동 연구와 교육 지원의 출발점이었다. 그런데 비슷한 행동 특징을 보이는 아이는 반드시 뇌 손상이 있다고 단정하는 방향으로 연구가 흘러갔고, 이윽고 벤저민 파사마닉Benjamin Pasamanick이 1959년 〈미세 뇌 손상Minimal Brain Damage(MBD)〉이라는 개념을 내세웠다. 뇌를 조사해 손상 소견이 보이지 않아도 발견할 수 없을 만큼 미세한minimal 뇌 손상이 숨어 있는 장애라는 뜻이다. 그 후 〈손상damage〉이라는 말이 좀 부적절하다는 의견에 따라 〈기능 부전dysfunction〉이라는 표현으로 덧칠했지만 발상은 같다. 오턴이 발견한 학습의 뒤처짐도 모두 뇌의 미세 손상 때문이라고 생각해 MBD에 포함해 연구했다. 1960년대는 MBD의 전성기였다.

### 교육 영역에 〈학습 장애〉 개념이 등장하다

한편 교육 영역에서는 1963년 미국의 교육 심리학자 새뮤얼 커크Samuel Kirk가 〈학습 장애Learning Disability〉라는 개념을 제안했다. 이 용어가 처음 등장한 것이다. 지적 능력의 지체도 없고, 학습 의욕이 없는 것도 아니고, 육아 환경과 교육 환경이 나쁜 것도 아닌데 읽고 쓰고 계산하는 학습 능력이 두드러지게 부진한 상태를 종합해서 이 이름으로 부르자고 했다. 하나의 교육 개념으로 통합함으로써 상응하는 교육 시책을 끌어내자는 실천적인 의도의 발현이었다. 정서 불안, 과민함, 과잉 행동, 충동성, 학습 곤란을 통틀어 묶은 MBD라는 개념을 이용해 교육 영역에서 중요한 학습 문제를 독립시켰다. 이리하여 미국에서는 1975년에 학습 장애Learning Disability를 지원 교육 대상에 포함한 〈장애아 교육법The Education for All Handicapped Act〉을 제정했다.

1970년대를 지나면서 MBD 연구는 퇴조한다. 골드슈타인의 연구처럼 의학적 실증까지 해내지 못했기 때문이다. 또 1980년대에는 병인, 병리에 따른 분류를 중단한 조작적 진단의 시대에 들어가기도 해서 MBD 개념을 돌이켜 보는 일이 없어졌다. 다만 슈트라우스 시대부터 주목해 온 과잉 행동이나 충동성이 강한 아이들에게 MBD 대신 〈ADHD〉라는 명칭을 붙여 〈발달 장애〉 범주 안에 넣었다.

MBD 연구의 퇴조와 맞물려 〈학습 장애Learning Disability〉라는 개념이 조명을 받았다. 예전에는 한데 섞여 있던 행동의 문제점을 분리해 〈특이한 학습 지체〉라는 윤곽으로 뚜렷하게 그려냈다. 한편 윤곽의 확대도 이루어졌다. 언어, 읽고 쓰기, 계산뿐 아니라 신체 운동이나 사회성에도 학습 장애가 있다고 보아 〈비언어적 학습 장애〉라는 개념이 대두했다. 발달성 협조 운동 장애와 자폐증 스펙트럼을 가리킬 뿐이어서 현재는 사용하지 않지만, 운동 능력이나 사회성 획득에도 학습이 필요하다는 생각 자체가 틀린 것은 아니다.

## 〈학습 장애Learning Disorder〉는 DSM에서

정신 의학에서는 연구 기초를 확립한 오턴이 학습 장애를 뇌 성숙의 지체로 파악한 것과 마찬가지로, 이를 어떤 중추 신경계의 발달 지체라고 여겼다. 그래서 각각 〈발달성 언어 장애, 발달성 읽기 장애, 발달성 쓰기 장애, 발달성 계산 장애〉라고 이름 붙이고 통틀어 〈특이적 발달 장애〉라고 불렀다. 이후 이들의 구조를 중추 신경계의 메커니즘을 다루는 신경 심리학과 지적인 정보 처리 과정을 다루는 인지 심리학으로 해명하려는 연구를 중심으로 오늘날에 이르렀다.

1990년대 『DSM-IV』(1994)에서는 발달성 읽기 장애, 쓰기 장애, 계산 장애 등 학문 기술의 발달성 장애는 〈학습 장애learing disorder〉라는 새로운 범주에 넣고, 발달성 언어 장애는 별도로 〈의사소통 장애〉라는 범주에 넣음으로써 진단 분류의 범주에서 〈특이적 발달 장애〉라는 이름표가 사라진다. 이것이 의학 개념, 정확하게는 DSM 개념으로서 〈학습 장애〉의 첫 등장이다. 이로써 일본어에서 학습 장애는 두 종류가 되었다. 그러나 『ICD-10』에서는 이전처럼 〈특이적 발달 장애〉의 범주를 사용한다.

•

학술적으로는 이러한 흐름을 거쳐 지금에 이르렀다. 의학에서 말하는 〈학습 장애Learning Disorder〉는 특이적 발달 장애에서 발달성 언어 장애를 분리한 것을 가리키고, 교육에서 말하는 〈학습 장애Learning Disability〉는 지능, 의욕, 환경에 문제가 없는데도 발생하는 학업 부진을 모조리 가리킨다고 보면 무난하다. Learning Disability는 Learning Disorder를 당연히 포함하는데 그 밖의 장애도 여럿 포함한다. 일반적인 학업 부진부터 살펴보자.

## 2 — 학업 부진에 대한 파악과 지원

지적으로는 뒤떨어지지 않지만 학업 능력이 늘지 않아 고민하는 어린 학생, 공부하면 잘할 것 같은데 공부해도 소용이 없는 어린 학생이 교실 안에는 반드시 있다. 그것도 기초 단계부터 그래서 점점 공부가 뒤떨어진다. 학업 부진은 부모와 교사에게 중대한 문제다. 그렇다면 학업 부진에는 어떤 사례가 있고, 어떤 지원이 필요할까?

### (1) 지능 지수가 경계 영역에 있는 아이

지능 검사 결과는 IQ 75 이상으로 지적 장애가 아닌데도 일반적인 평균 IQ 100에는 미치지 않는 아이가 일부 있다. 이를 〈경계 지능〉이라고 부른다. 다른 일은 잘하는 편인데 학교 공부가 영 시원치 않은 상태다. 지능 검사 숫자는 잘하고 못하는 여러 능력의 전체 평균을 낸 것이기 때문에 평균으로 나누면 IQ 75 이상이지만 산수에 필요한 힘이 평균보다 낮을 수 있다. 이때는 특이적 발달 장애 가운데 발달성 계산 장애(산수 장애)까지는 아니지만 다른 교과목은 노력해서 따라가도 산수는 따라가지 못하는 일이 일어난다. 교육 개념으로서 학습 장애에는 경계 지능에 속하는 유형이 많다. 이럴 때는 〈보폭을 줄여 천천히 시간을 들여야 하는〉 가벼운 정도의 지적 장애 아이를 위한 학습 지도 방법으로 지원해야 한다.

### (2) C영역 아이

지적으로 뒤처지지 않는 자폐증 스펙트럼(C영역)에 속하는 어린 학생 가운데 지적 능력에 걸맞지 않은 학업 부진을 보이는 아이가 있다.

- 자기 나름대로 이해가 가지 않으면 공부에 관심을 두지 못하는 아이
- 공부에 관심을 기울이더라도 남에게 배우기보다는 스스로 생각하기 때문에 읽고 쓰는 방법, 수식을 푸는 방법 등이 독창적인 결과, 능률이 낮거나 내용이 어려워짐에 따라 공부를 못 따라가는 아이
- 공부 내용에는 지적 능력과 관심만 있으면 실력이 늘어나는 것이 있는 한편, 사회적인 체험과 대인 교류의 축적이 없으면 늘지 않는 것이 있다. 이 중 후자에 극단적일 만큼 부진한 아이
- 지각의 혼란 때문에 교실에 있기를 괴로워하거나 수업에 집중하고 공책에 받아 적기를 힘들어하는 아이

이들 각각에 앞에서 자폐증 스펙트럼에 대한 배려와 지원 방법으로 서술했던 학습 지원이 필요하다(제11장 참조).

### (3) ADHD가 있는 아이

ADHD 등 계속해서 주의를 집중하지 못하는 아이들에게 지적 능력에 걸맞지 않은 학업 부진이 나타나는 일은 그리 드물지 않다. 한자를 읽을 수는 있지만 쓰지는 못한다. 계산 방법을 안다고 계산할 줄 아는 것이 아니다. 받아 적거나 계산하는 문제는 집중적인 반복 학습이 필요한데, 그것이 불가능하므로 〈아는데도 할 줄 모르는〉 일이 벌어진다. 공부라는 꼭 즐겁지만은 않은 일에 몰두하려면 충동을 조절하는 힘이 필요하지만 그 힘이 약하다. 이런 ADHD를 지원하는 방법은 나중에 기술하겠다.

### (4) 〈학대〉를 체험한 아이

아동 양호 시설을 가진 학교의 교사들은 다 아는 바와 같이, 이른바 〈학대〉를 체험한 아이가 지적인 문제도 없고 이제는 시설에서 보호받기 때문에 환경 문제도 없지만 뚜렷하게 학업 부진을 보이는 사례가 적지 않다. 그 이유는 〈제4의 발달 장애〉라고 일컬어지듯 앞에 나온 (1)~(3)과 통하는 발달 문제가 있기 때문이다. 따라서 (1)~(3)과 같은 지원 교육이 필요하다.

또 하나의 이유는 어른이 제공하거나 부여해 준 것이 하나같이 괴롭고 불행하다는 체험을 해왔기 때문에 〈자, 이것 좀 해보렴〉하고 어른이 제안하는 학업에 거의 신체적인 수준에서 꺼리는 아이가 있다. 어른과 신뢰 관계를 형성하는 것이 중요한 과제다. 이런 아이들에 대해서는 뒤에서 서술하기로 한다(제15장 참조).

### (5) 의욕이 없는 아이

정의에 따르면 〈의욕*motivation*〉에는 문제가 없는 것이 〈학습 장애Learning Disability〉의 조건이다. 그렇지만 의욕의 유무와 정도를 반드시 객관적으로 알 수는 없다. 의욕이 없어서 학업이 부진한 것인지, 학업이 부진하니까 의욕이 없는 것인지 뚜렷하지 않다. 이럴 때는 대개 세 가지로 나뉜다.

- 공부하면 좋은 성적을 거두어 의욕이 불타는 상위층
- 아무리 노력해도 성적이 오르지 않아 의욕이 타오를 수 없는 하위층
- 그 중간에 있는 대다수의 폭넓은 중간층

어린 학생은 이런 세 가지 스펙트럼을 이룬다. 고도성장 시대였던 1970년대 초기까지 상위층은 물론 중간층도 꽤 높은 의욕을 갖고 공부에 임했다. 그러나 고도 소비 사회로 옮겨 간 1970년대 후반부터 의욕이 약해져 중간층 대다수가 공부에 열중하는 방향에서 떨어져 나가기 시작했다. 이때가 등교 거부가 증가하기 시작한 시기다. 이것은 개별 아동의 문제가 아니라 사회 전체에서 공부의 가치가 하락하고, 아이들에게도 학업에 열중해야 할 가치가 하락했기 때문이다. 학생들이 드러내는 학업 의욕의 기준치*baseline*가 두드러지게 떨어진 것이다(〈그림 25〉 참조).

**그림 25** 공부하려는 의욕[63]

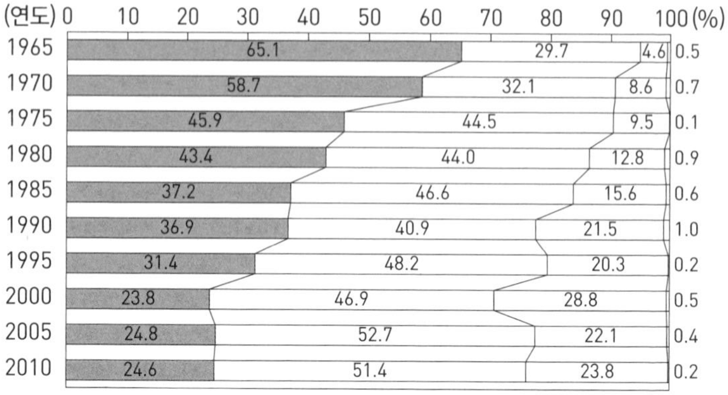

| (연도) | 0 | 10 | 20 | 30 | 40 | 50 | 60 | 70 | 80 | 90 | 100 (%) |
|---|---|---|---|---|---|---|---|---|---|---|---|
| 1965 | | 65.1 | | | | | 29.7 | | | 4.6 | 0.5 |
| 1970 | | 58.7 | | | | 32.1 | | | 8.6 | | 0.7 |
| 1975 | | 45.9 | | | 44.5 | | | 9.5 | | | 0.1 |
| 1980 | | 43.4 | | | 44.0 | | | 12.8 | | | 0.9 |
| 1985 | | 37.2 | | | 46.6 | | | 15.6 | | | 0.6 |
| 1990 | | 36.9 | | | 40.9 | | | 21.5 | | | 1.0 |
| 1995 | | 31.4 | | | 48.2 | | | 20.3 | | | 0.2 |
| 2000 | | 23.8 | | 46.9 | | | 28.8 | | | | 0.5 |
| 2005 | | 24.8 | | 52.7 | | | 22.1 | | | | 0.4 |
| 2010 | | 24.6 | | 51.4 | | | 23.8 | | | | 0.2 |

* 숫자는 왼쪽부터 더 열심히 공부하고 싶다, 지금 정도가 딱 좋다, 공부하고 싶지 않다, 무응답.

아동 전체가 드러내는 학업 의욕의 기준치가 높았던 시대에는 성적이 높지 못한 중간층 아이도 학업에 노력을 기울여 어느 정도는 자기 나름대로 공부를 잘할 수 있었다. 그렇지만 기준치가 내려가면서 조금이라도 공부에 뜻이 없는 아이는 쉽사리 공부를 떠나 점점 성적이 떨어졌다. 이것도 지적 능력과 일치하지 않은 학업 부진인데 이런 성향의 어린 학생들이 급증했다. 이는 일본에서 〈학습 장애〉가 표면에 떠오른 사회적 배경이기도 하다.

63 후지와라시 교육 문화 센터(藤沢市教育文化センター), 「제10회 학습 의욕 조사서」에서 인용했다. 후지와라시 교육 문화 센터는 5년마다 시립·공립 중학교 3학년을 대상으로 학습 의욕을 상세하게 조사한다 — 원주.

## (6) 〈학습 장애Learning Disorder〉 아이

앞의 (1)~(5) 중 어느 것에도 들어맞지 않는, 기초 학력이 부족한 학업 부진을 비로소 의학 개념인 〈학습 장애Learning Disorder〉 (특이적 발달 장애)라고 부르기 시작했다. 이 장애의 구조는 아직 해명되지 않았다. 읽기, 쓰기, 계산 등 신경 심리학과 인지 심리학의 복잡한 과정 중 어딘가에서 어떤 걸림돌에 걸려 있는가는 사람마다 다르다. 성장과 더불어 어느 정도 나아진 사례에서 향상이 여의치 않은 사례까지 그 양상도 다양하다.

진단 개념으로서는 (1)~(5)를 제외한 것을 〈학습 장애〉라고 할 수 있는데, 현실에서는 깔끔하게 나뉘지 않고 서로 연결되거나 얽혀 있을 때가 많다. 각각에 상응하는 방법을 찾아 실제적인 지원을 해야 한다.

〈학습 장애〉 아이에게는 인지 심리학의 견해에 근거를 둔 학습 지원 프로그램을 마련하고, 억지로 공부를 하도록 강요하기보다 읽기 장애에는 음성이나 영상 학습, 쓰기 장애에는 워드 프로세서, 계산 장애에는 전자계산기를 이용하는 등 보조 수단을 적극적으로 활용하는 것이 실제로 도움이 된다. 인간에게는 누구나 자기가 못하는 부분, 서투른 부분이 한둘쯤은 있다. 그것이 어쩌다가 읽고 쓰는 행위이거나 계산이라는 식으로 생각하는 편이 타당할지도 모른다.

# 3 ─ ADHD란 어떤 것인가?

**자기 조절이 불가능하고 주의가 산만한 아이**

부분적인 발달 지체 가운데 또 하나가 DSM이라는 〈ADHD〉다. 『ICD-10』에서는 〈과잉 행동 장애〉라고 부르는데, 자세한 진단 기준은 이미 소개했다(제3장-3 참조). 한마디로 자기 조절을 잘 못하고 주의가 산만한 아이인데, 다음 세 가지 특징을 보인다.

### (1) 주의력 결핍

어떤 하나에 주의를 계속 집중하지 못한다. 무언가에 주의를 기울이다가도 다른 자극이 있으면 반짝 그쪽으로 옮겨 간다. 전도성이 높다. 그래서 실수나 잊어버리는 일이 눈에 띈다.

### (2) 과잉 행동

주의가 산만하다. 가만히 있을 수 없다. 신체의 어떤 부분이 움직인다. 수다를 멈추지 않는 여자아이도 있다.

### (3) 충동성

충동이나 욕구를 조절하는 일이 서툴러 금세 그에 따라 움직인다. 상황을 보지 않고 행동에 나서고 기다리는 일을 못 한다.

이 세 가지 가운데 어느 것이 특히 더 드러나는가는 개체차가 있지만, 주의력이든 행동이든 충동이든 잘 조절하지 못하는 상태다.

주의력 결핍과 과잉 행동, 충동성은 영아기부터 유아기 초기에 모든 아기가 드러내는 양상이고, 그 발달 단계에서는 일종의 적응하는 방식이다. 새로운 자극에 재빨리 주의를 돌려 활발하게 탐색하고, 충동이나 욕구에 재빨리 반응해 생존을 유지하려는 것처럼 말이다.

그러나 일반적으로는 성장과 더불어 주의를 기울이거나 충동을 억제하는 일이 필요해지고, 그것을 스스로 조절하는 힘도 길러진다. 그런데 그 힘의 발달이 크게 뒤처지는 것이 ADHD다.

이 시점에서 ADHD 연구사를 짚어 보자. 그 흐름은 학습 장애의 역사와 겹친다.

## ADHD 연구의 흐름

주의가 산만한 아이의 존재는 옛날부터 알려졌다. 일반적으로 〈아이는 정신이 없을 만큼 가만히 있지 못한다〉고 이해했던 만큼 산만함은 그다지 문제가 되지 않았다. 다만 공교육을 시작한 이후 아이들에게 교실에 가만히 앉아 있기를 요구하고 나서부터 산만함이 문제로 떠올랐다.

처음에는 본인의 마음가짐이나 부모의 버릇 들이기가 문제라고 여겼지만, 이윽고 뇌 외상이나 뇌염 후유증 때문에 과도하게 주의력에 산만함이 발생한다는 점을 깨달았다. 1902년에 이 점을 최초로 보고한 사람이 영국 소아과 의사 조지 프레더릭 스틸 George Frederic Still이었다. 그리고 1914년 에코노모Economo

뇌염의 대유행 이후 수많은 아이가 그 후유증으로 주의가 산만해졌다는 점이 인정되면서 뇌 장애와 연관성이 역학적으로 확실해졌다.

앞에서 기술한 대로 제2차 세계 대전 이후 슈트라우스는 뇌 손상을 입은 아이의 과잉 행동, 충동성을 비롯한 다양한 행동 특징을 연구했고, 이것이 MBD 개념으로 발전했다.

뇌 손상 소견이 보이지 않는데도 슈트라우스가 발견한 것 같은 뇌 손상 아동의 행동 특징을 보이는 아이들이 있었다. 그 이유를 발견할 수 없을 만큼 미세한 뇌 손상이 숨어 있기 때문이라고 보았다. 주의가 산만할 뿐 아니라 읽고 쓰지 못하는 곤란함, 정서 불안정, 나아가 비행까지 아이들의 부적응 행동 대부분을 MBD로 설명하는 시기도 있었다.

그러나 1980년대에는 증상만으로 장애를 범주화하는 방향으로 정신 의학의 경향이 바뀌었고, 가상의 병인론에 근거를 둔 MBD 개념은 버려졌다. MBD로 한데 뭉뚱그렸던 읽기, 쓰기, 계산 등의 학습 곤란은 증상이 다르다는 이유로 다른 범주, 즉 학습 장애로 옮겨졌다. 그리고 〈주의력 결핍〉, 〈과잉 행동〉, 〈충동성〉이라는 세 가지 증상만 한데 묶은 개념으로 정리해 지금에 이르렀다.

### 메틸페니데이트의 유효성

이런 연구의 흐름에서 생겨난 것이 ADHD다. 『DSM-Ⅲ』(1980)에서는 〈주의 결함 장애〉, 『DSM-Ⅳ』(1994)에서는 〈주의 결함 과잉 행동 장애〉, 『DSM-5』(2013)에서는 〈주의 결여 과잉 행동 장애〉, 『ICD-10』(1993)에서는 〈과잉 행동 장애〉 등 진단명이나 진단 기준 등에 조금씩 차이가 있지만, 기본적으로는 앞에서 제시한 (1)~(3)의 특징을 담은 용어다.

원래는 뇌 손상 후유증을 연구하면서 중추 신경계의 물질적 메커니즘에 문제가 있다고 상정하는 연구자가 많았다. 메틸페니데이트methylphenidate라는 약물이 약 70퍼센트의 유효율로 특이적인 유효성을 띤다는 사실이 이를 뒷받침한다.

왜 이 약물이 효율적이냐 하는 문제는 충분한 해명에 이르지 못한 채 아직 가설 단계에 머물러 있다. 메틸페니데이트에는 각성 작용이 있다. 그런데 ADHD는 의식의 각성 수준이 약간 낮지 않을까? 졸음이 몰려올 때를 짐작하면 알 수 있듯, 각성 수준이 내려가면 집중이나 충동 조절이 어려워진다. 그런데 약 때문에 각성 수준이 올라가면 산만해지지 않을까? 이런 가설이다. 메틸페니데이트는 신경 전달 물질인 도파민을 늘려 준다. 그런데 ADHD는 도파민이 부족해 행동을 조절하는 데 필요한 신경 전달 회로가 제대로 작동하지 않는 게 아닐까? 그래서 약 때문에 도파민이 증가하면 조절이 가능해지지 않을까? 이런 가설이다.

## 4 — 주의가 산만한 아이들

ADHD가 아니어도 주의가 산만하거나 침착하지 못하거나 충동 조절이 서투른 아이들은 많다. 어떤 사례가 있는지 보자.

### (1) 지적 장애나 자폐증 스펙트럼

주의를 집중하거나 충동을 조절하는 힘은 발달을 통해 길러지기 때문에 발달 지체는 가끔 ADHD의 특징을 불러온다. 지적 장애나 자폐증 스펙트럼의 아이들에게 많이 보인다.

특히 관계 발달이 뒤떨어지는 자폐증 스펙트럼은 충동을 조절하는 힘을 기르기 힘들 뿐 아니라 주위와 보폭을 맞추지 못하고 자기만의 보폭으로 움직이는 경향이 강해서 ADHD 진단 기준에 잘 들어맞는다.

그래서 조작적 진단에서는 ADHD 진단 기준을 충족하더라도 자폐증 스펙트럼의 기준에 들어맞을 때는 이를 더 우선시해서 ADHD라고 하지 않는 것이 규칙이다. 그러나 실제로는 두 가지 진단명이 연관될 때가 많고, 어느 쪽이라고 명확하게 구분할 수 없는 미묘한 사례도 많다. 각종 발달 장애가 서로 연관되기 때문이다. 이렇게 보면 자폐증과 ADHD 사이에 연속적인 스펙트럼을 찾아낼 수 있을지도 모른다.

### (2) 좋지 않은 양육 환경에서 자란 아이

극단적으로 좋지 않은 양육 환경에서 자란 아이 중에 ADHD 진단 기준을 채우는 아이가 적지 않게 눈에 띈다. 양육자와 서로 교류하면서 충동 조절의 힘을 기르는 기회를 얻지 못했을 뿐 아니라 분노와 불신이 충동성을 강화해 자기 조절이 더욱더 어려워지기 때문이다. 이에 대해서는 나중에 자세히 서술하겠다.

### (3) 지능이 높은 아이

지능이 높은 아이 중에 ADHD를 의심케 하는 행동을 보이는 아이가 있다. 지능이 높아서 주위에서 배우기보다는 독자적으로 판단해 행동하기 쉽고 행동성과 활동성이 월등하게 높기 때문이다.

(예)

토머스 에디슨이 ADHD였다는 설이 있다. 아스퍼거 증후군이었다는 설도 있다. 선천적으로 지능이 높고, 그래서 호기심, 탐구심과 활동력, 행동력이 뛰어난 아이였으리라. 호기심이 솟는 대로 이것저것에 주의를 돌리며 활발하게 탐색할 뿐 아니라, 하나를 들으면 열을 알기 때문에 답답한 마음에 가만히 듣고만 있을 수 없다. 남에게 배우기보다는 스스로 시도하거나 생각하는 것을 재미있어한다. 빠른 이해가 번뜩이고, 생각이 떠오르면 그 자리에서 금세 확인하고 싶어 한다. 지적 능력을 믿고 자신의 발상이나 판단에만 의존해 행동을 선택함으로써 사회적·상식적인 약속과 규칙을 벗어나기 쉽고, 자신의 관심사에 몰두할 때는 주위 상황이 시야에 들어오지 않는다. 에디슨은 그런 소년이 아니었을까? 또는 어른이 된 뒤에도 그러지 않았을까?

따라서 행동 특징으로 진단 기준에 들어맞는 부분을 골라내면

ADHD, 사회성으로 진단 기준에 들어맞는 부분을 골라내면 아스퍼거 증후군이라고 할 수 있다. 이것이 가점법만을 따르는 조작적 진단의 특성이다. 그러나 실험에 임할 때만 뛰어난 집중력과 지속력을 보였던 것은 아닐까, 회사 설립이나 연구 팀의 운영에 수완을 발휘할 만큼 사회적인 대인 관계를 맺을 힘은 없지 않았을까 하는 감점법을 적용하면 가볍게 그런 진단을 내릴 수는 없다.

### (4) 뇌 질환 후유증

주의력, 차분함, 자기 조절력을 나이에 걸맞게 갖춘 아이가 중증 뇌 질환을 앓고 난 다음, 후유증으로 그런 힘이 약해져 버릴 때가 있다. 애초에 이런 현상이 ADHD 연구의 출발점이었다. 지적인 능력이 낮아지는 일도 적지 않다. 이럴 때는 아이와 부모가 지금까지 제대로 해왔던 일을 하지 못한다는 상실감을 체험한다. 이 점에 특별한 배려가 필요하다.

### (5) ADHD 아이

주의력 결핍, 과잉 행동, 충동성 같은 행동 특징이 뚜렷하게 나타나는 아이들 가운데 앞의 (1)~(4)를 제외한 것이 순수한 의미의 ADHD다. 다만 이미 말한 대로 실제로는 깔끔하게 구분할 수 없고, 여러 요소가 겹치는 사례도 많다. 이런 아이들의 힘겨움은 유치원이나 학교처럼 사회적으로 공동생활을 영위하는 곳에서 도드라지기 때문에 그런 곳에 대한 지원이 중요하다.

# 5 ─ ADHD에 대한 지원

## 약 복용에는 본인의 이해가 꼭 필요하다

이러한 행동 특징으로 학교 등 사회적인 장소에서 문제를 일으키기 쉽기 때문에 돌봄이 필요하다. 현재 ADHD에 대해서는 약물 요법을 최우선으로 선택한다. 다만 유효율 70퍼센트라는 말은 10명 중 7명이 약을 먹으면 낫는다는 뜻이 아니다. 〈약간 유효함〉까지 포함해 70퍼센트 정도에 얼마간 작용 효과가 나타난다는 숫자일 뿐이다. 효과의 정도에는 개인차가 있고, 효과가 있더라도 그것만으로 해결이 되지는 않는다. 약리[64] 가설에 있는 메커니즘만으로 모든 문제가 일어난다고 말할 수 없기 때문이다. 신중하게 시도해 볼 가치가 있음은 물론이지만, 약 복용에는 본인의 이해가 꼭 필요하다.

(예)

경수는 어렸을 때부터 행동이 눈에 띄는 아이였는데, 지적 능력의 지체는 없었다. 유치원에서는 자유롭게 뛰어놀며 자라도록 한다는 보육 방침 덕분에 별로 어려움이 없었다. 초등학생이 되어 수업 시간에 가만히 있지 못한다는 특징이 분명해졌다. 차분히 있지 못하고 계속 움직이고 주의가 산만하다. 물건을 잃어버릴 때도 많다. 2학년이 되어도 변화가 없어 학교의 권유로 진단을 받았다.

64 藥理. 생체에 들어간 약품이 일으키는 생리적인 변화.

이때 통상적으로 〈넌 ADHD라는 병에 걸렸으니까 약을 먹어야 낫는다〉는 설명은 하지 않는다. 이렇게 하면 언제나 혼나기만 했던 아이에게 〈병 때문이지 네 탓은 아니라는〉 뜻은 전달될지 모르지만, 〈병 때문이니까 넌 어쩔 수 없이 약에 의존하는 수밖에 없다〉는 무력감과 수동성을 안겨 줄 위험도 있다.

아이들은 대개 진찰실에서 가만히 있지 못하지만, 잠깐이라면 진찰 의자에 앉아 대화를 나눌 수 있다. 경수도 그래서 〈수업 시간에 가만히 있지 못한 거〉라는 사실을 본인에게 확인시킨 다음, 이런 식으로 이야기를 나누어 본다.

(예)
「너도 잘못이라는 걸 알고 있지?」
「응.」
「그래, 그런데 지금도 똑바로 앉아 있지 않잖아?」
「응.」
「노력한다는 건 알아. 아, 참, 얼마나 가만히 앉아 있을 수 있는지 알아본 적 있니? 여기에서 한번 해볼까?」
「응.」
「좋아, 시간을 재보자. 억지로 참지 않아도 괜찮아. 그래도 자기 힘으로 얼마나 가만히 있을 수 있는지 도전해 보자.」
놀이 감각을 이용해 〈자, 10초, 20초, 30초, 1분 지났다. 와, 대단한데! 아직 움직이지 않았어. 1분 30초……아직도 가만히 있구나. ……〉 하고 말을 걸면서 시간을 잰다.

「어머, 잘한다, 2분 15초……조금도 움직이지 않았어!」

잠시 만화나 친구 이야기를 나눈 다음 다시 제안한다.

「우리 다시 한번 해볼까?」

「응.」

처음보다 시간이 늘어난 것을 확인하고 나서, 〈경수는 스스로 자기를 가만히 있게 하는 힘이 있는 것 같아. 이 힘을 기르면 다른 일도 더 잘할 수 있고 더 즐거워질 거야. 자, 이 힘을 키우도록 함께 노력해 보지 않을래?〉 하고 제안한다. 경수가 고개를 끄덕이면, 〈가족이나 학교 선생님의 응원도 필요하니까 같이 상담해 보면 어떨까?〉 하고 동의를 얻는다.

「제일 좋은 방법은 아까처럼 노력하는 거야. 그런데 그런 노력을 쉽게 할 수 있게 도와주는 약도 있단다. 과연 효과가 있는지 없는지 알아볼까?」

약 복용에 본인이 동의하면 〈적은 양부터 시작해 보자. 금방 약효가 나타나지 않더라도 실망하지 않았으면 좋겠어〉, 〈약을 먹었는데 만에 하나 몸이 이상해질까 걱정되면 억지로 먹지 말고 바로 상담하러 와주렴〉, 〈경수의 노력이 결실을 보아서 가만히 있는 힘이 생기면, 거기에 맞추어 약을 줄이거나 먹지 않는 날을 늘려 갈게〉 하고 알려 준다.

**지원의 세 가지 핵심**

어디까지나 약은 보조 수단일 뿐, 아이 스스로 자신을 조절하는 힘을 조금이라도 기르도록 하는 지원이 중요하다. 이러한 지원은 앞에서 말한 〈지적 장애나 자폐증 스펙트럼〉, 〈좋지 않은 양육 환경에서 자란 아이〉에게도 도움이 된다. 약은 기본적으로 ADHD인 아이에게만 적용한다.

아이가 어떻게 자기 조절력을 키우는지는 버릇 들이기와 의지의 발달 항목에서 이미 서술했다(제8장-10 참조). 그 응용으로서 핵심적인 지원 방법 세 가지를 들어 보겠다. 다음의 노력을 끈기 있게 계속해 나가야 한다.

### (1) 세세하게 단계별로 성공 체험을 쌓아 나가도록 한다

처음부터 대소변을 잘 가리라고 요구하는 부모는 없다. 처음에는 변기에 앉는 것만 잘해도 좋다는 식으로 조금씩 단계별로 버릇 들이기를 진행한다. 기본적으로 〈어머, 잘하네, 정말 잘했다!〉하는 성공 체험을 거듭하면서 유아가 조절하는 기술을 배워 나가는 식이다.

예를 들어 교실에 45분 동안 앉아 있을 수 없는 아이라면 처음에 앉아 있는 시간을 10분 또는 몇 분으로 설정하고, 그동안 앉아 있으면 〈해낸〉 것에 함께 기뻐하며 일시적인 휴식, 한숨 돌리는 시간을 갖는다. 가능한 목표를 설정해 성공 체험을 부여하면서 조금씩 천천히 힘을 기른다.

### (2) 혼자서 해내기 어려운 과제나 상황을 곁에서 도와주어 성공 체험으로 이끈다

버릇을 들일 때 부모는 아이 곁을 지킨다. 안아서 변기에 앉혀 주기도 하고, 〈쉬, 쉬〉 하며 소리를 내주기도 하면서 곁에서 도움을 준다. 이런 부모의 힘에 기대어 아이는 조절하는 힘을 기르려고 노력하는 것이다.

혼자서 주의를 집중하기 어려운 아이 옆에 보조원 등이 함께 있어 준다. 차분히 있지 못하고 계속 움직이면 조용히 말을 걸어 주는 등 조절하도록 도움을 준다. 아이 상태가 나아짐에 따라 조금씩 도움의 손길을 줄여 나간다.


### (3) 스스로 능동적인 감각을 잃지 않도록 유의한다

자기 조절은 능동적인 마음의 작용이다. 〈참기〉나 〈견디기〉는 수동적인 노력이기 때문에 능동성을 길러 주지 않는다는 점에 유의해야 한다. 〈억제(제동기)〉와 〈달성(가속기)〉이 조절의 두 바퀴인데, 특히 후자가 중요하다. 〈○○를 하지 말자〉보다는 〈○○를 하자〉 하는 목표 설정이 아이가 노력하기도 쉽고 더 건설적이다.

과잉 행동이나 주의력 결핍 등의 개선에만 신경 쓰지 말고 아이가 흥미를 갖는 것, 좋아하는 일에 계속 주목하면서 생활 속에서 일관되게 〈잘했어!〉, 〈어머, 해냈네!〉 하는 성공 체험을 맛보도록 지원해야 한다. 그것이 능동적인 자기 조절력을 키워 준다.

그런 뜻에서 (2)처럼 곁을 지켜 주면서 돕는 일도 아이에게 〈스스로 해냈다〉는 체험이 되도록 배려하는 일이다.

지체나 결함이 있는 아이에게 같은 반 친구가 도움의 손길을 내밀거나 돌봐 주는 일도 적지 않다. 바람직한 광경이라고는 할 수 없는데, 아이끼리 상대의 능동성을 길러 주면서 도움을 주는 일은 아직 어렵다. 도움을 받을수록, 어떤 일을 누군가가 대신 해줄수록 수동적인 체험이 되기 쉽다. 어른은 이 점을 유의해야 한다.

(1)~(3)의 핵심을 생각해 보면 특별한 일이 아니라 교육 분야에서 보편성을 띤 원리다. 아이마다 수준에 맞추어 적극적으로 도움을 주거나 끈기 있게 노력을 기울이는 것이야말로 〈특별한 지원〉이다.

# 제3부

# 기르는 사람의 어려움 ─
# 부모와 후원자를 어떻게 도와줄까?

발달 장애는 아이가 자라는 데 겪는 어려움을 나타낸다. 이제부터는 육아의 어려움과 곤란함 때문에 양육자 곧 부모에게 생기는 실조를 생각해 보자.

육아는 그리 만만한 일이 아니다. 그렇지만 이 책은 임상에 관한 책이기에 어려운 측면이나 제대로 잘되지 않는 측면에 초점을 맞추겠다. 이 점을 염두에 두고 읽어 주기 바란다.

육아는 인생에 말할 수 없는 기쁨과 즐거움을 가져다주는 일이다. 그래서 우리는 육아라는 만만치 않은 일을 둘도 없는 평생의 일로 여긴다.

무엇보다 아이는 자신이 자라나는 힘을 갖고 있다. 정신 발달 항목에서 자세히 살펴본 대로 아이가 성장하려면 양육자를 비롯해 주변 어른들과 끊임없는 관계가 필요하다. 하지만 그것은 어른이 의식적이고 의도적으로 작용한다기보다 아이가 자신에게 필요한 작용을 대부분 즐거움과 함께 알게 모르게 끌어낸다. 아이가 지닌 〈자라는 힘〉이란 양육자로부터 그것을 〈끌어내는 힘〉이다.

그래서 부모는 문득 눈을 떠보면 어느새 눈이 부시도록 성장한 우리 아이의 모습에 놀라곤 한다.

발달 지체로 〈자라는 힘〉이 약한 아이의 부모가 될 수도 있다. 그렇지만 그런 아이들이 지체를 겪으면서도 어떻게든 잘 성장하고 잘 살려고 노력하는 과정을 이미 서술해 왔다. 그런 아이들과 노력을 기울이며 살아가는 일은 그렇지 않은 아이들을 키우는 것만큼이나 둘도 없이 소중한 일이다.

# 제13장

# 육아를 둘러싼 문제

육아를 돌이켜 보면 부모와 자식 사이가 언제나 잘 풀린다고 할 수는 없다. 인간끼리 대립과 갈등을 일으키는 것은 당연하다. 아니, 그래서 아이는 어른으로 성장한다. 우리 아이는 내가 바라는 아이가 되어 주지 않을지도 모르지만, 부모든 자식이든 자기 마음대로 되지 않는 법이므로 결국은 무승부인 셈이다.

누구나 자신이 바라는 모습 그대로일 수 없고, 자신이 바라는 인생일 수 없겠지만, 그렇다고 해서 내가 형편없지 않고 인생이 헛되지 않은 것과 마찬가지다. 그림으로 그린 것 같은 훌륭한 양육에 완벽한 부모 자식 관계가 아닐지라도 전혀 나쁜 것이 아니다.

이 점을 전제하고 육아의 어려움을 생각해 보자. 육아에는 육아 전반에 걸친 보편적인 어려움과 현대라는 시대와 사회가 강제하는 특별한 어려움이 있다.

# 1 — 기르는 사람은 부모

**강한 〈유대〉의식**

육아는 시대와 사회를 초월해 아이를 낳은 부모가 맡은 가장 일반적인 문화다. 그것에는 어떤 의미가 있을까?

포유동물은 다 부모가 새끼를 기른다. 인간도 포유류에 속하지만, 그 이상으로 수준 높은 사회적·공동적 존재다. 이런 이유로 아이는 생물적으로 성장할 뿐 아니라 사회적으로도 성장해야 한다. 복잡한 사회생활을 할 수 있을 만큼 인식의 힘과 관계의 힘을 갖추려면, 이제까지 몇 번이나 서술했듯 그 힘을 갖춘 어른과 밀접하게 교류를 쌓아야 한다. 그래서 양육에는 다른 포유류와 비교할 수 없는 복잡다단한 손길과 오랜 시간이 든다. 이것이 인간의 양육이 지닌 고유한 특징이고, 육아가 그리 간단하지 않은 보편적인 이유다.

오랜 기간 정성스러운 손길을 베풀려면 아이에 대한 강한 〈관계 의식〉, 즉 유대 의식이 필요하다. 일반적으로 관계 의식을 가장 자연스레 품을 수 있는 존재는 온몸을 바쳐 아이를 낳은 부모다. 그 관계 의식이 생물적인 〈낳은 자〉에서 사회적인 〈기르는 자〉로 부모를 이끈다. 관계 의식은 정서적으로 〈따뜻한 사랑〉이라는 마음의 작용으로 나타난다.

〈관계 의식〉을 낳는 힘에는 세 가지가 있다.

먼저 ⑴ 신체적이고 육감적인 유대감이다. 신체 일부분을 나

422

누어 준 존재, 피를 나누어 준 존재라는 자연의 감각이 그것이다. 이 생물학적 기반을 이루는 것이 바로 프로이트가 〈성애〉라고 부르고, 존 볼비가 〈애착〉이라고 부른 것이다.

이에 더하여 의미의 세계를 살아가는 우리에게는 (2) 부모와 자식이라는 사회적 의미 부여가 관계 의식을 가져다준다. 우리 사회는 관계 의식을 뒷받침해 주는 유형무형의 시스템이 있다. 사회 공동체가 유지되려면 다음 세대를 짊어질 담당자로서 아이를 키우는 일이 꼭 필요하기 때문이다.

(3) 아이가 부모를 〈따르는〉 것 또한 깊은 관계 의식, 부모와 자식의 유대를 키워 준다.

## 부모만의 행위가 아니다

이를 뒤집어 생각해 보면 아이에게 강한 〈관계 의식〉만 품을 수 있으면 생물학적 부모가 아니더라도 기르는 자, 곧 〈부모〉가 될 수 있음을 뜻한다. 사실 인간 사회에는 부모의 손을 빌리지 않는 다양한 형태의 육아가 있다. 또 전면적으로 부모를 대신하지 않더라도 보육이나 교육처럼 육아 일부분을 부모에 준하는 사람이나 기관이 담당하는 일도 흔하다.

이것이 인간의 육아가 지닌 또 하나의 특징으로 앞에 서술한 (2) 〈사회적 의미 부여〉와 연관된다. 인간에게 육아는 근본적으로 부모만의 사적인 행위가 아니라 사회를 유지하고 계승하기 위한 공동적이고 공공적인 행위라는 성격을 갖는다. 육아는 사회의 행위와 부모의 행위가 연관을 맺으며 진행된다. 현대 사회의 육아가 어려워지는 까닭은 더 이상 연관을 맺기가 어려워졌음을 의미할지도 모른다.


## 2 — 육아의 역사

육아의 역사를 간략하게 훑어보자. 현대의 육아가 있기까지 어떤 역사가 있었을까? 옛날의 육아는 어떤 점이 어려웠을까?


### 에도 시대 — 육아는 사회의 공동 행위

근세 에도 시대[65]에는 아이의 생명이 덧없다는 점이야말로 육아의 가장 어려운 부분이었다. 사회 생산력은 아직 낮았고, 생활 환경도 척박했으며, 의료 수준 역시 낮았기 때문에 영·유아 사망률이 무척 높았다. 〈일곱 살 전까지는 신의 뜻대로〉라는 말처럼, 어린아이의 목숨은 사람의 힘이 미치지 않는 곳에 있어 건강하게 자라기만을 신에게 빌 수밖에 없었다. 그래서 성장을 기원하는 이런저런 습속이 있었다.

제대로 성장할지 장담할 수 없으므로 부모는 자식을 많이 낳았다. 제1차 산업에 종사하는 노동 인구의 80퍼센트는 살아가기 위해 가족 전체가 노동에 매달려야 했고, 장래 일꾼을 얻으려고 아이를 많이 낳았다. 반면 아이가 너무 많으면 다 키울 수 없다는 모순이 있어서 터울을 두는 식으로 조절하거나 양육을 포기해

---

65 도쿠가와 이에야스(德川家康)가 막부(幕府)를 개설한 1603년부터 15대 쇼군 도쿠가와 요시노부(德川慶喜)가 정권을 조정에 반환한 1867년에 이르는 일본의 봉건 시대를 가리킨다.

〈버리는 아이〉도 적지 않았다. 육아의 어려움에 앞서 살아가는 일 자체가 어려웠다. 전란이 없는 대체로 평화로운 사회였지만, 사람들의 살림은 질병과 굶주림으로 위협받았다.

이 시대에 버려진 아이는 육아의 포기라기보다는 육아에 내몰린 부모가 아이를 세상에 맡기는 암묵적인 시스템으로 보였다. 이를테면 5대 장군인 도쿠가와 쓰나요시(德川綱吉)의 치세(1680~1709)에는 아이 버리는 일을 금지하는 공고를 반복했다. 그만큼 많았다는 말인데, 단지 버리는 일을 금한 것이 아니라 버린 아이를 발견한 사람은 데려다 키우자든가 마을 관리나 자치 조직에서 키우자고 했던 것을 보면 공동 육아의 시각이 있었던 듯하다. 키우는 사람에게 양육비를 지급하는 제도도 만들었다. 마쓰오 바쇼[66]의 『노자라시 기행(野ざらし紀行)』(1686)[67]에도 아이 버리는 이야기가 나온다.

이 시대에는 가난한 집 아이나 양육자를 잃은 아이를 데려다가 키우는 〈얻어다 기르는 자식(양자)〉이 흔했다. 아이뿐만 아니라 어른의 목숨도 헛되어 어려서 부모를 잃은 아이가 많았다. 즉 부모가 자식을 기를 수 있다는 보증이 없는 사회였다. 당시 육아는 지연과 혈연의 유대 또는 신분, 직업적인 연결망에 따른 〈사회적 공동 행위〉라는 색채가 현대보다 훨씬 짙었다. 사회가 공동으로 육아의 어려움을 나누었다. 물론 버려진 채 죽어 간 아이, 양육비를 받을 요량으로 데려다가 돌보지 않은 채 내버려 둔 아이 등 바

---

66 松尾芭蕉(1644~1694). 일본 에도 시대 전기의 하이쿠(俳句) 작가. 전국 각지를 여행하며 이름난 글귀와 기행문을 많이 남겼다. 『노자라시 기행』 외에도 『사라시나 기행(更科紀行)』, 『오쿠노 호소미치(奥の細道)』 같은 작품을 남겼다.

67 마쓰오 바쇼, 『노자라시 기행』, 곽대기 옮김(대구: 영한, 2000).

람직하지 못한 사례도 있었다.

성장을 기원하는 습속으로 〈버려진 아이가 잘 자란다〉는 말이 있었다. 일단 일부러 아이를 버리고 나서 주위 간 사람에게 〈주운 부모〉가 되어 달라고 한 다음 다시 데려오는 것이다. 이는 단순한 주문이 아니라 이렇게 해서라도 〈부모〉, 즉 아이에게 조금이라도 〈관계 의식〉을 가진 사람을 만들어 주어 안전망으로 삼으려는 뜻이었다. 다른 사람에게 이름을 지어 달라고 해서 〈이름을 지어 준 부모〉를 만들어 주는 습속도 있었다.

### 19세기 이후 육아의 개별화와 교육화

메이지 유신(1867)[68]을 거치면서 근대화의 추진에 따라 에도 시대까지 전해지던 전통적인 육아 방식이 눈에 띄게 바뀌었다.

가장 커다란 변화는 사농공상이라는 신분 제도가 사라진 점이다. 그때까지는 부모가 속한 신분과 직업에 따라 아이를 기르는 방식이 대개 정해져 있었다. 그래서 공동의 시스템이 신분과 직업마다 다 갖추어져 있었고, 유형무형의 시스템이 육아를 뒷받침했다. 그런데 신분 제도의 해체와 더불어 그 시스템이 무너졌고, 아이를 어떤 목적으로 어떻게 키우느냐는 문제는 개별 부모에게 맡겨졌다. 부모가 자식을 자유롭게 키우는 환경이 되었다고 할 수 있겠지만 그만큼 육아가 어려워졌다.

그런 이유로 19세기에 들어와 가정 육아서가 속속 출간되었다.

68 明治維新. 일본 메이지 천황 때 막부 체제를 무너뜨리고 왕정복고를 이룩한 변혁 과정.

아이의 생명은 여전히 연약했고, 서구에서 들어온 근대 의학이 제시하는 영·유아의 돌봄에 따라 개별 부모가 육아 지침을 정하는 시대가 되었다.

그러나 사회적인 관계와 유대 없이 육아는 불가능하다. 1872년에 학교의 공교육 제도가 이루어졌다. 학교가 사회적인 계층 상승, 즉 입신을 위한 중요한 관문이 되었고, 지적 계층의 가정을 비롯해 육아와 학교 교육이 연계를 맺었다.

나아가 1898년에 제정한 민법에 따라 이에(家) 제도[69]가 완성되었다. 가장 곧 부친이 가족을 부양할 의무를 지고, 아이는 부모가 가정에서 길러야 한다는 생각이 사회에 정착했다. 장자[가독(家督)] 상속을 위한 〈양자 결연〉은 많았지만 옛날처럼 〈얻어다 키우는 자식〉은 사라졌다.

그러면 19세기 이후 버려진 아이의 상황은 어떠했을까? 국가 통계로는 19세기 전반에 연간 약 5천 건이던 것이 1900년대부터 줄기 시작해 1910년대에는 1천 건으로 급감했고, 1910년대 전반에서 1920년대 중반까지 1천 건을 밑돌았다. 이 결과가 육아를 포기하는 부모의 감소 때문이라면 다행이겠지만, 근대화와 함께 버려진 아이의 형태로 아이를 세상에 맡기는 암묵적 시스템이 사라진 탓일지도 모른다. 왜냐하면 신문 보도에 따르면 버려진 아이의 감소를 대신하듯 19세기 말부터 부모와 자식의 동반 자살이 나타났고, 1910년대 전반에서 1920년대 중반까지 증가하더

69 19세기 민법이 채용한 일본의 가족 제도. 호주(戶主)를 중심으로 가까운 친족을 한 집(一家, 일가)에 소속시켜 이에(家)의 통솔 권한을 호주에게 부여한 제도. 에도 시대에 발달한 무사 계급의 가부장적 가족 제도를 기반으로 삼았다.

니 1920년대 중반부터 급증했기 때문이다.[70] 보도 숫자만으로는 확실하다고 장담하지 못하겠지만, 근대화와 더불어 생활이 궁핍해졌을 때 아이를 버리기보다는 함께 죽기를 선택하는 사회가 되었을 가능성을 부정할 수 없다.

•

일본 육아의 기본 골격은 대체로 19세기에 방향이 정해졌다. 그 특징을 세 가지로 꼽을 수 있다.

(A) 아이는 부모가 길러야 한다는 강한 의식
(B) 공동 사회에서 독립성 강화
(C) 학교 교육과 밀접한 연관

이 세 가지 기본 특징은 현대 사회에 들어와 더욱 강해졌는데, 여기에는 이유가 있다. 물론 좋은 점도 많다. 그러나 정신 의학적인 문제를 포함해 오늘날 육아를 힘들게 하는 요소이기도 하다.

## 3 — 현대 일본의 육아

### 영아 사망률의 격감

먼저 시대 변화를 되짚어 보기 위해 몇몇 통계를 들여다보자.

---

70 고미네 시게유키(小峰茂之), 『메이지, 다이쇼, 쇼와 시대에 있었던 부모와 자식의 동반 자살에 관한 의학적 고찰(明治·大正·昭和年間における親子心中の医学的考察)』(東京: 小峰研究所, 1937) ― 원주.

**그림 26** 신생아와 영아의 사망률 추이[71]

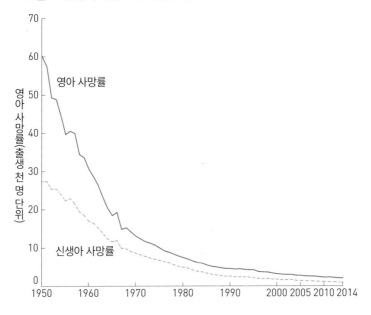

〈그림 26〉에는 신생아와 영아 사망률의 추이를 드러냈다. 다음으로 영·유아, 아동의 살인 피해 추이를 〈그림 27〉로 나타냈다. 절대 수가 적기 때문에 비율이 아니라 실제 숫자다. 장기간에 걸쳐 살펴볼 때 병사(자연사)는 말할 것도 없고, 범죄에 희생된 아이, 생활난이나 육아의 어려움에 따른 영아 살해도 전체적으로 격감했다는 사실을 한눈에 알아볼 수 있다. 오늘날만큼 아이의 생명을 보호하는 시대와 사회는 없었다.

71  일본 후생 노동성, 「2014년 일본의 인구 동태」에서 작성함 — 원주.

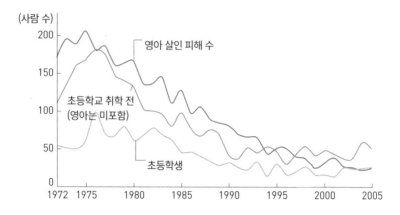

**그림 27** 영·유아, 아동의 살인 피해 추이[72]

(사람 수)

- 영아 살인 피해 수
- 초등학교 취학 전 (영아는 미포함)
- 초등학생

## 소년 살인도 격감

거꾸로 소년 비행, 소년 범죄의 살인 가해자가 되는 아이는 어 땠을까? 격렬하게 공격적이고 파괴적인 행동을 저지르는 아이의 추이를 〈그림 28〉로 나타냈다.

아이가 가해자가 되는 소년 살인도 급격히 줄어 현재는 전쟁 전과 후를 통틀어 최저 수준이다. 살인뿐 아니라 기타 흉악 소년 범죄도 발을 맞추어 격감했다. 오늘날만큼 아이들이 지나친 폭력 성이나 공격성을 보이지 않고 온건하게 자라는 시대와 사회는 없 었다. 아이들의 비행은 눈에 띄게 줄어들었다. 고도성장을 거쳐 사회가 안정되고 풍요로워진 이유도 있겠지만 무엇보다 육아가 정성스러워졌기 때문이다. 훨씬 완만하기는 해도 성인 살인도 줄

---

72 간가 에루로(菅賀江留郎), 「소년 범죄 데이터베이스(少年犯罪データベース)」에서 작성함 — 원주.

**그림 28** 소년 살인의 추이[73]

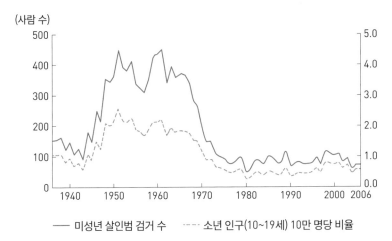

(사람 수)

─── 미성년 살인범 검거 수    ---- 소년 인구(10~19세) 10만 명당 비율

었다.

전체를 살펴보면 이들 자료는 현대 일본의 육아가 대다수 아이를
안전하고 평온하고 유순하게 기른다는 사실을 보여 준다. 이 점
을 외면하고 실제로는 격감하는 아이들의 〈범죄 피해〉, 〈범죄 가
해〉, 〈학대 사망〉 등을 핑계로 육아의 위기를 부추기는 것은 잘못
이다. 그럼에도 지나치게 예민하고 자극적인 위기의식이 사회에
팽배하다는 점이야말로 현대 육아가 당면한 어려움이다.

### 전후의 육아 ─ 모자 관계 강화와 교육 지향

전후 1960년대 고도 경제 성장으로 생활적·경제적 여유가 생
기기 시작했을 때, 일본의 부모들 대다수는 무엇보다 아이들에게

73 간가 에루로, 「소년 범죄 데이터베이스」에서 작성함 ─ 원주.

관심을 쏟았다. 육아는 부모가 짊어져야 할 〈사적인 행위〉라는 육아관이 일반화되었고, 전쟁이라는 최대 규모의 공적 사업으로 몹시 고생했던 부모 세대는 이제 사적인 생활 재건에 사활을 걸었다.

민법 개정에 따라 부친이 부양 의무를 지는 가부장제가 폐지되었고, 전후 부흥과 고도성장을 위해 사회 노동에 힘쓰는 부친 대신 아이의 부양은 오로지 모친의 손에 맡겨지기 시작했다. 엄마와 자식의 정서적인 강한 〈관계 의식〉이 경제 향상에 힘입어 훨씬 정성스럽고 섬세한 육아 양상으로 발전했다.

또 전후 교육 개혁으로 중학교도 의무 교육 대상이 되어 15세까지는 모두 피교육자, 즉 어린이가 되었다. 아동의 기간이 연장된 것이다.

나아가 공업이 기간산업으로 자리 잡으면서 더욱더 높은 학문적 기술이 요구되는 바람에 고등학교 신설이 이어졌다. 제2차 세계 대전 이전에는 일부 우수한 학생만 고등학교에 진학했고 그 수도 제한적이었다. 고도성장의 담당자였던 도시 노동자(봉급생활자)들은 자식에게 남겨 줄 자산도, 대를 잇게 할 가업도, 전해 줄 직업 기술도 없었다. 그들이 부모로서 자식에게 줄 수 있는 것은 〈학력〉밖에 없었다. 이리하여 대부분 가정에서 육아와 교육이 긴밀하게 연관을 맺었다.

육아가 정성스러워졌을 뿐 아니라 교육과 강하게 연관을 맺음으로써 양육에는 물심양면으로 높은 비용이 들었다. 이제 자식을 많이 두는 일은 불가능했다. 정성을 들여 적은 수의 자식을 기르는 것이 육아의 일반적인 개념이 되었다. 고도성장의 완성기인 1970년대 초부터 출생률이 낮아져 저출생 현상이 나타나기 시작했다.

## 1970년대 이후의 육아 ─ 아동 정신 의학의 전환점

이렇듯 전후 사회의 부모들은 육아에 정성을 쏟으며 자식을 기르기 시작했다. 그것이 앞에서 본 〈그림 26〉, 〈그림 27〉, 〈그림 28〉의 결과를 가져다주었다. 사회 전체적으로 육아 수준이 높아졌다는 뜻에서 바람직하다. 그러나 거꾸로 그것이 육아를 힘들게 하는 요인이기도 했다. 전체 수준과 함께 육아의 평균점이 높아진 탓에 합격선, 즉 사회적인 요구 수준도 올라가 버렸기 때문이다.

고도성장기였던 1960년대에 산업 구조가 변화하면서 사람들의 생활 양식이 바뀌자 지식인들은 이따금 〈가정 기능의 저하〉, 〈부모 자식 관계의 약화〉가 드러난다고 염려했다. 이는 실제로 진행되는 사태를 거꾸로 파악한 잘못된 인식이었다. 오히려 육아에 관여하는 가정이나 부모 자식 관계의 역할을 무겁게 의식하기 시작했으며 육아의 합격선이 올라갔음을 나타내는 말이었다.

고도 경제 성장의 완성기인 1970년대에는 국민 대다수가 중산층 의식, 즉 남보다 뒤떨어지지 않는 생활을 누릴 수 있다는 의식을 공유하는 이른바 〈일억 총 중류 사회〉[74]가 등장했다. 나아가

---

74 ─億總中流社會. 1970년대에서 1980년대에 비교적 〈평등한 국민〉을 표방한 일본 사회의 의식을 가리킨다. 국민 대다수가 자신을 중산층이라고 여기는 의식이다.

1980년대에는 제3차 산업이 기간산업이 되는 고도 소비 사회로 들어갔다.

이미 언급했듯 1970년대는 아동 정신 의학의 전환점이었다. 사회 변화와 육아 방식이 크게 변하는 경계선이었기 때문이다. 앞에서 제시한 일본 육아의 세 가지 특징을 통해 이 변화를 살펴보자.

### 이웃 공동체의 소멸

첫째, 육아는 부모가 담당하는 사적(비사회적) 행위라는 분위기가 짙어지고(A), 공동 사회로부터 독립하던 성격(B)은 이 시기에 어떻게 변화했을까?

1960년대까지는 아직 이웃사촌처럼 지내는 공동체 관계가 서민 삶의 일부였고, 일반적으로 이웃은 부모 세대부터 서로의 가족 구성과 직업 등을 알고 지내는 사이였다. 이웃과 교류하는 가운데 아이들은 자연스럽게 서로 다른 나이의 집단을 이루어 함께 놀거나 싸우면서 지역에서 사회 체험을 쌓았다. 육아는 부모가 담당하는 일이고 사적인 행위라는 의식이 높아졌다고는 해도, 아직 경제 발전이 이루어지는 과정이었기에 이웃끼리 상호 부조를 하지 않고서는 살아가기 어려웠다. 어쩌면 이웃과 연결된 관계망이 고도성장을 뒷받침했을지도 모른다.

그러나 1970년대 고도성장의 완성기에 접어들어 각자 생활이 윤택해지고 〈일억 총 중류 사회〉가 등장하자, 이웃의 상호 부조는 덜 필요해진 대신 근대화로 풍요로운 사회가 될수록 개인의식이 강해졌다. 자신을 자유로운 개인으로 여기는 의식이 그것이다. 나아가 개인의 욕망과 욕구가 강해질수록 소비 산업이 사회의 중심을 차지하면서 개인의식, 〈나〉라는 의식이 더욱더 확대되고 때로는 비대해졌다. 이런 의식의 변화에 따라 이웃 공동체와 관계 맺는 일은 번거롭고, 공동 사회는 사적인 생활을 침해하는 것으로 느껴지기 시작했다. 이리하여 문패를 달지 않는 집이 증가했듯이 이웃 공동체 관계망이 도시에서 먼저 무너졌고, 저출생과 더불어 서로 다른 나이로 이루어진 아이들의 집단도 공동체에서 사라졌다.

## 육아는 부모의 사적 행위로

이러한 변화는 육아에서 (A)와 (B)의 특징을 매우 강화했다. 육아가 지니는 〈사회의 공공적·공동적 행위〉의 측면이 쇠퇴하고, 완연하게 부모의 사적인 행위로 변모했기 때문이다. 그 결과 육아의 자율성이 매우 높아졌다. 부모들은 각자의 방식대로 자식에게 애정을 쏟았고, 친밀한 부모 자식 관계를 이루면서 정성을 들여 육아에 전념하기 시작했다. 이것은 육아의 질을 높였다고는 할 수 있지만, 육아의 책임을 온통 부모의 어깨에 지우고 공동 사회로부터 고립되게 만들었다. 이는 어떤 사정으로 부모의 힘이 미치지 못할 때 육아가 단번에 나빠질 수 있음을 의미한다(제15장 참조).

현대 육아의 특징을 상징하는 몇몇 예를 들어 보겠다.

(1) 공공장소에서 아이의 버릇없는 행동을 꾸짖거나 주의를 주는 어른을 보기 힘들어졌다. 부모가 버릇 들이기의 전권을 가짐으로써 타인이 개입하기 어려워진 것이다. 한편 동네 공원이나 어린이집에서 뛰어노는 아이들의 소리를 소음으로 받아들이는 어른이 늘어났다. 『양진비초』[75]에 나오는 〈노는 아이의 소리를 들으면 내 몸도 덩달아 덩실덩실〉 같은 감성을 잃어버린 것이다. 이런 현상은 아이를 〈사회적인 존재〉, 즉 우리 모두의 아이들로 여기는 공공 감각의 약화를 보여 준다.

(2) 소년 범죄 등 아이가 크게 일탈했을 때 본인은 물론 부모의 책임을 추궁하거나 비난하는 일이 두드러졌다. 옛날에는 비행이나 소년 범죄에 〈사회의 책임〉이라는 논조가 강했지만 현재는 그렇지 않다. 아이의 일탈 행동에 사회는 온전히 피해자의 위상을 취한다. 소년 범죄를 엄벌하려는 경향도 이 같은 위상과 연관된다.

(3) 읽기 어려운 아이의 이름[76]이 자주 등장했다. 육아는 우리 아이의 이름을 짓는 일에서 시작하는데, 이는 육아의 자율성(자의성)이 매우 높아졌음을 의미했다. 원래 이름은 개인의 아이덴티티를 사회와 이어 주는 기호인데, 사회적일지언정 자기만의 동기를 중시해 독특한 이름을 짓는 부모가 많아졌다.

(4) 양육자를 잃은 아이를 데려다가 키우는 수양부모 제도가 전후에 마련되었다. 그러나 수양부모의 등록 수는 1963년을

---

75 『梁塵秘抄』. 12세기경 일본 제77대 천황인 고시라카와(後白河)가 편찬한 가요집.
76 일본인의 이름은 통상적인 한자 읽기와는 달리 특수하고 자의적인 표기가 많아 읽기 어렵다.

정점으로 1만 9,275세대였던 것이 1975년 1만 230세대, 1985년 8,659세대 등 고도성장을 달성한 이후 감소 추세로 돌아섰다. 현재 후생 노동성이 수양부모 제도를 추진하려고 애쓰는데도 2010년 7,669세대로 1963년의 절반에도 미치지 못한다.

한편 〈무슨 일이 있어도 우리 아이〉를 낳고 싶다는 바람과 그에 부응한 생식 의학이 발전했다. 〈아이를 기른다면 우리 아이를 기를 것〉이라는 의식에서도 육아의 〈개인화〉가 강하게 느껴진다.

### 교육 스트레스의 증가

둘째, 교육과 육아의 연관성(C)은 어떻게 변화했을까?

고도성장 시대에 육아와 교육은 모순을 일으키지 않고 서로 연관을 맺을 수 있었다. 공업화 사회에서는 학교에서 배우는 학업 기술, 집단 규율, 근면성이 그대로 졸업 후 생산 노동으로 이어졌다. 이 시대에 학교에 가서 학업에 매진하는 일의 중요성은 부모에게나 아이에게나 자명했다. 전체적으로 아이들의 학업 의욕도 높았다(〈그림 25〉 참조, 402면). 이웃 공동체 관계에서 살아가던 시대에는 초등·중등학교도 학군 공동체에 뿌리를 내릴 수 있었고, 학교는 우리 아이의 교육을 맡는 소중한 장소로서 부모의 존중을 받았다.

그러나 1970년대를 지나고 1980년대에 들어오면 이러한 연관성을 유지하기 어려워진다. 제3차 산업이 중심을 이루면서 학교에서 배우는 학업 기술, 집단 규율이 근로에 바로 연결되기 어려웠기 때문이다. 1974년 고등학교 진학률이 90퍼센트를 넘어서자 고졸이라는 자격의 가치도 내려갔다. 학업의 가치나 의의가 흔들리기 시작한 것이다. 꾸준히 노력하는 것을 가치 있게 여기는 근면의 윤리도 사라졌다. 이런 배경 때문에 애초에 공부를 잘하는 상위층을 제외하고 아이들은 학습 의욕을 잃었고, 전반적으로 학교생활에서 스트레스가 증대했다.

학업 의욕 저하, 근면 윤리 저하, 학교생활에 대한 스트레스 증대를 배경으로 〈학급 붕괴〉나 〈집단 따돌림〉이 자주 일어나기 시작했다(제16장-7·13 참조).

## 사회화를 담당하는 공교육에 개인화를 요구하다

육아의 개인화가 진행되면서 부모들은 아이를 정성스럽게 돌보는 교육 서비스를 공교육에 요구하기 시작했다. 부모마다 품은 기대를 충족해 주는 교육, 아이들 개성에 맞춘 교육이라는 〈개인화〉 욕구가 학교 교육에 나타났다. 특히 1980년대부터 1990년대에 이러한 요구와 이를 바탕으로 학교에 대한 비판이 드높았다.

그렇지만 사회적으로 공유해야 할 지식, 기능, 규범을 가르치거나 집단적인 공동 체험을 제공해 아이들을 사회적 존재로 이끄는 〈사회화〉야말로 공교육 제도의 중대한 역할이다. 그 역할과 부모의 요구에는 모순이 있다. 나아가 이웃 공동체가 사라지면서 학교와 가정의 친화적인 연결이 약해지고, 육아와 교육의 연관성도 옅어졌다.

그럼에도 현대 사회에서 아이들이 사회 경험을 나날이 쌓을 수 있는 곳은 학교를 제외하면 거의 없다시피 하다. 이 어려움과 모순 속에서 육아와 학교 교육은 계속 연관을 맺는다.

●

현대 일본의 육아는 전체적으로 극진하고 수준 높은 일이 되었고, 이는 몇몇 통계가 보여 주듯 좋은 점도 많다. 그러나 모두 좋다고 하기 어려운 문제점도 있다. 때로 그것이 중대한 곤란과 실조를 일으킨다. 이제부터는 이 점을 살펴보려고 한다.

크게 나누면 육아 수준이 높고 극진한 특성이 부작용을 불러오는 쪽이 제1그룹이다. 거꾸로 오늘날 일반적으로 육아 수준이 높고 극진한 특성이 미치지 못한 까닭에 사회적인 소수자가 될 수밖에 없는 쪽이 제2그룹이다.

# 제14장
# 육아가 어려운 제1그룹

　수준이 올라간 현대의 육아가 문제를 일으키는 제1그룹부터 살펴보자.

　제13장-2에서 제시한 (A) 아이는 부모가 길러야 한다는 강한 의식과 (B) 공동 사회에서 독립성이 강화된 결과, 글자 그대로 〈가족만〉의 관계가 만들어지고, 거리를 좁힌 친밀한 부모 자식 관계가 형성되었다. 〈친구 같은 부모〉가 그러하다.

　그러나 인간의 마음은 복잡하기에 친밀하다기보다는 밀착해 버리거나 어딘가 얽매이고 구속하는 부모 자식 관계로 기울어지기도 한다. 육아 과정에는 때로 내버려 두기, 방치하기도 필요하다. 이는 부모 중 누군가가 그렇게 한다기보다는 상호 작용으로 되는 일이 많다. 육아의 자율성이 높아진 만큼 부모마다 개인적인 생각이나 자식에게 거는 기대와 바람을 양육에 쏟아붓는 정도가 심해졌다. 이는 육아의 질을 높이지만 미묘한 편향성을 낳기도 한다.

가족끼리 〈생각해 주는 마음, 신경 쓰는 마음〉과 〈버릇 들이기와 간섭〉의 경계는 미묘해서 선을 그을 수 없지만, 후자에 기울수록 구속성을 띠어 힘든 점이 나온다. 하물며 배려도 없고 신경도 쓰지 않는 관계라면 아이가 반항해서 집을 뛰쳐나가는 일종의 〈타개〉 국면이 있겠지만, 그렇지 않은 곳에서는 다른 어려움이 있다.

이렇게 미묘한 문제가 정신 의학적인 실조로 임상에 보이는 사례가 나타났다. 특히 앞에서 언급한 육아의 변화를 배경으로 1970년대 후반부터 1980년대에 눈에 띄게 사회 문제로 떠오른 심리 실조의 전형적인 예를 꼽을 수 있다.

## 1 — 가정 폭력에서 은둔형 외톨이까지

### 밀착을 둘러싼 폭력 — 빠져나가기 힘든 덫

1980년대 들어와 아이가 부모에게 휘두르는 폭력이 〈가정 폭력Domestic Violence〉이라는 이름으로 심각한 사회 문제로 떠올랐다. 사춘기에 나타나는 이러한 폭력의 특징은 1960년대까지 엿보이던 세대 가치관의 대립과 부모의 권위에 대한 〈반항〉으로 나타나는 폭력이 아니라, 밀착한 부모 자식 관계에서 억지로 떨어져 나오려는 폭력의 색채가 짙다. 어른이 되려면 가족에게서 심리적으로 독립해야 한다는 발달의 문제가 숨어 있다.

그렇게 해서 강제로 분리를 하고 심리적으로 독립할 수 있으면 성공이라고 하겠지만 웬만해서는 그렇게 되지 않는다. 부모가 자식을 향해 밀착의 관계를 원할 뿐만 아니라 자식도 부모를 향해 강한 밀착과 의존 심리를 가졌기 때문이다. 그래서 밀착 관계에서 강제로 떨어져 나오기 위한 폭력이 어느새 힘으로 부모를 구속하고 밀착 관계를 강화하는 행위로 변질하고 만다. 부모에게서 분리해 나올 수 없는 밀착성이 부모를 그야말로 〈자신의 수족〉처럼 부리는, 자기 마음대로 이용하는 행동으로 나타난다.

부모 역시 아이의 폭력으로 괴로워하면서도 아이와 밀착 관계를 끊어 내지 못하고, 좀처럼 뿌리치거나 도망치지 못한다. 이러한 구조 탓에 가정 폭력은 일단 발생하면 덫에 걸린 듯 빠져나오기 힘들다. 부모는 말할 것도 없고, 본인도 결코 마음 편한 밀착 관계가 아닌데도 말이다.

폭력이라는 말은 격렬한 공격성을 떠오르게 하지만 폭력을 행사하는 아이가 처음부터 공격적이고 폭력적인 것은 아니다. 부모와 아이의 관계에서만 폭력이 튀어나온다. 흉악 소년 범죄의 격감에서도 드러나듯(〈그림 28〉 참조, 431면), 고도성장기 이후에 태어나 극진하게 길러지고 평온한 환경에서 자란 세대부터 나타나는 특이한 폭력일 따름이다.

### 폭력성이 줄어든 대신 은둔형 외톨이로

실제로 1980년대에는 가족에게 휘두르는 난폭한 폭력의 형태로 드러나던 실조가 시대가 변함에 따라 폭력성이 줄어드는 대신, 가족과 마주 보는 것을 피해 자신의 방에 틀어박히는 형태로 변해 갔다. 밀착에서 억지로 벗어나려는 몸부림이 비폭력적 방법으로 옮겨 간 만큼 〈진화〉했다고 할 수도 있다. 물론 폭력이 드러나는 사례가 사라진 것은 아니지만, 현재 〈가정 폭력〉은 아이가 부모에게 행사하는 폭력이 아니라 오로지 배우자 사이에 일어나는 폭력 또는 부모가 아이에게 휘두르는 폭력을 가리키는 말로 변했다.

그런데 오히려 문제가 〈만연〉해지기 쉬웠다. 가족과 접촉을 회피하는 것만으로는 심리적으로 독립했다고 할 수 없었다. 극단적인 비유를 하자면, 자궁 안의 태아가 완전히 모태에 의존하듯 오히려 부모에게 전적으로 의존하는 생활에서 빠져나올 수 없었다. 날마다 자기 방 앞에 식사를 가지고 오게 하는 식으로 말이다.

나중에 〈은둔형 외톨이〉라는 이름이 붙은 이 현상은 〈집안에서도 가족 관계를 회피〉해 자기 방에 틀어박히는 행동으로 나타난다. 그러나 1990년대부터 2000년대에 〈은둔형 외톨이〉가 사회 문제로 떠올랐을 때는 등교 거부와 관련해 주목받았던 것처럼, 〈집 밖의 사회관계를 회피〉해 집안에 틀어박히는 행동의 색채가 강했다. 이것이 〈사회적 은둔형 외톨이〉다.

## 2 — 섭식 장애

### 여성성 거부에서 가족 갈등에 대한 반응으로

〈섭식 장애〉는 예전에는 아주 드문 병이었지만 1970년대 후반부터 간간이 나타나기 시작해 1980년대에는 흔한 병이 되었다.

이렇게 섭식 장애가 급증한 까닭은 병의 양상에 변화가 생겼기 때문이다.

예전의 고전적인 섭식 장애는 상류층 가정에서 자라나 일찍이 근대적 자의식, 즉 개인의식을 예민하게 갖기 시작한 지적이고 유능한 사춘기 여성에게 나타났다. 상류 계층에 뿌리 깊게 남아 있는 전통적인 남성 중심 문화와 갈등을 빚으면서 그 여성들은 전형적으로 철저한 거식 증상을 드러냈다.

섭식 장애의 바탕에는 자신이 여성이어서 유능함의 발휘나 자아실현이 불가능한 상황에 대한 분노와 무력감, 가부장적 가족 상황에 안주하는 어머니에 대한 부정적인 감정 등이 깔려 있었다. 자신의 몸이 여성으로 성숙하는 것을 먹지 않음으로써 거부하는 심리가 증상 깊숙한 곳에 깃들어 있었다. 그것은 여성성의 거부이자 부정적인 모성 이미지와 성숙의 거부였다. 물론 이러한 조건을 다 갖춘 사례는 제한적이었기에 수적으로는 매우 적었다.

1980년대부터 등장한 섭식 장애는 심리적 밀도가 높아진 가족 관계 탓에 미묘한 갈등이나 알력에 대한 반응으로 나타났다. 역시 여성이 더 많았지만, 고전적인 섭식 장애와는 달리 남성도 생겨나기 시작했다. 가족이 날마다 얼굴을 맞대고 함께 행동하는 곳은 식탁이다. 가족의 미묘한 긴장 관계가 식탁의 분위기로 떠돌고, 그것을 예민하게 알아채는 사춘기 아이가 섭식 장애를 일으키는 때가 많다. 먹기와 안 먹기를 둘러싸고 식탁의 분위기는 더 험해지고 악순환이 벌어진다.

## 자기 불만을 극복하려는 노력

가족 갈등이나 알력만 있는 것은 아니다. 본인도 어떤 자기 불만을 품고 있고, 그것이 가족 갈등을 일으킨다. 자기 불만이 어떤 내용이냐는 사람마다 다르다. 고전적인 섭식 장애가 보이는 여성성의 거부와는 반대로, 거식은 가는 허리, 날씬한 몸매 등 여성스러운 몸매를 향해 자신의 몸을 조절하려는 행위다. 다이어트로 자신의 신체를 관리함으로써 자기 불만을 극복하려고 하는 노력에 현대 거식 증상의 본질이 있다.

만약 자신의 노력으로 자기 불만을 극복한다면 굳이 의사 앞에 나타나지 않을 것이다. 그러나 실제로는 간단하지 않다. 자기 불만의 근원은 신체의 외모에 있지 않기 때문이다. 그래서 목표로 삼은 체형에 도달해도 〈자, 이 정도면 됐어〉 하는 만족감은 오래가지 않는다. 오히려 다시 예전으로 돌아가지 않을까 하는 불안에 시달린다. 오로지 다이어트를 계속하는 것밖에는 달리 불만을 극복할 방법이 없다.

결국 극단적인 다이어트로 반(半) 기아 상태가 벌어지고, 억울함, 초조함, 안절부절못함, 신체 이미지 왜곡, 신체 감각의 혼란 등 이차적인 심신의 실조를 불러온다. 그 반동으로서 조절할 수 없는 과식이나 과식 후 구토를 일으키며 완전히 헝클어진 상태에 빠지는 사례도 적지 않다. 본래 소중한 의미가 있는 식사의 기쁨, 충족감, 안심하는 마음을 잃어버린다. 자기 불만이 더 쌓이고, 가족 관계의 갈등도 더 커진다.

# 3 — 문제의 배경

## 거리가 가까워져서 생기는 문제

가족의 거리가 가까워지면 돈독한 친밀감이나 우애가 길러지는 한편, 부작용으로서 가족 간의 심리적 갈등이 커지기 쉽다. 관계가 단단하고 굳건한 만큼 다툼과 마찰이 일어나기 마련이다. 육아의 독립으로 공동 사회의 관계가 옅어지고, 가족이라는 밀실 관계 안에 갇혀 버리기 쉬운 경향도 가족 문제에 영향을 미친다.

일반적으로 살림이 풍요로워지면 그만큼 개인의 욕구도 부풀어 오른다. 각자가 더욱 〈개인화〉의 방향으로 나아가는 것이다. 늘어난 개인의 욕구가 때론 서로 마찰을 빚는다. 부모가 자식에게 바라고, 자식이 부모에게 바라는 점에 미묘한 어긋남과 마찰이 생기고, 농밀한 관계에서 그것이 졸아붙는다. 물론 가족 사이에 늘 갈등은 일어난다. 자식이 성장함에 따라 부모와 자식 사이에 대립이 발생하는 것은 당연하다. 대립과 갈등이야말로 성장의 밑거름이다.

문제는 농밀해진 만큼 섬세해진 가족의 심리 관계에서 갈등을 갈등으로, 대립을 대립으로 받아들이고, 때로는 서로 충돌하고 풍파를 일으키면서도 그것을 성장의 거름으로 삼는 일이 어려워졌다는 점이다. 친밀하고 심리적 거리가 가까운데도, 아니 오히려 가까워서 마음을 열거나 서로 부딪치는 일이 도리어 불가능해진 측면이 있다. 거리가 가까워서 소원해지는 현대 가족의 역설이라고나 할까.

다투는 일 없이 평온한 일상을 영위하는 듯하면서도 보이지 않는 미세한 균열이 서서히 일어나다가 어느 날 문득 아이가 심리적인 실조 증상을 드러낸다. 앞에서 열거한 예가 그러하다.

## 근원적인 것은 사회화의 어려움

그러나 이와 같은 가족 상황(A)만 이러한 실조를 낳는 부하 조건은 아니다. 대부분은 육아와 공동 사회의 연결이 약해지고(B), 교육과 연결이 어려워졌다는 점(C)이 겹쳐 있다.

개인적인 육아는 가족의 친밀함을 강화했지만, 공동 사회와 맺는 관계가 옅어짐에 따라 사회적인 대인 능력, 사회에서 벌어지는 문제나 갈등에 대처하는 힘을 약하게 만들었다. 이웃 공동체가 사라진 뒤에는 아이에게 사회적인 힘을 길러 주는 역할을 대부분 〈학교〉가 전면적으로 떠맡았다. 이때 가정 육아와 학교 교육이 연관을 맺어야 했지만 이 부분이 제대로 작동하기 어려웠다.

〈가정 폭력〉이 〈은둔형 외톨이〉로 변모한 것은 〈사회적 은둔형 외톨이〉라는 말이 나타내듯, 가족의 밀착 관계에서 떨어져 나오려는 몸부림이라기보다는 사회적인 체험 세계로 들어가는 데 대한 불안이나 기피의 성격이 짙었다. 여기에서도 알 수 있듯 오늘날 아이들의 실조에는 사회화의 어려움이 공통으로 깔려 있다.

〈섭식 장애〉에서 보이는 자기 불만의 근원에도 학교 등 사회적인 활동이 제대로 이루어지지 않는다는 점이 종종 숨어 있다. 등교 거부와 연관된 섭식 장애도 적지 않다. 사회적인 인간관계에

서투른 성격, 상처 입기 쉬운 성격, 또는 그런 불안이 이러한 실조에 그늘을 드리운다.

현대 아이들에게는 이러한 경향이 적든 많든 보이기 마련이다. 오늘날 육아의 특징을 생각하면 아이가 이러한 경향으로 자라난다는 것은 자연스러울지 모른다. 그러나 이러한 경향이 강해지면 자폐증 스펙트럼이 드러내는 사회성 장애와는 다른 의미로 〈사회화〉에 곤란한 문제가 생긴다.

제11장-5에서 현대 일본의 〈사회성〉에는 대인 배려나 협조의 색깔은 짙으나 공공성이 빈곤하다고 서술했다. 그 이유는 다음과 같다.

① 제3차 산업에서 비롯한 가치관과 윤리 때문이라는 점을 언급했는데, 다음 두 가지를 덧붙일 수 있다.

② 육아와 공동 사회의 연결이 약해지고, 성장하면서 자연스레 공공적 사회 감각을 익히는 일이 어려워졌다.

③ 사람마다 확대된 개인의식, 사적인 욕구와 감정이 서로 부딪치면서 생기는 마찰이나 상처를 피하기 위한 대인 관계 요령의 성격이 짙어졌다.

## 4 — 문제 대처와 지원

〈육아 문제〉의 제1그룹, 즉 육아의 질적 향상에 따라 반대급부로 생겨난 현대 가족 특유의 문제는 정도의 차는 있을지언정 앞에서 서술한 특징을 공통으로 안고 있다. 그것이 불러오는 아이의 각종 심리 실조를 총괄적으로 언급하지 않고 대표적으로 가정 폭력과 은둔형 외톨이, 섭식 장애를 들었다. 이들 증상의 바탕을 이루는 배경과 문제점은 같기 때문이다.

이제부터 이 문제를 해결하는 핵심을 이야기하고자 한다. 이 밖의 심리 실조도 기본 내용은 별반 다르지 않다.

### (1) 가족 관계의 토대는 마련되어 있다

우리는 이제 허술하거나 소원한 기존 가족 관계를 바람직하지 않다고 여긴다. 현대 사회에 들어와 육아가 극진해지고 가족의 거리가 가까워진 덕분에 그리 나쁘지 않은 가족 관계의 토대가 마련되었다. 따라서 가족은 물론 주위 사람에게 문제를 해결할 수 있다는 시각이 필요하다. 육아에 실패한 것처럼 자책할 필요는 없다.

### (2) 아이는 노력한다

아이도 타개하려는 시도를 보여 주는 만큼 아이의 행동 밑바탕에는 해결하거나 독립하려는 노력이 깔려 있다는 시각을 잃지 말아야 한다.

### (3) 증상에 정복되지 않도록 한다

병이나 장애 때문에 불가항력으로 일어나는 현상을 의학에서는 〈증상〉이라고 부른다. 가정 폭력의 폭력도, 섭식 장애의 거식·과식·구토도 불가항력의 성격을 띤 〈증상〉이다. 그러나 이들 증상은 의지의 행동으로 비치기 쉬워서 증상을 둘러싸고 서로 마음을 다칠 수 있다.

나아가 폭력은 물론 섭식 행동 이상도 신체적인 위험이 함께하기 때문에 끊임없이 폭력에 시달리고 증상을 지켜보는 가족은 몹시 심각한 불안과 스트레스를 받는다. 따라서 증상의 많거나 적음, 강해지거나 없어짐에 마음을 빼앗겨 일상생활이 어쩔 수 없이 아이의 증상을 중심으로 돌아갈 수밖에 없다.

그렇다고는 하나 아무리 심각하더라도 365일 24시간 내내 증상에만 매달리는 것은 아니다. 다만 웬만해서는 주위나 본인의 관심이 다른 일들로 향하지 않을 뿐이다. 생활 속에서는 다른 일도 끊임없이 일어나고, 그것이 회복의 싹을 틔울 때도 많다. 일상생활 의식이 증상에만 초점을 맞춘 나머지 그것에 정복되지 않도록 다른 일에도 시선을 돌릴 필요가 있다. 증상에서 의식을 떨어뜨려 조금이라도 마음에 여유가 생겨야 회복을 꾀할 수 있다.

### (4) 길어지지 않도록 한다

은둔형 외톨이는 곧바로 신체의 위험이 없다는 점에서 여유가 있을지 모른다. 하지만 의식하지 못한 사이에 장기화로 치달으면 그대로 성인기까지 이어질 위험도 있다. 그런 의미에서 은둔형 외톨이 상태가 길어지지 않도록 노력과 지원이 필요하다. 은둔형 외톨이 상태를 벗어날 때까지 다음 세 가지 단계가 필요한데, 이 중 어디에서든 좌절하면 증상이 굳어질 수 있다.

● 제1단계: 나름대로 사정이 있어서 은둔형 외톨이가 되었으므로 일단 안심하고 틀어박히도록 놔둔다. 억지로 밖으로 끌어내거나 몰아붙이는 일은 피한다.

● 제2단계: 은둔형 외톨이 생활에서 무언가에 능동적으로 나서는 체험을 거듭하도록 유도한다. 사소한 일이라도 좋다.

● 제3단계: 사회에서 자기가 있을 만한 곳을 찾아낸다. 자주 가는 단골 카페도 좋고, 복지 시설이라도 좋다. 비슷한 고민을 안고 살아가는 아이들끼리 접촉하는 것도 유익하지만, 〈가족 이외의 어른〉과 만나는 기회가 어른으로 성장해 가는 데 소중한 의미를 지닌다.

### (5) 전문가의 역할

이상의 방책을 가족끼리 시도하기는 어렵다. 같은 문제에 서로 얽혀 있기 때문이다. 의료 기관이나 상담 기관의 지원이 필요한 이유가 여기에 있다. 물론 전문가라고 해도 당장 해결하는 마법의 열쇠는 있을 리 없다.

전문가의 역할은 무엇보다 가족이라는 닫혀 있는 세계에 바람이 들게 하고 시야를 넓혀 주거나 사회와 접점을 만들어 주는 것이다. 그럼으로써 본인과 가족의 해결 노력을 지원한다. 더불어 상황에 대응해 가정을 방문하거나 입원 치료를 주선하는 등 위기에 개입할 필요가 있을지 판단하고 방법을 찾는다.

### (6) 작은 도움이라도 좋다

아이 자신이 품고 있는 어떤 불만감, 꽉 막힌 느낌을 어떻게 해결할지 그 과제에 매달릴 필요가 있다. 아이마다 개별성이 높은 과제이기 때문에 단번에 해결할 만능열쇠는 없지만, 이는 사춘기의 성장 과제와 겹쳐 있다(제16장-2 참조). 물론 자기 힘으로 모두 해낼 수 있다면 가장 좋겠지만, 아무리 작은 도움이라도 있는 편이 더 낫다. 작은 도움을 지렛대 삼아 전문가의 도움이 크게 효과를 낼 때가 있다.

### (7) 시행착오를 거듭한다

사회적인 인간관계에 자기 나름대로 대처하는 힘을 기르는 일이 중요하다. 주위 사람의 보호를 받으면서 시행착오를 통해 그런 경험을 쌓을 기회가 필요하다. 사람들이 모이는 복지 시설처럼 가정 이외에 편안하게 사회적으로 관계할 수 있는 장소를 발견하면 좋다.

# 제15장

# 육아가 힘든 제2그룹

제2그룹에서는 육아가 현대 사회의 일반적 수준에 미치지 못하기 때문에 어려움이 발생한다. 제2차 세계 대전 이후 높아진 육아의 평균 수준에서 보자면 뒤떨어진 상태, 오늘날 수준으로 말하면 〈불충분한 육아〉다. 이것이 부모나 아이에게 심각한 어려움을 가져다준다. 그 단적인 예가 오늘날 사회 문제로 떠오른 〈아동 학대〉라는 육아 실조(보살핌과 지원이 필요한 상태)다. 중요한 문제인 만큼 자세하게 다루겠다. 꼭 생각해야 할 점이 세 가지 있다.

① 왜 육아 실조가 발생하는가?
② 그 결과 어떤 문제가 생기는가?
③ 어떻게 대응하면 좋은가?

이 점을 순서대로 살펴보자.

# 1 — 부적절한 육아는 왜 발생하는가?

## 육아라는 중노동

육아에는 수고가 들 뿐 아니라 오랜 기간이 필요하다. 육아를 잘 해내기 위해서는 아이에 대한 〈관계 의식(연결 의식)〉이 필요하다. 이것이 없이는 육아가 불가능하다. 어떤 사정으로 이 의식을 가질 수 없을 때 육아는 제대로 이루어지지 않는다. 그러나 이의식으로 충분한 것은 아니다.

영아는 불쾌감을 느낄 때마다 때와 장소를 가리지 않고 울어 댄다. 그때마다 양육자는 그 이유가 무엇인지 주먹구구식으로 궁리하면서 불쾌감을 없애 주어야 한다. 이것은 한밤중이든 눈코 뜰 새 없이 바쁠 때든 가리지 않는다. 젖을 먹여도, 기저귀를 갈아 주어도, 안아 주어도 울음을 멈추지 않으면, 도대체 〈이 아이가 왜 이럴까?〉 하고 당혹스러울 때도 있다. 운동 능력이 높아지지 않는 것도 걱정이지만, 운동 능력이 향상할수록 아이에게서 눈을 뗄 수 없다.

유아기에 들어가면 버릇 들이기를 시작하는데, 순조롭게 받아들이는 아이만 있는 것이 아니다. 끈기와 인내심이 필요하다. 자기가 형성되면서 이른바 〈자아〉가 생기면 척척 생각한 대로 되지 않는다.

## 무엇보다 필요한 것은 〈여유〉

이런 상태가 바로 육아의 나날이다. 관계 의식이 가져다주는 애정, 프로이트 식으로 말하면 성애적인(에로스) 관계, 존 볼비 식으로 말하면 애착의 힘이 받쳐 준다고 해도, 이런 나날을 무리 없이 살아 내려면 무엇보다도 〈마음의 여유〉가 있어야 한다.

불충분하거나 균형을 잃은 육아가 이루어지는 공통 원인은 여유의 상실이나 박탈이다. 따라서 육아에 어떤 어려움이나 문제가 발생하면 양육자가 조금이라도 여유를 가질 수 있도록 지원해 주는 일이 무엇보다 필요하다.

물론 언제나 여유 만만한 상태로 육아를 척척 해내는 부모는 없다. 울음을 그칠 줄 모르는 아이에게 〈아이고, 나야말로 울고 싶다〉는 기분이 들어 우울하기도 하고, 안절부절못하고 불안해하기도 하고, 〈나도 이젠 모르겠다!〉 하고 두 손을 다 들 수도 있다. 부모도 인간인지라 그런 순간과 마주치지 않고 육아에 임하는 일은 없다. 그러나 그것이 순간으로 그치고 마는 까닭은 휘둘리지 않을 만큼 여유를 갖고 육아에 임하기 때문이다. 수고로움은 산처럼 어마어마해도 기쁨이 그 못지않게 따라온다.

그런데 여유를 갖지 못할 때는 끝없는 시행착오를 통해 울음을 그치게 하는 일부터 힘들어지기 마련이다. 갓난아기가 터뜨리는 울음은 알람이기 때문에 그 불쾌한 소리가 귀에 거슬리곤 한다. 차 안에서 갓난아기가 울음을 터뜨리면 미간을 찌푸리는 승객이 적지 않다. 그 소리를 견디지 못하고 역효과인 줄 알면서도 울음을 그치지 않는다고 아이를 다짜고짜 혼내거나 거칠

게 흔들기도 한다. 심지어 때리는 일도 있다. 여유를 빼앗긴다
는 것은 이런 사태를 가리킨다. 이런 사태에 이르면 알게 모르
게 〈신체 학대〉로 나아갈 위험이 생긴다. 우는 소리를 참지 못
하고 귀를 막고 그 자리를 피한다면 어느새 〈방치neglect〉로 진
입할지도 모른다. 기쁨이 없는 육아가 되어 버리는 것이다. 여
기에서 알 수 있듯 이른바 〈학대〉가 시작되는 시기는 대부분
영아기고, 그래서 가장 큰 위험이 있다.

**무엇이 여유를 빼앗을까?**

육아에서 여유를 빼앗는 요인, 즉 바람직하지 못한 육아를 불
러오는 위기 요인을 크게 나누면 다음과 같다.

① 경제적 어려움
② 가족 불화
③ 질병
④ 아이의 장애
⑤ 육아의 서투름

통계로 보면 육아에서 여유를 빼앗고 육아 실조를 일으키는 최
대 요인은 〈경제적 어려움〉이다. 1982년 이케다 요시코(池田由
子) 등이 〈아동 학대〉의 가족 배경을 조사했는데, 이에 따르면 아
동 학대의 요인이 되는 가족 배경의 57.9퍼센트가 경제적 어려움
이었다.[77]

다음으로 많은 것이 〈가족 불화〉로 전체의 49.8퍼센트였다. 이 조사는 복수 답변이었기에 두 가지가 겹치는 사례도 적지 않다. 그 후 새로 조사한 결과에서도 이들 숫자는 크게 변하지 않았다. ①과 ②가 대단히 불충분한 육아를 일으키는 최대 원인이었다.

## 빈곤이 사회적 고립을 불러오다

고도 경제 성장에 따른 생활 수준의 향상이 육아의 평균 수준을 쑥 올려놓았다는 사실을 뒤집어 생각하면, 평균보다 뒤떨어진 빈곤 가정에 오늘날 평균 수준을 훨씬 밑도는 육아 상태가 나타나는 것도 별반 이상하지 않다. 가난은 일상의 삶에서 물심양면으로 여유를 빼앗고, 그 모순과 불합리가 특히 손이 많이 가고 세심하게 신경 써야 하는 육아로 떠넘겨지기 때문이다.

육아의 불충분함과 불균형을 부모의 애정 부족이나 책임감 미달로 보는 사회 통념은 아직도 뿌리 깊다. 그래서 자주 부모를 비난하지만, 그것은 매우 잘못이고 문제 해결에 도움이 되지 않는다.

현재 수준에서 보면 제2차 세계 대전이 끝난 직후 얼마간 가난했던 시대에는 육아가 〈학대〉로 치닫는 오늘날보다 훨씬 불충분하기만 했다. 일부 계층을 제외하면 많은 부모가 사회 노동과 가사 노동에 내몰려 아이들에게 신경을 쓸 틈도 없었고(방치?), 별생각 없이 때리거나 야단치는 버릇 들이기도 넘쳐났다(신체학대?).

다만 그 시대에는 사회 전체가 가난했고, 어느 정도 사람들은

---

77 이케다 요시코, 『아동 학대(児童虐待)』(東京: 中公新書, 1987) — 원주.

생활난을 공유했다. 가난함이 곧장 사회적·심리적 고립을 일으키지 않았고, 육아를 서로 돕는 상호 부조 관계망이 그런대로 살아 있었다. 오늘날은 그런 관계망이 사라졌고, 빈곤은 생활난뿐 아니라 가족의 고립, 육아의 고립을 안겨 준다. 현대 사회의 빈곤이 지닌 커다란 문제는 물질적 가난을 넘어서 무엇보다 관계의 빈곤, 즉 사회적 고립을 초래한다는 점이다.

현행 생활 보호 제도는 최소한으로 필요한 물질을 지원해 주기는 해도 관계의 빈곤을 지원하는 데는 손길이 미치지 못한다. 수급자를 바라보는 사회의 눈이 오히려 고립화, 관계의 상실을 깊게 하기도 한다.

### 가족 불화와 부모의 질병

〈가족 불화〉도 중대한 위기 요인이다. 가족 불화는 육아에서 여유를 뺏어 간다. 가족 간의 언쟁이나 감정 갈등만큼 마음을 소모하는 일은 없으며 결국 육아의 협조 관계도 무너진다. 불화의 날이 이어질수록 육아는 불안정하고 고립적인 행위로 전락한다.

경제적 어려움과 가족 불화는 서로 연관되기 쉽다. 역시 의식이 충분해야 예의를 차릴 줄 아는 법이기 때문이다. 불화를 해소하기 위해 이혼이라는 선택지도 있지만, 이혼 후에는 혼자서 육아를 책임지며 생계를 꾸려야 하는 어려움이 기다린다. ①과 ②가 얽히고설킨 붕괴 가정broken family은 이혼과 재혼을 되풀이하면서 이곳저곳 떠돌며 생활하는 까닭에 안정적인 육아 기반을 마련할 수 없는 가정이 적지 않다.

가족생활을 유지하는 물질적 기반은 〈경제적인 안정〉이고 정신적 기반은 〈정서적인 연대〉다. 이 중 어느 하나가 위협받아도 가족만의 행위로 변모한 현대 육아는 위기를 맞이한다. 이케다 요시코가 조사한 바와 같이 〈경제적 어려움〉, 다음으로 〈가족 불화〉가 〈아동 학대〉의 최대 요인이 되는 것은 이 때문이다.

이것 말고도 비율은 적은 편이지만 〈양육자의 질병〉을 꼽을 수 있다. 신체 질환도 여유가 없게 만들지만, 특히 정신 질환은 병 자체가 마음의 여유를 뺏어 가는 성질을 띤다. 육아뿐 아니라 유연하게 상황에 대처하거나 인간관계를 맺는 힘을 떨어뜨리는 것이다. 병 치료와 육아를 동시에 진행하기는 힘들다. 장기간에 걸친 질병은 빈곤을 일으키기도 한다.

## 아이의 장애와 육아의 서투름

아이가 위기 요인을 가질 때도 있다. 바로 〈아이의 장애〉다. 제2부에서 서술했듯 발달이 뒤늦은 아이의 육아는 종종 힘겹게 느껴진다. 육아의 어려움은 부모의 여유를 빼앗고, 그것이 곤란을 부추기는 악순환이 벌어지기 쉽다.

마지막으로 인간은 누구나 잘하는 것과 못 하는 것이 있다. 개중에는 아이를 돌보는 일을 잘 해내지 못하는 사람이 있다. 너무 젊어서 육아를 비롯해 자립적으로 실생활을 꾸릴 힘이 부족한 사람도 있다. 빨리 적응하지 못하는 사람도 있다. 이것이 〈육아의 서투름〉이다. 서투른 일에는 여유를 가질 수 없다. 보통은 육아에 능숙한 주위 사람의 도움을 받으면서 자연스레 자신도 능숙해진다. 그러나 현대 사회의 가족, 육아 환경에서는 도움을 받지 못한 채 육아를 해내야 하는 상황이 자주 일어난다.

### 대물림의 문제

⑤의 특이한 예로 〈학대의 대물림〉이라는 현상이 알려져 있다. 육아 실조에 시달려온 아이가 성인으로 성장해 부모가 되었을 때, 이번에는 자신이 아이에게 부적절한 육아를 할 위험성이 그렇지 않을 때보다 두세 배나 높은 현상을 이른다. 자신이 자라 온 부적절한 육아 방식을 알게 모르게 잘못 학습한 결과다.

이를 뒷받침하는 동물 행동학적 견해로서 앞에서 애착과 함께 설명한 할로의 실험이 알려져 있다(제10장-13 참조). 어미 원숭이의 품을 떠난 채 자란 새끼 원숭이는 성장해서 자신이 부모가 되었을 때 적절한 육아 행동을 취하지 못하고, 마치 〈학대〉에 해당하는 행동을 드러낸다. 이 연구는 그때까지 선천적인 본능 행동으로 여겨지던 육아가 실은 자신이 길러진 과정에서 학습한 사회 행동임을 명확하게 밝혔다. 다만 인간은 유연성이 높아서 비록 학대라는 경험이 있더라도 70~80퍼센트는 실조를 보이지 않는다는 점을 주의해야 한다.

그렇지만 연결 고리는 그 밖에도 더 있다. 경제적으로 곤란한 가정에서 태어난 아이는 빈곤을 벗어나는 데도 불리한 조건을 강요받는다. 아이가 경제적으로 자립하기 위한 비용, 이를테면 학력이나 자격을 취득하기 위한 비용이 늘어나기 때문이다. 그 결과 성인이 된 뒤에도 가난을 벗어나지 못하고 〈경제적 어려움〉에 내몰리기 쉽다. 즉 〈빈곤의 대물림〉이 일어난다.

●

　물론 ①~⑤가 있다고 반드시 육아 실조가 발생하는 것은 아니다. 그러나 거꾸로 육아가 심각하게 곤란하거나 육아 실조가 발생하는 사례를 보면, ①~⑤의 항목이 반드시 배경으로 드러난다. 그것도 하나가 아니라 여럿이 뒤엉켜 있다. 육아에서 마음의 여유는 여러 부하가 걸릴 때 한꺼번에 낮아지기 때문이다.

　육아에는 〈관계 의식〉이 꼭 필요하다. 그렇지만 아이가 생겨도 부모가 〈관계 의식〉을 품을 수 없을 때도 가끔 있다. 원하지 않은 출산이라든지, 배우자와 관계가 매우 불행하다든지, 인간의 심리에 〈우리 아이〉라는 관계 의식이 제대로 싹트지 못하는 상황도 있을 수 있다.
이런 일은 당연히 부적절한 육아나 육아 실조에 위기 요인으로 작용한다. 그러나 대부분 〈관계 의식〉을 형성하는 세 번째 힘, 즉 아이 쪽에서 작동하는 애착에 이끌려 자연스럽게 부모에게 〈관계 의식〉이 커지고, 그러면 육아에도 별문제가 없다. 그러나 앞에서 말한 ①~⑤가 보태지면 육아 실조로 기울 가능성도 커진다.

## 2 — 〈아동 학대〉라는 개념의 탄생

한마디로 〈육아 실조〉라고는 해도 정도 차는 크다. 이때 아이의 생존이나 심신의 발달을 위협할 만큼 극단적인 육아 실조를 가리켜 우리 사회는 〈아동 학대〉라고 부른다.

육아는 만만하게 볼 기술이나 요령이 아니다. 제대로 진행되지 않는 육아, 나아가 육아 실조나 실패는 인류의 탄생부터 계속 있었다. 하지만 그것에 〈아동 학대〉라는 개념을 부여하고 아이에 대한 가해로 인식하기 시작한 것은 아주 최근의 일이다. 역사를 조금 되돌아보자.

### (1) 미국에서 발견된 〈아동 학대〉

#### 헨리 켐프의 〈피학대 아동 증후군〉

〈아동 학대〉라는 개념은 전후 미국의 신체 의학에서 나왔다.

전쟁이 끝나고 얼마 동안 미국에서는 엑스선 검사 같은 진단 기술이 향상되면서 의사들이 사고로 몸을 다쳐 병원에 온 아이 중에 의학적 소견으로 가족의 폭력에 따른 외상으로 보이는 사례가 있음을 깨달았다. 소아과 의사 헨리 켐프Henry Kempe가 1962년 학회에서 이를 〈피학대 아동 증후군Battered Child Syndrome〉이라고 이름 붙인 것이 〈아동 학대〉 임상과 연구의 출발이었다. 아이가 범죄 사건의 피해자가 되는 일은 있어도, 설마 부모(가족)가 가해자라니!

처음에는 차마 믿지 못했지만, 결국 사실임을 알고 분노와 충격에 휩싸였다.

1950년대 말부터 1960년대 일본의 방송은 미국의 가정 드라마를 자주 내보냈다. 당시 일본인은 드라마가 묘사하는 개방적인 가족 분위기, 자동차, 전자 제품을 갖춘 문화생활을 부러운 시선으로 바라보았다. 그런 드라마에는 공통으로 〈사랑과 이해와 책임〉으로 단단하게 결속한 아름다운 가족의 이미지가 굳건하게 버티고 있었다. 세계 대전에서 승리함으로써 자신들의 이념과 가치관에 대한 자신감과 만족감이 더 커진 데다 한창 경제 번영을 누리던 미국인들이 공유한 가족의 이미지야말로 근대 시민 가족의 모범이었다.

그런데 켐프의 〈발견〉은 그것에 찬물을 끼얹고 일반적인 가족 이미지, 나아가 자기 이미지를 훼손하는 것이었다. 결국 이를 극심하게 부정하는 운동이 일어났다. 자신들도 조건에 따라서는 육아 실조를 일으킬지 모른다는 공감에 이르지 못한 채, 오직 아이에 대한 범죄적 가해라는 관점만 강조하는 고발 성격이 짙은 운동이었다. 1974년에 발표한 〈아동 학대 예방과 취급에 관한 법령Child Abuse Prevention and Treatment Act〉도 육아 실조를 어떻게 예방할 것인가가 아니라 이미 일어난 육아 실조를 어떻게 놓치지 않고 적발할지를 주안점으로 삼은 조문이었다.

### 〈아동 학대〉라는 개념으로

켐프가 〈피학대 아동 증후군〉을 발견하면서 이제 우유나 밥을 주지 않거나 돌보지 않고 내버려 두는 방치, 아이를 성적 대상으로 삼는 가해에도 관심을 쏟기 시작했다. 이를 한데 일컬어 〈아동 학대Child Abuse〉라는 개념이 탄생했다.

abuse란 〈쓰다, 다루다〉는 뜻의 use에 부정 접두어 ab-를 붙인 말로, 아이에 대한 〈부적절한 대우, 잘못된 대우〉라는 뜻을 지닌 영어다. 일본에서는 이를 〈학대〉라고 번역하고, 나아가 아이를 꾸짖고 얕보는 행위도 〈심리적 학대〉라고 한다. 현재 아동 학대는 일반적으로 ① 신체 학대, ② 방치, ③ 심리적 학대, ④ 성적 학대sexual abuse 등 네 가지로 나뉜다.


선진적이기는 한데 성과는 어떨지?

미국은 〈학대 선진국〉이라고 불린다. 이 문제에 일찍 관심을 기울이고 법률이나 대처 시스템을 정비하기 시작했을 뿐 아니라, 국가와 주(州)를 막론하고 민간단체까지 나서서 선구적이고 적극적으로 대처해 왔기 때문이다. 현재까지 여러 차례 법을 개정해 조직적인 학대 방지 시스템을 다양하게 구축했다.

이렇듯 노력을 기울였어도 아직 열매를 맺었다고 할 수는 없다. 국제적으로 비교하면 미국은 아직도 압도적으로 높은 아동 학대 발생률을 보인다. 2002년 조사에 따르면 미국에서 실증적으로 〈학대〉를 드러낸 건수는 89만 6천 건, 〈학대에 따른 사망〉이 1천4백 명이다. 인구 비율을 고려하면 자릿수가 다르다. 여기에는 미국 사회의 뿌리 깊은 빈곤과 격차 문제가 가로놓여 있다. 또 하나의 원인은 적발하는 대책으로는 육아 실조 자체를 미리 막을 수 없다는 점에 있다.

1993년 유니세프 조사를 살펴보면, 연 수입 1만 5천 달러 미만 세대의 아동 학대 발생률은 아동 1천 명 중 11.0명으로 눈에 띄게 높다. 하지만 연 수입이 3만 달러가 넘는 세대에서는 0.7명으로 확연하게 낮아진다. 다시 말해 빈곤과 명백하게 관련이 있었다.[78] 빈부 격차의 지표가 되는 2000년 상대적 빈곤율을 보면, 미국이 22.4퍼센트로 28.2퍼센트인 멕시코에 이어 세계 2위를 차지한다.

이들 숫자를 통해 예방 의학적인 관점으로 판단해 보면, 빈곤과 격차를 일정하게 해소해 나가는 정치적·경제적 정책이 없이는 어떠한 〈선진적〉 방지 대책도 언 발에 오줌 누기에 불과할지 모른다.

### (2) 일본의 대처

1970년대 들어와 아동 학대에 관한 미국의 연구와 대책이 알려지면서 일본에서도 실태를 연구, 조사하기 시작했다. 그러나 전문가도 아주 드물었고, 관심도 전문 영역에만 머물렀다. 〈아동 학대〉가 사회 문제로 떠오른 것은 1990년대다. 1970년대부터 조금씩 쌓아 온 연구 성과가 드디어 눈에 보이기 시작했는데, 이것 말고도 또 다른 사회 배경이 있었다.

78 호시노 신야(星野信也), 「유니세프 조사로 보는 아동 학대와 빈곤」. http://www008.upp.so-net.ne.jp/shshinya/ShukanShahoChildPove —원주.

크게 떠오른 사회적 배경

① 아동 권리 조약

일본은 1990년에 아동의 권리를 옹호하자고 주장하는 〈아동 권리 조약〉에 서명하고, 〈국제 가족의 해〉였던 1994년에 이를 비준한다. 아동 학대로부터 어린이를 보호하는 기준을 정해 놓은 이 조약은 사회적으로 학대 문제에 관심을 불러일으켰을 뿐 아니라, 학대 방지 운동의 강력한 이념적·법제적 발판이 되었다. 아동 학대를 아동의 인권 문제로 다루는 운동이 법률가를 중심으로 활발해졌고, 의학 영역, 아동 복지 영역의 활동도 이에 힘을 보탰다.

② 피해자 아동

1980년대는 언론이 아동의 가정 폭력과 교내 폭력을 줄기차게 사회 문제로 보도하는 시대였다. 나아가 금속 야구 방망이로 부모를 살해하는 사건, 노숙자를 습격한 사건 등 아동이 어른을 해치는 〈가해자 아동〉을 집중적으로 보도했다. 1980년대에는 소년 살인을 비롯해 아동의 심각한 가해 사건이 실제로는 줄어들었음에도(〈그림 28〉 참조, 431면), 드물고 줄어드는 현상이었던 만큼 세간의 관심을 더욱 모았다.

1990년대 들어오면 언론의 논조가 급작스레 바뀌어 〈피해자 아동〉이 새로운 흐름이 되었다. 실제로 1990년대에는 아동의 범죄 피해 건수가 크게 줄어들었다(〈그림 27〉 참조, 430면). 그러나 학교에서는 〈집단 따돌림의 피해자〉 아동, 가정에서는 〈학대 피해자〉

**그림 29** 가족 살인의 피해자 추이(피의자에 대한 피해자의 친족 관계)[79]

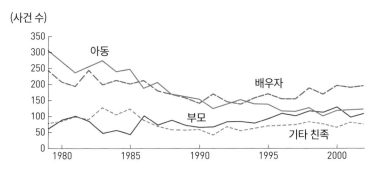

(사건 수)

* 경찰청 통계에 따른다.
* ⟨부모⟩에는 양부모와 계부모, ⟨배우자⟩에는 내연 관계, ⟨아동⟩에는 양자와 의붓자식을 각각 포함한다.
* 형사 책임 무능력자의 행위 등 범죄가 성립하지 않는 사건이나 형사 재판의 조건이 부족한 사건은 제외했다.


아동이 조명을 받았고, ⟨학대에 따른 사망⟩이 대대적으로 보도되었다(⟨그림 29⟩ 참조). 여기에서도 실제 사건 수는 감소한 상태였다. 다만 예외 현상일수록 파란을 일으킨다는 역설적인 사태를 알아챌 수 있다.

이러한 움직임과 더불어 1960년대 미국과 같은 아동 학대 방지 운동이 펼쳐지기 시작했다.


③ 격차 사회

1992년 거품 경제가 무너지고 국제 경제에 떠밀리는 상황에서

79 일본 법무성, 「2003년판 범죄 백서(平成15年版犯罪白書)」에서 작성함 — 원주.

〈일억 총 중류 사회〉라고 일컫던 안정적이고 격차 없는 생활을 이제는 상실하기에 이르렀다. 1990년대 들어와 종신 고용 제도가 무너졌고, 1985년 〈노동자 파견법〉 이후 정규 고용층과 비정규 고용층이라는 노동 계층의 양극화가 급속하게 퍼져 나갔다.

이러한 양극화는 그대로 생활의 격차로 나타났다. 고도성장으로 이룬 높은 수준의 육아를 그대로 유지할 수 있는 계층과 육아에 여유를 잃어 가는 계층에 현격한 수준 차가 벌어졌다.

비정규 고용층은 단지 수입의 격차뿐 아니라 장기적인 생활 설계와 인생 설계를 세우기 힘들기에 미래를 계획하는 육아를 수행하기 어려웠다. 〈남녀 공동 참여〉라는 말은 듣기에는 좋을지 몰라도, 오늘날 임금 수준은 일반적으로 부모가 원하든 원치 않든, 맞벌이에 나서지 않으면 아이를 키울 만한 생활을 유지할 수 없다. 이것도 육아에서 여유를 빼앗는 요인이다.

이리하여 비정규 고용층은 일정한 수준에 이르지 못하는 육아를 강요받았는데 그 극단적인 예가 〈아동 학대〉라는 이름으로 다루어졌다.

### 〈학대 방지법〉의 제정

1990년대 후반부터 아동 상담소에 〈학대 상담〉 건수가 증가하기 시작한다. 앞에서 언급한 〈아동 권리 조약〉과 〈피해자 아동〉의 흐름에 힘입어 2000년에는 〈아동 학대 방지 등에 관한 법률〉(〈학대 방지법〉으로 약칭)을 제정했다.

미국을 본보기로 삼은 이 법률은 ① 아동 학대 금지, ② 국가와 자치 단체에 대한 아동 학대의 조기 발견 및 아동 보호 의무, ③ 아동 학대를 발견한 자의 통고 의무, ④ 아동 학대가 의심스러울 때는 방문 조사, ⑤ 아동 학대를 저지른 보호자에 대한 지도 및 친권 상실 제도의 적용 등을 정해 놓았다. 이에 따라 법제적인 근거를 마련한 본격적인 개입이 가능해졌다. 이로써 〈아동 학대〉라는 말이 누구나 다 아는 아주 일반적인 개념이 되었다.

세계 대전 이전에도 〈학대 방지법〉이 있었다. 그것은 주로 아동에게 부당하고 가혹한 노동을 강요하지 못하도록 하는 법률이었고, 〈학대〉라는 용어도 그런 의미로 쓰였다.

### 학대 수 증가의 이유

〈그림 30〉은 아동 상담소에 의뢰한 학대 상담 건수의 추이를 나타낸 그래프다. 〈학대 방지법〉 제정 이후 줄곧 상승일로를 걷는다. 다만 이것은 상담 수의 그래프일 뿐 실제로 모두 〈아동 학대〉라고 볼 수는 없다. 예를 들어 2003년 도쿄의 아동 상담소가 처리한 2,481건 중 조사에 따라 〈학대〉라고 판명된 것은 1,694건으로 68퍼센트를 차지했다.[80] 학대 상담의 약 3분의 1은 사실을 잘못 알았거나 관련이 없는 문제였다. 그러나 그런 사례를 제외하더라도 상담 수의 증가는 틀림없는 사실이다.

2013년 통계를 보면 상담 건수가 7만 3,785건에 달한다. 그중

---

80 도쿄도 복지 보건국, 「아동 학대의 실태」, 2005년 12월 — 원주.

**그림 30** 아동 학대 상담 건수의 추이[81]

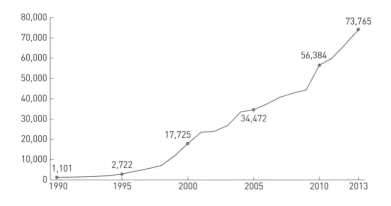

3분의 2에 해당하는 약 4만 9천 건이 실제로 학대였다고 가정
하면, 같은 해 14세 이하 아동 인구 약 1,640만 명 가운데 〈학
대〉 발생률은 적어도 0.29퍼센트로 아동 1천 명당 3명꼴인 셈
이다.

2013년 현재 영아원, 아동 양호 시설과 심리 치료 시설, 아동
자립 지원 시설, 양부모에게 위탁한 아이의 총수는 약 3만 8천
명이다. 같은 해 미성년 인구 약 2,240만 명 가운데 0.17퍼센트,
1천 명당 2명이 〈사회적 보호〉라고 부르는 복지적 양육을 받았
다. 모두 〈학대〉가 원인이었던 것은 아니다.

사회 운동이나 법 제정으로 사회의 관심이 높아지면서 적극적으
로 학대를 〈발견〉하려는 시선이 많아졌기 때문에 〈그림 30〉의 그

81 일본 후생 노동성 발표 자료에서 작성함 — 원주.

래프처럼 급상승세를 나타내는 것이다. 나아가 발견하려는 시선의 강화는 자연스레 학대라는 개념을 널리 퍼뜨린다. 예전 같으면 〈학대〉라고 여기지 않았던 수준의 부적절한 육아 및 육아 실조에 〈학대〉라는 개념을 적용하기 시작한다. 이것 역시 그래프의 상승 곡선에 영향을 미쳤으리라. 합격선에 이르지 못한 육아 담당자를 향해 점점 더 엄격한 잣대를 들이밀기 시작했다.

실제 발생 수도 늘어났을 가능성이 있다. 그렇다면 그것은 앞에서 다루었던 빈곤과 격차의 사회적 진행 때문이다.

관심이나 시선의 강화, 개념의 확대, 실제 발생 수 증가, 그리고 이들 요인이 복합적으로 작용한 결과일 수도 있겠지만, 양극화로 생활 빈곤층에 발생하는 육아 실조가 오늘날 〈아동 학대〉 가운데 대다수를 점한다는 사실은 달라지지 않는다.

왜 순조롭게 이루어지지 않을까?

이러한 과정을 거쳐 〈아동 학대〉 개념이 사회에 퍼져 나갔다. 역사를 돌이켜 보면 육아 과정에서 일어나는 자연스러운 현상인데도 육아의 어려움이 육아 실조를 불러온다는 관점이 놀라울 정도로 부족했다. 〈학대 방지법〉은 주로 아동에 대한 가해, 아동의 권리 침해라는 관점에 서서 부모의 가해로부터 아동을 〈보호〉한다. 부모를 〈지도〉하는 조항도 있지만, 육아 지원보다 교정하려는 의도가 강하다.

〈그림 30〉에서 보이는 바와 같이 미국과 마찬가지로 일본도 전

체적으로는 학대 〈방지〉에 성공했다고 말할 수 없다. 하나는 선진 사회의 빈곤과 격차 문제를 해결하지 못함으로써 육아 실조를 일으키는 최대 요인을 바로잡지 못했기 때문이다. 배 밑바닥에 뚫린 구멍은 막지 못한 채 새어 들어오는 물을 퍼내는 모양새인 것이다. 또 하나는 〈학대〉라고 이름 붙인 우리의 자세 자체가 해결을 오히려 어렵게 만들 수 있다는 점이다. 이에 관해 생각해 보자.

## 3—〈학대 방지법〉제정 이후

### 혼란스러운 아동 상담소

예전부터 육아의 불충분함이나 실조에는 아동 상담소가 관계해 왔다. 가출, 방황, 도둑질, 폭력 등 다양한 문제로 아동 상담소를 찾아오는 아이 중에는 매우 부적절한 육아나 육아 실조가 엿보이는 사례가 많다. 이런 상황을 〈불충분한 가정 보호〉, 〈어긋난 부모 자식 관계〉 등으로 부른다.

이럴 때는 가정 조사를 통해 아동 상담소에 다니거나 가정 방문 등의 재택 지원으로 아동이나 가족과 접촉해 부적절한 육아나 부모 자식 관계를 개선하고자 했다. 그런데도 미흡할 때는 아동 보호 시설을 비롯한 복지 시설에 아동을 위탁하고 시설과 연대하면서 문제 해결을 모색하는 것이 보통이다. 이런 일이 아동 상담소의 일상 업무였다.

처음에 〈학대 방지법〉은 가정 조사나 아동의 보살핌에 대한 아동 상담소의 권한을 강화해 그 업무의 원활한 진행을 위한 것이었다. 그래서 아동이 다양한 문제를 일으킨 이후가 아니라 이전 단계에 지원할 수 있다는 기대를 받았다.

그런데 막상 법률이 세상에 나오자 전체적으로 아동 상담소의 업무는 큰 곤란에 처했고, 정신을 차려 보니 아동 복지 현장은 거의 진흙탕이 되었다. 바로 다음에 소개하는 네 가지 사태가 벌어졌기 때문이다.

### 진흙탕이 된 원인

#### (1) 역량 부족

역량은 예전 그대로인데 통고 의무화에 따라 크게 증가한 학대 상담에 대처해야만 했다(〈그림 30〉 참조). 사건을 모두 즉각 조사하도록 법에 정해져 있어서 조사에 쫓겨 다른 업무에 손을 댈 수 없었다.

#### (2) 먼저 부모에게서 떨어뜨려 놓다

학대 조사를 강하게 요구하면서도 세심한 조사는 어려워졌다. 상담 건수 증가와 더불어 조사 중에 만에 하나 〈학대로 사망 사건〉이 벌어지면 〈피해자 아동〉에게 초점이 맞추어지는 가운데 〈뒤늦은 대응〉이라고 비판받기 때문이다. 집단 따돌림으로 자살이 일어나면 학교를 비난하고, 학대로 사망 사건이 벌어지면 아동 상담소를 비난하는 사회 분위기가 형성되었다.

이러한 사회 압력으로 세심한 조사보다 아이를 부모에게서 떨어뜨려 놓는 일이 중요해졌다. 가정에서 데려와 아동 상담소에서 일시적으로 보호하고, 나아가 아동 보호 시설 등으로 보내는 시도가 이루어지기 시작했다.

분명히 공권력을 사용해서라도 최대한 빨리 보호해야 할 때가 있다. 그러나 그것은 사회에서 벌어지는 부적절한 육아 전체에서 비율이 낮다. 소수를 전체의 본보기로 삼는 정책은 제대로 효과를 거두지 못한다.


(3) 지원에서 대립 도식으로

불충분하거나 부적절한 육아를 〈학대〉로 취급하는 접근은 부모와 아동 상담소 사이를 불신과 대립으로 얼룩지게 했다. 아이 〈보호〉가 시급한 아동 상담소의 사정도 그것을 부추겼다. 그때까지는 〈부모 자식 관계의 뒤틀림〉, 즉 부모가 나쁘다거나 아이가 나쁜 것이 아니라 〈관계〉가 순조롭지 않은 거라고 이해하면서 가족을 지원하려고 노력해 왔다. 그러나 이제는 부모가 자식을 해쳤다는 사정 때문에 아동 상담소가 새로운 역할을 요구받기에 이르렀다.

지역에서는 가정을 지원하는 기관이었던 아동 상담소의 역할이 마치 학대를 적발하는 기관처럼 변해 버렸다. 이러한 변화는 직원에게 업무량의 급격한 증가 이상으로 스트레스를 더해 역량을 소모하게 한다.

### (4) 아이의 파괴적 행동

보호가 시급하다는 사정으로 아이들이 아동 보호 시설에 들어감에 따라 시설은 예상하지 못한 혼란과 위기에 휘말렸다. 시설이 구출했다고 생각한 아이 중에 적지 않은 수가 기물 파손이나 직원 폭행 등 파괴적인 행동을 반복했기 때문이다. 아이들 사이에 폭력 행사도 자주 일어났다. 부모의 폭력에서 보호된 아이가 시설에서 다른 아이에게 폭력을 행사하는 사태도 발생하는 바람에 이러한 사건에 대처하느라 시설 직원은 나날이 피폐해졌다.

육아가 매우 부적절한 탓에 발달 초기부터 적절한 대우를 받지 못한 아이들이 많든 적든 분노와 불신, 그리고 이와 표리일체인 애정 결핍, 취약한 자기 조절, 낮은 자존감을 품고 있다고 해도 무리는 아니다.

그러나 시설 안에서 서로 상처를 입히는 파괴적인 행동이 돌출하는 원인을 이것만으로는 설명하지 못한다. 왜냐하면 예전부터 〈불충분한 가정 보호〉, 〈어긋난 부모 자식 관계〉 등을 이유로 시설에 들어오기 마련인지라 아이를 돌보는 일이 쉽지 않았다고 해도, 이토록 심한 사태가 발생하는 일은 없었기 때문이다. 이에 대해서는 다음과 같은 사정이 짐작된다.

### 왜 파괴적인 행동을 저지르는 아이가 늘어났을까?

**(1) 공동생활에서 문제가 더 뚜렷하게 드러나다**

문제를 일으키는 아이들의 시설 입소 비율이 급증했다. 〈그림 31〉은 시설 등에 위탁한 이유별 추이를 나타내는데, 〈학대〉와

**그림 31** 보호 시설, 유아원, 입양자 위탁의 이유별 추이[82]

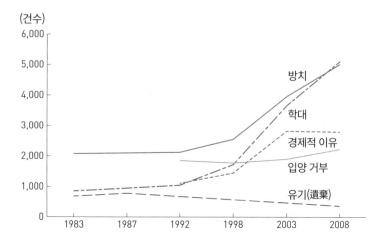

〈방치〉가 급상승했다. 〈경제적 이유〉도 많이 늘어난 것으로 보아 빈곤화의 진행을 엿볼 수 있다.

아동 보호 시설의 공동생활에서는 아이들끼리 의식적·무의식적인 상호 작용의 힘이 매우 크게 작용한다. 직원 수보다 입소 아동의 수가 절대적으로 많기 때문이다. 비슷한 문제가 있는 아이의 수가 늘어나면 서로 자극하기 마련이다. 소수일 때는 그런대로 억눌려 있거나 드러나지 않고 잠복해 있던 문제가 어느 정도 숫자를 넘으면 한꺼번에 표면으로 올라온다. 심리가 안정적이던 아이들까지 휘말리는 혼란스러운 상황에 배치 기준으로 정해진 직원 수로는 제대로 대처할 수 없다. 〈학대 방지법〉 제정 때는 아

82 「히로이 다쓰코(広井多鶴子)의 홈페이지 ─ 아동 학대 6, 보호 시설(児童虐待 6, 養護施設)」에서 작성함 ─ 원주.

이 6명당 직원 수가 1명이었지만 교대 근무로 실제로는 일손이 부족했다. 2013년부터 5.5명당 1명이 되었다.

또한 시설 아이들 사이에는 심각한 집단 따돌림이나 폭력이 예전부터 잠재해 있었다. 오랫동안 폐쇄성이 높은 집단생활과 어른의 일손이 부족한 사태가 고질적으로 지속되어 왔기 때문이다.[83]

### (2) 이해하지도 신뢰하지도 못한 채 입소

〈학대 방지법〉이전에는 재택 지원을 이용해 부모 자식 관계를 조절하거나 개선하려는 시도를 먼저 쌓아 나갔다. 그런데도 일이 잘되지 않을 때 비로소 시설 입소를 선택하는 것이 일반적이었다. 그러한 지원 과정을 통해 아동 상담소 직원과 아이, 부모 사이에 신뢰 관계가 맺어지고, 아이와 부모 모두 시설 입소를 내켜 하지는 않아도 〈어쩔 수 없다〉고 이해하는 일이 많았다.

그러던 것이 통상적으로 재택 지원 과정 없이 신속하게 입소를 결정하기에 이르렀다. 〈아이의 권리〉를 위한 사전 동의[84] 같은 절차를 형식적으로 거치기는 해도, 실제로는 이해하지도 신뢰하지도 못한 채 시설에 들어가는 일이 많았다. 이때 아이가 시설 생활을 받아들이지 못하고 난폭해진들 이상한 일이 아니다. 같은 이유로 부모와 시설의 관계에도 신뢰가 줄어들었다. 부모에게는 시

---

83 다지마 세이치(田嶋誠一), 『아동 복지 시설의 폭력 문제에 관한 이해와 대응(児童福祉施設における暴力問題の理解と対応)』(東京: 金剛出版, 2011) ─ 원주.

84 Informed Consent. 의사가 환자에게 진료 목적과 내용을 충분히 설명해 이해시킨 다음 치료하는 일.

설 입소가 아이를 〈빼앗기는〉 체험이기 때문이다.

### (3) 육아는 모두 부모의 책임일까?

부적절한 육아를 〈가해(=학대)〉라고 여기는 관점은 현대 사회에 들어와서야 비로소 생겨났다. 육아를 자신들의 공공적·공동적 행위로 보는 의식이 옅어지고, 개별 부모의 〈사적〉인 행위로 보는 의식이 일반화되었기 때문이다.

육아는 모두 부모 개인의 책임이고, 그 책임을 다하지 못한 육아는 〈아이를 향한 가해〉로 여겨진다. 〈학대 방지법〉은 이러한 시각을 구현했다. 육아는 아이를 사회적 존재로 키우는 일임에도 육아에서 사회 연결이나 지원을 없애 왔으며, 결국 육아가 고립적인 행위가 됨으로써 현대 사회의 부적절하고 어려운 육아로 이어졌다. 그러나 이 법률은 본보기로 삼은 미국의 법률과 마찬가지로 육아에 문제가 있는 부모를 사회적으로 지원하려는 방향성이 부족했다.

이러한 문제점을 염두에 두면서 〈육아가 힘든〉 제2그룹을 지원하는 일반적인 방법을 살펴보자.

## 4 — 육아 실조 가족에 대한 지원

### 〈학대〉라는 개념을 버린다

육아가 지나치게 부적절할 때 부모의 힘만으로는 궤도를 수정하거나 개선하기 어렵다. 아이를 키운다는 것은 마음가짐만으로 어떻게 해볼 수 있는 일이 아니기 때문이다.

〈당신이 하는 행동은 학대니까 그만두시오〉라는 충고를 듣고 〈정말 그렇다〉고 깨닫는다고 해도, 그것만으로 문제가 해결되지는 않는다. 의도적으로 그러는 게 아니라 아이와 서로 작용하면서 그렇게 되어 버리는 현상이기 때문이다. 결과적으로 충고에 따르지 못하고 자신에게나 남에게나 〈학대를 멈추지 않는 부모〉라는 부정적인 낙인이 찍히는 것으로 끝나기에 십상이다.

그런 가족을 지원하고 조금이라도 상황을 개선할 수 있는 첫걸음은 먼저 〈학대〉라는 개념을 버리는 것이다. 그 이유를 뒤에서도 서술하겠지만 한 번 더 덧붙여 둔다.

발달을 논의하는 곳에서 서술했듯 육아는 부모와 자식의 상호 과정이며, 부적절한 육아 또한 쌍방향적인 관계에서 이루어진다. 그런데 〈학대〉라는 개념은 그것을 부모가 아이에게 가하는 〈부적절한 대우〉, 〈가해〉라는 한 방향의 현상으로 파악하기 때문에 잘못된 이해라고 할 수 있다.

주위 시선으로 보면 어떨지 모르지만, 부모의 솔직한 느낌으로는 쌍방향적으로 아이가 〈자신을 그렇게 만드는〉 체험이다. 이 체험의 수동성은 부적절한 육아에 자주 나타나는 특징일지 모른다. 육아를 진정 자기 것으로 만들지 못한다고나 할까. 육아에 부모의 참된 능동성을 회복하는 것이 지원의 중요한 과제일 때가 많다. 그러나 〈학대〉라는 관점은 부모의 능동성을 박탈할 따름이다.

## 부모를 나무라기보다는 육아의 어려움에 공감하자

부적절한 육아를 하는 부모의 대다수는 아이와 맺는 관계가 불충분하고 순조롭지 못하다고 느끼고 있다. 그들은 육아의 어려움과 힘겨움으로 괴로워한다. 내가 낳은 아이인데 왜 이토록 내 마음대로 되지 않을까? 마음이 전달되지 않는 부모 자식 관계 때문에 괴롭고 기분이 상한다. 귀찮은 일이 자꾸 벌어지고, 그것을 제대로 처치하지 못하는 데에 대한 억누를 수 없는 분노와 함께 두 손 놓고 포기해 버리고 싶은 마음, 초조함, 우울함, 무력감이 밀려온다. 그러나 한편으로는 자식에 대한 깊은 애착과 관계 의식을 느낀다.

온갖 생각을 품은 부모에게 〈학대〉라는 말은 어떻게 들릴까? 이렇게 고생하는데 왜 비난을 받아야 할까? 그 말은 부모에게 아무도 도와주지 않는다는 고립감을 주기도 하고, 반발과 분노를 일으키기도 한다. 이런 감정에 적절하게 대처할 방법이 없으면 그것이 아이에게 향하고 마는데, 전자는 방치로, 후자는 공격으로 드러나 악순환이 되풀이된다.

보호를 맡은 아동 복지 시설의 직원은 육아의 어려움, 관계 맺기의 어려움을 뼛속 깊이 안다. 그 점을 충분히 알 필요가 있다. 아이들을 기르는 부모의 고생과 험난한 과정에 공감하지 않고서는 가족 지원이 이루어지지 않는다. 돌보기 힘든 아이가 된 것이 부적절한 양육 탓이고 부모 스스로 초래했다는 관점도 있는데, 그런 의견 자체가 육아를 한 방향 행위로 보는 것으로 해결에 보탬이 되지 않는다.

스스로 원해서 자기 자식을 돌보기 힘든 아이로 만드는 부모는 없다. 어쩌다 보니 예상치 않게 부적절한 양육 관계가 이루어졌을 뿐이다. 그 배후에는 반드시 다섯 가지 위기 요인이 있다(제15장-1 참조). 그중 어떤 요인이든 부모가 스스로 원해서 그리된 것은 없다.

### 공감만으로 잘되지 않는 이유

이상과 같은 이해를 바탕으로 부모를 향한 공감의 시선이 싹텄을 때, 그들에게 비로소 지원이 이루어진다. 육아의 어려움과 힘겨움을 가족과 공유하고, 육아 문제를 해결하고자 서로 협력하고 지원해야 본래 의미의 〈육아 지원〉, 〈가족 지원〉의 길이 열린다. 이는 꼭 필요한 일이지만 아직 그것만으로 순조로워지지는 않는다.

첫째, 아이라는 존재 자체의 어려움도 크기 때문이다. 문제는 쌍방향적인 관계에서 발생할 뿐 아니라 부모의 노력만으로 해결되지 않는다. 다음에 서술할 〈아동 지원〉과 한 쌍으로 묶이지 않으면 가족 지원은 열매를 맺을 수 없다.

둘째, 문제는 부모와 자식의 심리적 관계에서만 발생하는 것이 아니고, 거기에는 제15장-1에서 언급한 위기 요인 ①~⑤가 가로놓여 있기 때문이다. 생활 자체가 곤란할 때가 대부분이기 때문에 사회 복지 차원의 지원과 조금이라도 나아질 수 있는 물심양면의 원조가 꼭 필요하다. 사회적인 관계가 결핍되어 있거나 불안정하다면 종종 유의해야 한다.

# 〈학대〉라는 말

〈학대〉라는 말을 당사자는 어떻게 느낄까? 〈학대〉는 육아의 어려움에 따른 부적절하거나 불충분한 양육이라는 관점이 아니라, 아이에게 가하는 일방적인 〈가해〉와 〈권리 침해〉라는 관점으로 문제를 다루는 개념이다. 이는 상당히 편향적이다. 게다가 일본어로는 너무 암울하지 않은가. 타인을 위한 지원이 이루어지려면 어느 정도 공감의 시선이 필요한데, 〈학대〉라는 말에는 그것이 없다.

애초에 〈학대 방지〉 운동의 출발점은 멍투성이 아이의 사진, 골절된 엑스선 사진, 때로는 시체 사진까지 공개하면서 〈이런 짓을 용서할 수 있을까?〉 하고 호소하는 것이었다. 이리하여 비인도적인 부모(학대 가해자)의 이미지가 〈학대〉라는 말과 더불어 널리 퍼졌다. 세상에는 악마 같은 부모도 있으리라. 안타깝지만 아이의 죽음도 있다. 그러나 육아의 어려움, 왜 육아가 제대로 이루어지지 않았는지에 대한 위기 요인(제15장-1 참조)에 시선을 돌리지 않은 채 부정적으로 단죄하는 용어를 사회 전반에 퍼뜨리는 일이 문제 해결에 도움이 되었을까?

이 말이 부모(가족)에게 비난이나 부정의 말임은 말할 것도 없는데, 아이에게는 과연 어떠할까? 아이가 체험해 온 괴로움과 슬픔을 온전히 파악하는 일은 중요하지만, 그 체험을 〈학대〉라고 이름 붙이고, 〈네 부모는《학대 가해자》고 넌《학대 피해 아동》이라고〉 지명하는 것이 과연 아이에게 구제받았다는 느낌을 주거나 자존감을 지켜 줄까? 오히려 반대가 아닐까? 불행한 느낌을 더욱 키우든지, 피해자 의식에 사로잡혀 어떤 일에나 남의 탓을 하게 되지 않을까? 아마도 아이들의 정신적인 상처를 더 키우기만 할 것이다. 그런데도 굳이 아동 복지 영역에서 이 말을 선택해야 할 필요가 어디에 있단 말인가?

# 5 — 아동에 대한 지원, 그 세 가지 어려움

일본의 아동 복지 시설에서는 부적절한 양육이 이루어진 아동의 대다수를 보살핀다. 앞으로는 실제로 아동의 생활을 담당하는 시설 직원이나 교육에 관계하는 교사를 염두에 두면서 지원의 길을 살펴보자.

●

이제까지 정신 발달의 행보, 아동의 정신 형성이 양육자와 나누는 친밀한 상호 교류, 정서적 교감과 얼마나 관련이 있는지를 반복해 서술했다. 시설의 아이들에게 그런 것은 지나치게 결핍되거나 편향된 형태로만 주어진다. 그래서 부적절한 양육 환경에서 〈보호〉한다고 문제가 해결되지 않는 어려움이 깃들어 있다.

부적절한 육아가 언제부터 시작되었는가? 어느 정도 지속되었는가? 육아 실조의 정도나 내용은 어떠한가? 주위에 조금이라도 도와줄 사람이 있는가? 이런 상황에 따라 곤란함의 정도나 양상이 상당히 달라지지만, 여기에서는 기본 이해를 돕기 위한 내용을 기술하고자 한다.

## (1) 심리적인 문제

보호받고 사랑받는 체험이 계속해서 대단히 부족하고 불안정했기 때문에 생기는 심리 현상이다. 아이는 자신과 타인에 대한 불신(기본 신뢰의 취약함), 분노나 공격 감정과 더불어 애정에 대한 굶주림 등 심리적·정서적인 장애를 안고 있어서 그 점이 다른 사람과 관계 맺는 일을 어렵게 만든다. 아이의 처지를 알면 〈그럴 법도 하다〉고 누구나 이해할 수 있지만, 장애가 매우 심한 탓에 그 아이를 받아들이기 어렵다.

### (2) PTSD 문제

심신의 안전을 위협하는 체험 때문에 조금이라도 마음을 지킬 필요가 있었다. 그래서 일반적으로는 볼 수 없는 특이한 마음의 작용이 생겨나고, 그것이 얼핏 이해하기 힘든 현상으로 나타나는 문제다. 정신 의학에서 말하는 〈PTSD〉가 그것이다. 이는 극단적으로 잘못된 양육 때문에 아이 마음에 가해진 현상이다.

### (3) 발달 문제

보통이라면 양육하는 과정에서 저절로 주어지기 마련인데, 발달의 양식이 되는 관계와 참여가 부족한 탓에 정신 발달 지체와 불균형이 생겨나는 문제다. 스기야마 도시로가 일컬은 〈제4그룹의 발달 장애〉는 이 문제를 가리킨다. 이는 부적절한 양육으로 아이 마음에 주어지지 못한 것이다.

이 문제 때문에 아이들에게는 가끔 ① 그럴 법도 하다고 머리로는 이해하고 동정할 수 있지만 그 행동을 받아들이지 못하고, ② 일반적으로 볼 수 없는 특이한 반응이나 행동에 당황하는가 하면, ③ 이 나이에 이런 정도의 힘도 길러지지 않았다는 것에 놀랄 만큼 성장이 늦은 부분이 나타난다. 이 세 가지가 복잡하게 얽혀 있다.

이제 이 세 가지 문제를 순서대로 살펴보자.

## 6 ─ 심리적인 문제가 일으키는 상황

〈심리적인 문제〉란 이 아이들이 어떤 마음의 세계와 체험 세계에서 살아가느냐는 것이다. 그들을 지원하려면 이를 이해해야 한다.

당사자가 자신의 체험을 기록한 책으로 쥘 르나르Jules Renard의 『홍당무Poil de Carotte』(1894)가 잘 알려져 있다. 이 책은 어머니와 부모 자식 관계가 심각하게 어그러진 아이가 그 관계를 어떻게 체험해 왔는지, 그러한 상황을 어떻게 극복해 내려고 했는지, 그 체험을 간결하고 예리하게 그려 낸 고전적인 작품이다.

### 그들은 어떤 아이들인가? ─ 『홍당무』에서

『홍당무』는 작가가 서른 살에 쓴 자전적인 작품인 동시에 자신의 이야기를 서술할 때 지어내거나 의미를 부여하지 않고, 체험의 풍경을 마치 순간 사진을 찍듯 한 장면 한 장면 묘사해 내는 독특한 구성과 표현을 선택한 책이다. 그 결과 절실하지만 한 덩어리로 묶을 수는 없는 아이들의 마음 세계를 솔직하게 끄집어냈고, 시대를 뛰어넘어 우리가 깊이 있게 그 체험을 이해할 수 있게 도와준다.

홍당무의 부모인 르피크 부부의 경직되고 싸늘한 관계도 그려져 있다. 다섯 가지 위기 요인 중에서 〈가족 불화〉가 어긋난 모자 관계의 배경임을 알 수 있다.

한 가지 예를 들면 이런 아이들이 애완동물이나 작은 짐승에게 〈학대〉라고 할 만큼 잔혹한 짓을 저지르는 것이 문제가 될 때가 있다. 『홍당무』에도 그런 장면이 나온다.

홍당무는 길가에서 발견한 두더지와 놀고 나서 죽이려고 결심한다. 공중에 높이 패대기쳐서 돌 위에 떨어뜨린다. 다리가 부러지고 머리가 깨지고 등이 부서져 처음에는 금방 죽을 것처럼 보였다. 하지만 ─

(예)

그러자 놀랐다. 홍당무는 두더지가 아무래도 죽지 않는다는 것을 깨달았다. 지붕보다 더 높이, 하늘까지 닿을 만큼 높이 던져서 패대기쳐도 영 꿈쩍도 하지 않는다.

「이 새끼! 죽으란 말이야.」

돌 위에서 피범벅이 되어 버린 두더지가 꾸물거린다. 지방으로 가득 찬 배가 〈기름 덩어리〉처럼 떨리고, 그 떨리는 모양이 마치 생명이 있다는 증거처럼 보인다.

「이 새끼!」

홍당무는 약이 올라 소리친다.

「이래도 안 죽을래?」

홍당무는 다시 그것을 높이 던진다. 패대기친다. 그리고 방법을 바꾼다.

얼굴이 시뻘게지고 눈에 눈물이 그렁그렁해서는 두더지에게 침을 퉤퉤 뱉는다. 그리고 나서 금방 옆에 있는 돌 위를 겨냥해서 있는 힘껏 내동댕이친다.

그런데도 꼴 보기 싫은 배때기는 아직도 움직이고 있다.

이리하여 홍당무가 죽이는 일에 광분해서 패대기를 치면 칠수록 두더지는 도리어 더 죽지 않는 것처럼 보인다.[85]

심리학에서는 이렇듯 작은 짐승에 대한 〈학대〉를 어릴 적부터 공격적·폭력적인 대우를 받아 온 아이가 그것을 잘못 학습한 결과, 애무해야 할 대상임에도 공격적으로 대하는 현상, 또는 자신이 받아 온 대우에 대한 분노를 처리하지 못하고 그대로 힘없는 작은 동물을 향해 발산해 버리는 현상이라고 설명한다. 그러나 앞의 인용 글을 보면 그런 설명만으로 다 포괄할 수 없는, 파괴 감정과 비애와 공포가 마구 섞여 있는 마음을 읽을 수 있다.

•

어른이 된 쥘 르나르는 뛰어난 문학가가 되어 가정을 꾸리고, 고향 마을의 촌장이 되었다. 그의 부친도 촌장이었다. 불행을 이겨 낸 것이다. 작품에서는 그 이유도 찾아볼 수 있다.

① 부친과는 관계가 뒤틀리지 않았다는 점이다. ② 홍당무에게는 대부(代父)가 있었고, 그 별난 할아버지가 그를 돌봐 주었다. 당시 〈대부〉의 풍습이 안전망이 되어 준 것이다. ③ 아이가 부모의 지배에 따르는 것은 당연하고, 체벌도 당연한 시대였다는 점

---

85 쥘 르나르, 「두더지」, 『홍당무』, 기시다 구니오(岸田國士) 옮김(東京: 岩波書店, 1976), 43~44면 — 원주.

이다. 역설적이지만 이것이 과도한 불행감이나 피해 의식에서 그를 지켜 주었다. 홍당무는 〈아이〉란 으레 그런 존재로 알고 슬픔이나 괴로움을 받아들였고, 강하게 견뎌 내는 능동성도 잃지 않았다. 드디어 어느 날 자신은 더 이상 〈아이가 아니라며〉 모친의 지배에서 벗어나겠다고 선언한다.

(예)

르피크 부인: 홍당무야, 물레방아에 가서 버터를 한 근 가져다주렴. 착하지? (……)

홍당무: 싫어요.[86]


심리적인 문제로서 중요한 것은 이 아이들을 대하는 동안 아동과 지원자 사이에 어떤 심리적 작용이 일어나는가이다. 이를 알아야 지원자는 아이에게 휘말리거나 과도하게 힘을 소모하는 일을 피할 수 있다. 또 자기에게 일어나는 감정을 응시함으로써 아이에 대한 이해가 깊어지고, 부모 자식 관계의 뒤틀림이 결코 일방적인 〈가해-피해〉 관계가 아님을 깨닫는다. 지원자에게 발생하는 심리로는 다음을 꼽을 수 있다.

### (1) 분노와 초조함
이렇게 손을 내밀고 있는데!

자라난 환경을 알면 동정심이 깊어지고, 누구라도 아이를 돕고

86 쥘 르나르, 「반항」, 앞의 책, 231면 — 원주.

싶다는 마음이 생긴다. 그런데 그렇게 손을 내미는 마음에 거짓이 없는데도 어느새 그 아이에게 초조함과 분노가 일어나는 자신을 깨닫는다. 이런 아이들을 보살필 때 그런 순간, 그런 장면에 적지 않게 마주친다.

(예)

「그런데 넌 그곳에서 무엇을 하고 있었니? 부루퉁한 표정으로 멍하게 쳐다보면서……? 아하, 야단을 맞았구나. 그렇게 하라는 벌을 받고 있었니? 잘 들어라, 난 네 할머니가 아니지만, 그렇지만 생각하고 있단다. 난 아주 불편해 죽겠구나. 집안사람들이 다 널 괴롭히고 있겠지.」

홍당무는 짐짓 시선을 피한다. 그리고 엄마가 듣고 있지 않다는 것을 확인한 뒤 마리 나네트 할머니에게 말하는 것이다. ─ 「그래서 뭐가 어쨌다는 거예요? 할머니하고는 상관없는 일이잖아요. 자기 걱정이나 하세요. 날 그냥 좀 내버려 두시라고요.」[87]

홍당무는 동정의 손길을 거세게 뿌리친다. 독기 서린 그의 몸짓에 나네트 할머니가 어떻게 대응했는지는 그려져 있지 않지만, 〈이런 식이니까 그렇지!〉 하고 동정했던 마음이 성내는 마음으로 바뀌어도 이상하지 않다.

주위의 상식적인 선의나 동정, 그리고 아동이 견뎌 내려고 하는 분노나 슬픔, 불신, 잃지 않으려고 하는 긍지 사이에는 커다란

---

87 쥘 르나르, 「이[風]」, 앞의 책, 135~136면 ─원주.

간격이 있고, 그로부터 이러한 반응이 서로 생겨난다. 심각한 부모 자식 관계의 뒤틀림을 겪은 아이와 그 아이를 이해하고 도와주려는 사람 사이에는 반드시 이런 간격이 가로놓여 있다. 이 간격은 당연히 있기 마련이어서 그것이 문제는 아니다. 다만 지원하는 사람이 이 간격을 스스로 깨닫지 못하면 양쪽이 상처를 입는다.

이 간격이 밑바닥에 깔려 있을 뿐 아니라 거기에는 몇몇 요소가 겹쳐 있다. 다섯 가지를 거론해 보자.

### 분노가 일어나는 다섯 가지 이유

① (악의는 없다고 해도) 이유 없는 공격을 받음

정신 발달이란 감각을 공유하고 감정을 공유하는 등등 공유의 행보라고 기술해 왔다. 발달 초기부터 양육자로부터 오로지 〈공격적인 감정〉만 받으면서 자라난 아이는 그 감정의 양상을 공유하면서 그것이 아이의 정서적 기조가 되어 버릴 수 있다. 그것은 상황과 상관없이 공격적인 태도로 나타나기 쉽다. 사람과 만나면 인사하는 대신 욕이나 난폭한 행동이 〈반사적〉으로 나오는 것이다.

입을 열면 개구리가 튀어나오는 『그림 동화』의 공주와 같은 상황일 뿐, 딱히 상대에게 악의나 적의가 있는 것은 아니다. 그러나 〈이유 없는〉 공격을 받으면, 상대도 반사적으로 분노로 반응하고 만다.

② (거의 자연스러운) 시험 행위

타인에 대한 불신이나 경계가 뿌리 깊은 탓에 아이는 이런저런 행동을 시도한다. 화를 내게 하거나 초조하게 해서 과연 이 사람을 안심하고 대할 수 있는지를 시험하는 것이다. 처음 만나는 순간에 가끔 이런 〈시험〉에 빠지게 된다. 뚜렷한 의도에서 나온 〈시험〉이라기보다 거의 자연스럽게 나오는 몸에 밴 행동이기 때문에 상대방도 휘말려 자기도 모르게 진짜 초조함이나 분노가 일어나 버린다.

③ 서투르게 애정을 바람

애정이나 친밀한 관계에 굶주려 있다. 그러나 마땅히 받아야 할 사랑을 받거나 어리광을 피우는 체험이 부족해서 사랑을 바라는 방식이 매우 서투르다. 한없이 어리광을 피우기 때문에 상대는 피곤해진다. 상대는 어떻게든 대응하려고 노력하지만, 조금만 만족하지 못해도 외면해 버리거나 공격적으로 변하거나 아예 다른 상대를 찾아 나서는 등, 상대가 노력하는데도 변함없고 안정적인 인간관계를 뿌리내리기 어렵다. 상대는 헛수고했다는 허무함이나 배신감을 느끼고, 쓸쓸하고 초조하고 때로는 화가 난다.

그러나 이것은 아동 자신이 사랑이나 귀여움을 받고 싶었지만 그 욕구를 채우지 못하고, 안정적인 부모 자식 관계를 이루지 못했기 때문에 느끼는 외로움이나 초조함이나 분노일 따름이다. 그것을 지원자가 체험한다고 생각하면, 그 아이의 감정 세계를 더 깊이 이해할 수 있다.

④ 명백한 공격

분노나 공격을 직접적으로 뿜어낸다. ①과 달리 명백하게 상대를 향해 뿜어내는 분노와 공격이다. 아이가 자신의 처지나 운명에 극심한 분노를 느끼는 것은 당연하다. 아이는 안심할 수 있는 상대를 선택해 그 감정을 발산하기 마련이다. 사소한 계기를 통해, 때로는 계기가 없더라도 감정을 표현한다. 그렇게 분노가 분노로 발산되고, 그렇게 해도 괜찮다는 관계가 성립하는 것도 좋은 일이다. 그렇지만 그런 감정을 받아 내야 하는 일은 괴롭기 마련이고, 상대가 분노를 표출하면 자신도 화가 나는 것이 인간의 〈마음〉이다. 감정을 표출하는 상대를 잘못 선택한 것이 아니냐는 억울한 생각도 스쳐 간다.


⑤ 학대 현상의 재현

학대 현상을 보이는 아이도 있다. 이는 아동이 양육자와 함께 해 온 부정적인 체험을 다른 사람한테서도 마치 일부러 그러는 것처럼 끌어내는 현상을 말한다. 괴로웠던 체험을 스스로 끌어내는 이해할 수 없는 현상으로 보이지만, 인간은 기존에 경험하지 못한 일을 하기는 어렵다. 타인과 긍정적인 체험을 끌어내려면 그런 체험을 많이 쌓아 둘 필요가 있는데, 이 아이들은 그렇지 못하다. 분노의 관계만 경험한 아이는 원하지 않더라도 상대의 분노를 끌어내는 방식을 취하고 만다.

## 부모들도 이런 감정에 내몰린다

이런 이유로 아이를 대하거나 돌볼 때 초조하거나 화가 나는 감정이 일어나는 것은 자연스럽다. 아이의 마음을 받아 주지 못한다고 해서 자신을 책망할 필요는 없다.

이런 정황을 충분히 알고 초조하고 화가 나는 감정에 휘말리지 않아야 한다. 돌보는 사람이 아이들 앞에서 초조함과 분노를 조절할 수 있으면 자기 조절이 미숙한 아이들에게 그런 상황은 본보기가 되기도 한다.

이와 동시에 부모들도 분노와 초조함에 내몰린다는 점을 쉽게 상상할 수 있다. 이런 현상은 서로 관계가 단순한 직원 사이에서 오히려 알기 쉽게 드러난다. 알기 쉬운 만큼 대처하기도 쉽다. 하지만 부모라는 심각하고 미묘한 상호 관계에서는 틀림없이 애증이 얽힌 복잡한 양상으로 드러난다. 이런 관점이 부모를 이해하고 지원하는 데도 이어진다.

그러나 말로 하기는 쉽다. 아이의 행동은 때론 매우 심하고 극단적일 뿐 아니라 금방 진정되지도 않는다. 게다가 아이를 돌보는 나날 동안 마음에 생채기가 나거나 울화가 쌓이지 않도록 하려면 혼자 짐을 지지 않는 것이 중요하다. 동료와 관리 공무원을 비롯해 주위 직원의 뒷받침과 팀 차원의 관여가 필요하며, 그것을 이용해 아동의 지원 체제를 정비하지 않으면 직원은 소모되고 만다.

생각해 보면 아이의 부모는 가끔 사회적으로 고립된 생활을 하면서 자식을 혼자 부둥켜안고 견뎌 왔던 셈이다. 때로는 심하게 부적절한 양육이 이루어지는 것도 무리가 아닐지 모른다.

또한 아이들의 공격적인 행동 전체가 앞에서 서술한 ①~⑤에 국한되지 않는다는 점에도 유의해야 한다. 아동 복지 시설의 인적 조건은 일반 가정과 비교해 열악하다. 어른의 손이 닿지 않는 집단생활을 강요받은 아이들은 스트레스나 불만이 쌓인다. 그런 환경에서 비롯한 문제까지 〈학대 피해를 받은 아동이어서 일으키는 행동〉이라고 치부해서는 안 된다.

### (2) 고립
**자신이 어떻게든 해주고 싶다는 마음**

아이를 돌보려고 애쓰던 직원이 어느새 전체에서 고립하는 현상이 일어날 때가 있다.

(예)

담당하는 경수와 조금씩 관계가 좋아져서 그 아이의 마음을 잘 헤아리기에 이르렀다. 그 애도 자신을 좀 따르는 것 같은 기분이 든다.

그렇지만 경수는 끊임없이 문제를 일으키는 탓에 날마다 〈또 경수가……!〉 하는 보고가 그치지 않았다. 더구나 다른 아이를 끌어들이기 때문에 시설 전체의 문제아가 될 수밖에 없었다. 그런 상황이 이어지자 직원 사이에 〈어떻게 해줄 수 없을까?〉 하는 분위기가 퍼졌다. 〈이 아이는 우리 시설에서도 돌볼 수 있지만 아동 상담소에 부탁해서 좀 더 관리를 받는 시설로 옮기는 편이 좋지 않을까?〉 하는 의견도 드문드문 있었다.

확실히 경수가 말썽을 피울 때마다 담당자가 매우 고생했기에 이 아이를 돌보는 어려움은 누구보다 담당자 자신이 잘 안다. 그러나 이 아이는 말썽만 피우는 아이가 아니다. 말썽을 부리기는 해도 속에 감추어진 착한 마음이 흘깃 보이는 순간도 있다. 이제까지 그 애가 처한 상황을 생각하면 일탈 행동이 어쩔 수 없기도 하다. 아니, 그 정도면 잘 견딘다고 봐주어야 하지 않을까? 그 점을 생각하면서 정성스레 돌본다면 반드시 나아질 것이다. ……

이런 이해는 틀리지 않는다. 정도의 차는 있을지언정 우리가 돌보는 대상은 이런 아이들이다. 그렇지만 자신이 어떻게든 해보려고 마치 엄마가 자식을 안아 주는 것처럼 자기도 모르는 사이에 아이를 품에 보듬어 주는 것은 철저하게 힘이 고갈해 버릴 위험한 조짐이다.

이럴 때는 고립적인 관계가 되기 마련이다. 아이가 줄곧 겪어 온 고립무원의 처지를 담당자가 함께 짊어지기 시작하면서 둘 사이에 중요한 상호 작용이 일어났다고 할 수 있지만, 고립은 돌봄의 여유를 빼앗고 시야를 좁힌다.

### 핵심 인물을 팀 전체가 지원하기

일반적으로 시설의 돌봄은 여러 직원이 담당하는 공동 돌봄이다. 다만 모두 한 줄로 서서 관계하는 것이 아니라 누군가 아이의 핵심 인물key person이 되어 줄 필요가 있다. 자기를 책임 있게 돌봐 주는 특별한 어른이 정해진다면 아이는 안심할 수 있다.

그러나 결코 혼자서는 품어 낼 수 없는 아이들이다. 핵심 인물을 맡은 사람이 고립하지 않기 위한 팀 전체의 지원이 중요하다.

팀 전체가 핵심 인물을 지원하고, 팀을 직원 집단 전체가 지원하고, 직원 집단을 시설의 관리 체제가 지원하고, 시설을 지역 사회가 지원하는 이중 삼중의 보호 구조가 있어야 비로소 아이들을 지킬 수 있다. 시설이 지역에서 고립하지 않는 일 또한 필요하다.


가정적인 육아를 중시하는 관점에서 양부모나 작은 보호소의 돌봄을 권장한다. 분명 그런 돌봄이 이상적이기는 하지만, 발달 초기부터 심각하게 부적절한 양육을 받아 온 아이는 〈가정적〉인 돌봄만으로는 잘 돌보기 어렵다. 직원 수가 적은 작은 보호소나 양부모 가정에서는 협력 지원과 이중 삼중의 보호 구조가 약해서 고립과 소모적인 상황으로 돌봄이 황폐해질 우려가 커지기 때문이다. 소규모로는 돌봄의 손길이 더 나아지지 않는다. 일반 가정보다 훨씬 더 양질의 인적 조건이 갖추어지지 않는다면, 앙상한 이상만 남을 것이다.

예컨대 양부모 제도가 일본보다 더 잘 정비되어 뿌리내린 영국에서도 2년 이상 같은 양부모 슬하에서 자라지 못한 아이가 전체의 65퍼센트에 달하며, 약 10퍼센트는 아홉 군데 이상이나 양부모를 전전한다는 통계가 나와 있다. 돌봄이 파탄을 맞이하

면 다른 양부모에게 맡기고, 또 파탄을 맞이하면 다른 양부모로 옮기는 일이 되풀이된다.[88]

친부모, 양부모, 아이라는 일종의 삼각관계, 나아가 양부모의 친자식과 맺는 관계까지 더해져 발생하는 복잡한 심리가 문제를 더 나쁘게 만든다고 상상할 수 있다.

### (3) 담당 직원의 대립

#### 다루기 힘든 사례일수록 대립이 일어나기 쉽다

이 같은 이유로 아이들의 돌봄은 소수가 떠맡지 말고 다수가 협력하고 연대해서 관계하는 것이 중요하다. 그러나 어려운 사례일수록 팀 안에서 대립이 발생하거나 연대가 무너지기 쉽다. 같은 아이에게 같은 목표를 갖고 협력해도 직원 각자의 개성이나 위치에 따라 관점과 사고방식에 차이가 나는 것은 당연하다. 서로 보완하고 조화를 이루는 것이 이상적이겠지만, 현실은 반드시 이상적으로 굴러가지 않는다.

특히 아이가 일으키는 문제가 심각할 때 어떻게 대처하느냐를 둘러싸고 직원 사이에 의견 차이가 드러난다. 각자가 열심히 하느라 여유가 없다는 것이 하나의 이유고, 또 하나는 누구든지 바로 의견이 일치하는 방법을 찾을 정도라면 별로 고생하지 않아도 되기 때문이다.

나아가 아이의 심리 작용으로 주위 사람끼리 대립이 일어나기

---

88 가와사키 후미히코(川崎二三彦) 외, 『아동 학대에 대한 영국의 대응 — 시찰 보고서(イギリスにおける児童虐待の対応 — 視察報告書)』(神奈川: 子どもの虹情報研修センター, 2008) — 원주.

도 한다. 때로는 대인 관계 조작을 해버리는 아이도 있다. 『홍당무』에는 이런 장면이 나온다.

(예)

홍당무는 엄마가 나이 든 가정부 오노린을 해고하고 싶어 한다는 것을 눈치채고, 자신에게 어떤 득이 돌아오지 않는데도 몰래 속임수를 써서 오노린이 잘못을 저지르도록 함으로써 엄마가 해고할 수 있는 핑계를 만들어 주었다(「냄비」). 기숙 학교에 들어간 홍당무는 기숙사 사감을 교묘하게 움직여 어떤 기숙사생을 편애하던 반장을 쫓아냈다(「붉은 뺨」).

위협이 느껴지는 가족 관계의 소용돌이 속에서 있는 힘껏 대인 관계 조작을 통해 조금이라도 안전을 지키려고 애써 왔다면 그런 기술이 몸에 배어 버린다. 부모의 강력한 조작에 지배받았던 아이에게는 은밀하게 타인을 조종하는 힘이 자신에게 있음을 확인하는 최소한의 행위다.

홍당무의 예에서 보듯 그러한 조작은 사람의 관계를 무너뜨리기 쉽다. 건설적인 대인 관계 조작이 어려운 탓에 관계에 상처를 입힌다. 타산적이고 계산적인 조작이라면 금방 꿰뚫어 보기 쉽지만, 절반쯤은 자주 무의식적인 조작이 이루어지기 때문에 휘말려 버리는 사태가 일어날 수 있다.

이런 현상이 있다는 점을 알면 불필요한 대립으로 혼란에 빠지는 일을 막을 수 있다. 공동 돌봄에서는 직접 아이를 대하는 사람

이외에 조금 거리를 두고 전체 시야에서 무슨 일이 일어나는지 판을 살필 수 있는 사람이 필요하다.

공동생활에서 대인 관계를 조작하는 기술을 발휘함으로써 아이들 사이에 은밀하게 〈지배-피지배〉 관계가 형성되는 위험에 무엇보다 유의해야 한다.

## 7 — PTSD가 불러일으키는 상황

PTSD는 〈외상 후 스트레스 장애〉라고 번역한다. 〈외상〉 대신 〈심적 외상〉이라고도 하는데, 이는 몸을 다쳐 상처를 입듯 마음이 〈상처〉를 입는다는 말이 아니다. 어디까지나 비유일 뿐이다. 비유적으로 〈실연해서 마음에 상처를 입다〉 같은 표현이 일반적으로 쓰인다. 그러나 정신 의학적인 의미에서 엄밀하게 쓰이는 〈심적 외상〉이란 〈마음의 상처〉를 가리키지 않는다. 그것은 다음과 같은 내용을 지시한다.

**마음의 방어 시스템이 평상시에도 작용한다**
심신의 안전을 심각하게 위협하는 극도의 스트레스를 받지만 그것과 맞서거나 피할 도리가 없는 상태에 놓였을 때, 인간의 마음속에서는 대개 다음에 설명하는 세 가지 반응이 일어난다.
어느 것이나 위기로부터 마음을 지키기 위한 방어 시스템이다. 일반적으로 위기가 사라지면 필요가 없어진 반응은 사라진다. 그러나 위기 정도가 지나치게 심각하거나 오랫동안 계속 되풀이되면, 그 반응이 심신에 새겨져 위기가 사라진 상황에서도 나타나고 만다. 비상사태에 대비한 긴급 피난 같은 반응이기 때문에 평온한 일상에서 그런 반응이 일어나면 부적응과 혼란의 현상이 되어 버린다.

정신 의학에서는 이런 현상을 가리켜 〈외상 후 스트레스 장애(PTSD)〉라고 한다.

외상에 따른 PTSD 증상은 ① 기억, ② 각성 수준, ③ 의식이라는 세 가지 영역에서 각각 특이한 반응으로 나타난다. 이제 차례로 세 가지를 설명해 보겠다.


PTSD란 심신의 안전이 단순히 위협받는 것이 아니라 방어할 수 없는 상황에서 일어나는 현상이다. 구체적인 조건으로는 전쟁, 엄청난 재해, 심각한 사고, 흉악 범죄의 피해 등을 들 수 있다. 어느 것이나 생존을 심각하게 위협하는 계기지만 개인적으로는 어떻게 해볼 도리가 없는 사태다. 성범죄 피해는 생존 문제가 아니더라도 신체적 침해로 인간의 존엄성을 일방적으로 파괴하는 사건이기 때문이다.

육아 과정에서 부모의 공격과 폭력이 되풀이되는 것은 아이에게 심신의 존립을 위협하는 사태다. 부모에게 의존하지 않고서는 살아갈 수 없는 아이는 저항하거나 그 상황을 빠져나올 길이 없다. 따라서 PTSD를 불러일으키기 쉬운 조건이 다 갖추어져 있다.

## (1) 기억 영역에서 일어나는 일

### 생생한 감각 기억이 되살아난다

이미 일어나 버린 위기 상황은 어쩔 수 없다고 해도, 재발을 방지할 수단으로써 그때 체험한 위기를 기억에 새겨 두는 반응이 일어난다. 이것은 보통 우리의 의미 기억과는 다른 성질을 지닌 기억으로서 〈외상 기억〉이라고 부른다.

우리는 보통 의미를 통해 기억한다. 〈사고를 당한 것은 몇 월 며칠이고, 장소는 어느 사거리……〉라고 언어적으로 두뇌에 기록한다. 이 인식적 기억과는 대조적으로 외상 기억은 생생한 영상이나 음악이 직접 뇌리에 새겨지는 인지적 기억이다.

영아기(감각 운동기)에 기억의 주력을 담당하던 감각 기억 즉 이미지 기억과 비슷하다. 인식의 발달과 더불어 쇠퇴하던 감각 기억의 힘이 비상사태를 맞이해 활성화되는 것이다. 의미 기억이 아니라 감각 기억이기 때문에 언어로 표현하는 것은 꽤 힘들다. 언어로는 나오지 못하는 지점이 있다. 언어로 대상화할 수 있으면 약간 견디기 쉬워진다.

본래 이것은 위기 체험을 기억에 새김으로써 다음부터 같은 상황이 일어날 조짐이 보이면 재빨리 사전에 알아채고 피하기 위한 예방 기제다. 그런 상황에 놓인 장면이나 그런 상황으로 이어지는 자극에 부딪히면, 그것을 계기로 기억이 자동으로 되살아나 경종을 울리는 안전 시스템이다.

밀림에서 맹수가 덮쳤지만 구사일생으로 살아났다. 그 이후 밀림을 보는 것만으로도 그때의 체험이 공포와 함께 생생하게 되살아난다. 그래서 밀림에 접근하지 않았고, 맹수의 공격을 받을 염려는 없어졌다. ─ 이런 식이라면 예방 효과가 있다. 그러나 몇 그루 나무를 보는 것만으로 똑같은 반응을 일으킨다면 현실 생활에 문제가 생긴다. 그런 상태를 〈PTSD〉라고 일컫는다.

이런 기억은 시간이 흘러도 흐려지지 않고 오랫동안 남는다. 생생하게 체험 당시의 감정과 함께 되살아난다. 안전 시스템으로서 금방 기억이 흐려진다면 예방에 도움이 안 되고, 생생하게 공포를 불러일으키지 않는다면 경종을 울리지 못할 것이다. 기억의 안전 시스템이 과잉으로 작용해 나타나는 PTSD 증상에는 〈플래시백 flashback〉과 〈회피〉가 있다.

### 플래시백

외상 기억이란 위기를 예방하는 안전장치지만, 예견한다 해도 피할 수 없는 위기에는 예방 효과가 없으며 기억만 강화될 뿐이다. 그 결과 실제로는 안전한 생활이 가능해지고 나서도 기억은 해체되지 않고 계속 남는다. 그러면 지나치게 예민한 알람 장치가 자주 오작동을 일으키듯 사소한 자극에도 옛날 체험을 생생하게 되살려 주는 현상이 일어난다. 마치 지금 당장 사태가 벌어지는 듯 강렬하게 기억이 되살아나기 때문에 공황 상태에 빠져 버린다. 이것이 〈플래시백〉 현상이다.

(예)

수영 연습을 하기 위해 경수를 수영장으로 인솔했더니 갑작스레 극심한 공황 상태를 일으켰다. 어쩔 수 없이 양호실에 데려가 쉬게 했지만 금세 진정되지 않았다. 아동 상담소의 조사 기록을 읽어 보니 때때로 욕조에 머리를 처박히는 벌을 받았다는 사실을 알았다. 그 체험이 외상 기억이 되어 수영장 수면이 보이자마자 당시 기억을 불러왔다.

이렇듯 방아쇠가 된 자극이 무엇인지 짐작할 수 있을 때도 있지만, 어떤 자극 때문인지 알 수 없는 플래시백이 발생할 때도 많다. 이유도 없이 아이가 돌연 극심한 불안과 혼란에 빠질 때는 플래시백을 생각해 볼 필요가 있다.

### 회피

외상 체험과 연관된 장면이나 상황을 미리 피하는 행동을 취할 때도 있다. 이를 〈회피〉라고 부른다.

(예)

경수는 언제나 목욕하기를 싫어한다. 목욕을 싫어한다고 생각했는데 목욕탕 옆을 지나가는 것조차 피했다. 나중에 목욕탕에서 가끔 혼났다는 사실을 알았다.

아이들이 무언가를 매우 싫어하거나 피할 때 회피가 작용하기도 한다. 떠올리기 싫은 기억과 연관된 것을 피하는 행동은 마음을 지키려는 하나의 방법이기도 하지만 플래시백을 미리 막는 역할도 있다. 이는 누구나 어느 정도는 마찬가지다. 그러나 표현이 너무 극단적이거나 온갖 것을 회피 대상으로 삼는다면 일상생활에 지장을 불러온다.

## (2) 각성 수준의 영역에서 일어나는 일

### 각성 수준을 오르내리게 해서 위기에 대응한다

각성 수준이란 알기 쉽게 말해 외부 세계의 자극에 대한 감도(感度)와 반응성의 크기를 말한다.

우리는 적절한 각성 수준을 유지하면서 외부 세계와 마주하는데, 위기 상황에 빠졌을 때 각성 수준을 평소보다 한꺼번에 높임으로써 위기에 대항하려는 심신의 작용이 일어난다. 감도를 올려 주의력과 반응성을 높여서 조금이라도 빠른 대처를 하려는 반응 시스템이다. 폭풍우를 만났을 때 정신을 바짝 차리고 힘을 총동원해서 비바람과 싸우려는 태세를 갖출 수 있다.

위기 상황에 압도되어 도저히 대항할 수 없을 때는 거꾸로 각성 수준을 떨어뜨림으로써 위기를 극복하려는 심신의 작용이 일어난다. 감도를 무디게 만들고 주의력과 현실감을 떨어뜨리고 반응성을 내려 일종의 마비 상태로 위기를 넘기려는 방어 시스템이다. 폭풍우를 향해 몸을 웅크리고 눈과 귀를 막은 채 머리 위를 지나가도록 기다리는 태세에 비유할 수 있다.

비바람이 멈추면 높아진 각성 수준이든, 낮아진 각성 수준이든 평소 수준으로 돌아간다.

### 각성 수준이 계속 높은 아이와 낮은 아이

부모 자식 관계가 빚어내는 위기 상황에서도 이와 같은 방어 시스템이 자연스레 작동하지만 제대로 움직이는 때는 드물다. 아이가 싸우기에는 지나치게 강력한 폭풍우일 뿐 아니라 한번 지나가더라도 또 몰아닥치기 때문이다. 그때마다 각성 수준이 상승과 하강을 되풀이하는 동안 폭풍우가 사라진 평온한 생활로 돌아와서도 각성 수준이 과도하게 높은 아이 또는 낮은 아이가 나온다.

각성 수준이 계속 높으면 긴장감이 높고 과민하고 안정감이 없으며 흥분하기 쉽고 수면 장애 등이 두드러진다. ADHD를 떠오르게 한다. 각성 수준이 계속 낮으면 긴장감이 낮고 주의력이 둔하며 의욕과 활력이 부족하고 멍하고 기운이 없고 답답함 등이 두드러진다. 이 두 가지 상태가 한 아이 안에 섞여서 나타날 때도 있다.


### (3) 의식 영역에서 일어나는 일

### 체험과 자신을 분리해 버린다

우리는 일반적으로 〈자신〉이라는 의식을 갖고 살아간다. 〈자신〉이라는 의식 세계는 보통 일관된 연속성과 통일성을 갖는다. 어제, 오늘, 내일과 나날의 생활은 각기 변하고 완전히 똑같은 체험은 두 번 있을 수 없지만, 그것을 체험하는 〈내〉가 계속 자기 자신이라는 것은 변함없다. 어제의 나와 오늘의 나는 다른 사람이 아니다.

또한 자신이 의식 세계에서 체험하는 것은 실로 자기 자신이 체험하는 것이고, 체험 세계는 그때마다 동떨어진 다른 세계가 아니라 일관된 연속성을 가진다. 어제의 세계와 오늘의 세계는 서로 다른 세계가 아니다. 이렇듯 〈자신〉과 〈체험〉은 의식 속에서 일관성과 연속성을 갖고 표리일체를 이룬다.

심신의 안전이 몹시 위협받는 상황에서는 〈체험〉의 가혹함 때문에 〈자신〉이 무너지는 위기에 처한다. 그래서 가혹한 〈체험〉에서 〈자신〉을 방어하려는 마음의 시스템이 작동한다. 본래는 표리일체인 〈체험〉과 〈자신〉이 분리되어 버리는 반응이 일어나는 것이다. 의도적으로 그렇게 하는 것이 아니라 과전류로 차단기가 내려가듯이 저절로 방어 시스템이 작동해 둘을 분리한다. 이를 정신과학에서는 〈해리〉라고 부른다.

이것도 위기 상황에 대한 방어 반응인데, 안전한 일상생활에서도 체험과 자신을 분리한다면 이는 곧 PTSD 증상이 된다. 체험 세계에서 무엇을 어떻게 떼어 내느냐에 따라 해리는 다양한 방식으로 드러난다.

### 해리의 표현 방식

① 의식의 해리

평범한 언어로는 〈의식이 공중을 난다〉든가 〈마음이 들떴다〉고 하는 현상이다. 실신한 것처럼 의식을 잃는 것은 아니다. 의식은 제대로 붙들고 있지만 보거나 듣거나 움직이면서 지금의 체험이 아닌 곳으로 자신의 의식이 달아나는 정신 현상이다.

아주 가벼운 증상이라면 일상에서도 발생하는 현상이다. 따분한 수업 시간에 몸은 교실에 있지만 의식은 방과 후 데이트 약속으로 날아가 수업 내용이 전혀 귀에 들어오지 않을 때, 갑자기 선생님의 지적을 받으면 정신이 돌아온다. 이것도 넓은 의미에서는 〈해리〉에 속한다. 우리는 이런 능력이 있다. 이 사례는 눈앞의 체험이 주는 자극이 약해서 의식이 다른 세계로 날아가 마음이 들뜨는 현상이다.

정신 의학적인 해리는 이와는 정반대다. 눈앞의 체험이 주는 자극이 강렬하고 파괴적이어서 의식이 튀어 나가는 현상이다. 앞의 사례에서는 의식이 데이트라는 공상 세계로 날아가 그 세계를 체험하지만, 여기에서는 의식이 완전한 공백 상태, 즉 체험 제로가 된다.

(예)
어느 날 정언이는 짜증을 내며 갑자기 흥분해 유리창을 깨면서 소동을 벌였다. 담당 직원이 불러 차분하게 말했다. 「유리창을 깨는 것은 너에게나 모두에게 위험한 일이니까 그러지 말아라. 화가 나는 일이 있으면 선생님에게 얘기하러 오렴. 그러면 함께 생각해 볼 수 있을 거야.」 기특하게도 잘 듣는 것처럼 보였지만 아무런 반응이 없었다. 〈내 말 듣고 있니?〉 하고 큰소리로 물었더니, 자기 자신으로 돌아왔다는 듯 〈예〉 하고 고개를 끄덕였다. 그러나 〈자, 내가 뭐라고 했는지 말해 보렴〉 하는 요구에는 대답하지 못했다.

이 대목에서는 해리가 일어났을 가능성이 크다. 실패할 때마다 부모의 엄한 꾸중을 듣고 체벌을 받으며 자란 정언이는 그 체험을 한창 겪을 때 해리로 그 상황을 견뎌 왔기 때문이다.

직원은 결코 꾸짖은 것이 아니라 온화하게 잘 타일렀지만, 〈잘못을 저지르고 어른 앞에 서 있는〉 상황 자체가 자동으로 해리 현상을 일으켰다. PTSD에 따른 해리는 가끔 이런 형태로 일어난다. 해리 현상이 사소한 계기로도 되풀이해서 일어나는 것을 정신 의학에서는 〈해리성 장애〉라고 부른다.

방어 반응인 해리가 악순환을 초래할 때도 있다. 해리 중에는 반응 결핍이 일어나기 때문에 〈혼을 내는데도 내 말을 제대로 들으려고 하지 않는구나!〉, 〈이렇게 야단을 치는데도 넉살도 좋고 뻔뻔스럽네!〉 하는 생각이 들어 더욱더 화를 북돋우기도 한다.

성적 학대에서는 무반응이라는 표현이 〈거부하거나 저항하지 않았으니까 본인도 이해(합의)한 것〉이라는 믿음이나 자기 합리화를 주기 쉽다. 합의가 있었다고 해도 아동에 대한 성적 접근은 범죄지만 말이다.

의식이 날아가 〈마음이 들뜨거나〉 〈마음이 여기에 있지 않은〉 상태인 해리가 더욱더 무거운 형태를 띠면, 의식 전체가 외부 세계로부터 완벽하게 단절되어 자극에 대한 반응이나 행동이 사라지고 멍하게 앉아 있거나 누워 있는 의식 장애 같은 상태에 빠질 때가 있다. 정신 의학에서는 이를 〈해리성 혼미〉라고 부른다. 엄청난 스트레스 상황에서 일어날 때가 많다.

② 감각과 지각의 해리

의식 전체가 날아가는 것이 아니라 특정한 지각과 감각만 〈자신〉과 분리되어 버리는 현상이다. 아픔이나 촉각을 느끼지 못하고, 소리가 들리지 않고, 눈이 보이지 않는다. 감각과 지각은 〈체험의 창〉이기 때문에 견디기 어려운 체험에 창을 닫아 버린다는 의미가 있다.

③ 운동의 해리

특정한 신체 운동 능력만 〈자신〉과 분리되어 버리는 현상이다. 서지 못하고 걷지 못하고 목소리가 나오지 않는 등 운동 마비의 형태가 나타난다. 현실 거부나 포기 같은 의미가 들어 있을 때도 있다.

④ 기억의 해리

체험의 기억이 〈자신〉과 분리되어 버리는 현상이다. 정신 의학에서는 〈해리성 건망〉이라고 부르는데, 세간에서 말하는 〈기억 상실〉이 이것이다. 특정한 기억만 사라지는 것부터 과거의 모든 생활 기억이 지워져 공백이 되어 버리는 사례[전(全) 생활사 건망]까지 망라한다. 본인이 받아들이기 어려운 체험, 고통스러운 체험의 기억이 절단된다.

⑤ 행동의 해리

행동이 〈자신〉과 분리되어 버리는 현상이다. 이유도 없이 갑자기 집을 나갔다가 이삼일 후 옆 동네에서 어슬렁거리는 것이 눈에 띄어 보호받는 유형이 많다. 정신 의학에서는 이를 〈해리성 둔주(遁走)〉라고 한다. 가출처럼 보이지만 목적이 없고 자신의 행동을 하나도 기억하지 못한다.

〈둔주〉라는 이름이 암시하듯이 스트레스를 받는 상황에서 일단 달아나고 보자는 작용이다.

⑥ 현실감의 해리

의식과 체험은 이어져 있는데 체험에서 현실 감각이 빠져 버리는 해리를 말한다. 여과지로 걸러진 체험 같기도 하고, 자신이 실제로 체험한다는 실감이 나지 않기도 하며, 남의 일처럼 느껴지기도 한다. 〈자신〉이라는 실감이 〈자신〉과 분리되어 버린다. 스스로 자신이 아닌 느낌이다. 역시 고통스러운 체험에서 보호하려는 작용이다. 정신 의학에서는 〈이인증(離人症)〉이라고 부른다.

⑦ 인격의 해리

〈자신〉 자체가 여러 다른 인격으로 절단되는 현상으로, 정신 의학에서는 〈해리성 정체감 장애Dissociative Identity Disorder〉라고 부른다. 이른바 〈다중 인격 장애〉다. 양육자에게 성적인 침습을 받았거나 심각한 폭력을 받아 온 체험과 관련이 있다는 지적이 있어서 자세하게 살펴보고자 한다. 발달 초기의 양육 실조로 어떻게 한 사람 안에 여러 인격이 함께 존재하고 서로 교대해 나타나는 신기한 현상이 일어날 수 있을까? 이를 다음과 같이 설명할 수 있다.

자신을 지켜 줄 줄 알았던 양육자에게 존재가 위협받는다는 모순에 찬 체험은 아이에게 부모를 향한 의존 욕구와 두려움 사이에서 용납하기 어려운 갈등을 강요한다. 그 갈등으로 마음이 찢어지지 않도록 방어책으로서 아이는 의식 안에서 〈자신〉을 서로 다른 존재로 절단하려고 할 때가 있다. 이것이 〈해리성 정체감 장애〉로 이어진다.

부모 자식 관계가 극단적으로 어긋나더라도 부모는 결코 가해만 하는 것은 아니다. 때로는 미소를 보여 주고 때로는 돌봐 주고 상냥하게 대해 주기도 한다. 그래서 아이 마음속에 부모의 이미지는 〈두려운 부모〉와 〈좋은 부모〉로 양극화된다.

그것에 대응하는 형태로 〈자신〉을 향해서도 양극화가 일어난다. 이를테면 이렇게 생각한다. 〈지금 혹독한 대우를 받는 것은 내가 아니다. B라는 나쁜 애다. B는 나쁜 애니까 이런 대우를 받아도 어쩔 수 없다. B에 대한 부모의 가혹한 태도는 당연하다. 착한 아이인 A가 진짜 나다. A는 착한 애니까 부모가 잘 대해 준다.〉

이리하여 유아기부터 아동기에 걸쳐 〈나〉라는 자의식이 형성되는 과정에서 〈자신〉이 〈착한 아이 A〉와 〈나쁜 아이 B〉로 나뉜다. 본래 〈인격〉은 좋은 점도 있고 나쁜 점도 있어서 모순과 대립을 내포하지만 전체적으로는 하나의 자신이다. 하지만 그것이 두 종류의 서로 다른 인격으로 분리된다.

유아기에 〈나〉라는 의식(자의식)이 싹트고, 그것이 발달하면서 주위 관계를 통해 통합적인 인격을 띤 자기 동일성을 획득하는 것이 정형적인 인격 형성 과정이다. 〈정체감 장애〉란 이것에 장애가 있음을 의미한다.

그러나 인격 형성 과정이 심각하게 어긋난 관계에 놓여 있을 때는 견디기 어려운 가혹한 〈체험〉을 자신의 체험으로 받아들일 수 없다. 그래서 타인 즉 〈나쁜 애인 B〉의 체험으로 파악함으로써 마음을 지키는 장치가 싹튼다. 이 장치를 통해 아이덴티티가 형성되면 자신의 다양한 측면이나 경험이 하나의 인격(자신)으로 통합되는 대신, 착한 애인 〈A 인격〉, 나쁜 애인 〈B 인격〉처럼 여러 〈인격〉으로 분화된 자기가 형성된다. 이들 〈인격〉이 따로따로 나아가기 시작하는 것이 〈해리성 정체감 장애(다중 인격 장애)〉다.

〈해리성 정체감 장애〉는 여러 사람의 교대 인격을 갖는 사례가 대부분이다. 인격의 해리가 갈등을 없애 주기 때문이다.

우리는 모두 사랑받는 존재이기를 바란다. 또 선의만으로는 살아갈 수 없고 자아의 만족을 바란다. 양자는 모순적이고 대립적인 바람이기 때문에 갈등을 낳는다. 우리는 이런 다양한 갈등을 어떻게든 무마하면서 사회를 살아간다.

그러나 로버트 루이스 스티븐슨Robert Louis Stevenson의 소설『지킬 박사와 하이드The Strange Case of Dr. Jekyll and Mr. Hyde』(1886)에서 보이는 이중인격을 가지면 갈등은 사라진다. 선인인 지킬 박사일 때는 양심만 만족시키면 그만일 뿐 욕망과 갈등을 일으키지 않는다. 악인인 하이드일 때는 욕망만 추구하면 그만일 뿐 양심과 갈등을 일으키지 않는다.

〈자신〉을 잘라 내는 장치를 몸에 익히면 커다란 갈등과 마주칠 때마다 서로 다른 인격으로 나뉨으로써 갈등을 없애는 방향으로 나아가기 쉽다. 예컨대 사랑과 미움의 갈등이 발생하면 언제나 사랑에 가득 찬 C와 증오로 가득 찬 D로 인격이 나뉜다. 의존하고 싶다는 마음과 자립하고 싶다는 마음이 갈등을 일으키면, 어리광을 부리는 아기 E와 독립적인 F로 인격이 나뉜다. 다양한 갈등을 피하고자 이렇게 인격이 몇 개나 되는 다중 인격이 된다.

이런 구조가 왜 생겨났는지를 생각하면, 다중 인격은 심각한 갈등 때문에 찢겨 나가지 않기 위한 수단이라고 볼 수 있다. 이것이 극단적인 관계의 뒤틀림 속에서 과도한 갈등을 강요받는 사람에게 생겨난다고 한들 이상할 것도 없다. 이것도 삶의 방식이다.

다만 일상생활이나 대인 관계의 일관성과 연속성을 훼손하고, 교대 인격 중 사회 일탈 행동으로 치닫는 인격이 포함되면 골칫거리가 된다. 이것을 어떻게 봉합하느냐가 돌봄의 핵심이다.

# 8 — PTSD 증상에 어떻게 관여할까?

PTSD의 다양한 증상은 기본적으로 정신 의학이나 심리 임상에 따라 전문적인 치료에 맡길 수 있다. 하지만 원래는 마음을 보호하려는 메커니즘이었다가 일상적인 상태가 되거나 오작동을 일으키는 것이 되기 때문에 반드시 쉽게 치유된다고 볼 수 없다. 원래 신체를 보호하기 위한 면역 반응인 알레르기 질환을 치료하기 어려운 것과 비슷하다.

전문가도 플래시백의 반복이나 중증 해리성 장애 등을 특효약을 이용해 효과적으로 치료할 수 있는 것은 아니다. EMDR(안구 운동에 따른 탈감작과 재처리 요법) 등 심리 치료 기법이나 대증적 약물 요법 등의 수단을 궁리하지만, 그렇다고 만능 치료법은 아니다.

**알고 있으면 왜 좋은가?**

나날의 생활 돌봄에서 중요한 점은 먼저 이러한 현상이 일어날 수 있음을 알아야 한다. 그 이유는 두 가지다.

먼저 알고 있으면 플래시백, 회피, 해리 같은 현상에 당황하거나 혼란스러워하지 않을 수 있다. 비록 치료하기는 어렵더라도 그 이유와 의미를 이해하면 침착하게 대처할 수 있다.

또한, 알고 있으면 오해를 피할 수 있다. 구체적으로 다음과 같은 행동이 나타날 때 심적 외상의 증상일 가능성을 알지 못하면 잘못 대응할 염려가 있다.

- 당돌하게 소동을 피우고 갑자기 몹시 화를 낸다. → 플래시백
- 어떤 것을 언제나 피하고 도망치려고 한다. → 회피
- 의욕이 없고, 정신이 나간 듯 멍하고, 활발하지 않다. → 각성 수준 저하
- 안정감이 없고, 과잉 행동을 하거나 금방 신경이 날카로워진다. → 각성 수준 상승
- 주의를 주어도 마음은 들떠 있고, 중요한 이야기를 귀에 담지 않는다. → 의식의 해리
- 본인이 한 일이 명백한데도 기억이 없다고 주장한다. → 의식의 해리

일반적으로 공동생활이나 교실에서 이러한 행동이 눈에 띌 때는 주의를 주거나 때에 따라서는 야단을 쳐야 한다. 그러나 심적 외상의 증상일 때 부적절한 주의나 꾸짖음은 올바른 과녁을 벗어날 뿐 아니라 사태를 더 나쁘게 만들 우려가 있다. 〈혹시나?〉 하는 가능성까지 염두에 두는 것이 중요하다.

플래시백은 과거의 체험에 연결된 어떤 자극이 방아쇠가 되는 일이 대다수이기 때문에 일단 그 자리를 벗어나 조용한 방에서 쉬게 하고 진정하기를 기다린다. 방아쇠가 무엇인지 짐작이 갈 때는 이후 그것을 피할 방책을 마련한다. 해리도 자극이나 스트레스 상황에서 일어나기 쉬우므로 어떤 스트레스가 잠복해 있는

지 찾아본다.

**일상의 평범한 돌봄이야말로 최선의 치료**

치료 전문가가 없는 일반 시설이나 수양부모가 PTSD를 직접 치료하기는 어렵고, 그럴 필요도 없다. 직접 치료하지 않더라도 나날의 생활 자체가 아이에게 포근한 안심과 깊은 신뢰를 부여해 준다면 증상은 줄어들기 때문이다.

PTSD는 과거의 외상 체험이 〈필요조건〉이지만 그것만으로 발생하지는 않는다. 현재의 불행하고 불우한 마음, 일상생활의 스트레스가 〈부하 조건〉이 될 때가 많다.

현재 생활에 대한 충족감이나 인간관계에 안심과 신뢰를 확보하지 못한 채 정신 의학과 심리학 치료 프로그램에 힘을 쏟는다 한들 열매를 맺지 못한다. 일상의 평범한 돌봄을 착실하게 쌓아 나가는 것이야말로 중요하다. 결국 이것이 최선의 치료가 될 수 있다.

## 9 ― 발달 문제가 초래하는 상황

아이는 양육자를 중심으로 어른과 밀접하게 교류하는 것을 성장의 양식으로 삼는다. 아이에게 교류의 힘이 부족하면 어떤 발달 지체나 편향이 발생하는지는 앞에서 자세히 서술했다(제2부 참조). 이 교류는 상호적이고 쌍방향적이어서 양육하는 사람에게 부족함과 부적절함이 있으면 발달 지체나 편향이 발생하기 쉽다.

그래서 발달 장애가 있는 아이들의 특징과 겹치는 점이 적지 않지만, 발달 지체 아이들의 문제를 구체적으로 살펴보고자 한다. 부적절한 육아가 발달의 어느 시기에 시작되었는가, 어느 정도로 부적절했느냐에 따라 문제의 심각함이 다르다. 제7장에서 서술한 정신 발달 과정을 더듬으면서 생각해 보자.

### (1) 신생아기

부적절한 육아는 신생아기에 최고조로 일어난다. 젖먹이를 돌보려면 시간과 품이 들고 끈기가 필요하다. 또한 잠시도 한눈을 팔 수 없어서 심신의 여유가 없는 상황에서 양육자가 궁지에 몰리기 쉽다. 육아 시작 단계에 궁지에 몰리면 그대로 악순환에 빠져 버려서 어느새 부모 자식 관계에 심각한 어긋남이 생겨 버린다.

### 모성적 돌봄이 대단히 부적절했을 때 일어나는 일

모성적 돌봄은 젖을 먹이고 기저귀를 갈아 주는 등 생존과 건강을 유지하는 신체 관리에 속하지만, 부모는 그것으로 끝내지 않고 그때마다 애무하는 돌봄을 더한다. 돌봄을 통해 아이는 신체적으로나 정서적으로 어른의 언어로 옮기면 〈나는 보호받고 있고, 주위 세계는 안심할 수 있다〉는 기본 신뢰감을 심신에 뿌리내린다.

또 모성적 돌봄을 이용해 적절하게 신체를 돌봄으로써 젖먹이는 자신의 신체 감각을 어른과 공유하는 신체 감각으로 분화해 간다. 어루만지거나 눈을 마주치며 서로 교류를 쌓음으로써 희로애락 같은 정동을 분화하고 공유해 간다. 이것이 신생아기다.

이와 같은 역할을 해내는 모성적 돌봄이 대단히 부적절하게 이루어졌을 때 발달에 지체나 편향이 생기고, 아이들은 다음과 같은 특징을 보인다.

① 주위 세계나 타인에게 기본 신뢰와 안심의 마음을 키우지 못한다.

② 신체 감각에 분화와 통합이 충분히 이루어지지 않는다.

③ 정동에도 분화와 통합이 충분히 이루어지지 않고, 정서적으로 불안정하고 혼란을 일으키기 쉽다.

대인 관계의 토대는 신생아기에 만들어지기 때문에 이 시기 양육이 극단적으로 잘못되었을 때, ①~③뿐만 아니라 정신 의학에서는 대인 관계 형성이 심각하게 곤란한 현상인 〈반응성 애착 장애〉가 나타난다. 그것은 다음과 같다.

반응성 애착 장애란?

대인 관계는 타인에게 접근하고 교류를 원하는 아이의 간절한 바람에 응답해 양육자가 접근해 주고 교류 지향적으로 반응하면서 발달한다. 아이가 교류를 원하는 힘, 즉 애착의 힘이 어떤 사정으로 선천적으로 약한 아이일 때, 대인 관계 발달에 지체와 편향이 나타나기 쉽다. 이런 현상이 뚜렷하게 나타나는 것이 〈자폐증 스펙트럼〉 같은 발달 장애다.

반면, 아이에게는 애착을 바라는 힘이 있더라도 양육자가 접근해 주고 교류 지향적으로 반응해 주지 않으면, 대인 관계 발달에 지체와 편향이 나타날 수 있다. 이것이 〈반응성 애착 장애〉다. 발달 장애보다 훨씬 복잡하고 뒤틀린 관계가 되기 쉬운 장애다.

그 이유는 부적절한 교류의 방식이 혼란스럽기 때문이다. 즉 양육자 상태에 따라 때로는 적절하게 반응해 주고, 때로는 공격적으로 반응하고, 때로는 무반응으로 대처하는 등 불안정하고 일관성이 없는 반응을 계속 접하기 때문이다. 관계의 혼란 정도가 높은 상황이다.

그 결과 타고난 애착의 힘이 뒤틀려 버린다. 타인에게 애착을 갖고 접근하는 일에 불안, 긴장, 경계가 매우 강해져 대인 관계 형성을 못 하는 아이도 있고, 상대를 가리지 않고 오히려 무경계 상태로 애착을 바라며 접근하지만 접근 방식이 지나치고 일방적인 바람에 안정적인 대인 관계 형성이 불가능한 아이도 있다. 또 두 가지가 섞여 있는 아이도 있는 등 양상이 다양하다. 전자를 〈억제형〉, 후자를 〈탈억제형〉이라 부른다.

원래 아이가 접근하는 힘이 약한 데다 양육자의 반응이 부적절해서 생기는 발달 지체도 드물지 않다. 육아란 부모와 자식의 쌍방향적 관계이기 때문이다. 닭이 먼저냐, 달걀이 먼저냐 하는 악순환을 이루어 대인 관계에 심각한 문제를 초래하기 쉽다.


### (2) 유아기

배변 훈련을 비롯해 〈버릇 들이기〉를 시작하는 시기다. 이 시기에도 적절한 조치가 이루어지지 않으면 크나큰 장벽이 된다. 버릇 들이기도 끈기와 시간과 힘을 요구한다. 마음처럼 금방 잘

되는 것이 아니고, 아이도 〈자아〉를 내세운다.

그러나 신생아기에는 전혀 문제가 없었는데 유아기에 들어와 갑자기 문제가 생기는 사례도 적지 않다. 버릇 들이기는 신생아기에 부모와 자식의 친밀한 연결을 토대로 이루어진다. 그 토대가 신생아기에 충분히 마련되지 않아서 이 시기에 들어와 문제가 표면으로 떠오르는 사례가 대부분이다.

### 버릇 들이기를 통해 의지의 힘을 키우기

버릇 들이기의 직접적인 목표는 자립이지만, 정신 발달의 측면에서는 그것만 의미하지 않는다. 버릇 들이기를 통해 유아는 어른의 언어로 옮기면 〈자기 주변에는 여러 약속과 규정이 있고, 그것은 중요하다〉는 감각을 익히기 시작한다. 규범의식이 싹트는 것이다. 동시에 사회적인 약속과 규정에 맞추어 자신의 충동과 욕구를 스스로 조절하는 힘, 즉 〈의지〉의 힘을 키운다. 이로써 아이는 드디어 〈사회적인 존재〉가 되기 시작한다.

버릇 들이기를 중간에 내팽개치면 당연히 의지의 힘이 제대로 형성되지 못한다. 반대로 지나치게 엄하고 강압적인 버릇 들이기도 마찬가지다. 의지란 자신을 스스로 조절하는 능동적이고 자발적인 힘이어야 하는데, 강압적인 버릇 들이기는 외부 조절이므로 아이의 능동성과 자발성을 빼앗고 의지의 힘이 발달하는 것을 방해한다.

때때로 오해하곤 하는데, 〈의지력〉과 〈인내력〉은 다르다(제

8장-10 참조). 인내력은 충동과 욕구를 오로지 억누르거나 스트레스를 견디는 수동적인 힘이다. 충동과 욕구를 알맞게 충족하거나 스트레스를 극복하는 힘은 아니다. 반면 의지력은 충동과 욕구를 자기 힘으로 제어하거나 스트레스에 맞서는 능동적인 수행력이다. 버릇 들이기를 시행할 때 양자를 혼동하지 않는 것이 중요하다. 인내의 강제는 능동성을 방해해 도리어 의지력이 발달하지 못한다. 부모는 버릇을 들이려는 의도였지만 〈학대〉가 되어 버리는 사태가 생기는데, 이는 이러한 오해 때문이다.

의지의 힘이 길러지지 않으면 발생하는 문제

의지력 형성이 늦고 자기 조절력이 약하면 구체적으로 다음과 같은 문제가 발생한다.

① 그때마다 자극이나 욕구나 충동을 자기 힘으로 능동적으로 조절할 수 없다. 외부 자극이나 내적인 욕구나 충동을 따라 그대로 움직여버린다.

② 어떤 일을 끝까지 해내지 못한다. 원하는 것조차 차분하게 집중하지 못한다. 놀랄 만큼 지속력과 수행력이 떨어진다.

③ 간단한 약속이나 규칙을 알면서도 지키지 못한다.

①~③은 가끔 현상적으로 ADHD라고 오해받는 행동이며, 조작적 진단으로 그 기준에 이르는 사례도 드물지 않다.

아동기에 학교생활을 시작하면서 이런 행동이 뚜렷한 문제로 드러난다. 집단에서 어울리지 못하거나 여러 문제를 일으키기 때문이다. 그 문제는 다음과 같다.

### (3) 아동기(학교에서 일으키는 문제)
**규칙 감각이 길러지지 않는다**

학교에서 사회생활을 시작하는 시기다. 사회적이고 공동적인 집단생활이 가능하려면 나이에 맞추어 다음 세 가지가 갖추어져야 한다.

① 타인에 대한 신뢰와 안심
② 약속이나 규칙을 소중히 여기는 감각
③ 자신을 조절할 수 있는 의지의 힘

학교생활을 비롯한 공동생활에서 여러 문제가 일어나는 이유는 아이들이 이런 사항에 상응하도록 길러지지 않았기 때문이다.

문제점은 주위의 규칙이나 약속에서 제외되기 쉽다는 점이다. 자기 조절력이 약할 뿐 아니라 규칙이나 약속을 소중히 여기는 감각을 키우지 못했기 때문이다. 강압적인 육아로 〈약속이나 규칙은 자신을 질책하거나 벌을 주고 괴롭히려는 것〉이라는 부정적인 감각만 느끼는 아이가 적지 않다.

또 같은 행동인데도 부모 기분에 따라 어떤 때는 용서받고 어떤 때는 따끔하게 혼나는 등, 규칙에 일관성이 없는 대응이 이어지기 때문에 규범의식이 뿌리내리지 못할 때도 있다.

## 언어를 소중하게 여기지 못한다

언어도 인간이 낳은 사회적 규칙이다. 어휘나 문법이라는 측면에서는 언어를 익히더라도 〈언어〉를 소중하게 여기는 감각이 길러지지 않을 때가 종종 있다.

(예)

어느 날 재성이가 흥분해서 유리창을 깨며 소동을 일으켰다. 담당 직원이 불러 차분하게 말했다. 「유리창을 깨는 것은 너에게나 모두에게 위험한 일이니까 그러지 말아라. 화가 나는 일이 있으면 선생님께 말하렴.」 고개를 끄덕이면서 듣는 것을 보고 〈자, 내가 무슨 말을 했는지 말해 볼래?〉 하고 확인했더니 제대로 대답했다. 〈좋아, 그러면 이제부터 그렇게 하는 거야〉 했더니 〈알았어요〉 했다.

그런데 다음 날 유리창이 깨지는 소리가 들려 달려갔더니 또 재성이었다. 이제까지 똑같은 일이 되풀이되었고, 〈재성이에게는 얘기해 봤자 소용없다〉, 〈언어를 제대로 익히지 못했다〉 하며 담당 직원은 머리를 싸맸다.

명령을 받거나 추궁을 당하거나 야단을 맞으면 무슨 변명이든 늘어놓거나 거짓말을 하는 등 오로지 언어를 〈조작〉의 도구로만 체험해 온 아이가 있다. 또 당장 그 자리를 모면하기 위한 언어밖에 익히지 못한 아이도 있다. 그럴 때는 이야기하거나 듣기, 자기 언어를 소홀히 여기지 않아야 한다는 언어의 소중함에 대한 감각이 없다. 〈언령〉[89]이라고 하면 과장일지 모르지만 이와 비슷한 감각이다.

(예)

「비록 무슨 일을 당하더라도 거짓말을 해서는 안 된다.」

피에르 대부가 정답게 홍당무에게 말했다.

「그건 비루한 결점이야. 게다가 아무런 도움도 안 될 거야. 왜냐하면 어떤 아이라도 자기 자신은 알 테니까.」

「그렇죠.」

홍당무는 대답했다.

「하지만 시간을 벌 수 있잖아요.」[90]

### 공격적인 일탈의 악순환

또 하나 커다란 문제점은 폭력적이고 공격적인 언동이 갑자기 일어나는 것이다. 〈심리적인 문제〉(제15장-6 참조)에서 다루었듯 가끔 분노나 공격 감정이 마음의 기조가 된다. 그럴 만한 상황이지만 문제는 그것을 조절하는 힘이 약하다는 점이다. 그래서 사소한 일에도 공격적인 일탈이 벌어진다.

이것은 다음의 이유로 악순환을 초래하기 쉽다.

89 言靈. 일본의 전통 신앙으로, 언어에 영적인 힘이 깃들어 있다는 믿음을 말한다. 언혼(言魂)이라고도 쓴다. 언어가 실제 현실에 영향을 준다고 믿는다.

90 쥘 르나르, 「홍당무의 앨범 8」, 앞의 책, 248면 — 원주.

① 그런 행동을 양육자가 바로잡으려고 하지만 그 노력이 야단을 치거나 두 손 다 들고 포기하는 일에 이르기도 한다. 〈손댈 수 없는〉 아이의 상태에 부정적인 감정이 강해지고, 관계의 뒤틀림이 더욱더 강해진다.

② 관계가 뒤틀린 가정을 떠나도 학교 역시 아이에게 안심할 수 있는 곳이 아니다. 학교도 주위로부터 고립하거나 비난과 질책을 받는 곳이 되어 안심할 수 없다. 이는 아이의 분노를 강화하고 학교에서 벌이는 행동을 더욱 부적절한 것으로 몰아붙이기 쉽다.

아이 자신에게 뒤틀리거나 부정적인 감정이 있다. 자기 절제력이 약해서 학교에서 요구하는 다양한 기능의 습득은 물론 친구와 즐겁게 노는 일도 순조롭지 못하기 때문이다. 게다가 규범적인 행동을 배우는 곳인 학교에서 일탈 행동을 되풀이하는 탓에 주위로부터 비난과 질책을 받을 수밖에 없다.

자신에 대한 잘못되고 부정적인 감정 때문에 〈난 어차피 글렀다〉는 식으로 자존감을 잃으면 서투를지언정 자신을 조절하거나 규칙을 지키려는 의욕이 나지 않는다. 그러면 몹쓸 악순환이 이어진다.

자신을 조절하는 힘을 어떻게 기를 수 있을까? 이것이 중대한 과제다. 이에 대해서는 ADHD를 지원하는 방법을 언급했던 대목을 참고하자(제12장-5 참조).

지적 능력에 어울리지 않는 학업 부진

학교에서 벌어지는 또 다른 문제는 지적인 능력에 어울리지 않는 극단적인 학업 부진이 나타날 때가 적지 않다는 점이다. 때로는 〈학습 장애〉를 의심할 정도로 심각하다(제12장-2 참조). 여기에는 다음과 같은 이유가 있다.

① 침착하게 학습에 몰두할 수 있는 생활 조건이 주어지지 않았다. 그래서 학습하는 습관이 몸에 배지 않았을 뿐 아니라 무언가를 능동적으로 습득하려는 힘 자체가 약하다.

② 어른이 베풀어 주는 것은 좋고 행복으로 이어지는 것이라는 체험이 결핍되었다. 공부가 좋은 것이라는 생각이 들지 않는다. 〈자, 공부하자〉 하는 말을 들으면 신체적으로 〈뭔가 괴로운 일을 하라는 거로구나〉 하고 거부 반응이 먼저 나오는 아이도 있다.

③ 기초 학력을 키우려면 지속적인 반복 학습이 필요한데, 그럴 수 있는 자기 조절력, 즉 〈의지〉의 힘이 충분히 길러지지 않았다. 40분, 50분 동안 수업에 집중하는 것도 힘들다.

학업 부진은 이런 아이들에게 매우 힘든 문제다. 제도적으로 중학교 졸업 이후에도 시설에 남아 돌봄 서비스를 받기 위해서는 고등학교 진학이 필요한데, 이때 학력의 장벽에 부딪힌다. 더구나 이런 아이에게는 다른 곤란한 문제도 있다. 고등학생 나이에 이를 때까지 돌봄이 계속 필요하다는 점이다. 현대 일본 사회에서는 고졸 학력에 미치지 못하면 일할 곳을 찾기 어렵고, 그렇지 않아도 생활 조건이 넉넉하지 못한 그들에게 이는 더욱더 높은 장벽이 된다.

### (4) 성(性)의 문제

이 아이들의 발달 문제로서 〈성적 행동Sexualized Behavior〉이라고 부르는 것이 있다. 나이에 맞지 않는 부자연스럽고 부적절한 성적 색채를 띠는 행동을 가리킨다. 자주 드러나는 행동은 다음과 같다.

- 타인에게 찰싹 매달리고, 대화할 때 상대방의 몸을 만진다.
- 타인의 성기나 가슴, 엉덩이 등 금기시하는 곳을 만진다.
- 비루한 언어나 성행위에 관한 목소리를 낸다.
- 잘 알지 못하는 어른 품에도 금방 안긴다.
- 텔레비전이나 책에 나오는 성의 묘사를 보고 과도하게 반응한다.
- 성행위를 이야기한다.
- 동성한테 키스하거나 신체를 만지거나 만지게 하는 등 성적인 접촉을 원한다.

이러한 행동이 아동기 초기부터, 때로는 유아기부터 나타난다. 이른바 〈성적 학대〉를 받은 아이에게 특징적으로 나타나는 행동이라고 알려져 있다. 그러나 반드시 그런 사례만 있는 것은 아니다. 초기부터 부적절한 양육을 받아 온 아이들에게 일반적으로 나타나는 현상이라는 점에 유의하기 바란다.

성적 학대와 근친상간

먼저 〈성적 학대〉를 언급해 두자. 이는 아이의 양육 과정에서 양육자 또는 주변 어른에게 성적인 침습을 받은 일을 가리킨다. 이 문제는 복잡하고도 미묘해서 조금 정리해 둘 필요가 있다.

13세 미만의 아이에게 어른이 성적인 자극을 주거나 성행위를 하면 합의 여부를 불문하고, 이유가 어떠하든 형법상 명백한 범죄로 정해져 있다. 강제 추행죄, 강간죄 등. 13세 이상이라도 의지에 반한 행위라면 마찬가지다. 이때 행위자가 낯선 타인이든 아는 사람이든, 가족·친족이든, 나아가 부모든, 법적으로 구별하지 않는다.

이렇듯 법적으로는 단순 명쾌한 사안이지만, 가족 안에서는 문제가 단순하지 않다. 하나는 실제적인 문제로서 밀실의 성격이 높은 가정에서, 더구나 한쪽 당사자가 아동이기 때문에 사실 인정이나 입건이 어렵다는 점이다. 사법적인 수단으로는 아동을 충분히 지켜낼 수 없다. 그래서 양육 문제로 보고 아동 복지적인 수단으로 아동을 보호하고자 〈성적 학대〉라는 개념이 생겨났다.

그러나 그뿐만이 아니다. 부모를 비롯한 근친자가 성적 침습을 했을 때는 복잡한 심리적·사회적 문제를 띤다. 〈근친상간 금기 Incest Taboo〉가 걸려 있기 때문이다. 주위 사람을 향한 엄청난 당혹스러움, 두려움, 거절, 혐오, 또는 그로 인한 사실 부인을 초래할 수밖에 없다.

근친상간 금기는 인류에게 보편적으로 존재하는 엄중한 금기지만, 그것이 왜 존재하느냐에 대한 설은 분분하다. 〈성〉에 대한 인간의 욕망은 심원하고 〈각양각색〉이다. 그래서 인간은 법이나 윤리, 금기 등으로 〈성〉에 온갖 〈제동〉을 걸어 놓지만, 그런데도 발을 잘못 밟는 일이 생긴다. 근친상간도 마찬가지인데, 어떤 조건일 때 일어나는지를 안다면 예방의 실마리가 된다.

### 고유의 심각함

〈근친상간〉이라는 개념이 성립하려면 〈가족〉 개념을 전제해야 한다. 뒤집어 말하면 근친상간을 엄하게 금하는 까닭은 가족이라는 관계의 구조와 연대, 가족이 만들어 내는 마음 세계를 내적으로 파괴하기 때문일지도 모른다. 이 행위가 아이의 마음에 얼마나 상처를 남기는가를 보면 그 파괴성이 명백하게 드러난다. 통상적인 〈성범죄〉와는 다른 고유한 심각함을 띠는 것은 종종 파괴성을 발휘하기 때문이다.

다른 일은 다 괜찮은데 아동을 근친상간하는 일만 일어나는 사례는 없다. 어떤 형태든 부적절한 육아가 먼저 이루어지는 것이 전제 조건일 때가 대부분이다. 앞에서 자세히 서술한 것처럼 아동에게 〈관계 의식〉이 깊이 손상되었을 때 지나치게 큰 인상을 남긴다(제13장-1 참조).

덧붙여 유럽과 미국에서는 치한 등이 저지르는 아동 성범죄를 〈가정 외적 성적 학대〉라고 부르고, 그것을 일률적으로 〈성적 학대〉로 취급하는 사례가 적지 않다. 그러나 통계를 읽을 때 유의해야 한다. 이 개념의 확장은 〈근친상간〉이라는 문제를 흐리는 것일지도 모른다.

부조리한 성적 침습은 어른에게도 깊은 상처를 남기는 체험이다. 하물며 아동, 그것도 보호자여야 할 사람이 저지른 일이라면 더욱더 심각하다. 그래서 해리를 비롯한 다양한 PTSD 증상이 나타나기 쉽다. 해리성 정체감 장애와 연관이 있다는 지적도 있다(제15장-7 참조).

### 성과 사랑의 연결이 근본적인 상처를 입음

문제는 또 있다. 인간의 〈성〉은 단순한 생식 행위 또는 그 욕구에서 비롯되는 것이 아니라 〈사랑〉이라는 마음의 작용으로 이루어진다. 인간의 〈성〉에는 〈사랑〉을 갈구하는 마음이 핵심에 자리 잡고 있는데, 최초에 그것은 소아 성애 또는 애착으로서 부모를 향한다(제6장-1, 제8장-3 참조). 신생아기에는 품에 안아 주거나 볼을 비비는 등 신체적 애무를 바라는 것으로 시작하고, 유아기에는 응석을 부리는 의존과 친밀한 정서 교류의 바람, 즉 〈어리광〉으로 발전한다. 이런 바람이 관계 발달, 사회성 발달을 추진하는 원동력이 된다는 점은 앞에서도 말했다.

사춘기에 들어와 생식 능력이 꽃피면서 〈사랑〉에 대한 바람은 성인 성애를 향해 달려가고, 가족이 아닌 타자, 대부분은 이성을 향하기 시작한다. 그래서 〈성〉은 처음으로 성적 접촉을 통한 희열과 쾌락을 동반하는 〈사랑〉의 체험이 된다. 이와 동시에 두 사람은 신생아기에 맛본 애무와 어리광의 체험을 새삼스레 서로 충족한다. 그리고 조건만 잘 갖추어지면 두 사람은 새로운 〈가족〉을 꾸린다.

아동에 대한 성적 침습은 〈성〉과 〈사랑〉의 연결을 근본적으로 훼손하고, 〈성〉이 건전한 〈사랑〉의 힘으로 벋어 나가는 과정을 왜곡하기에 십상이다. 합의도 없고 서로 대등함도 없는 일방적인 〈성〉은 〈사랑〉의 체험이 되지 못하고 〈공포와 굴종〉, 〈지배와 피지배〉의 체험이 되기 때문이다. 보호자여야 할 근친자가 그런 체험을 강요했다면 사태는 훨씬 더 심각하다.


### 신호가 되는 성적 행동

성적 침습을 받은 아이들에게 나타나는 〈성적 행동〉을 왜곡된 성적 체험의 징조로 볼 수 있다. 발달 초기부터 공격적인 정서를 접하며 자란 아이는 알게 모르게 공격적인 정서와 행동이 몸에 밴다. 그와 마찬가지로 성적 행동을 강제로 접해 온 아이는 그런 행동을 무의식적으로 몸에 익히고 만다. 임상적으로 성적 행동을 중시하는 까닭은 종종 감추어진 성적 침습을 발견하는 구체적인 신호가 되기 때문이다.

침습을 받은 아동을 지원하는 방법에는 두 가지가 있다. 하나는 그것이 초래한 PTSD를 돌보는 일인데, 이는 앞에서 기술했다

(제15장-8 참조). 또 하나는 온화한 〈사랑〉을 체험할 수 있도록 돕는 것이다. 이는 결국 타인에 대한 안심과 신뢰를 어떻게 기르느냐 하는 문제다. 몹시 부적절한 부모 자식 관계에서 성장한 아동을 지원하는 보편적인 과제다.

### 외로움의 신호

〈성적 행동〉은 성적 침습을 체험했다는 가능성의 신호일 수 있다. 그러나 그런 체험이 없는 아동에게도 〈성적 행동〉이 보인다는 사실은 그것이 발달 문제 때문임을 알려 준다.

현상은 비슷하게 보여도 내용이 다르다. 이때는 성적인 성격을 띤 행동이 아니라 부적절한 양육으로 발달 초기에 충분히 받지 못한 〈애무〉나 〈어리광〉의 체험을 늦게나마 바라는 행동이다.

나이에 걸맞지 않게 남에게 찰싹 달라붙는 유치하고 원초적인 신체 접근을 원하는데, 이것이 겉으로는 성적인 접근 행동으로 보인다. 그것을 어른에게 얻지 못할 때는 아이들끼리 신체 접촉을 통한 놀이로 나타날 때도 많다. 자극을 느끼기 쉬운 성기 등을 접촉 부분으로 선택하기도 한다. 외부 시선으로는 성희(性戱)로 보인다.

그것은 얼핏 지나치게 조숙한 성적 행동으로 비칠지 모르지만, 오히려 발달적으로는 뒤떨어진, 아주 유치한 행동이라고 이해해야 할 때가 많다. 이런 사례는 주위와 교류하는 힘, 사회적인 대인 관계를 맺는 힘이 나이에 맞게 성장하지 않은 아이에게 많이 보인다. 이는 성적 침습의 신호가 아니라 외로움의 신호, 사람을 그리워하는 신호로 파악해야 한다.

## 10 — 육아 실조의 예방

이상과 같이 사태의 심각함, 아동의 고통, 돌봄의 노고나 막대한 비용을 생각하면, 부적절한 육아 자체를 미리 막는 길을 진지하게 모색해야 한다. 육아가 수월하게 이루어지지 않는 것은 당연하므로 극단적인 잘못으로 이르지 않도록 안전망을 마련해야 한다. 배 밑바닥에 구멍이 나지 않도록 하는 노력에 비유할 수 있다. 기존 조사 연구가 부적절한 육아의 발생 요인을 잘 규명해 놓은 만큼 어딘가 틀림없이 예방의 길은 있을 것이다.

### 격차를 줄이고 부모의 책임으로 돌리지 않는다

빈곤과 사회적 격차가 최대 요인이라는 점은 명백하지만, 현재의 사회 상황을 고려하면 하룻밤에 그 해결을 바라기는 어렵다. 그러나 사회 전체를 하루빨리 풍요롭게 만들지는 못해도, 사회의 합의가 있으면 격차를 줄이는 방책을 얼마든지 시행할 수 있고, 그것은 육아가 사회에서 고립하지 않도록 하는 힘이 되리라. 그뿐만 아니라 우리 생활의 안녕 자체에도 도움이 된다. 크게는 국제 테러를 비롯해 작게는 가끔 일어나는 참혹한 범죄 사건에 이르기까지 높은 빈도로 격차 문제가 배후에 깔려 있다.

또 하나는 이미 서술한 대로, 이 현상을 〈학대〉라고 부르는 시선, 육아의 책임을 모두 부모에게 돌리는 관점을 사회적으로 없애야 한다. 이는 근래에 생겨난 시각에 지나지 않는다. 〈육아는 사회 전체가 책임을 져야 할 행위〉라는 의식을 우리가 공유하느냐 못하느냐, 여기에 예방의 열쇠가 있다.

**맨 처음 단추를 잘못 끼우지 않기 위해**

구체적인 예방책으로 무엇을 생각할 수 있을까? 육아 실조는 발달 초기인 신생아기에 가장 많이 발생한다. 이 시기에 맨 처음 단추를 잘못 끼우면 부모 자식 관계의 심각한 뒤틀림이 악순환에 빠져 버린다.

그렇다면 신생아기부터 유아기 초기까지 사회가 육아를 보호해 주는 것이 실천할 수 있는 가장 확실한 예방책이다. 맨 처음 단추를 제대로 끼우면 일단 안심이다. 첫 단추를 끼울 때 적절하게 지원해 준다면 극단적인 잘못을 미리 막을 수 있다. 이 지점부터 살펴보자.

현재 대다수 아동은 산부인과 시설에서 태어난다. 그래서 산부인과에는 육아를 지원하는 전문 직원을 반드시 배치한다. 모든 부모와 임신할 때부터 접촉해 신뢰 관계를 쌓고, 그 관계를 통해 아이를 낳은 뒤부터 적어도 두 살까지 계속 보살핀다. 이러한 육아 지원 시스템이 사회 제도로 정착한다면 사태는 크게 달라질 것이다.

〈아동 복지법〉은 젊은 임산부, 경제적 문제가 있는 임산부, 심신이 건강하지 못한 임산부 등을 육아 위험이 있는 〈특정 임산부〉그룹으로 지명하고 지원 대상으로 정해 놓았다(제6조-3, 제25조-2). 그러나 실제로는 구체적으로 누구를 어떻게 지원할 것인가가 명확하지 않고, 필요한 인적 자원과 비용을 뒷받침하지도 않았다. 〈특정 임산부〉라는 호칭을 보듯, 어떤 사람들만 미리 〈문제군〉으로 분류해 놓아서 그대로 실천하기는 곤란하다. 이 조문을 보완해야 그럴듯한 법안이 된다.

**임산부를 보살피는 일에서 시작해야**

일본의 연간 출생 수는 현재 약 1백만 건으로 하루에 갓난아기 2,750명이 태어난다. 일본의 산부인과 수는 약 5천5백 곳이니까 지역이나 시설 규모는 다를지언정 한 시설당 평균 이틀에 한 명이 탄생하는 셈이고 연간 183명이다. 학대 상담 수로 추측하건대 심각하게 부적절한 양육이 발생할 확률을 0.3퍼센트로 보면, 그중 약 여섯 명이 위험을 안고 있는 셈이다. 넉넉하게 잡으면 열 명이다. 각 시설에 한두 명씩 지원 전문 직원을 배치하면 보살필 수 있는 숫자가 아닐까?

모든 임산부를 대상으로 보살핌을 시작해야 한다. 전체를 포괄하는 시스템으로 문제가 일어나기 전부터 관계한다는 점이 중요하다. 그리고 대다수는 금세 그렇게 되는데, 〈이 정도면 괜찮겠다〉며 지원을 멈추면 제15장-1에서 서술한 다섯 가지 위기 요인을 가진 사람이 남는다. 이후에는 그들에게 적절한 지원을 계속한다. 필요에 따라 다양한 사회자원을 활용하는데, 그럴 때는 지원 관계망이 주요한 역할을 담당한다.

문제가 있는 사람일수록 적극적으로 주변에 도움을 요구하거나 지원 기관 또는 지원자와 관계를 맺어 나가는 힘과 여유가 없다. 그래서 자칫하면 지원의 끈이 끊어지기 쉽다. 지속적이고 일관성 있는 지원 시스템이 필요하다.

### 훨씬 더 적은 비용이 들도록

이상은 하나의 시범적인 안일 따름이지만, 저출생의 사회 분위기 속에서 앞으로 태어날 아이를 사회가 무엇과도 바꿀 수 없는 존재로 맞아들이려면 이 정도의 사회 체제는 갖추어야 하지 않을까? 아이의 성장은 사회의 책임이다.

직원 배치에는 비용이 든다. 하지만 이른바 〈학대 대책〉, 즉 육아에 문제가 생기고 나서 개입했을 때 견뎌야 할 고통이나 오랫동안 아동 돌봄에 지급하는 국가와 지방 자치 단체의 어마어마한 경비와 비교하면, 그 비용은 매우 적은 편이다. 그 비용을 지금 치른다면 나중에 열 배나 넘게 비용이 드는 부정적 현상을 바꿀 수 있지 않을까?

이 시스템은 부적절한 육아의 예방뿐 아니라 사람들이 안심하고 임신, 출산, 육아를 감당할 수 있는 보편적 공익성이 있기 때문에 비용 대비 효과가 크다. 또 저출생에 대한 대책으로 이어질 수도 있다. 무엇보다도 아동의 행복을 위해 도움이 되지 않을까?

# 제4부

# 사회로 나가는 어려움

이제까지는 양육자와 밀접하게 교류함으로써 〈부모의 품〉에서 아동이 성장하는 과정과 그 속에서 부딪히는 문제를 중심으로 서술해 왔다.

이제부터는 부모의 품을 떠나 가족 바깥 세계에서 양육자 이외의 사람들과 맺는 관계를 중심으로 아동이 성장하는 과정을 살펴보기로 한다. 보통의 발달 구분으로는 〈아동기〉에서 〈사춘기(청년기)〉가 그 시기에 해당한다. 타자와 맺는 사회적 교류가 정신생활의 중심을 차지하고, 그것을 통해 드디어 〈어른〉으로 나아가는 시기다.

현대 사회에서 아동기에서 사춘기에 걸쳐 사회적 교류가 이루어지는 곳은 오로지 학교다. 그래서 이 시기의 정신적 문제는 종종 학교생활과 연관된다.

# 제16장

# 아동기에서 사춘기를 둘러싼 문제

아이들이 이 시기에 지향해 나가는 〈어른〉이란 어떤 존재일까? 우리는 어떤 존재를 〈전형적인 어른〉이라고 생각할 수 있을까? 여기에는 몇몇 이미지가 겹쳐 있다.

첫째는 (A) 신체적으로 어른(성체)이라는 이미지다. 생물적인 신체가 성장해 생식 능력을 획득한 이후의 삶을 살아가는 존재가 바로 어른이다.

둘째는 (B) 사회인으로서 어른이라는 이미지다. 사회 공동체의 성원으로 살아가는 어른이다. 일반적으로는 사회적인 노동에 종사하거나 사회 노동을 뒷받침하는 가사 노동에 종사하거나 부모로서 육아를 담당하는 형태를 취한다. 이는 한 사람의 의식 속에서는 〈사적이고 개인적〉인 행위일지라도 실은 공동체의 존립과 계승을 위한 〈사회적이고 공동적〉인 행위인데, 이것을 담당하는 존재가 바로 어른이다. 이 행위가 없다면 인간 사회, 즉 공동체는 존속할 수 없다.

어른의 이미지가 (A)와 (B)로 이루어진 것은 인간이 한편으론 생물적 존재인 동시에 다른 한편으론 사회적 존재이기 때문이다. 그런데 여기에 더하여 일상에서 우리가 〈좀 어른이 되어라〉, 〈저 사람은 어른이군〉 하고 말하는 〈어른〉의 이미지가 있다. 이는 분별 있는 이성이나 감정, 대인 의식을 갖춘 사람, 즉 심리학적으로 *psychologically* 성숙한 사람이라는 뜻의 〈어른〉이다. 인간은 높은 수준의 심리적인 존재이기 때문인데, 이것이 셋째 (C) 심리적으로 어른이라는 이미지다.

이 (A), (B), (C)를 향해 성장해 가는 시기가 아동기에서 사춘기(청년기)다.

# 1 — 아동기와 발달 과제

### 초등학교라는 곳

프로이트는 아동기를 〈잠재기〉라고 불렀다. 유아기까지는 부모와 나누는 성애적인 교류가 발달의 주제를 이루어 마음의 에너지를 그것에 쏟아붓는다. 반면 아동기에는 그 주제가 뒷전으로 물러나 드러나지 않고 오로지 문화적인 목적에 에너지를 쏟아부어 그것이 발달의 새로운 주제로 떠오른다.

한편 피아제는 이 시기를 〈구체적 조작기〉라고 불렀다. 주변의 구체적인 체험과 맞추어 볼 수 있는 범위 안에서 산수 같은 논리 조작이나 논리적 판단력을 키우는 시기라고 보았다.

프로이트와 피아제가 규정한 개념의 이면에는 근대 이후로 사람들이 반드시 초등 교육을 통과하는 사회가 되었다는 점이 깔려 있다. 아동이 〈문화〉로 나아가는 곳, 즉 사회적·공동적 규범이나 지식, 기능의 세계로 들어가는 곳이 바로 초등학교다. 또한 아동이 구체적인 조작 기술을 익히는 곳도 초등학교다.

### 〈유아독존〉의 존재에서 〈그중 한 사람〉으로

현대에는 대다수 아이가 유아기에 이미 어린이집과 유치원에 다닌다. 그런 곳은 기본적으로 〈탁아〉를 하는 곳이고, 어디까지나 〈부모 품〉의 연장이다. 부모를 대신한 보육사와 개별 원아가 일대일로 이루어진 두 사람 관계의 세계고, 아동 집단만으로 이루어진 세 사람 관계의 공동 세계(=사회)에는 아직 이르지 못한 단계다.

그런데 초등학교에 입학하면 달라진다. 학교는 부모의 품을 떠난 다른 세계다. 집에서는 〈유아독존의 존재only one〉였지만, 교실에서는 자신과 비슷한 아이들이 여럿 있고 자신은 〈그중 한 사람one of them〉으로 대우받는다.

사회적인 세 사람 관계의 세계에 들어간다는 것은 이런 의미다. 우리가 사회인으로 살아가려면 〈그중 한 사람〉이라는 자기 이해가 필요하다. 학교에서는 〈그중 한 사람〉으로서 아이들끼리 사회적인 공동 세계를 형성한다. 이른바 현실 사회의 병아리 단계에서 사회 경험을 쌓는 시기가 바로 아동기다.

앞에서 인간의 사회성을 이렇게 서술했다. 〈인간은 사회를 만들고, 그 속에서 서로 의지하며 살아간다. 서로 의지한다는 것은 그저 사이좋게 기댄다는 뜻이 아니라 경쟁과 협력, 대립과 타협, 주장과 양보, 자애와 타애 등 상반되는 것을 조화롭게 하면서 서로 관계함을 의미한다.〉(제8장-13 참조) 학교라는 공동 세계에서 타자와 교류하면서 이를 위한 기술을 실제로 몸에 익히는 것이 이 시기의 중요한 발달 과제다.

이 과제는 아동에게 몹시 수고스러운 일이다. 프로이트가 〈잠재기〉라고 불렀듯 가족과 나누는 성애적인 교류가 배후에 깔려 있고 그것이 성장의 토대를 이룬다. 〈학교 다녀왔습니다〉 하고 귀가하면, 〈유아독존의 존재〉로 되돌아올 수 있다. 〈몸의 반쪽〉은 학교라는 공동 세계에서 사회생활을 하고, 나머지 〈몸의 반쪽〉은 부모의 품에서 성애적으로 보호를 받는 것이 아동기다. 이를 통해 아동은 그다음 과제로 진입한다.


### 배움의 세계와 놀이의 세계

공동 세계는 이중 구조다. 하나는 어른(교사)을 통솔자로 삼아 형성된 학급 공동체, 이른바 표면적 공동 세계다. 세간에서는 〈학급 왕국〉이라고 부른다. 이 세계에서 아이들은 사회 규범과 예의, 학습의 기술인 지식과 기능을 익힌다. 바로 〈배움〉의 세계다.

또 하나는 어른의 눈을 벗어나 아이들로만 이루어진 세계, 이른바 이면적 공동 세계다. 이 세계에서 아이들은 자율성과 창조성을 키운다. 바로 〈놀이〉의 세계다.

이 이중의 세계에서 아이들은 이윽고 어른이 되고 실제 사회를 살아가는 기본적인 힘을 기른다. 우리는 부모의 품에 있는 몸의 반쪽에서 아이다운 순진무구함과 미숙함을 발견하지만, 또 다른 〈몸의 반쪽〉은 냉정하게 어른을 보는 관찰자이자 상당한 현실주의자라는 점을 간과해서는 안 된다.

## 〈작은 어른〉으로

열 살이 넘어 초등학교 고학년이 되면 온전히 어른의 냄새를 풍기는 〈작은 어른〉의 얼굴이 엿보이기 시작한다. 그럴듯한 예의를 갖추고, 그 자리에 필요한 배려에 마음을 쓰는 작은 〈신사〉가 되기도 한다. 또는 술책을 부리기도 하고, 친구들 사이에서 어른이 무색할 만큼 악을 행하는 작은 〈제왕〉을 연출한다.

어떻든 어른의 사회적인 행동이나 방식을 몸에 익혀 나감으로써 아동기 말기에는 〈어른의 기본형〉이 완성된다. 이것이 전형적인 발달이다.

사실 프로이트나 피아제의 발달론에서는 그다음 단계를 〈성기기〉, 〈형식적 조작기〉라고 해서 최종 단계인 성인기로 본다. 초등학교 시기인 아동기가 끝나면 벌써 〈아이〉가 아니라 〈어른〉이다. 실제로 이차 성징이 나타나 신체적으로 어른의 단계에 발을 내디딘다.

다만 이 단계에서 획득한 것은 아직 〈기본형〉에 지나지 않는다. 이 〈틀〉의 내부를 어른의 〈내용〉으로 채우는 일이 앞으로의 과제다. 그중 하나는 사회인으로서 어른이 되어 노동과 육아를 담당할 수 있을 만큼 생활에 경험치를 올리는 일이다. 또 하나는 〈부모의 품〉에서 몸의 반쪽이 빠져나와 양육자에게서 심리적·생활적으로 자립하는 과제다. 이는 곧 심리적으로 어른을 향해 나아가는 일이다.

제2차 세계 대전 전까지 사회 대다수는 보통학교와 고등 소학교를 졸업하고 아동기가 끝나면 노동 현장으로 나가 어른 집단으로 들어갔다. 기간산업이 제1차 산업이던 시대에는 당연한 일이었다. 연장자인 여러 어른과 실생활을 함께하는 경험을 통해 〈내용〉을 획득함으로써 본격적으로 〈사회인〉 즉 어른으로 성장했고, 마침내 〈심리적으로도 어른〉으로 성숙한다. 이것이 아주 자연스러운 〈사회화〉 즉 어른이 되는 길이었다.

물론 바로 노동에 종사하지 않고 중등 교육(중학교·고등학교), 나아가 고등 교육(대학)으로 학업의 길을 걷는 소수도 있었다. 중등 교육이란 피아제 식으로 말하면 형식적이고 조작적인, 추상성이 높은 학문 기술을 연마하는 교육인 동시에, 구체적인 생활 세계를 넘어선 고차적인 문화·교양의 세계로 나아가는 교육이다.

그러나 같은 세대 다수가 이미 어른이 된 사회에서는 그들도 일찍 〈어른〉이 될 수밖에 없었고, 선택받은 소수의 자각은 〈심리적인 어른〉으로 성숙하기를 재촉하는 계기가 되었다. 제2차 세계 대전 이전 중등 교육은 엘리트를 양성하는 성격이 강해서 공부 내용이 어려웠다. 중학교에 들어가도 무사히 졸업하는 학생이 절반에도 미치지 못했다. 하물며 고등학교에 진학하는 장벽은 몹시 높았다.

## 2 ─ 사춘기와 발달 과제

### 기다림과 준비의 시기

옛날에는 아동기에 〈어른의 기본형〉이 갖추어지면 그대로 어른이 될 수 있었지만, 현대에는 그렇지 않다. 근대화의 진전과 더불어 산업 구조나 사회 구조가 급격하게 변화하고(〈그림 24〉 참조, 381면), 노동의 내용도 생활 양상도 복잡해졌기 때문이다.

아동기를 끝내도 어른이 되지 못하고 또다시 대기와 준비의 기간이 필요했는데, 에릭슨은 이를 〈모라토리엄Moratorium〉이라고 불렀다. 이리하여 〈사춘기〉라 일컫는 새로운 발달 구분이 생겨난다. 사춘기의 탄생과 학교 제도는 깊은 관련이 있다.

전후에 중학교가 의무 교육이 되면서 일본은 15세까지 모두 피교육자(=아동)로 여기는 사회가 되었다. 이를 계기로 일본에서 이른바 〈사춘기〉가 탄생했다.

1960년대에는 고도 경제 성장이 이루어지면서 고등학교 진학률도 계속 올라갔다. 진학률이 이윽고 90퍼센트를 넘자 1970년대에는 18세까지를 대부분 피교육자로 간주했다. 이로써 〈사춘기〉가 사회적으로 두드러진다. 정신 의학적으로는 사춘기의 등교 거부, 가정 폭력, 섭식 장애 등이 중대한 임상 문제로 떠

올랐다. 일본에서는 1972년에 사춘기를 다룬 정신 의학 연구
서가 최초로 나왔다.[91]

## 사춘기의 모순과 곤란

커다란 모순을 포함한 시기인 사춘기에 우리는 몇몇 어려움에
부딪힌다. 그 어려움을 뛰어넘어 〈어른〉이 되는 것이 이 시기의
과제다. 구체적으로 다음과 같은 모순과 곤란을 마주한다.

첫째, 아동기가 끝났음에도 〈피교육자〉, 즉 아동으로 있어야
한다는 모순이다. 이는 부모의 품속에 있던 〈몸의 반쪽〉을 빼내
는 일, 즉 심리적인 자립을 어렵게 한다. 사춘기 가정 폭력을 비
롯해 그것이 어느덧 뒤틀림으로 나타나는 현상에 대해서는 이미
서술했다(제14장-1 참조).

둘째, 프로이트가 〈성기기〉라고 불렀듯 신체적으로 어른이 되어
성인 성애적인 욕구와 충동이 강하게 움직이기 시작하는데도
〈피교육자〉로 머물러 있는 탓에 그것을 억제할 수밖에 없는 모순
이다. 〈성〉의 고민과 마주친다.

셋째, 사춘기는 〈어른〉이 되는 준비 기간이지만, 이제까지의
〈사회화〉, 즉 연장자인 어른과 교류하면서 스스로 〈어른〉을 향해
자신을 형성해 가는 길이 거의 사라졌다. 교실이라는 또래 집단
만으로 조직된 공동 세계가 이 시기를 보내는 장소이기 때문이
다. 그것도 날마다 칠판을 마주하고 책상을 나란히 놓은 채 지내

---

91 쓰지 사토루(辻悟) 편, 『사춘기 정신 의학(思春期精神醫學)』(東京: 金原出版, 1972)
— 원주.

는 아동기와 같은 방식으로 말이다. 이것은 첫째 모순과 함께 그들이 사회적이고 심리적으로 〈어른〉이 되는 과정을 늦추거나 힘들게 만든다.

물론 긍정적인 면도 있다. 학교는 성장 과제를 공유하는 같은 세대 사람끼리 친밀한 교류와 우정을 체험하기에 매우 좋은 곳이다. 이는 심리적인 성숙의 양식이 된다. 반면 학교 말고는 대인 교류가 가능한 곳이 적기 때문에 학교에서 친구를 만들지 못하면 단번에 고립에 빠지기 쉽다.

학교라는 세 사람 관계의 세계에서 줄곧 〈그중 한 사람〉이었던 아이가 아동기 끝 무렵인 전(前) 사춘기부터 사춘기 초기에 특정한 친구가 생기면, 그 친구와 서로 둘도 없는 존재가 되는 두 사람 관계의 세계를 체험한다. 이는 상대방을 거울로 삼으면서 〈유아독존의 존재〉인 〈개인〉으로서 자신을 파악해 가는 중요한 체험이다. 또 〈어른〉으로서 이성 관계에서 성애적인 두 사람 관계의 세계를 키워 나가는 준비 체험이기도 하다. 그러한 관계를 〈친구chum〉라고 부르고 어른으로 나아가는 통과 점으로서 중시한 사람이 미국의 정신 의학자 해리 스택 설리번이었다.

예컨대 스티븐 킹Stephen King의 원작을 영화로 만든 「스탠 바이 미Stand By Me」(원제 「The Body」)에서 크리스와 고디의 관계가 전 사춘기에 맺는 친구 관계chumship의 전형이다.

**모순의 회피**

사춘기를 〈힘든 시기〉라고 하는 까닭은 이 같은 모순 속에서 〈어른〉이 되는 길을 모색해야 하기 때문이다. 그 길을 모색하는 가운데 악전고투를 벌이는 일이 적지 않다.

연구자가 〈사춘기〉라는 새로운 발달 단계에 주목하기 시작한 1900년대에는 청년의 악전고투가 사회의 기존 질서와 어른에 대한 격렬한 반항(제2의 반항기), 거칠게 요동치는 행동과 감정의 이미지로 보였다. 그래서 사춘기를 〈질풍노도Sturm und Drang〉의 시기라고 불렀다.

그러나 일본에서 거칠고 격렬한 사춘기의 이미지가 일반적이었던 시기는 1970년대 초반까지였고 그 이후에는 급속하게 누그러진다. 〈그림 28〉(431면)에 나타난 소년 살인의 격감이 이를 상징한다. 제13장-3에서 기술했듯 신생아기와 유아기부터 소중하고 곱게 길러져 사춘기를 맞이하는 사람이 대다수였기 때문이다. 부드럽고 섬세한 젊은이가 늘어났다.

그렇지만 사춘기 고유의 모순이 사라진 것은 아니다. 다만 그것이 드러나는 방식이 변화했을 뿐이다. 대체로 사춘기의 모순에 공격적으로 부딪치기보다는 회피하기 시작했다.


3 — 사춘기의 〈성〉 문제


사춘기는 생식 능력의 발현과 더불어 시작되기 때문에 당연히 〈성〉 문제와 마주친다. 바로 ① 생식 행동(성적 접촉)에 대한 충동이 발생하기 시작한다는 문제와 ② 타자, 일반적으로는 이성에게 느끼는 〈사랑〉에 마음이 열리기 시작한다는 문제다. ①은 〈몸〉, ②는 〈마음〉의 문제다.

### 제2차 세계 대전 직후의 성적 비행과 성범죄

전후에 〈사춘기〉라는 발달 단계가 뚜렷하게 나타났을 때 먼저 떠오른 중대한 문제는 그 세대의 성적 비행과 성범죄였다(〈그림 32〉 참조).

범죄의 성격상 암수[92]가 많아서 확실하다고는 말할 수 없지만 대체로 그 경향을 알 수 있다. 비교를 위해 성인을 포함한 전체 그래프를 제시하겠다(〈그림 33〉 참조).

이 그래프를 보면 전후에 강간의 인지 건수가 급속하게 증가한다. 전시 체제의 억압에서 어느 정도 벗어나 사회 질서의 혼란과 변동 속에서 성범죄가 급증한 것이다. 1960년대에 정점을 찍었는데, 전체적으로 연간 6천에서 7천 건, 인구 10만 명 중 6~7명에 이른다. 문제는 그중 4천 건 이상이 미성년 범죄였는데, 14세 이하 인구 10만 명 중 20명에 해당한다. 이 시기의 성범죄는 오로지 사춘기의 젊은이가 저질렀다고 해도 과언이 아니다.

1960년대에는 소년 살인도 여럿 발생했기에(〈그림 28〉 참조) 문자 그대로 사춘기가 공격적인 〈질풍노도의 시대〉였음을 보

---

92 暗數. 통계에 나타난 범죄자 수와 실제 범죄자 수의 차. 특히 절도, 사기, 횡령, 낙태, 풍속 범죄 등에 나타난다.

**그림 32** 미성년 강간범 검거 수와 소년 인구(10~19세) 10만 명당 비율[93]

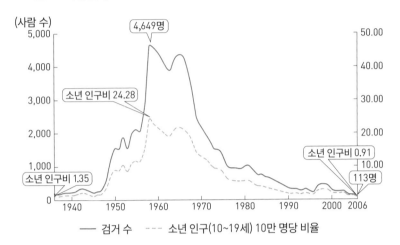

```
         ── 검거 수       --- 소년 인구(10~19세) 10만 명당 비율
```

**그림 33** 강간 인지 및 검거 건수의 추이[94]

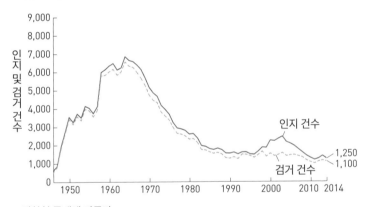

* 경찰청 통계에 따른다.

* 1955년 이전에는 14세 미만 촉법소년[95]의 행위를 포함한다.

  93 간가 에루로, 「소년 범죄 데이터베이스」에서 작성함 — 원주.

  94 일본 법무성, 「2015년판 범죄 백서」에서 작성함 — 원주.

  95 觸法少年. 법령을 위반한 10세 이상 14세 미만의 소년·소녀로, 형사상 책임을 지지 않는다.

여 준다. 그렇지만 연간 2천5백에서 3천 건의 살인 건수 중 소
년 살인이 3백에서 4백 건이었다. 현재보다 훨씬 많았다고 해
도 오히려 성범죄는 성인보다 적었다.

또 1950년대 말부터 검거 건수가 급증한 이유는 법 개정으로
직접 행위에 가담하지 않아도 현장에 참가하면 강간죄가 적용
되었기 때문이다.

## 1960년대의 〈불순 이성 교제〉

1960년대에는 초등학생 절도 등 저학년의 비교적 덜 심각한
비행과 함께 중고생 남녀의 성애 행위, 즉 성적 애무나 접촉이
〈불순 이성 교제〉라는 호칭으로 새로운 비행 문제로 떠올랐다.
사춘기의 〈성〉이 문제성을 띠고 드러난 시대였다. 〈원조 교제〉[96]
가 심각한 사회 문제로 도드라진 시기는 1990년대 후반인데, 이
미 1950년대부터 여고생 매춘을 보도하는 기사가 보인다.

생식 연령에는 도달했을지언정 아직 〈어린〉 우리 아이가 비록
합의한 행위일지라도, 또 성범죄는 아니더라도 성 행동으로 치닫
는 사태를 이 시대 대다수 어른(부모)은 쉽게 받아들일 수 없었
다. 이 때문에 〈불순 이성 교제〉라는 비행 개념이 생겨났다.

전후에 〈성의 자유〉가 늘어났다고 해도 1960년대까지는 전통
적인 남녀 관계나 금욕을 지키려는 윤리도 강하게 남아 있었다.
그 가운데 〈성〉에 대한 내밀한 고민은 이 시대 사춘기의 일반적

---

96 어른이 금전적인 지원이나 기타 편의를 제공하는 대가로 어린 청소년을 성행위
대상으로 삼는 행위. 청소년 성매매라고 한다.

인 풍경이었다. 어른들은 사춘기의 〈젊은 성〉을 불안한 마음으로 걱정했고, 사회는 대체로 그것을 억제하려고 했다. 이에 대한 사춘기의 반항이 때로는 극심한 성적 비행을 불러일으켰다.

## 1970년대 성의 자유화

1970년대 들어오자 미성년 강간 건수가 갑자기 격감해 성인의 비율을 뒤집을 정도로 매우 줄어들었다. 이는 살인을 비롯한 흉악 소년 범죄가 이 시기에 격감한 현상에 상응하는데, 앞의 내용에서 그 이유를 짐작해 볼 수 있다(제13장-3 참조). 아이들이 온건하고 세심하게 길러지면서 예전의 공격적인 사춘기는 일반성을 상실했다. 사춘기의 모순은 격렬한 반항이나 반사회적 행동이 아니라 회피나 비사회적 행동으로 드러났다.

그러나 성적인 일탈 행동이 격감한 데는 또 다른 이유가 있다. 〈그림 34〉는 일본 성교육 협회가 〈젊은이의 성관계 체험 비율〉의 추이를 조사한 그래프다. 1970년대 후반부터 체험 비율이 계속 상승하는 것을 보면, 젊은이가 〈성〉을 자유롭게 누리기 시작했음을 알 수 있다. 〈개인의 자유와 의지〉가 무엇보다 소중한 가치가 되었고, 전통적인 남녀 관계나 금욕 윤리가 힘을 잃었다.

〈표 3〉은 2005년에 도쿄도 유치원·초·중·고·신장[97] 성교육 연구회가 도쿄도의 중고생을 대상으로 학년별 학생의 첫 성교 경험을 설문 조사한 결과다. 중학교 1학년 때 이미 경험한 학생도 있고, 고등학교 3학년이 되면 남자의 3분의 1 이상, 여자의 절반

97 身障. 신체 장애.

**그림 34** 젊은이의 성관계 체험 비율의 추이[98]

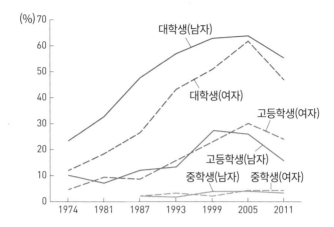

**표 3** 학년별 첫 성교 경험 비율[99]

| 학년 | 남자 | 여자 |
|------|------|------|
| 중 1 | 0.4 | 0.9(%) |
| 중 2 | 1.4 | 5.1 |
| 중 3 | 4.3 | 9.8 |
| 고 1 | 12.3 | 14.6 |
| 고 2 | 23.5 | 26.4 |
| 고 3 | 35.7 | 44.3 |

\* 도쿄도 유치원·초·중·고·신장 성교육 연구회(2005)

98 일본 성교육 협회 편, 『『젊은이의 성』 백서 제7회 청소년의 성적 비행 전국 조사 보고』(東京: 小学館, 2013), 18면 — 원주.

99 아사이 하루오(浅井春夫) 편, 『어린이와 성 — 리딩스 일본의 교육과 사회 제7권 (子どもと性 — リーディングス日本の教育と社会 第7巻)』(東京: 日本図書センター, 2007), 108면 — 원주.

가까이가 첫 경험을 했다. 이로써 〈불순 이성 교제〉라는 비행 개념은 이제 성립하지 않는다. 성의 자유화로 사춘기의 〈성〉 고민이 과거보다 훨씬 가벼워졌는지도 모른다.

## 성적 관계의 세계를 회피하다

〈그림 34〉의 그래프를 살펴보면, 2000년대 중반이 지나면서 대학생이든 고등학생이든 성적 체험 비율이 감소하기 시작한다. 물론 그동안 사회적으로 〈성〉의 억제가 강해진 것은 아니다. 그러나 〈개인화〉가 진행되면서 인간관계가 심리적으로 훨씬 더 섬세해지고, 원래 미묘한 무늬를 지닌 이성을 향한 〈사랑〉이 더욱더 어려워지면서 그것이 새로운 억제 장치로 작용했을 가능성이 있다.

자칫 살짝만 잘못해도 〈사랑〉은 상처를 입는다. 〈성〉적 자유가 확대된 사회는 그대로였지만 그 영역에 발을 들이지 않는 사춘기가 늘어난 것이 아닐까? 이 지점에서 새로운 〈성의 고민〉이 생겨났을지도 모른다.

사춘기의 〈성적〉 욕망을 억제하는 것이 사회 윤리나 규범 등 외적인 힘일 때는 대립과 반항으로서 성적 비행이나 범죄가 일어날 수 있다. 이와 반대로 그것이 내면의 심리적인 힘일 때는 대립과 반항이 아니라 〈성적〉인 관계의 세계를 회피하게 된다. 가상 세계로 대체하는 것이다. 만혼, 비혼(非婚)의 결과로 저출생 현상이 벌어지는 배경에도 이런 요소가 숨어 있다.

## 자유롭지 못한 〈마음〉을 받아들일 수 있는가?

사춘기의 〈성〉 문제를 사회적으로 바라보면 대강 이와 같은 사실을 읽어 낼 수 있다. 이때 개인적으로 그것을 바라보면 마음의 자유롭지 못함, 여의치 않음이라는 문제에 부딪힌다. 그 문제와 씨름하다 보면 자아 형성을 꾀하는 발달 과제가 표면으로 떠오른다.

사춘기에는 〈성적 충동〉이 높아지는데, 이 생물적인 충동을 좀처럼 자율적으로 조절할 수 없다. 그러나 이는 단지 신체적인 차원에서 프로이트가 〈이드〉라고 부른 충동에 휘둘리는 것만은 아니다. 이 충동은 가끔 마음의 세계에서 특정한 개인을 향한다. 연애는 왜 특정한 상대로 향할까?

왠지 A가 좋고, A를 갖고 싶고, A가 아니면 안 된다는 식이다. 다른 사람은 B를 좋아한다고 한다. 하지만 자신은 무슨 일이 있어도 B보다는 A여야 한다. 애초에 A가 좋다는 마음은 자신이 A를 좋아한다는 능동적인 마음의 움직임인지, A에게 이끌리는 수동적인 마음의 움직임인지 확실하지 않다. 하지만 자신의 마음이 A에게서 떠나지 않는다. 왜 이토록 떠날 수 없을까? — 이렇게 하여 사춘기에는 자기 마음이면서도 〈자유롭지 않다〉는 것을 알게 된다.

물론 아동기까지도 아이들은 자유롭지 못한 체험, 뜻대로 되지 않는 일과 부딪치면서 성장한다. 그렇지만 그것은 아이에게 외부에서 주어지는 제약이나 제한, 부모나 어른의 의지라는 형태로 주어지는 부자유일 뿐이다. 어쩔 수 없이 따르든가, 그것을 받아들여 자신의 의지로 내면화해야 하는 것이었다.

그런데 〈성〉을 통해 자신의 마음이나 의지대로 할 수 없는 것, 자유롭지 못한 것이 감추어져 있다는 사실과 마주한다. 마음이란 얼마나 생각대로 되지 않는 것인가? 그러나 자유롭지 못함, 여의치 않음을 받아들임으로써 비로소 〈그럴 수밖에 없는 자신〉, 〈다름 아닌 자기 자신〉이라는 자아를 얻을 수 있다. 이렇듯 사춘기에 〈자신〉을 받아들이는 어려움에 대해서는 나중에 서술하겠다(제17장-2 참조).

## 4 — 등교 거부 현상의 시작

이제부터는 아동기에서 사춘기에 나타나는 대표적인 좌절(실조)을 살펴보려고 한다. 앞에서 언급했듯 이는 학교생활과 관련한 형태로 나타난다. 학교에 가지 않는 또는 갈 수 없는 〈등교 거부〉가 대표적이다.[100]

### 고도성장과 장기 결석률의 감소

전후 초등학생과 중학생의 장기 결석률 추이를 먼저 살펴보자. 〈그림 35〉와 같이 1950년대까지 초등학생과 중학생의 장기 결석률은 높았다. 일본 패전 뒤의 혼란과 사회 전체의 가난, 근대화 지체 등을 원인으로 꼽을 수 있다. 이는 지방의 장기 결석률이 도

---

100 다키카와 가즈히로, 『학교에 가는 의미, 쉬는 의미(学校へ行く意味・休む意味)』(東京: 日本図書センター, 2012) — 원주.

**그림 35** 초등학생과 중학생의 장기 결석률 추이[101]

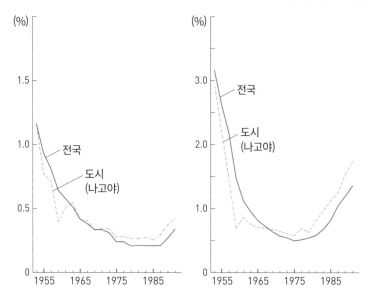

(연간 50일 이상 결석한 초등학생의 비율)　(연간 50일 이상 결석한 중학생의 비율)

* 1991년부터 〈연간 30일 이상 결석〉으로 장기 결석의 정의가 바뀌었다. 이 그래프 이후에도 계속 상승세를 이어 갔는데, 새로운 정의에 따른 장기 결석률은 2014년 전국에서 중학생이 3.62퍼센트, 초등학생이 0.88퍼센트를 기록했다.

시를 넘어선다는 점으로 나타난다.

당시 조사에서는 결석 사유를 ① 질병, ② 경제적 곤궁함, ③ 부모의 몰이해, ④ 면학 의욕 부족 등 네 가지로 나누었다. 결석 사유는 이 중 어느 것에 해당했다. 이러한 결석은 학교 제도가 탄생할 때부터 줄곧 있었고, 모두 상식적으로 이해할 수 있었기 때문에 아동 정신 의학이 관여할 여지는 없었다. 그리고 전후 경

101 나고야시 교육 위원회, 「학교 기본 조사(学校基本調査)」 자료로 작성함 — 원주.

제 부흥과 고도 경제 성장이 이루어지면서 ①, ②, ③의 결석은 줄었고, 높았던 장기 결석률도 급속하게 내려갔다. 아이들은 점점 더 많이 등교했다.

**새로운 유형의 장기 결석 — 결석할 것 같지 않은 아이의 결석**

장기 결석률이 급격히 감소하는 1950년대 말부터 1960년대 초, 경제 부흥과 근대화를 서두른 대도시 초등학생 가운데 이제까지 보지 못했던 유형의 장기 결석 현상이 나타났다. 그것은 다음과 같은 특징이 있었다.

(전형적인 예 1)

초등학교 저학년 아동. 도시의 넉넉한 가정에서 자라서 성격도 얌전하고 성실하다. 공부를 잘해서 성적도 좋고, 부모님의 교육열도 높다. 교우 관계도 양호하고 담임과도 사이가 좋다. 그런데 언제부터인가 등교를 하지 못한다. 두통, 복통 등 부정 수소[102]를 호소하지만, 의사의 진단을 받아도 신체에 이상이 없고, 학교에서도 집단 따돌림 등 등교를 피할 만한 문제를 찾아볼 수 없다. 어떤 이유인지 물어봐도 본인이 설명하지 못한다. 스스로 〈학교에 가고 싶다〉고 말하고 전날 등교를 준비하고 잠자리에 들지만, 아침이 되면 현관을 나서지 못한다. 부모의 손을 잡고 교문 앞까지 오더라도 주저앉고 만다. 이윽고 조금이

102 不定愁訴. 일반적으로 환자의 호소(자가 증상)는 특정 질환을 추정하는 단서일 때가 많지만, 부정 수소는 두통, 권태, 피로감, 불면 등 장기의 장애나 질환을 추정할 수 없는 호소를 말한다.

라도 등교를 재촉하거나 학교와 관련된 무언가를 접하는 것만으로도 공황에 빠져 완전한 등교 거부 상태에 이른다.

앞에 거론한 결석 사유 ①~④의 어디에도 해당하지 않는 이해하기 곤란한 결석 현상이기에 아동 정신 의학에 상담을 의뢰했다. 상식적으로 생각하면 학교를 쉴 것 같지 않은 아동이 이유도 모른 채 계속 결석하기 때문에 관계자는 당황하기 일쑤였다. 이때부터 아동이 학교를 쉬는 일, 즉 등교 거부가 임상의 대상이 되었다.

처음에는 유럽의 연구를 본받아 〈학교 공포증School Phobia〉이라고 불렀다. 심리학 측면으로 볼 때 〈부모 품〉을 떠나 학교에서 지내야 한다는 불안, 즉 마음속에 〈분리 불안〉이 숨어 있는 것이라고 지적했다.

사회적 배경의 측면으로 보면 근대화를 이룩한 도시의 풍요로운 가정이 손에 넣은 양호한 교육 환경에서 자라나 조숙한 자의식과 섬세한 감수성을 가진 지적이고 내향적인 아이가 처음으로 거친 집단생활에 들어가서 느끼는 불안이었다. 그 무렵 초등학교에는 오늘날보다 훨씬 장난이 심한 개구쟁이들이 있었다

얌전하고 공부도 잘하는 편이었기에 처음에는 불안을 누르고 등교하면서 성실하게 공부하고 동급생과 잘 지내려고 하는 등 학교생활에 적응하려고 열심히 노력한다. 그렇게 하는 동안 불안도 없어지고 학교생활에 익숙해지는 아이가 대부분이지만, 개중에는 마음의 짐을 무겁게 느끼고 과잉 노력을 계속해야 하는 때도 있다. 이때 결석 현상이 일어난다.

사회 전체에서 장기 결석이 격감하고 학교에 가는 것을 당연하게 여기는 세상이기 때문에 등교가 불가능한 상태에 빠지면 본인이나 주위 사람이 매우 초조하고 불안하게 느끼기 마련이다. 그것이 이차적인 혼란을 일으키면서 사태를 더 나쁘게 만들었다. 그래서 등교를 재촉하는 〈등교 자극〉을 전혀 주지 않고 학교를 충분히 쉴 수 있도록 보장해 주고, 그동안 본인의 자율성을 키우고 분리 불안을 극복할 수 있도록 정신적 돌봄을 중요하게 여겼다. 자율성을 키우면 면학 의욕과 능력이 높아지므로 저절로 등교하기 마련이다. 이렇게 등교 자극을 피하는 접근 방법을 이후 오랫동안 〈등교 거부〉에 대처하는 정석으로 여겼다.

초등학교 저학년에 출현한 등교 거부 현상은 그 세대의 학령이 올라가면서 고학년에서 중학교까지 이어졌고, 이윽고 진학률이 상승하고 고등학생이 급증하면서 고등학교에서도 나타났다. 고등학생에게도 등교 거부가 발생하자 분리 불안으로는 더 이상 설명할 수 없게 되었고, 양상과 내용이 다양해지면서 〈등교 거부 School Refusal〉라는 총칭이 생겨났다.

*refusal*이란 경주마가 장애물을 보면 움츠러들어 달리려고 하지 않는 느낌을 담은 말이다. 일본어로 옮긴 〈거부〉는 영어로 *rejection*에 가까워서 어감에 차이가 있다.

## 사춘기의 등교 거부

1960년대를 거치며 장기 결석률은 계속 줄어들었고, 등교 거부는 어디까지나 예외적인 특이한 현상이었다. 따라서 특이한 양상에 따라 몇몇 유형으로 나눌 수 있었다.

유형은 다를지언정 어느 것이든 도시 중산층 이상의 가정과 지적 수준이 높은 부모 슬하에서 자란 학생을 중심으로 일어난다는 공통 특징이 있었다. ④의 공부를 잘 못하고 면학 의욕이 없는 〈학업 태만〉과는 뚜렷하게 다른 결석이었다.

이 시기 사춘기(고등학생)에게는 어떤 등교 거부가 나타났을까? 전형적인 유형을 제시해 보겠다.

(전형적인 예 2)

초등학교, 중학교 시절에 성적이 뛰어나고 학업에 성실했을 뿐 아니라 동급생의 신임도 두텁고 언제나 학급의 중심을 차지했다. 고학력에 기업 중역인 부친은 자식에게 거는 기대가 크기 때문에 어리광을 받아 주지 않았고, 언제나 위를 쳐다보고 가라고 요구했다. 아이도 부모의 기대에 부응하고자 일류 대학 진학에 유리한 일류 고등학교에 입학했다. 그런데 2학기에 들어 학교를 쉬기 시작했다. 등교를 요구하는 부친에게 이제까지와는 달리 〈이런 고등학교는 다니기 싫어요. 주입식으로만 가르쳐서 재미있지 않은걸요. 학교에 가도 소용없어요〉 하고 반항하는 태도를 보였다. 말다툼이 거세진 끝에 부친이 〈그럼 자퇴나 해버려라!〉 하고 혼내면, 〈못할 줄 알아요? 하고말고요!〉

하고 지지 않고 말대꾸를 했다. 하지만 결석을 계속하는 것만으로 자퇴하기는 힘들다. 아이는 은둔형 외톨이가 되어 학교 얘기만 나와도 폭력적으로 변했다.

여기에는 심리적인 자립이라는 과제가 깔려 있다. 부친과 밀접한 관계를 바탕으로 학업에 매진해 왔다. 일류 고등학교 입학은 두 사람이 하나가 되어 목표를 이룬 사건이다. 그다음에는 드디어 부친의 품을 떠나는 성장 과제로 진입해야 했다. 그것이 〈학교에 가지 않겠다〉는 반항으로 나타났다.

그런데 그뿐만이 아니다. 중학교까지는 무엇이든 다 잘하는 수재였고 〈유아독존의 존재〉였지만, 뛰는 놈 위에 나는 놈 있다고 일류 고등학교에 들어갔더니 주위에는 너나 할 것 없이 수재였다. 처음으로 〈그중 한 사람〉인 자신과 마주한다. 이 일을 순조롭게 받아들일 수 없는 탓에 등교 거부는 학교 〈회피〉라는 측면을 반영한다.

머리가 좋고 학업이 우수한 아이는 집중적으로 주위 시선과 평가를 받기 때문에 내면으로 시선을 돌리거나 내면을 충족하지 못하고 자랄 염려가 있다. 주위의 높은 평가에 부응하는 것이 삶의 전부가 되기도 한다. 그래서 은연중 어긋나거나 부적절한 인간관계를 맺기 쉽고, 그것이 〈회피〉로 이어진다. 학업이 아니라 운동이나 예술에 재능이 있거나 미모가 뛰어나도 비슷한 일이 일어날 수 있다.

가족으로부터 〈독립〉, 현실 〈회피〉라는 양립할 수 없는 모순으로 몸을 움직이기 어렵다는 점에 이 유형의 핵심이 있다. 이럴 때는 필요에 따라 휴학 등의 절차를 밟아 충분히 쉬게 해준다. 쉬는 동안에는 상담원과 함께 자신의 새로운 역량이나 가능성, 앞날을 모색하려는 시행착오를 거치고, 그것이 내면적인 교류의 체험, 성숙한 체험이 될 수 있도록 정신적으로 돌보는 것이 전형적인 지원이다.

## 5 — 등교 거부 현상의 증가

### 일반적인 현상이 되다

1970년대 들어와 장기 결석률에 현격한 변화가 일어난다. 먼저 〈그림 35〉에 제시한 대로 지방의 장기 결석률이 도시를 웃돌던 상황이 역전되어 도시의 장기 결석률이 지방을 넘어서기에 이르렀다. 이는 공교육을 시작하면서부터 줄곧 장기 결석의 주요 원인이었던 빈곤과 후진성 대신, 도리어 풍요로움과 근대성이 주요 원인이 되었음을 의미한다. 장기 결석의 성격이 변한 것이다.

이와 동시에 전후 줄곧 줄어들었던 장기 결석률이 1970년대 후반부터 계속 상승하기 시작했다. 이때부터 등교 거부가 심각한 〈사회 문제〉로 떠오른다. 육아와 교육이 밀접하게 연관된 사회에서 아이가 학교에 가지 않는다는 것은 보통 문제가 아니었다.

이 사태는 전형적인 예 1, 2와 같은 유형이 증가했기 때문이 아니었다. 어떤 특이한 조건에 놓인 소수의 아동만이 일으키던 등

교 거부가 조건이 없어도 일어나는 일반성(비특이성)이 높은 현
상으로 바뀌었기 때문이다. 이제 등교 거부는 누구나 할 수 있는
현상이 되었다. 전형적인 예처럼 윤곽이 뚜렷한 특징도 없어졌
고, 주요한 결석 사유였던 학업 태만의 경계도 흐릿해졌다. 이러
한 내용 변화를 바탕으로 더욱 포괄적으로 〈등교 거부〉가 확대되
어 오늘날에 이르렀다.

●

이러한 변화는 왜 일어났을까? 그 배경을 알아야만 현재의 등
교 거부를 이해할 수 있다. 개괄적으로 말하면 그것은 전후 장기
결석률을 끌어내리고 면학이나 등교 의욕을 북돋워 주는 힘, 즉
학교의 가치가 1970년대 중반부터 급격하게 낮아졌기 때문이다.
이 변화에 대해 이제까지 언급해 왔지만(제12장-2, 제13장-3 참
조), 다시 한번 전체를 아우르는 관점으로 정리해 보겠다.

이제까지 〈등교 거부〉라는 말을 정의하지 않고 사용해 왔는데,
이렇게 정의할 수 있다. 〈아동 학생이 학교를 오랫동안 쉬는 일
때문에 어떤 고민이나 갈등이 생기는 상황의 총칭이다.〉 이 정
의에서 학교를 쉬는 이유나 배경은 기본적으로 무엇이든 상관
없다.
다만 확실하게 질병으로 휴학할 때는 이를테면 〈만성 신장염
으로 휴학〉처럼 병명을 붙여 부를 뿐 〈등교 거부〉라고 하지는
않는다. 등교 거부는 병결(病缺) 이외의 장기 결석에만 국한한

다. 그러나 공황 장애, 대인 공포 등 심리적·사회적 부적응에 따른 〈병〉인 신경증의 사례는 미묘하다. 신장염에 따른 결석은 결과에 지나지 않고, 병 자체의 〈증상〉이나 병세는 아니지만, 공황 장애나 대인 공포 같은 병의 증상은 학교라는 사회 집단에 섞이지 못하는 상황과 밀접하게 연관되기 때문이다. 신장염으로 학교를 쉬면 〈등교 거부〉라고 하지 않지만, 대인 공포로 학교를 쉬면 〈등교 거부〉라는 말을 듣는다.

다시 말해 병이나 사고로 인한 결석은 우발적이고 외부의 사태로 등교를 못 하는 상황이기에 〈등교 거부〉라고 부르지 않는다. 반면 학교에 내재하는 어떤 요인과 연관되어 등교를 못 하고, 그 때문에 고민이 생기는 상황을 〈등교 거부〉라고 한다.

## 6 ─ 학교에 간다는 의미

### 공교육의 시작

18세기 말 서구 사회는 왕후, 귀족이 통치하는 군주 국가에서 국민이 스스로 통치하는 국민 국가로 옮겨 갔다. 국민 국가가 성립하려면 사람들이 공통의 지식, 기술, 체험, 즉 〈문화〉를 공유하는 〈동포(=국민)〉로서 일체감을 느낄 필요가 있다. 이를 위한 시스템으로서 〈학교 제도〉, 즉 공교육이 탄생했다. 국민의 통합뿐 아니라 사회가 경제적·문화적으로 발전하려면 교육의 보급이 중요했다.

메이지 유신으로 근대 국가의 길을 걷기 시작한 일본도 당장 공교육을 실시했다. 문부성은 「학제 서문(學制序文)」(1872)에서 〈학문은 입신의 밑천이다〉, 즉 학문이야말로 자립의 기반이고 각자가 스스로 입신하고 재산을 쌓고 일하고 훌륭한 삶을 이룩하려면 학문이 꼭 필요하다고 주장했다. 그와 동시에 기존 학문은 무사의 전유물이었을 뿐 아니라 실용성이 없어 사회 발전에 쓸모가 없다고 비판했다. 그리고 이제부터는 신분, 직업, 성별을 불문하고 국민 전체에게 도움이 되는 학문을 배우고자 학교를 세운다고 선언했다.

같은 시기 후쿠자와 유키치[103]는 당시 인기 도서가 된 『학문의 권장(学問のすすめ)』(1872~1876)에서 학문으로 개인의 자립과 국가 독립을 이룰 수 있다고 주장했다. 이에 서구를 따라잡을 수 있도록 근대화를 서둘러야 한다는 절박한 요청과 함께 서구에서 받아들인 개명한 개인주의, 평등주의, 공리주의가 싹텄다.

### 학교는 어떻게 사회에 침투했는가?

이렇게 탄생한 학교가 사회에 뿌리내리는 양상을 〈그림 36〉에서 읽어 낼 수 있다. 취학률은 급상승했고 결석률의 저하는 서구 선진국보다 두드러졌다. 일본의 학교는 국민 속으로 빠르게 침투했다. 어떻게 그럴 수 있었을까? 몇 가지 이유를 추측해 보자.

---

103 福沢諭吉(1835~1901). 일본의 계몽가이자 교육가로, 봉건 시대 타파와 서구 문명의 도입을 주장했다. 특히 자연 과학과 국민 계몽의 중요성을 강조해 일본 근대화의 길을 개척했다.

**그림 36** 결석률과 취학률의 추이[104]

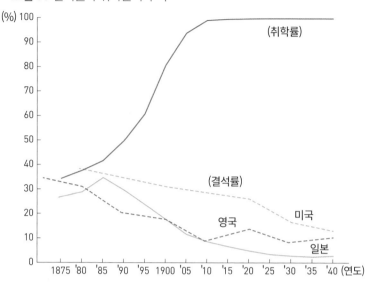

* 일본: 가이고 도키오미(海後宗臣), 『근대 일본 교육사 사전(近代日本教育史事典)』(東京: 平凡社, 1973) 등.
* 미국: *Digest of Education*, 1988, U. S. Department of Education, Table 30.
* 영국: Galloway, D., *Schools and persistent absentees*(London: Pergamon, 1985).

## (1) 높은 취학률

에도 시대 말 일본인의 식자율은 아주 높았다. 이는 서당[데라코야(寺子屋)]을 비롯해 교육 기반 시설이 이미 갖추어졌음을 의미하는데, 학교 제도는 이를 발판으로 삼았다.

104 나가오카 도시사다(長岡利貞), 『결석의 연구(欠席の研究)』(東京: ほんの森出版, 1995), 36면 — 원주.

### (2) 신분 제도의 해체

에도 시대에는 사농공상의 엄격한 신분 제도가 있었고, 각각의 신분과 직업에 따라 아이들이 어른으로 성장하는 궤도가 사회적으로 정해져 있었다. 그런데 메이지 유신이 신분 제도를 해체해 버리자 그것을 대신할 궤도가 필요했다. 사람들은 새로운 궤도로 학교 제도를 맞아들였다.

### (3) 풍요로워지는 유일한 길

사회 전체적으로 빈곤하고 개인 살림도 몹시 가난한 시대였기에 빈곤 탈피는 모든 사람의 절실한 바람이었다. 학교는 가난한 처지를 벗어나 풍요로운 미래로 가는 특별한 관문이었다. 사람들은 학교를 지적·문화적으로 풍부하고 수준 높은 세계로 상승시켜 줄 귀중한 사다리로 받아들였다. 정보화 사회인 오늘날과 달리 학교는 높은 지식과 문화에 다가갈 수 있는 거의 유일한 곳이었다.

이는 자연스레 학교에 〈귀하고 존엄한 장소〉라는 일종의 신성함과 권위를 부여했고, 그것이 묻지도 따지지도 않고 학교의 첫 관문인 초등학교에 아이들을 등교하게 하는 힘이 되었다.

〈상급 학교에 올라감〉, 오를 등(登) 자를 쓰는 〈등교〉라는 표현은 신성함(권위)을 띤 학교가 〈높은 곳〉에 있는 〈존엄한 장소〉임을 상징한다. 교사는 오래전부터 〈성직자〉로 불려 왔다. 옛날에는 부모가 아이를 야단칠 때 툭하면 〈선생님한테 일러 줄 테다〉라고 했다. 이렇듯 부모나 아이에게 교사는 권위 있는 존재였다.

## 학교는 존엄한 장소다

등교 거부 문제는 학교의 신성함과 깊이 관련된다. 누구나 공부를 잘하고 좋아하는 것은 아니다. 공부에 흥미와 관심이 없는 아이도 당연히 있다. 피타고라스의 정리를 몰라도 실생활에 지장이 없다. 그러나 〈그림 36〉과 같이 대다수 아이가 꾸준하게 학교에 가는 사회라면, 학교는 〈존엄한 장소〉고 〈중요한 곳〉이라는 감각이 생겨나고 공유되어 아이들 마음속에 뿌리내릴 것이다. 공부를 잘하든 못하든, 수업 내용을 이해하든 못하든 문제가 안 된다. 학교라는 〈중요한 곳〉에서 친구들과 날마다 함께 지내는 공동 체험 자체에 소중한 가치가 있었다. 그것이 아이들에게 등교를 권하는 강한 힘이 되었다.

아이들 대부분이 아동기를 초등학교에서 지내고 졸업과 함께 어른의 세계로 진입하는 한편, 일부만 중등·고등 교육을 받고 지적·문화적 수준을 더욱더 높여 가는 상황이 제2차 세계 대전 이전 일본 사회였다. 전후에 들어와서는 어떻게 변화했을까?

## 고도성장 시대에 육아와 교육이 연결되다

이제까지 서술해 온 대로 1950년대까지는 제1차 산업의 노동 인구가 전체의 절반을 차지했다(〈그림 24〉참조, 381면). 일본은 줄곧 농업국이었다. 농업은 칠판을 이용해 배우기보다 자연에서 실제 경험을 쌓는 것이 중요한 노동의 영역이다. 당시에는 중학교가 의무 교육이 되어도 그 필요성을 느끼지 못하는 부모가 많았다. 제16장-4에서 장기 결석 이유로 제시한 ③ 부모의 몰이해가 바로

그림 37 고등학교 진학률과 중학생 장기 결석률[105]

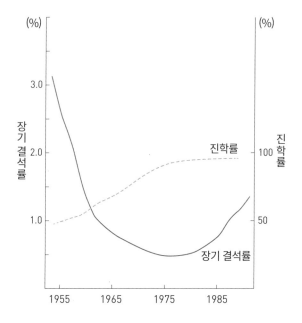

이것이다. 이는 1950년대까지 중학생의 장기 결석률이 높은 이
유였다.

그러나 1960년대 들어와 일본은 공업국으로 일대 전환을 이루
었다. 학교에서 단련한 학문적 기술이나 집단 규율, 근면성을 그
대로 노동 분야에서 살릴 수 있는 산업 영역으로 바뀌었고, 학교
에 가는 의미와 가치가 현실적인 근거를 얻었다.

더불어 공업 사회에 들어서자 봉급생활자(샐러리맨)가 급증했
다. 봉급생활자인 부모가 앞날을 위해 자식에게 제공해 줄 수 있는
것은 〈학력〉뿐이기에 이 시기부터 진학은 육아의 중요한 주제가

105 나고야시 교육 위원회, 「학교 기본 조사」 자료로 작성함 — 원주.

되었다. 〈그림 37〉은 고등학교 진학률과 중학생의 장기 결석률을 동시에 보여 준다. 둘의 역관계가 뚜렷하게 드러난다. 1960년대에 고등학교 진학률은 계속 올라갔고, 그에 발맞추어 장기 결석률은 계속 내려갔다.

공부가 장래의 취업으로 바로 연결되는 바람에 학교에서 배우는 가치는 공부를 싫어하는 아이에게조차 명백했다. 60퍼센트가 넘는 중학생이 〈더 공부하고 싶다〉고 생각하던 시대였다(〈그림 25〉 참조, 402면). 아이 대부분은 변함없이 등교했고, 그중에 일어나는 전형적인 예 1, 2(제16장-4 참조)와 같은 등교 거부는 아주 소수에게 일어나는 예외 현상이었다. 그 특징이 전문가의 관심을 끌기는 했어도 사회 문제로 떠오르지는 않았다.

그런데 1970년대 중반을 넘어서면서 본격적인 변화가 찾아온다.


## 7 — 현대 사회의 등교 거부

### 풍요로움이라는 목표 달성

1975년에 제3차 산업 인구 비율이 50퍼센트를 넘었다. 현재는 70퍼센트 이상이다. 한편 계속 증가하던 제2차 산업은 더 이상 진전하지 못하고 하강세를 보이기 시작했다. 이것은 일본이 〈공업 사회〉에서 제3차 산업을 근간으로 삼는 〈고도 소비 사회〉로 변화해 풍요로운 소비 생활이 일반화되었음을 의미했다. 개괄적으로 보면 「학제 서문」이 내세운 근대화와 풍요로운 경제 발전이라는 목표를 이루었다.

목표를 이루면 더욱 노력해야 할 절실한 목표는 사람들 마음속에서 사라지기 마련이다. 당시 사회적으로 학교에 가야 할 의미나 가치가 저절로 옅어졌다. 장기 결석률이 높아지고 등교 거부가 증가하기 시작한 것이다. 그렇다면 구체적으로 어떤 일이 벌어졌을까? 이 점을 정리해 보자.

### 등교 거부가 증가한 이유

(1) 학력 가치의 저하

상승세를 이어 가던 고등학교 진학률이 1974년에 90퍼센트를 넘고, 대학 진학률도 40퍼센트에 육박한다. 일본은 〈고학력 사회〉가 되었다. 고등학교 진학률이 90퍼센트를 돌파하면서 계속 낮아졌던 중학생의 장기 결석률이 올라가기 시작했다(〈그림 35〉참조, 563면). 고학력 사회란 사람들이 높은 학력을 취득하기 위해 맹렬하게 격투를 벌이는 사회가 아니라 누구나 손에 넣을 수 있기에 고학력의 가치가 내려가는 사회를 의미한다. 학력을 취득하지 않으면 소수로 전락할지도 모른다는 불안은 커지지만, 학력을 취득했다고 해서 앞날의 전망이 밝아지는 것도 아니다. 고학력 사회에서는 공부를 잘하는 일부 학생을 제외하고, 중간층 다수의 학업 의욕은 매우 떨어진다. 예를 들어 〈그림 25〉(402면)는 〈더 공부하고 싶다〉고 생각하는 학생이 1980년대 이후 얼마나 줄어들었는지를 보여 준다.

## (2) 학업과 노동의 격차 확대

노동의 측면에서 보면 소비 산업(서비스 산업) 세계에서는 제11장-5에서 서술한 대로, 타인을 배려한다는 의미의 〈사회성〉과 〈의사소통 능력〉을 중요하게 여긴다. 더불어 근무 현장에서는 학교에서 훈련하는 학문적 기술이나 집단 규율, 근면함의 직접적인 유용성이 힘을 잃는다. 경쟁 원리, 능력주의의 도입도 집단적으로 협조하는 능력이나 꾸준하게 노력하는 근면함의 가치를 떨어뜨렸다. 학교에서 훈련하는 내용과 노동 현장에서 요구하는 능력에 격차가 벌어진 것이다.

## (3) 학교에서 심리적 긴장의 고조

고도 소비 사회는 개인의식이나 사적인 욕구를 확장하기 때문에 그 안에서 자란 아이들은 학교의 집단성과 규범을 답답한 스트레스로 느끼기 쉽다. 학급 안의 대인 관계나 교우 관계도 어른 세계와 마찬가지로 긴장이 높고 예민하다. 각자 개인의식이 강해지고 개인의 의욕이 높아지면서 서로 사소한 마찰과 갈등이 발생하기 쉽고, 그것을 피하기 위한 심리적 긴장이 팽팽해질 수밖에 없기 때문이다.

## (4) 학교가 신성함을 상실

육아와 교육의 연결이 어려워졌다(제13장-3 참조). 아이들이 국민 국가의 일원으로서 같은 지식과 기능, 체험을 공유하도록 만드는 공교육과 육아에 개인화가 진행되면서 부모마다 자식을 위해 요구하는 교육 서비스에 격차가 벌어졌기 때문이다. 더구나 부모가 요구하는 바가 각각 달라서 모든 부모를 만족시킬 수 없었고 결국 학교를 향해 불만과 비판이 터져 나오기 시작했다. 이것이 〈교육은 어떠해야 할까?〉라는 이념적 주제와 결합했다. 1980년대에서 1990년대에는 다양한 이념적 관점에서 교육과 학교를 향한 비판이 소용돌이쳤다. 그러한 비판의 소용돌이 속에서 사회에서나 아동의 마음에서 학교를 〈권위 있는 장소〉, 〈중요한 곳〉으로 보는 의식, 즉 학교의 신성함이 자취를 감추었다.

이 시기에는 〈등교 거부〉 문제도 〈교육은 어떠해야 할까?〉라는 문맥에서 논의했다. 논자의 교육관이나 이념의 차이에 따라 등교 거부에 대해 학교가 교칙과 시험을 통해 학생을 억압적으로 관리하기 때문이라고 보는 주장도 있고, 학교가 학생을 제대로 관리하지 못하고 망치기 때문이라고 보는 주장도 있었다. 이 둘은 정반대 의견이었다. 그렇지만 둘 다 〈학교〉를 비판한다는 점은 같았다.

### 〈사회 변화〉가 요인이다

실제로는 교육과 학교에 어떤 결함이 있어서 등교 거부가 급증한 것이 아니다. 산업과 사회 구조의 전환에 따라 아동을 포함해 우리의 가치관과 의식이 (1)~(4)와 같이 변화했다는 점이 본질이다. 이 변화는 좋고 말고가 없다.

예컨대 〈학력 가치의 저하〉는 능력도 있고 의욕도 남다른데 생활 조건 때문에 진학을 포기한 아이들이 많았던 옛날에 비한다면 상황이 좋아졌다고 할 수 있다. 풍요로운 소비 사회도 가난에 몸부림치던 사회보다는 바람직하다. 살림이 넉넉해지면 그만큼 개인의식이 강해지고 개인의 욕구가 확대되는 것이 자연스럽다. 다만 모든 것이 좋을 수는 없다. 한편으로는 부정적인 현상도 있을 수밖에 없다.

1980년대에서 1990년대는 경제 번영을 이룬 〈고도 소비 사회〉였다. 그러나 일정 수준 이상으로 국민 전반에 소비 능력(=경제력)이 미치지 못한다면 〈고도 소비 사회〉를 유지할 수 없다. 문제는 제15장-1·2에서 기술한 빈부 격차의 확대가 앞으로 아이들에게 어떤 영향을 미치느냐 하는 것이다.

## 8 ─ 등교 거부에 대한 구체적 대응

아동 학생을 저절로 학교로 이끌었던 힘이 약해지는 한편, 학교생활에 스트레스를 느끼는 힘은 강해졌다. 그래서 아동 학생이 스트레스를 느끼는 일이 쉽게 등교 거부로 이어진 것이다. 옛날이라면 〈이 정도로 학교를 쉬지 않았을 텐데〉 하는 일로 등교 거부가 발생하고 등교 거부자 수가 증가했을 뿐 아니라 그 내용도 다양해졌다. 따라서 한 사람 한 사람을 개별적으로 이해하고 대응해야 한다.

그러한 개별성을 전제로 삼으면서 일반적인 대응 방법을 살펴보자. 대체로는 사회적인 관계의 세계에 깊이 발을 담가 어른으로 성장해야 할 아동기와 사춘기에 학교라는 사회관계의 세계로 들어가지 못하는 것이 등교 거부다. 기본적인 지원 방향은 사회적인 관계의 세계와 절연하지 않고 그 연결을 회복하는 것이다.

### (1) 전문가의 도움

먼저 학교 상담원이나 교육 상담소 상담원 등 전문가의 지원을 생각해 보자.

아동 정신 의학과 심리 임상에서 등교 거부를 다룰 때는 전형적인 예 1, 2(제16장-4 참조)와 같은 사례를 출발점으로 삼고, 그로부터 고안한 방법을 계승해 왔다. 그러나 현재의 등교 거부는 그런 사례가 없지는 않더라도 전체적으로 크게 변화했다는 점을 유의해야 한다.

#### 부담을 가볍게 해주는 지원

등교 거부가 벌어진 다음이 아니라 그 이전, 학교에 다니던 시기의 생활을 본인과 함께 돌아보는 일이 중요하다. 그때는 왜 학교에 다닐 수 있었을까? 학교생활을 어떻게 체험했을까? 그 아이에게 학교는 어떤 의미가 있었을까? 그런 다음 어떤 스트레스를 받았는지를 찾아본다. 스트레스는 학교생활에서도, 가정생활에서도 있을 수 있고, 아이의 내면적 고민에도 있을 수 있다.

대부분은 어떤 스트레스든 찾아내기 마련이다. 다만 그것을 등교 거부의 〈원인〉으로 보지 않는 것이 중요하다. 스트레스의 소재를 찾는 일은 〈범인 찾기〉가 아니다. 원인을 찾아 제거한다는 의학적 발상이 아니라, 어떻게든 부담을 가볍게 해주면 움직이기 쉬워진다고 보아야 한다.

A가 엘리베이터에 타자마자 정원 초과라는 벨이 울렸다. 모두 A의 얼굴을 쳐다본다. 그러나 벨이 울린 원인은 A가 아니다. 정원 초과 벨이 울린 까닭은 엘리베이터를 탄 모두의 체중 때문이다. 우리가 무언가를 〈원인〉으로 생각할 때 실제로는 이런 식이 많다.

아이가 탄 엘리베이터에는 이미 앞에서 거론한 (1)~(4)(등교 거부가 증가한 이유)가 타고 있었는데, 어떤 〈부담〉이 더해지자 벨이 울린 것이다. 다른 부담이 작용했어도 벨은 울렸을지 모른다. 그렇지만 A가 내리면 또는 B나 C가 내리더라도 벨은 울리기를 멈추고 엘리베이터는 움직이기 시작한다. 마찬가지로 어떤 스트레스든 그것이 줄어들면, 아이의 엘리베이터도 움직일 가능성이 높다.

스트레스를 찾아내는 까닭은 인간이란 끊임없이 부담을 짊어지고 살아가는 존재이기 때문이다. 그중에는 견디고 극복해야 할 부담과 견딜 필요가 없는, 제거해야 할 부담이 있다. 이 두 가지를 구분해야 하지만 실제로는 구분하기 어렵게 섞여 있어서 골치가 아프다. 부담 내용, 나이, 발달 수준, 자질과 역량, 주어진 환경 등에 비추어 아이가 짊어진 부담의 무게를 짐작하고, 아이 자신과 주위 사람이 그에 합당한 대처를 함께 생각해야 한다. 부담의 구조에 따라 협의의 심리 치료에서 사회 복지 지원까지 다양한 관계 방식을 유연하게 취사선택해야 한다.

학교 내의 심각한 집단 따돌림이나 가정의 심각한 부조화처럼 견딜 필요가 없는 부담을 발견할 때도 있다. 그때는 집단 따돌림을 해결하고 가정 환경을 조정하는 등 더욱 현실적인 대처와 지원이 필요하다.

### 시행착오를 응원하기

해당 아이에게 〈학교〉는 어떤 의미나 역할을 지니는가? 어떤 가치를 지니는가? 장래에 어떤 사람이 되고 싶은가? 어떻게 살아가고 싶은가? 자신에게 어떤 가능성이 있는가? 이런 질문에 대한 답을 함께 생각해 나가야 한다. 아니, 생각할 뿐 아니라 생활에서 사소한 단서나 시행착오일지언정 응원해야 한다.

현실성이 있고 조금이라도 긍정적인 미래상을 키워 나가는 것이 중요하다. 미래의 가능성이나 전망을 갖지 못한 채 당면한 스트레스를 극복하거나 현재의 과제에 노력하는 것은 어렵기 때문이다. 특히 사춘기에 들어서면 눈앞의 학교가 이러니저러니 하는 문제보다는 어떻게 사회로 진입할까 하는 전망을 조금씩 그려 냄으로써 학교는 어디까지나 선택하는 과정이라고 여기는 것이 좋다. 시간의 간격을 멀리 내다본다.

앞날의 이미지가 그려지면 단번에 산 정상을 바라볼 것이 아니라 〈시험 삼아 일단 저곳까지 올라가 보자〉는 식으로 작은 목표를 세우고 단계를 차츰 밟아 나가기 시작한다. 필요에 따라서는 온갖 사회 자원을 활용하도록 한다. 이때 어디까지나 쉽게 뒤집을 수 있는 시행착오라는 점, 〈일단 해보자〉, 〈실패는 성공의 어머니〉 같은 자세가 중요하다. 〈배수의 진〉을 치는 마음가짐이 되지 않도록 배려한다.

### 우회로 찾기

학교의 신성함과 권위가 약해지고 등교 거부가 흔한 현상이 되면서 학교를 쉬는 것 자체가 죄책감이나 초조함을 불러오는 일은 줄었다. 고등학교 검정 시험 등 학교에 반드시 나가지 않아도 자격을 취득하는 길이 열렸다. 사설 교육 기관(서포트 *support* 교실)[106] 등 우회로도 늘어났다. 따라서 초조한 마음에 시달리지 않고 긴 안목으로 천천히 해결할 수 있는 여지가 넓어졌다. 반면, 상태가 만성이 되거나 소강상태에 머물러 어느덧 장기간에 걸친 은둔형 외톨이가 되어 버릴 우려가 있다는 점에 유의해야 한다.

오늘날에는 아이들이 가정 바깥에서 사회 경험을 쌓을 장소가 대체로 학교밖에 없다. 그래서 장기간에 걸친 등교 거부는 어른으로 성장하기 위한 사회 경험을 쌓지 못하는 장애가 된다. 타인과 조금만 어긋나도 부담을 느껴 등교 거부로 이어질 때가 적지 않은데, 이런 사태가 지속되면 악순환이 발생한다.

학교로 돌아오는 일이 어려워지면, 그것을 대신해 사회적·공동적 체험을 쌓을 수 있는 곳을 찾아내는 일이 중요한 과제다. 사설

---

106 발달에 과제가 있고 지원이 필요한 아이를 대상으로 한 아동 지원 사업소.

교육 기관(서포트 교실), 프리 스쿨 *free school*, 학원, 데이케어 *daycare* 시설 등등. 여기에도 사회 복지 차원의 지원이 필요하다.

### (2) 가족의 도움

#### 안심하고 집에 있을 수 있도록

아이의 등교 거부가 학업 지체, 진급과 진학의 걱정을 불러일으킨다는 사실은 말할 것도 없다. 그러나 무엇보다도 부모가 견뎌야 할 고통은 자식이 매일 아침 〈다녀오겠습니다!〉 하고 등교하고, 저녁에 〈다녀왔습니다!〉 하고 귀가하는 당연한 일상이 무너져 버렸다는 점이다. 이런 상태가 오래가면 점점 〈익숙해지기는〉 하지만, 과연 익숙해져도 괜찮을까 하는 불안이 뇌리를 떠나지 않는다.

빨리 등교하기를, 어떻게든 등교하기를 바라는 것은 부모의 당연한 마음이지만, 학교를 쉬기까지는 아이도 나름대로 사정이 있다. 가족으로서 가장 먼저 마음을 써야 할 점은 아이가 마음 놓고 집에 있을 수 있도록 해주는 일이다.

그렇게 하면 도리어 학교에 가지 않는 것이 아닐까? 이런 걱정은 필요 없다. 인간은 사회적 동물이기 때문에 아동기에 들어서면 저절로, 사춘기라면 반드시 가족 이외의 사회적인 인간관계로 아이의 마음이 열리기 마련이다. 다만 어떤 사정으로 궁지에 몰려 있을 뿐이다.

### 집을 훌륭한 베이스캠프로

아동기와 사춘기 아이들에게 〈집〉은 사회적인 관계의 세계로 나아가는 중요한 베이스캠프다. 등산을 떠올려 보자. 등산가는 안전한 베이스캠프가 있어야 산 정상에 올라갈 수 있다. 아이들도 마찬가지다. 안심할 수 있는 집이 있어야 비로소 사회적 관계의 세계로 나아갈 힘을 얻는다. 우리 아이의 능동적인 힘을 북돋워 주고 격려해 주는 것이 가족이 해줄 수 있는 일이다. 다음 세 가지가 도움이 된다.

① 집에 있는 일이 〈바늘방석〉이 되지 않도록 한다.
② 아이가 집에서 무언가 즐겁게 할 수 있는 일을 찾도록 도와준다.
③ 전문가와 손을 잡는다.

〈바늘방석〉 같은 느낌을 주면 안심할 수 있는 베이스캠프가 되지 못하는 만큼 ①은 당연하다. 〈매일 일요일〉 같아서 너무 즐거운 나머지 〈어라, 이래서는 학교로 돌아갈 마음이 생기지 않아〉 — 이런 이유로 등교를 거부하는 사례는 본 적이 없다. 아무래도 학교를 쉬는 동안은 마음이 편치 않은 법이다. 괴로우면 괴로울수록 집 밖으로 나갈 힘이 점점 더 위축된다. 그래서 무엇이라도 집에서 즐거운 일을 하도록 도와주는 것이 중요하다.

즐거움은 능동성을 길러 준다. 처음에는 게임으로 밤을 새우는 등 현실 도피의 성격을 띠어도 좋다. 집이 좋은 베이스캠프가 되어 갈수록 시행착오를 통해 저절로 적극적인 충족감을 느낄 수 있는 즐거움을 찾아낸다. 현실 도피로는 참된 충족감을 느낄 수 없기 때문이다. 그러한 시행착오가 필요할 때 넌지시 도와주면서 조금씩 행동반경을 넓혀 가기를 기다린다. 이때 대체로 어떤 단계를 거치는지 다음에 제시해 보겠다.

〈등교 거부를 극복하는 단계〉

1. 집에서 아이가 마음의 안정을 찾기 시작한다.

2. 가족의 마음도 안정을 찾기 시작한다.

3. 학교에서도 아이에게 관심을 두고 지켜본다.

4. 아이의 생활에 리듬이 생긴다.

5. 아이의 생활 리듬과 가족의 생활 리듬이 맞아 들어가기 시작한다.

6. 아이가 집에서 능동적인 감정을 가지고 즐길 수 있는 일을 찾기 시작한다.

7. 놀이나 취미를 즐길 뿐 아니라 사소하게나마 집안일을 돕기 시작한다.

8. 아이의 흥미나 관심이 집 밖의 세계로 향하기 시작한다.

9. 이제부터 어떻게 할까? 학교를 어떻게 할까? 장래 희망 같은 주제를 아이가 나름대로 생각해 보고 이야기하기 시작한다.

10. 아이나 가족에게 미래의 전망이 열린다는 느낌이 들기 시작한다.

11. 전망을 향해 구체적이고 현실적인 방법을 모색하기 시작한다.

### 밀실에 갇히지 않도록 해주는 전문가의 도움

나아가 전문가와 손을 잡는 것이 좋은데, 이는 문제 해결을 맡기기 위해서가 아니다. 가족 관계가 밀실에 갇히지 않고, 외부 세계의 공기가 통하도록 하는 것이 중요하기 때문이다. 베이스캠프가 외부 세계와 동떨어져 있으면 안전한 기지가 될 수 없다. 등교거부는 가족에게도 힘든 일이기 때문에 그 사정을 이해해 주는 것도 도움이 된다. 등교를 거부한 아이가 새롭게 사회관계를 회복해 가는 과정은 이미 〈(1) 전문가의 도움〉에서 서술했다. 그 과정을 가족이 도와주려면 전문가와 협력이 필요하다.

### (3) 교사의 도움

### 내버려 두지 않는다는 신호 보내기

교사는 날마다 출석을 점검하기 때문에 등교 거부의 발단이나 조짐을 금방 알아챌 수 있다. 등교하던 시기에 아이가 어떠했는지도 안다. 작은 마음의 부담이 등교 거부로 이어질 수 있다는 것을 뒤집어 보면, 부담 자체가 작아서 조기에 손을 쓰면 등교 거부에 이르지 않을 수도 있다는 말이 된다. 교사의 재빠른 지원은 틀림없이 큰 도움이 된다.

교사가 등교를 거부하는 아이를 가장 든든하게 돕는 길은 학교를 쉬는 동안에도 그 아이를 잊거나 내버려 두지 않는다는 신호를 끊임없이 보내 주는 일이다. 학교를 나오지 않기 시작하면 그대로 두지 말고, 〈가정 방문〉으로 아동을 만나러 간다. 교사의 방문은 아이에게 압력을 가하는 〈등교 자극〉이라는 이유로 되도록 피하라고 권유한 시대도 있었지만, 현재의 등교 거부에는 대체로 들어맞지 않는다. 최초의 시기가 중요하고, 다음에 일어날 일에 신중하게 관심을 가져야 한다.

**가정 방문의 핵심**

① 뜻밖의 방문은 피한다.

반드시 〈몇 날 몇 시에 방문하고 싶은데 만날 수 있는지〉 가족을 통해 약속을 정한다. 사회적인 예의이기도 하거니와 아이에게 〈침입〉이라는 인상을 주는 것은 금물이다.

② 이유를 묻지 않는다.

아이를 만나더라도 학교에 오라고 권유하거나 왜 학교에 오지 않느냐고 등교 거부 이유를 묻지 않는다. 그러나 스스로 얘기하면 경청한다. 〈다들 걱정하고 있어〉 같은 말은 하지 않는다. 아이가 입을 꾹 다물면 억지로 이야기를 끌어내려고 하지 않는다. 〈어떻게 지내는지 보러 왔단다. 얼굴을 보니까 좋구나. 내가 할 수 있는 일이나 해주면 좋은 일이 있다면 해볼게〉 하는 뜻만 전하면 충분하다. 오래 머무는 일은 피한다. 아이가 상당히 긴장하기 마련이다.

③ 억지로 만나지 않는다.

〈만나지 않겠다〉는 응답이 오면 억지로 만나지 않는다. 다만 일단 거절당했어도 그대로 두지 않는 것이 중요하다. 만나기를 거부해도 속으로는 심경이 복잡하다. 본인과 만나지 못하더라도 가족과 만난다. 가족을 통해 ②의 메시지를 아이에게 전한다.


④ 정기적으로 방문한다.

교사에게는 시간 외 업무가 되겠지만, 되도록 정기적으로 방문한다. 얼굴을 계속 마주한다면 아이에게도 가족에게도 큰 힘이 된다. 담임 교사의 노력을 학교 전체가 지원해야 한다.

방문의 기본자세는 등교하라고 재촉하기보다 〈집이 안심할 수 있는 베이스캠프가 되어야 함〉을 중요하게 여긴다. 그것이 열매를 맺으면 방문했을 때 〈만나지 않겠다〉고 하던 아이도 슬며시 얼굴을 내민다. 현재 아이가 〈등교 거부를 극복하는 단계〉 중 어느 단계에 있는지를 판단하면서 그에 맞추어 조심스럽게 도움을 주되 끈기 있게 차곡차곡 쌓아 나가야 한다.


⑤ 어른과 만나는 경험을 유도한다.

오늘날에는 육아의 개인화로 부모 이외의 어른과 친밀한 관계를 맺는 체험을 별로 거치지 못하고 아동기와 사춘기를 보내는 아이가 많다. 어른과 만나는 체험의 폭이 좁은 것은 〈어른 되기〉, 즉 사회화를 힘들게 만든다. 교사의 지속적인 방문은 아이에게 어른과 만나는 체험의 기회가 된다. 교실에서는 학급 전체와 얼굴을 마주하는 것이 교사의 역할이지만, 이때는 한 아이만 대하는 일이 가능하다. 등교 거부와 발달 장애는 다른 문제지만, 발달 장애의 사례에서 언급했듯 아이에게 〈친밀감〉을 느끼게 해주면 아이의 성장에 큰 힘이 된다.

상담원과는 다른 역할이 있다

현대의 아동기와 사춘기 아이에게 학교 이외의 사회적인 장소는 거의 없다. 학교에서 떨어져 나온다는 것은 〈사회를 잃어버리는 일〉이다. 그로 인한 불안감과 고립감은 더할 수 없이 크다. 〈사회〉에 진입하지 못하는 것은 자신의 사정이라고 해도, 그곳에 들어가지 못했어도 사회는 자신을 결코 내버려 두지 않는다는 안심과 신뢰가 중요하다.

학교 교사의 방문은 안심과 신뢰를 구체적인 형태로 부여해 준다. 물론 예외는 있지만, 이는 아이가 상담실에 와주기를 기다리는 상담원의 기본 방법과는 다르다. 교사만이 할 수 있는 중요한 역할이 있으리라.

•

전문가, 가족, 교사로 나누어 도움의 방법을 기술했는데, 이들은 내용적으로 서로 연관되고 겹친다. 이들이 호흡을 맞추어 서로 도움을 준다면 문제 해결은 멀지 않다.

## 9 — 아이들의 부적절한 관계, 〈집단 따돌림〉

이제부터는 등교 거부와 같은 학교생활의 회피가 아니라 학교의 관계 세계에서 아이들이 부딪히는 어려움이나 장벽을 살펴보자. 이것은 오늘날 학교가 아이들에게 어떤 세계이고, 아동 학생이 사회적인 힘을 기르는 일과 어떻게 연관되는지의 문제다.

## 집단 따돌림의 현재

아이들 또래 집단의 사회관계가 뒤틀려 있다는 대표적인 예로 이른바 〈집단 따돌림〉을 들 수 있다. 이 좋지 못한 일이 얼마나 자주 일어나고 증가하는지는 이야기하지만, 어디까지를 〈집단 따돌림〉으로 볼 것인지 판단하는 어려움이나 실제로 얼마나 자주 일어나는지, 정말 증가하는지를 정확하게 알기는 쉽지 않다.

숫자는 그렇다 치고, 이 현상은 오늘날 아이들이 아동기부터 사춘기에 걸쳐 사회화를 거치는 과정에서 부딪히는 문제가 어떤 성격을 띠는지를 보여 준다. 자세하게 고찰해 보자.

9세부터 14세까지 전국의 초등학생과 중학생 2천 명(조사 유효 수 1,404명)을 대상으로 면접 조사한 「2013년 초등학생·중학생 의식에 관한 조사」(내각부)에서는 〈교우 관계를 잘 맺어 나가는가?〉라는 질문에 〈잘 맺고 있다〉는 대답이 81.3퍼센트, 〈그럭저럭 그렇다〉까지 포함하면 97.5퍼센트의 아동 학생이 문제가 없다고 대답했다. 90.2퍼센트가 〈무슨 이야기든 할 수 있는 친구가 있다〉고 대답했고, 〈현재 친구들과 즐겁게 지내는가?〉에는 90.7퍼센트가 〈즐겁다〉고 대답했다. 〈그럭저럭 즐겁다〉를 합치면 98.8퍼센트가 친구들과 즐겁게 사귀는 셈이다. 〈집단 따돌림〉은 어디에 숨어 있을까?

물론 이 통계가 모든 걸 말해 주지는 않는다. 〈무슨 이야기든 할 수 있는 친구〉가 있는지는 물었지만, 〈싫어하는 친구〉, 〈멀리

**표 4** 집단 따돌림의 경험[107]

| 현재 학년이 되고 나서 | | 1. 있었다 | 2. 없었다 | 3. 무응답 |
|---|---|---|---|---|
| A. 친구에게 집단 따돌림을<br>당한 경험 | 전체 | 3.7 | 95.6 | 0.7(%) |
| | 중학생 | 5.1 | 94.6 | 0.4 |
| | 고등학생 | 2.0 | 97.7 | 0.4 |
| B. 친구를 집단 따돌림으로<br>괴롭힌 경험 | 전체 | 3.2 | 96.1 | 0.6 |
| | 중학생 | 3.7 | 96.1 | 0.2 |
| | 고등학생 | 2.3 | 97.3 | 0.4 |
| C. 친구의 집단 따돌림을<br>보거나 들은 경험 | 전체 | 24.8 | 74.6 | 0.6 |
| | 중학생 | 31.8 | 67.9 | 0.4 |
| | 고등학생 | 17.2 | 82.6 | 0.2 |

하는 친구〉가 있는지는 묻지 않는 등 조사 방법이 불충분하다. 그러나 개괄적으로 바라보면 대다수 아이가 학교의 교우 관계를 일단 양호하게 맺었다.

이는 〈사회성〉이나 〈의사소통 능력〉을 중시하는 사회가 되었음을 드러낸다. 아이들도 좋은 친구 관계를 유지하고자 노력한다는 것을 앞의 숫자에서 엿볼 수 있다.

다만 노력하지 못하거나 친구 관계의 세계로 들어가지 못하는 소수의 아이가 있다. 대다수가 즐겁게 지내는 만큼 소수의 아이가 보여 주는 격차는 틀림없이 심각한 일이다.

107 NHK, 「중학생·고등학생의 생활과 의식 조사 2012」에서 작성함 — 원주.

〈무슨 이야기든 할 수 있는 친구〉가 있는 것이 당연하다면, 혹여 그런 친구가 없을 때 〈사회적인 실격자〉라는 낙인이 찍히기 쉽다. 아이들 사이에 친구가 없고 외톨이라는 두려움에 가까운 심리가 생겨날 수 있다.

**중학생의 5퍼센트, 고등학생의 2퍼센트가 집단 따돌림을 체험하다**

〈표 4〉는 「중학생·고등학생의 생활과 의식 조사 2012」(NHK)에서 가져왔다. 전국에서 임의로 선발한 12세에서 18세 중고생 1,800명(조사 유효 수 1,142명)을 면접 조사한 결과를 참고로 살펴보자. 이 조사에서는 내용과 정도의 차이는 있을지언정 대개 중학생의 5퍼센트, 고등학생의 2퍼센트가 집단 따돌림을 체험했다. 이 정도 숫자라면 그리 이상하지 않을지도 모른다. 앞의 내각부 조사 결과와도 모순되지 않는 숫자다.

## 10 — 전통적인 〈집단 따돌림〉과 1980년대 이후의 〈집단 따돌림〉

### 〈괴롭히는 아이〉의 집단 따돌림

〈집단 따돌림〉이라는 명사 표현은 1980년대 중반에 만들어진 신조어인데, 오늘날 이 낱말은 아동 집단에서 일어나는 어떤 행동군을 지칭하는 말이 되었다.

그렇지만 옛날부터 〈괴롭히는 아이〉라는 말은 있었고, 그런 아이의 부하나 추종자의 〈괴롭힘〉은 제2차 세계 대전 이전부터 드물지 않았다는 사실을 전시 체제 기간에 소개[108] 아동이 받은 심각한 체험 등 많은 자료를 통해 알 수 있다. 당시 아동 집단은 오늘날보다 훨씬 거칠고 난폭하기도 해서 상당히 부조리한 행동을 일삼았다. 〈괴롭히는 아이〉가 저지르는 행위가 옛날의 전통적인 〈집단 따돌림〉이었다. 전형적으로는 이런 사례가 있다.

(전통적인 집단 따돌림의 전형적인 양상)
① 어떤 의미에서 아동 집단 가운데 힘을 가진 골목대장이나 리더 역할을 맡은 특정 인물이 괴롭히는 아이일 때, ② 그 아이의 부하, 추종자, ③ 중립적이거나 방관적인 다수, ④ 저변에서 늘 표적이 되는 〈괴롭힘을 당하는 특정한 아이〉가 있다. 집단 따돌림은 이렇게 계층적인 구조에서 일어나는 것이 전형적인 유형이었다. 집단 따돌림에 앞장서는 아이와 부하는 언제나 괴롭히는 쪽, 집단 따돌림을 당하는 아이는 언제나 괴롭힘을 당하는 쪽으로 역할이 고정되었다.
후지코 후지오(藤子不二雄)의 만화 『도라에몽(ドラえもん)』에 나오는 〈퉁퉁이-비실이[109]-노비타〉의 관계는 이런 전통적인 유형을 밑바탕에 깔고 있다. 노비타도 도라에몽이 없었다면 꽤 험난한 어린 시절을 보냈을지 모른다.

그러나 옛날에는 개별 장면에서는 주의를 주거나 〈약한 아이

108 疎開. 적의 공습이나 화재 등에 따른 손해를 줄이기 위해 집중된 사람이나 시설 따위를 분산하는 일.
109 『도라에몽』의 등장인물인 호네카와 스네오. 노비타의 학급 친구.

를 괴롭히면 안 된다〉고 야단치는 일이 있었다고는 해도, 어른이 개입하거나 집단 따돌림에 관한 대책을 외치는 일이 없었다. 어른들은 아이들의 따돌림이나 싸움을 성장 과정에서 늘 있기 마련인 사회 행동으로 보았고, 이런 체험을 겪으면서 아이는 사회화, 즉 어른이 된다는 공통된 이해가 있었다.

아이들 싸움에 부모가 나서지 않는 것과 마찬가지로 아이들의 따돌림이나 괴롭힘에도 부모는 나서지 않았다. 〈아이의 영역〉과 〈어른의 영역〉이 또렷하게 나뉘던 시대였다. 사회는 매우 가난했고, 어른들은 대개 생계에 쫓기며 살았다.

## 〈어른이 나올 차례〉가 없었던 시대

따돌림도 〈성장의 거름〉이라고 보던 과거의 시각이 반드시 잘못이라고 할 수는 없다. 어른이 아이의 영역에 함부로 개입하지 않아야 아이들의 자립성이 지켜진다. 아직 성장의 길을 걷는 아이들끼리 서로 부딪치다 보면 당연히 다툼이나 갈등이 생긴다. 자기들끼리 빚어낸 다툼이나 갈등을 어른에게 의존하지 않고 자신의 힘으로 어떻게든 해결하려는 노력을 통해 사회적·대인적 문제를 처리하는 힘을 기를 수 있다. 싸움도 따돌림도 성장 과정에서 겪는 일시적인 문제일 뿐이고 〈어른이 나올 차례〉는 없다고 여겼다.

그런데 1980년대 중반부터 〈집단 따돌림〉이 사회 문제로 크게 떠올랐는데, 두 가지 요인을 배경으로 들 수 있다. 먼저 〈집단 따돌림〉의 구조가 눈에 띄게 변화했다는 점이다. 또 하나는 육아와 교육에 개인화가 진행되어 아동의 영역이었던 〈집단 따돌림〉이 어른의 시야 안으로 들어와 어른이 개입해야 할 영역으로 여겨지기 시작했다는 점이다.

## 〈이렇게 된 이상 죽일 수밖에 없다〉 — 1960년대

〈집단 따돌림〉의 구조 변화를 예견하는 조짐으로 1960년대 후반에 이미 이전과는 유형이 다른 〈집단 따돌림〉이 출현했다. 신문의 보도 기사를 빠짐없이 수집해 전후 청소년 범죄나 비행의 추이를 분석한 아카쓰카 유키오(赤塚行雄)의 글을 인용해 보자.

(1960년대 중반의 집단 따돌림)
1960년대 중반부터는 〈괴롭힘 = 괴롭힘을 당함〉이라는 관계에서 돌연 참을 수 없어진 〈괴롭힘을 당하는〉 쪽이 태세를 돌변해 반격에 나섰다가 상대방을 죽이는 사건이 학교에서도 일어나기 시작한다.[110]

아카쓰카 유키오는 일련의 사건을 분석한 뒤 다음 세 가지를 특징으로 파악했다. ① 〈괴롭힘 = 괴롭힘을 당함〉의 관계가 음습해지고 오래 계속된다. ② 사건 발생 장소가 예전에는 지역 놀이터 등 〈사적 공간〉이었는데 학교 교실이라는 〈공적 공간〉으로 바뀌었다. ③ 〈친구〉 관계로 지내던 두 사람이 어느새 대등한 관계

110 아카쓰카 유키오 편, 『청소년 비행, 범죄사 자료 2(青少年非行·犯罪史資料 2)』(東京: 刊々堂出版社, 1982) — 원주.

598

가 아니라 한쪽이 다른 한쪽을 언제나 놀리거나 들볶거나 혹사하는 일방적인 지배-피지배 관계로 바뀌었다. 전(前) 사춘기에서 사춘기까지의 친구 관계가 왜곡되어 뒤틀린 양상이다.

오늘날 〈집단 따돌림〉은 괴롭힘을 당하는 쪽의 자살을 통해 사회 문제로 떠오르지만, 이 시기에는 괴롭힘을 당하는 쪽의 살인이 문제였다. 이렇게 된 이상 〈죽는 수밖에 없다〉와 〈죽일 수밖에 없다〉는 차이가 있지만, 어느 쪽이든 괴롭힘을 당하는 쪽이 극단적으로 궁지로 내몰리는 사태가 발생한다는 것을 의미한다.

### 주요 전쟁터는 학교

오랫동안 가정 외부에서 아이들이 서로 부딪치는 〈주요 전쟁터〉는 학교보다도 근처 들판이나 공터 등 놀이터였다. 그곳에서 어른의 눈을 벗어나 놀면서 아이들은 자율적으로 사회 교류를 나누었다. 놀이뿐 아니라 〈집단 따돌림〉도 당연히 그곳에서 일어났다. 그러나 1960년대 들어 고도 경제 성장에 따라 지역의 상호 부조, 이웃사촌이라는 관계망이 차츰 약해지고, 자율적인 놀이터였던 들판이나 공터가 사라지기 시작했다. 이제 아이들의 사회적 교류는 오로지 〈학교〉에서만 이루어졌고, 〈집단 따돌림〉의 장소도 학교로 옮겨졌다.

### 그룹의 상호 작용인 집단 따돌림 — 1980년대

1980년대에는 〈괴롭히는 아이 — 부하 — 괴롭힘을 당하는 아이〉라는 전통적인 위계질서가 사라지고, 평준화한 아동 집단에서 이루어지는 상호 작용 현상으로서 〈집단 따돌림〉이 나타났다. 기존 〈집단 따돌림〉에 대한 이해로는 제대로 파악할 수 없는 현상이었다. 학교 현장은 개입하거나 대처하기 어려운 사태로 혼란스러웠다. 온갖 변형이 있겠지만, 전형적인 양상을 다음과 같이 그려 낼 수 있다.

(1980년대 집단 따돌림)

소개 아동을 괴롭히는 양상에서 나타나듯 전통적인 〈집단 따돌림〉은 아동 집단에 본래 속하지 않은 외부 타지 사람이나 어떤 의미에서 집단에 속하지 못하는 이질성, 낙인stigma을 가진 사람이 〈괴롭힘을 당하는 아이〉가 되는 것이 전형이었다.

그런데 새로운 〈집단 따돌림〉은 동질성이 높은 친구 집단에서 한 명이 다른 구성원의 표적이 되었다. 〈괴롭힘 ─ 괴롭힘을 당함〉의 관계도 계층적으로 고정된 구조가 없고, 괴롭히던 사람이 바람의 방향이 바뀌듯 갑자기 괴롭힘을 당하는 사람이 되는 등, 관계가 상대적·우발적·유동적이었다. 과거 〈괴롭히던 아이〉 같은 특정한 사람이 지배권을 쥐고 〈집단 따돌림〉을 주도한다기보다 관계의 정도는 다르더라도 구성원 모두의 〈집단 심리〉에 따라 움직이면서 〈집단 따돌림〉을 주관하는 〈주체〉가 분명하게 존재하지 않는다.

괴롭힘의 내용도 확장되어 사소한 장난이나 놀림, 심술궂거나 짓궂은 행동에서 나아가 폭력, 협박, 공갈 등 비행이나 범죄에 가까운 짓까지 다양해졌다. 이에 〈집단 따돌림〉인지 아닌지를 구분하는 경계선이 흐려졌다. 괴롭히는 쪽이 주관적으로 괴롭힌다는 의식이 없을 때도 많다.

**왜 점점 심각한 사태가 되었을까?**

이런 유형의 〈집단 따돌림〉은 심각한 사태가 되기 쉬울 뿐 아니라 대처하기도 어렵다. 그 이유를 여섯 가지 정도 생각해 볼 수 있다.

(1) 옛날에는 괴롭힘을 당하는 쪽이 대개 특정한 아이였고, 특별한 일이 없으면 그 밖의 다수가 〈괴롭힘을 당할〉 염려는 그다지 크지 않았다. 그러나 새로운 〈집단 따돌림〉은 언제 누구에게 화살이 돌아갈지 모르는 변덕스러운 성질을 띠기 때문에 모든 구성원이 불안과 긴장감을 공유하기에 이르렀다. 따라서 〈집단 따돌림〉이 시작되면 집단 전체가 어느 정도 참여하지 않을 수 없고, 주관하는 〈주체〉가 분명하지 않기 때문에 제어하지 못한 채 사태가 심각해지기 쉽다. 중립적이거나 방관하는 사람은 집단 외부의 아이들이다. 다른 집단에서는 참견하지 않는 것이 암묵적인 규칙이다.

(2) 특정한 아이가 〈괴롭히는 아이〉일 때는 그 아이에게 완전히 백기를 들든지, 아니면 궁지에 몰린 쥐처럼 반격하든지, 국면 전환의 가능성이 있었다. 1960년대에는 살인까지도 벌어지곤 했다. 그러나 새로운 〈집단 따돌림〉은 상대가 되어야 할 〈괴롭힘의

주체〉가 분명하지 않기 때문에 출구가 전혀 보이지 않는다.

(3) 전통적인 〈괴롭히는 아이〉는 자신이 무슨 짓을 하는지 자각했고, 심한 짓을 저질러도 괴롭힘의 전문가(?)로서 넘어서는 안 될 선을 알았다. 하지만 새로운 〈집단 따돌림〉은 개인의 자각이 아주 옅어지고 전체를 지휘하는 사람도 없어서 집단 심리가 폭주함으로써 어느새 넘지 말아야 할 선을 넘어 버린다.

(4) 발생 현장이 〈친구 집단〉이기 때문에 〈집단 따돌림〉을 피하기가 곤란하다. 집단에서 빠져나오면 피할 수 있다고 여기겠지만, 그렇게 하면 학급이나 학교에서 〈외톨이〉가 된다. 〈사회성〉의 가치가 중요하기 때문에 〈친구〉가 없다는 사태가 두려워지는 오늘날에는 그렇게 할 수 없다. 마음이 무겁지만 집단을 떠날 수 없다. 〈집단 따돌림〉의 수법도 전통적인 신체 폭력보다는 심리적인 압력을 선택한다. 그중에서도 〈무시〉나 〈따돌림〉이 많다는 사실은 그것이 상대에게 타격을 입히기 때문이다.

(5) 친구 집단이라는 폐쇄적인 관계의 세계에서 벌어지기 때문에 바깥에서는 낌새를 알아차리기 어렵다. 사후에 〈어른이 왜 미리 알아채지 못했느냐〉고 질타하는 목소리가 나오는데, 아이들은 스스로 어른의 눈을 피해 자기들만의 영역을 확보하려고 한다. 그것이 자율성과 사회화를 키우는 힘이기도 하다. 〈집단 따돌림〉이 어른의 눈에 띄기 어려운 까닭은 좋든 나쁘든 〈아동 영역〉

의 현상이기 때문이다. 괴롭힘을 당하는 아이가 어른, 즉 부모나 교사에게 고통을 호소하지 못하는 이유가 여기에 있다. 괴롭힘을 당하는 자신의 무력함, 비참함을 드러내고 싶지 않다는 자존심의 문제이기도 하다.

(6) 집단 따돌림의 중심 수단이 객관적으로 파악하기 쉽고 형법상 〈범죄〉로 여기는 신체 폭력에서 놀림이나 조롱, 언어 공격이나 험담, 무시나 소외 등 심리적 수단으로 옮겨 간 현상도 〈집단 따돌림〉의 선을 긋거나 대처하기 어렵게 만든다.

〈집단 따돌림〉은 일본 특유의 현상이 아니라 외국 학교에서도 발생하는 일인데, 서구에서는 발생률이 아주 높다. 영국에서 2004년부터 2006년까지 14세 학생 1만 5천5백 명을 대상으로 조사한 바에 따르면, 47퍼센트가 〈괴롭힘을 당한 적이 있다〉고 대답했다.[111]

다만 사회 구조도 교육 시스템도 다른 나라와 단순하게 비교하기는 어렵다. 내용에서도 차이가 있다. 모리타 요지(森田洋司)에 따르면[112] 서구의 〈집단 따돌림〉은 동급생이나 친구 집단이 아니라 상급생이 하급생을 표적으로 삼은 신체적 폭력이 많다

---

111 모치다 겐고(望田研吾), 「외국의 집단 따돌림 문제와 그것을 방지하기 위한 핀란드와 영국의 대처(諸外国のいじめ問題とフィンランドと英国の防止への取組み)」, 『교육과 의학(教育と医学)』 61권 2호(東京: 慶應義塾大学出版会, 2013) — 원주.

112 모리타 요지, 『집단 따돌림의 국제 비교 연구(いじめの国際比較研究)』(東京: 金子書房, 2001) — 원주.

는 특징을 띤다. 그런 일이 벌어지는 현장도 교실이 아니라 교실 바깥이 많다. 1980년대에 나타난 일본형(?) 집단 따돌림과는 구조나 내용이 다르다.

## 11 —〈집단 따돌림〉의 변화와 사회적 배경

아이의 세계는 어른의 세계를 좋든 나쁘든 수용한다. 앞에서 서술한 〈집단 따돌림〉의 구조 변화도 어른의 사회 구조 변화를 반영한다.

### 계층 질서 사회의 집단 따돌림

전통적인 〈집단 따돌림〉이 확고한 계층성을 띤다는 것은 어른의 세계에 사회적으로 계층 질서가 완고하게 자리 잡고 있음을 반영한다. 학교라는 〈배움〉의 세계에서는 담임의 인솔 아래 반장을 꼭짓점으로 몇몇 역량 있는 아이가 학급 전체를 장악하는 계층 질서를 구성한다. 반면, 학교 바깥의 〈놀이〉 세계에서는 골목대장이 부하를 거느리고 지휘하는 계층 질서를 구성한다. 〈집단 따돌림〉은 후자의 세계에서 일어나는 일이다.

제2차 세계 대전 이전부터 고도성장 시대까지 어른들은 지역의 상호 부조 공동체든, 회사 같은 직장 공동체든, 확실한 공동체의 틀을 자명하게 여기고, 결속을 흩뜨리는 사람을 비난하거나 배제했다. 그러므로 아동 집단에서도 집단 외부의 아이, 집단 안에서도 이질성을 띠는 아이가 〈괴롭힘을 당하는 아이〉가 되었다.

## 평준화된 대중 사회의 집단 따돌림

경제 성장을 이룩하고 고도 소비 사회가 되면서 평준화되고 평등한 대중 사회가 성립하고, 사회의 계층 질서는 완고한 구조를 상실해 갔다. 그와 동시에 경제 향상으로 지역 공동체의 상부상조 수요가 줄어들고 개인의식이 성장하면서 도리어 지역의 결속을 번거롭고 사생활을 침해하는 것으로 느끼기 시작했다. 이에 도시에서 먼저 사회적 공동성이 해체되었다.

1980년대에 교사들은 〈지도력을 발휘하는 학생이 사라졌다〉는 말을 자주 했다. 이것은 개별 학생의 능력 문제가 아니라 교사의 지도로 반장이 리더가 되어 학급을 통솔하는 계층 질서가 성립하기 어려워졌기 때문이다. 이 사태가 더욱 진전되면 〈학급 붕괴〉로 이어진다. 이와 동시에 〈집단 따돌림〉도 힘을 가진 특정한 아이가 정점을 차지하고 지휘하는 계층 구조를 상실했다.

아울러 어른의 세계에서도 〈같은 동네〉, 〈같은 회사〉의 일원이라는 의식이 옅어졌듯이, 〈같은 학급〉의 일원이라는 공동 의식이나 소속 의식으로 학급 전체가 일체감을 느끼는 일이 어려워졌다. 학급이라는 단위로 묶이지 않고 소수 단위로 모인 자의적인 친구 집단으로 뿔뿔이 흩어지기 시작했다. 이렇게 형성된 소집단이 바로 오늘날 아이들의 사회적인 관계의 세계다. 그러므로 〈집단 따돌림〉도 그 내부의 사회적 행동으로 변했다.

친한 친구끼리 모인 집단에서 앞에 언급한 〈집단 따돌림〉이 일정하게 일어난다는 것은 98.8퍼센트의 초등학생이 〈친구들과 즐겁게 사귀고 있다〉는 대답의 〈이면〉일지도 모른다. 이를 다음과 같이 생각할 수 있다.

## 균질성에서 벗어난다는 공포

유치원과 초·중·고등학교라는 교육 과정을 거치는 현대 아동의 대다수는 유아기부터 일관되게 균질성이 높은 또래 집단에서 사회화의 길을 걷는다. 줄곧 균질적인 집단에서 대인 관계의 기술을 연마할 때는 주변 사람과 사소하게 어긋나거나 갈등을 빚어도 섬세하게 때로는 예민하게 신경이 작동하는 민감한 대인 의식이 자라나기 쉽다. 그래서 또래 집단에서 갈등이나 다툼이 생기지 않도록 서로 조심하는 의식이 생겨난다. 고도 소비 사회가 되어 사람들 사이에 〈사회성〉이 중요한 윤리 덕목이 되었다는 점도 이러한 경향을 부추긴다. 반면, 〈차이〉가 두드러진 사람, 〈이질성〉을 띤 사람에 대한 거부감이나 경계심이 때로는 과도하게 강해지기 쉽다.

나아가 이 같은 균질적인 집단 세계가 거의 유일한 〈사회적 장소〉이기 때문에 아이들은 균질성에서 벗어나는 상황, 즉 친구와 비슷하지 않거나 친구에게 거부감을 주는 상황에 어느 정도 불안과 걱정을 품기 마련이다. 균질성에서 벗어나면 있을 곳을 잃어버리기 때문이다.

아이들 마음속에 숨어 있는 불안과 걱정, 그리고 〈교우 관계를 잘 맺고 있다〉, 〈무슨 이야기든 할 수 있는 친구가 있다〉, 〈친구들과 즐겁게 사귀고 있다〉는 대답이 표리일체를 이룬다. 불안과 걱정 때문에 친구와 사이좋게 지내고 갈등을 일으키지 않으려고 끊임없이 노력을 기울인다. 그러나 지나친 긴장과 과도한 억지가 작용한다는 점에 도리어 〈집단 따돌림이 발생할〉 가능성이 있는 것이 아닐까?

이질성이나 다양성으로 이루어진 사회 집단에서는 사소한 어긋남이나 다툼은 문제가 아니다. 그렇지만 집단의 균질성이 증가하면 별것도 아닌 일이나 다툼도 큰 갈등으로 받아들여 걸림돌이 된다. 예를 들어 아무리 서로 신경을 써서 상대에게 맞추려고 해도, 인간관계에서 기분이나 생각은 서로 어긋나거나 부딪치기 마련이다. 사람은 제각각 다 다르기 때문이다. 따라서 누구나 주위 사람에게 어느 정도 거부감을 주기도 하고, 그 반응으로서 〈집단 따돌림〉이 발생한다. 〈저 아이는 원래 그렇잖아〉 하고 가볍게 반응하던 일이 어느새 〈저 아이를 무시하는 일〉로 발전한다.

물론 〈다들 다르지만 다 좋아〉[113]는 아이들도 훌륭한 이념이라고 알고 있다. 이 시를 좋아하는 아이도 많다. 그러나 현실적으로 그렇게 행동하도록 하는 것은 〈이념〉이 아니다. 이질성과 다양성을 경험함으로써 터득하는 〈다른 것〉에 대한 〈익숙함〉이나 〈친밀감〉이다. 그것이 아무래도 부족하다. 상대가 〈작은 새〉나 〈방울〉이라면 상관없겠지만 〈친구〉라면 용납하지 못하겠다는 사태가 벌어진다.

113 가네코 미스즈(金子みすゞ), 『나와 작은 새와 방울과(わたしと小鳥とすずと)』 (東京: JULA出版局, 1984). 한국어판은 『나와 작은 새와 방울과』, 서승주 옮김(서울: 소화, 2006).

## 새로운 계층성 ― 학교 카스트 시대

이런 경향을 지속하면서도 2000년대 들어오면 〈일억 총 중류 시대〉가 끝나고 사회 격차가 확대되고 양극화가 진행되면서 아이들 세계에도 새로운 계층성이 등장한다. 이를 〈학교 카스트〉라고도 부른다. 〈사회성〉, 〈의사소통 능력〉이 어느 정도냐에 따라 친구들 사이에 순위를 매기는 계층성이다.

아이의 사회적 행동은 알게 모르게 어른의 세계를 수용한다. 학교의 카스트를 형성하는 〈사회성〉, 〈의사소통 능력〉은 대중 매체에서 활약하는 연예인의 그것이다. 주위 분위기를 재빠르게 파악해 흥을 돋우거나 웃음을 자아내거나 능숙하게 지휘하는 기술을 말한다. 부모 이외의 다른 어른과 친밀하게 지내는 경험이 적은 현대 아이들에게 가장 친근감을 주는 어른은 대중 매체를 통해 알게 된 연예인이다. 그래서 그들이 행동 모델이 되는지도 모른다.

그러나 이것은 아동 집단이라는 좁은 세계에서만 통용되는 〈사회성〉, 〈의사소통 능력〉일 따름이다. 학교를 나와 실제 사회에 발을 들이고 어른의 인간관계를 맺어 갈 때 도움이 되는 사회적이고 대인 관계적인 힘은 그런 것이 아니다. 이는 텔레비전 카메라 앞이라는 미리 약속한 세계의 행동 모델일 뿐이다.

그런 아이들 사이에 카스트 상위의 사람이 하위의 사람에게 〈장난치는 일〉(놀이, 희롱)이 어느새 〈들볶기〉(공갈치기, 괴롭히

기)로 변하는 유형의 〈집단 따돌림〉이 등장했다. 아이는 언제나
〈놀이〉를 추구하고 〈놀이〉를 만들어 낸다. 학교라는 따분한 공간
에서 기분 전환으로 하는 허물없는 친구 사이의 장난이 어느새
친구를 〈장난감〉으로 여기는 놀이로 변했다.

가해자 쪽은 놀이일 뿐 괴롭힌다는 의식이 없다. 그러나 타인의
〈장난감〉으로 여겨지는 것만큼 인간의 존엄성을 해치는 체험은
없다. 불행하게도 그들은 그 일이 얼마나 잔혹한지에 상상력이 미
칠 만큼 〈심리적인 어른〉으로 자라지 못했다. 이렇게 괴롭히는 쪽
과 괴롭힘을 당하는 쪽 사이에 깊은 심연이 가로놓여 있다.

## 12 — 규범의식과 〈집단 따돌림〉

### 아동의 정의로움

인간 사회에는 온갖 규칙이나 규율, 즉 규범이 있고, 기본적으
로 그것이 우리에게 옳다/옳지 않다는 기준이 된다. 규범이 없으
면 인간은 사회에서 대립하는 이해관계를 처리할 수 없다. 사회
규범을 공유하고, 그것을 준수할지 위반할지를 점검하는 일이 사
회적인 의미의 〈정의로움〉이다. 아동기에 들어 본격적인 사회화
를 시작하면서 아이들은 사회 규범의 세계에 발을 들이고 나름대
로 〈정의로움〉의 감각을 익힌다.

이 시기에는 애니메이션이나 만화, 소설 등 〈정의의 영웅〉이
싸우는 이야기에 흥미를 느낀다. 그 세계에서는 정의를 지키는

것이 지상 소명이고, 최후에 이기는 것 또한 정의로움이다. 그러나 그것에 머무르지 않는다. 〈정의〉에 이끌리는 것과 〈악〉에 이끌리는 것은 쌍을 이룬다. 아동기부터 사춘기에 사려 분별이 없든, 상당히 악질적이든, 어떤 〈심술궂은 장난〉이나 〈나쁜 짓〉을 안 해본 사람은 없다. 어른으로 성장하려면 이런 이중의 체험이 필요하다. 악한 짓만 저지르는 것도 곤란하지만, 정의로운 일만 하는 것도 바람직하지는 않다.

예전처럼 계층 질서나 공동체적인 틀이 완강하게 버티고 있는 사회에서 사람들이 살아갈 때는 아이들 사이에서도 사회 규범의 틀이 〈정의〉의 기준이었다. 양지의 규범으로는 꼭짓점에서 반장이 지휘하는 학급의 규칙이 있었고, 음지의 규범으로는 골목대장이 지휘하는 놀이의 규칙이 있었다. 전자는 뒤에서 어른, 즉 교사의 의지가 작용하는 규칙이고, 후자는 어른의 눈을 벗어난 아이들만의 자연 발생적인 규칙이다. 어느 쪽이든 규범을 지키지 않으면 제재를 받았다. 벌칙이 전혀 없는 규범은 존재하지 않는다.

학급의 규칙은 원칙적으로 교사에게 책임이 있고 꾸짖거나 벌을 주는 것도 교사의 역할이다. 하지만 놀이 현장의 규칙은 순전히 아이들에게 달렸다. 대립이나 마찰이 일어나는 것은 당연하다. 그러면 〈싸움〉으로 해결하기도 하고, 나이가 많거나 힘 있는 아이가 조정하기도 한다. 어떻게든 〈아이의 영역〉에서 처리했다.

때로는 특정 아이를 다른 아이들이 놀리거나 공격하는 사태도 벌어졌다. 이는 아동 집단이 공유하는 규칙을 어겼을 때다. 주위에서 일방적으로 공격을 받는 것이 얼핏 〈집단 따돌림〉으로 보이겠지만, 아이들의 의식에서는 규칙 위반에 대한 〈제재〉, 즉 정의의 행사일 뿐 〈집단 따돌림〉과는 달랐다.

어른 사회에서도 사회 규범을 위반하면 비난하거나 제재를 가한다. 아동의 세계도 마찬가지다. 제재로 어떻게든 사태를 해결하면 그것으로 끝났다.

## 사회적 규범에서 감성적 규범으로

오늘날에도 아이들 사이에서 규범을 위반하면 〈제재〉, 즉 정의의 행사가 이루어진다. 이것은 예전과 다를 바 없지만 아이들의 규범의식이 크게 변했다. 〈학급 붕괴〉라는 화제가 자주 떠오르는 데서 알 수 있듯, 현재의 아동 학생은 〈학급의 규칙〉을 자신의 소중한 규범으로 보는 의식이 약해졌다. 아울러 골목대장이 있던 놀이 현장에서도 자연 발생적인 규칙이 사라졌다.

이는 우리 사회에서 계층 질서나 공동체적인 틀이 매우 느슨해진 현상을 반영한다. 아동 집단의 〈정의〉가 사회 규범을 따르기보다는 개인적·감각적·감성적인 좋고 싫음에 따르는 경향이 강해졌다.

〈집단 따돌림〉 행위를 지적하고 주의를 주면 종종 〈저 애는 ○○하단 말이에요〉 하고 반론을 펼친다. 그것이 무시하거나 공격한 이유고, 이는 그렇게 해야 할 벌칙이기에 부조리한 〈집단 따돌림〉과는 다르다. 〈악〉은 상대에게 있고, 나에게는 〈정의〉가 있다. 이렇게 논리적으로 이야기하지 못하더라도 아이들 마음속에는 이런 감정이 강하게 움직인다.

그리고 〈○○〉에 들어가는 내용은 짜증 나고, 기분 나쁘고, 교활하고, 멍청하고, 잘난 척하는 등등 매우 감각적이고 감성적인 평가를 나타낸다.

### 감성적 규범에는 기준이 없다

현재의 아동 집단에서는 예컨대 〈짜증 나는 애는 절대로 용서할 수 없다〉처럼 사회적·공동적 규칙보다 감성적인 대인 감각의 공유가 일종의 규범이 된다. 아이들은 감성적인 규범에 어긋나는 사람을 용서하지 않는다. 균질적인 집단에서 자라나 예민해진 감지기가 미세한 〈불쾌감〉을 느끼고 그것에 자극을 받았을 때 자연스레 제재를 가한다.

안타깝게도 아이들은 〈○○〉 이상의 언어를 갖지 못한다. 이는 피부로 느낀 거부감이나 불쾌함에 세세하게 파고들어 언어로 표현하는 힘, 그것을 바탕으로 거부감이나 불쾌함을 처리하는 힘이 아직 길러지지 않았음을 뜻한다. 어휘의 빈곤함이 제시해 주듯, 진정한 〈의사소통 능력〉을 아직 익히지 못한 것이다.

〈사회 규범〉은 구체적이고, 위반인지 아닌지의 기준이 확실하다. 제재에도 어떤 규범을 어떻게 위반했느냐에 따라 대강의 기준이 있다. 그렇지만 아동 집단의 〈감성적인 규범〉은 감각에 따르기 때문에 분명하지 않고 기분에 따라 달라지기 쉽다. 제재에도 기준이 없는 탓에 자칫하면 제한이 없어진다. 그래서 아이들의 주관적 의식과 관계없이 결과적으로 〈집단 따돌림〉과 같아져 버린다.

## 13 — 학교 스트레스와〈집단 따돌림〉

### 만성적 스트레스를 어떻게 해소할까?

〈등교 거부〉가 증가하는 이유로 (1) 학력 가치의 저하, (2) 학업과 노동의 격차 확대, (3) 학교에서 심리적 긴장의 고조, (4) 학교의 신성함, 즉 권위 상실을 들었다. 학교에서 열심히 공부해야 할 의미나 대가를 느끼지 못하는 아동 학생이 다수를 차지했고, 조금만 부담을 느껴도 등교를 거부하는 사태로 이어졌다(제16장-7 참조).

그렇다고는 해도 대다수 아동 학생은 등교를 한다. 학력의 가치가 떨어져서 그런 학력조차 없으면 낙오자가 되리라는 두려움과 더불어 학교가 아니면 〈사회적으로 있을 곳〉이 없기 때문이다. 친구와 만나 지낼 곳이 학교밖에 없다. (1)~(4)는 그대로 〈집단 따돌림〉이 발생하는 배경이다.

학업에 뜻도 없고 의지도 없는 채 등교하는 아이들이 칠판을 바라보며 지내는 하루는 자유가 없는 답답함과 능동적인 흥미를 느끼지 못하는 따분함을 견뎌야 하는 시간일 따름이다. 소곤거리거나 꾸벅꾸벅 졸면서 시간을 견디려고 노력(?)하고는 있지만…….

따분하고 답답한 나날은 아이들에게 만성적인 스트레스를 안겨 준다. 만성 스트레스를 완화해 주는 것은 친구들과 즐겁게 사귀는 일밖에 없다. 그런 만큼 현대의 아동 학생에게 학교의 교우 관계가 좋은지 아닌지는 절실한 문제다.

## 〈장난〉, 〈놀림〉, 〈조롱〉이 일정한 선을 넘다

심심하고 나른한 학교 시간을 어떻게 즐겁게 지낼까? 이것이 스트레스를 해소하기 위한 핵심 과제다. 〈집단 따돌림〉도 여기에서 발생한다. 앞에서 이야기한 〈학교 카스트〉 안에서 놀리는 아이가 놀림을 당하는 아이를 놀리면서 웃음을 터뜨리는 것도 스트레스에 대처하는 노력이라고 보면, 일정한 범위 안에서는 그리 탓할 일은 아니다. 그러나 안타깝게도 전문 개그맨이 아닌 아이들의 〈장난〉은 일정한 선을 넘는다.

〈놀림〉이나 〈조롱〉도 가까운 사이에 친밀감을 띤 농담일 때는 마치 양념처럼 대인 관계의 풍미를 더해 주며 스트레스를 누그러뜨리기도 한다. 그렇지만 스트레스 해소가 목적이 되면, 친밀감은 뒤로 물러나고 공격성이 전면으로 나온다. 아이들은 경계선의 위치, 양념의 적당량을 알지 못한다.

이리하여 〈놀림〉과 〈조롱〉을 넘어서 〈험담〉, 〈공격적인 말〉, 〈짓궂은 강요〉, 〈공갈〉 등 자신의 스트레스를 일방적으로 풀기 위한 대상물로 친구를 이용하는 경향이 짙어진다. 이것이 발전하다 보면 점점 자신의 스트레스만 풀리면 누구라도 상관없다는 식이 된다. 누구를 표적으로 삼느냐는 자의적이고 우발적이며, 짧은 시간 간격으로 상대를 바꾸어 버린다. 상대가 계속 같으면 싫증이 나서 스트레스 해소 효과가 떨어지기 때문일까?

## 누구나 괴롭히고 괴롭힘을 당한다

물론 아이들이 어디까지 자각해서 의식적으로 집단 따돌림에 가담했느냐는 미묘한 문제다. 아이들 사이에 퍼져 있는 막연한 스트레스가 불러오는 무의식적인 집단 심리 현상이라고 보는 편이 자연스럽다. 이러한 집단 심리는 어떤 특성이 있는 아이를 괴롭히는 아이, 괴롭힘을 당하는 아이로 삼는 것이 아니라 누구나 집단 따돌림에 가담하고, 또 집단 따돌림을 당할 가능성을 내포한다.

학교생활을 은연중에 뒤덮고 있는 만성적인 스트레스를 어떻게 처리하느냐는 중요한 과제다. 이 스트레스는 〈집단 따돌림〉뿐 아니라 등교 거부나 학급 붕괴의 원인이기도 하다.

표적을 자주 바꾸면 결과적으로 〈집단 따돌림〉을 경험하는 사람 수가 늘어나 통계상으로 문제가 심각한 것처럼 보인다. 그러나 한 사람이 당하는 집단 따돌림의 기간은 짧아진다. 다만 한 사람만 줄곧 표적으로 삼는 사태와 비교해서 어느 쪽이 더 나은지를 단언하기는 불가능하다. 〈예전에는 자신이 괴롭히는 쪽이었는데 이번에는 내가 괴롭힘을 당하는 쪽이 되었다. 그때야 비로소 내가 무슨 짓을 했는지 알 수 있었다.〉 이렇게 깨닫는 아이도 있다.

## 14 —〈집단 따돌림〉에 대처하기

사회 변화와 관련해 〈집단 따돌림〉이 어떤 현상인지를 살펴보았다. 현재는 앞에서 서술한 각종 유형이 다양하게 섞이면서 나타난다. 〈집단 따돌림〉이라는 말 한마디로 묶을 수 없는 이유가 여기에 있다.

제2차 세계 대전 이전부터 있었던 전통적인 유형의 〈집단 따돌림〉은 오늘날 일반성을 잃어버린 듯하다. 하지만 엄격한 상하 관계와 일체감을 중시하는 일부 동아리 활동에 은밀하게 명맥이 남아 있다.

아동기에 들어서면 가족의 품을 떠나 〈학교〉라는 사회 집단에 참여한다. 이때부터 아이들은 집단에서 체험하는 협력과 협조, 상호 부조와 즐거움을 아는 한편, 갈등과 다툼, 마찰과 대립, 거부감과 불쾌함도 안다. 이런 것을 처리하는 기술을 배우면서 아이들은 어른으로 성장한다.

〈집단 따돌림〉이라고 부르는 현상도 아이들의 성장 과정에서 발생하는 사회 행동이라고 보아야 한다. 사회 행동이기 때문에 어떤 식으로든 어른의 행동을 반영한다.

실제로 이는 아이들만의 특수한 행동이 아니다. 어떻게 지칭하느냐는 별도의 문제지만, 직장에서 특정한 동료를 따돌리거나 상사와 부하 사이에 (적어도 부하가 보기에) 불합리한 대우를 받는 사태를 듣고 보는 일이 드물지 않다. 언론이 불상사를 향해 비판의 칼을 휘두르거나 인터넷에서 여럿이 합세해 개인을 비난하는 것도 비슷한 양상이다.

최선의 수단인지 아닌지는 논외로 하더라도, 인간의 사회관계 세계에서 배제와 공격, 힘의 행사는 문제 처리의 수단이 될 수 있다. 다들 그 수단에 〈협력〉하고 〈협조〉하는 것도 사회 행동이다. 사회화 과정에 있는 아이들이 그렇게 한다고 해서 의아해할 필요도 없고, 〈절대 악〉이니까 철저히 없애야 한다는 논리도 자연스럽지 않다.

그렇지만 그것이 폭주했을 때 벌어지는 심각한 사태를 고려하면 물론 방치해서도 안 된다.

다짜고짜 어른이 개입해서 이렇게 저렇게 하라고 훈수를 두기 전에 본래는 〈아동의 영역〉에서 벌어지는 다툼과 갈등이라는 원점으로 돌아가 살펴보아야 한다.

아이들 스스로 어떻게 대처할까? 〈집단 따돌림〉 발생의 절정기는 초등학교 5~6학년부터 중학교 1~2학년인데, 이 나이에 이르면 아이들끼리 벌이는 다툼에 스스로 대처하려는 자율성의 발휘가 중요하다.

### (1) 아이들의 대처

절반은 행동에 나섰다

「중학생·고등학생의 생활과 의식 조사 2012」(NHK)에서는 〈표 4〉의 설문에 〈C. 친구의 집단 따돌림을 보거나 들은 경험이 있다〉고 대답한 중학생 181명, 고등학생 96명에게 〈어떻게 했습니까?〉 하고 물었다. 그 대답이 〈표 5〉에 나와 있다.

〈집단 따돌림〉을 당사자끼리 해결하기는 어렵다. 주위 사람의 관여가 열쇠를 쥐고 있다. 〈집단 따돌림〉에 대해 반복해서 강조하는 바는 〈보고도 못 본 척하는 주위 반응〉, 〈대다수의 방관이나 은밀한 가담〉이다. 〈표 5〉에서도 보듯 분명 전체의 48.4퍼센트가 〈3. 아무 일도 하지 않았다〉고 대답했다. 그러나 이 표를 통해 주목해야 할 점은 나머지 절반이 어떻게든 행동에 나섰다는 사실이다.

포도주가 병에 〈절반밖에 없다〉고 생각하느냐, 〈절반이나 있다〉고 생각하느냐 하는 차이처럼 보일지 모르지만, 어느 쪽을 주목하느냐는 큰 차이를 낳는다.

〈보고도 못 본 척하는〉 데 분개를 표명하면, 결과적으로 〈그렇구나, 다들 보고도 못 본 척했구나〉 하고 분개에 동조하는 사람이 늘어나는 심리 효과가 있지 않을까? 아이 중 절반은 〈보고도 못 본 척하기〉나 〈은밀한 가담〉을 하지 않는다는 사실에 주목하고 그 점을 강조하는 것이 중요하다.

### 도리에 맞는 용기 있는 행동

아이들의 행동을 보면 〈1. 괴롭히는 아이에게 주의를 주었다〉가 15.5퍼센트에 달한다. 〈괜히 개입했다가 자기가 괴롭힘의 대상이 될지도 모르니까 모른 척하는 태도〉가 자주 입에 오른다. 확실히 그런 아이도 적지 않지만 그런 아이만 있는 것은 아니라는 사실을 알 수 있다. 중학생으로 올라가면 용기를 내는 아이가 이만큼이나 있다.

가장 많이 보인 행동은 〈2. 괴롭힘을 당하는 아이를 도와주거나

**표 5** 집단 따돌림을 보거나 들은 다음에 취한 대응[114]

|  | 전체 | 중학생 | 고등학생 |
|---|---|---|---|
| 1. 괴롭히는 아이에게 주의를 주었다 | 15.5 | 13.3 | 19.8 (%) |
| 2. 괴롭힘을 당하는 아이를 도와주거나 격려했다 | 32.9 | 32.0 | 33.3 |
| 3. 아무 일도 하지 않았다 | 48.4 | 47.5 | 49.0 |
| 4. 괴롭히는 일에 가담했다 | 1.8 | 1.1 | 3.1 |
| 5. 교사와 의논했다 | 19.1 | 19.3 | 18.8 |
| 6. 학교 상담원과 상담했다 | 2.1 | 1.7 | 3.1 |
| 7. 부모와 의논했다 | 15.9 | 15.5 | 16.7 |
| 8. 기타 | 1.8 | 2.2 | 1.0 |
| 9. 모른다, 무응답 | 1.4 | 1.1 | 2.1 |

격려했다〉였다. 집단 따돌림을 본 아이들의 3분의 1이 이렇게 했다. 〈집단 따돌림〉이 대상 아동을 막다른 골목에 몰아넣는 가장 큰 이유는 〈고립〉이다. 따라서 이런 행동은 매우 도리에 맞는 도움이다. 이것이 나중에 큰 힘이 되었다고 이야기하는 아이가 적지 않다.

1과 2는 아동의 관계 세계 내부에서 아이들 자신이 기울이는 노력이다. 이 둘을 합하면 상당한 힘이 된다. 전통적인 〈집단 따돌림〉 같은 고정적이고 강력한 계층성이 무너진 현실이 한편으론

114 NHK, 「중학생·고등학생의 생활과 의식 조사 2012」에서 작성함 — 원주.

아이 개인이 개별적으로 행동할 여지를 넓혀 주었을 수도 있다.

### 최대 자원을 간과해서는 안 된다

어른이 외부에서 개입하는 〈집단 따돌림 대책〉보다 1, 2와 같은 아이들의 자발적인 힘에 주목하는 것이 중요하다. 집단 따돌림의 계층 구조라고 이야기하는 〈괴롭힘을 당하는 아이 ─ 괴롭히는 아이 ─ 몰래 가담하는 방관자 ─ 바깥에 있는 무관심층〉 가운데 이런 아이들은 빠져 있다. 문제 해결에 가장 좋은 자원을 간과하는 것은 아닐까?

이런 행동을 하는 아이들 층이 두터워야 한다. 이는 단순히 〈집단 따돌림을 줄이기〉 위해서가 아니라 〈집단 따돌림〉을 둘러싸고 서로 주의를 주거나 받고 손을 내밀거나 잡는 경험을 쌓는 것 자체가 아이들이 사회적으로 성숙하고 힘을 키우는 바탕이 되기 때문이다.

〈집단 따돌림〉은 아동의 사회화, 즉 어른이 되는 과정에서 발생하는 사회 행동이므로 사회화의 진전에 따라 해결되는 것이 가장 자연스럽다. 사실 집단 따돌림의 경험률 추이를 살펴보면, 학령이 올라갈수록 완만하게 감소한다(〈그림 38〉 참조). 다시 말해 아이들이 사회적으로 성장하면 집단 따돌림은 줄어든다.

이것이 집단 따돌림 문제를 해결하는 가장 좋은 열쇠다.

**그림 38** 따돌림, 무시, 험담의 경험률[115]

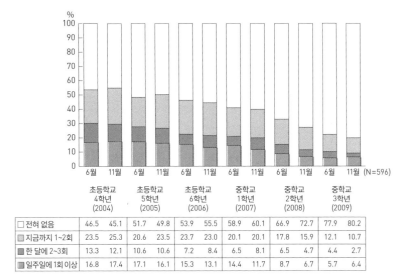

| | 초등학교 4학년 (2004) | | 초등학교 5학년 (2005) | | 초등학교 6학년 (2006) | | 중학교 1학년 (2007) | | 중학교 2학년 (2008) | | 중학교 3학년 (2009) | |
| | 6월 | 11월 | 6월 | 11월 | 6월 | 11월 | 6월 | 11월 | 6월 | 11월 | 6월 | 11월 |
|---|---|---|---|---|---|---|---|---|---|---|---|---|
| □ 전혀 없음 | 46.5 | 45.1 | 51.7 | 49.8 | 53.9 | 55.5 | 58.9 | 60.1 | 66.9 | 72.7 | 77.9 | 80.2 |
| ▨ 지금까지 1~2회 | 23.5 | 25.3 | 20.6 | 23.5 | 23.7 | 23.0 | 20.1 | 20.1 | 17.8 | 15.9 | 12.1 | 10.7 |
| ▦ 한 달에 2~3회 | 13.3 | 12.1 | 10.6 | 10.6 | 7.2 | 8.4 | 6.5 | 8.1 | 6.5 | 4.7 | 4.4 | 2.7 |
| ▩ 일주일에 1회 이상 | 16.8 | 17.4 | 17.1 | 16.1 | 15.3 | 13.1 | 14.4 | 11.7 | 8.7 | 6.7 | 5.7 | 6.4 |

(N=596)

## (2) 교사의 대처

### 교사의 노력에 초점을 맞추어 보자

오늘날의 집단 따돌림은 학교에서 일어나는 현상이어서 저절로 교사의 대처를 요구한다. 〈표 5〉의 NHK 조사를 보면 집단 따돌림을 보거나 들은 학생의 19.1퍼센트가 〈5. 교사와 의논했다〉고 대답했다. 15.9퍼센트를 차지한 〈7. 부모와 의논했다〉에서도 부모가 잘 처리하려면 교사에게 연락했을 것이다. 아이는 자기들 영역에 웬만해서는 어른이 들어오지 않도록 한다고 썼지만, 이 정도에 이르는 아이들이 교사에게 다른 아이의 집단 따돌림을 의

---

115 일본 국립 교육 정책 연구소 학생 지도·연구 센터, 『집단 따돌림 추적 조사 2007~2009』, 2010년에서 작성함 — 원주.

논했다.

이 조사가 한 걸음 더 나아가 그 결과를 묻지 않았다는 것이 아쉽다. 〈일껏 용기를 내서 교사에게 의논하기를 잘했다〉는 결과가 어느 정도일까? 이는 이런 행동을 하는 아이가 증가하는지 아닌지를 결정짓는 요인이 된다.

모리타 요지는 전국에서 뽑은 초등학생 5학년부터 중학생 3학년까지 아동 학생 6,906명을 대상으로 집단 따돌림에 관한 다각도의 설문 조사를 벌였다.[116] 이 조사는 괴롭힘을 당한 아동 학생에게 교사의 대응이 어떠했는지를 질문했다. 그 응답을 보면 〈교사는 몰랐다〉가 46.9퍼센트, 〈아무것도 해주지 않았다〉가 9.4퍼센트, 〈교사는 집단 따돌림을 없애려고 했다〉가 41.9퍼센트였다.

〈몰랐다〉가 절반에 가까운 것은 교사와 의논하지 않은 아이가 많았기 때문이다. 이 조사에서는 괴롭힘을 당한 아동 학생의 4분의 3이 교사와 의논하지 않았다. 그러나 일단 사태를 알면 교사의 대다수는 집단 따돌림을 없애려고 노력했고, 그 결과 〈없어졌다〉가 23.2퍼센트, 〈적어졌다〉가 42.1퍼센트, 〈변화가 없었다〉가 28.2퍼센트, 〈더 심해졌다〉가 6.5퍼센트였다. 이렇게 보면 65퍼센트가 어느 정도 성과를 거두었다.

---

116 모리타 요지 편, 『일본의 집단 따돌림(日本のいじめ)』(東京: 金子書房, 1999) — 원주.

### 집단 따돌림에 대응하기가 왜 어려울까?

집단 따돌림에 대응하기 어려운 까닭은 그것이 아이 개인의 문제가 아니라 집단 심리의 문제이기 때문이다. 게다가 학교에서는 날마다 갖가지 일이 일어난다. 평온한 학교생활이라는 수면 아래에 집단 따돌림이라는 물고기가 숨어 있다. 꼼짝 않고 수면을 지켜보다가 잡으면 되는 식이 아니다.

학교를 툭하면 쉬는 아이가 있다. 지각하는 아이가 끊이지 않는다. 이런저런 말썽을 일으키는 아이가 있다. 교실에 들어오지 않는 아이도 있다. 붕괴가 염려스러운 학급도 나온다. 학생이 물건을 훔치면 가게에서 연락이 온다. 어딘가 정서가 불안정해서 걱정스러운 아이도 있고, 가정 사정이 복잡해 보이는 아이도 있다. 보호자의 불만에도 대응해야 한다. 학교는 이런 일이 끊임없이 요동치는 세계다. 집단 따돌림은 이런 소용돌이가 몰아치는 세계의 일부를 이룬다.

이토록 험난한 가운데 교사는 집단 따돌림에 대처하려고 노력했고, 모리타 요지의 조사와 같은 결과를 보여 준다. 역시 이 문제 해결에 관해 경험이 풍부하고 온갖 방법을 공유하는 사람은 현장에 있는 교사들이다. 교사에게 해결의 책임을 떠맡긴다는 의미가 아니다. 교사의 노력에 사회적 신뢰를 보내고 그들의 노력을 뒷받침하는 것이 문제 해결에 이르는 길이다.

### 힘겨운 상황에 빠지는 세 가지 조건

무슨 일이든 1백 퍼센트는 있을 수 없다. 해결에 실패하거나 막

다른 골목에 다다르기도 한다. 〈더 심해졌다〉고 대답한 6.5퍼센트의 사례처럼 오히려 거꾸로 돌아가기도 한다. 정신 의학적인 문제까지 발전하는 일은 일부 곤란한 사례뿐이다. 다음과 같은 조건에 놓이면 위기 요인이 높아진다.

① 학급 붕괴 등 거친 풍랑에 전체가 요동치는 상황일 때
→ 곤란한 지경에 빠진 학교나 교사에게 사회적으로 뒷받침해 주는 자세가 중요하다.
② 괴롭힘을 당하는 아이에게 발달 장애, 부모 자식 관계의 어긋남 등 심리적 부담 요인이 있을 때
→ 그 부담 요인에 대한 지원을 마련해야 한다.
③ 일어난 현상을 〈피해 대 가해〉라는 단순한 대립 도식에 밀어 넣어 대처하려고 하거나 그런 식의 대처를 강요할 때
→ 〈집단 따돌림〉에 대한 여론의 분노와 정의감이 이런 대책을 밀어붙일 때가 있다.

### (3) 가족의 대처

무엇보다 냉정함이 필요

아이가 스스로 문제를 고백할 때도 있고 다른 사람에게 들을 때도 있겠지만, 자식이 집단 따돌림 때문에 고통스러워한다는 사실을 알고 평온한 마음을 유지할 수 있는 부모는 없다. 집단 따돌림이 아이에게는 무력감을 안겨 준다면 부모에게는 종종 〈분노〉를 안겨 준다. 괴롭히는 아이에 대한 분노, 그 아이의 부모에 대

한 분노, 자식을 지켜 주지 못한 교사에 대한 분노 등등. 심지어는 〈왜 더 일찍 말하지 않았니?〉, 〈그렇게 당하지만 말고 너도 똑같이 해줘야지!〉 하고 자식에게 분노를 터뜨리는 일도 있다.

부모가 분노를 품는 것은 당연하지만 분노에 휘말려 버리면 자식을 지켜 줄 수 없다. 냉정함이 필요하다. 학교에서 벌어지는 사건에 부모가 직접 개입할 수 있는 여지는 많지 않다. 이 점도 답답하다. 게다가 부모가 교실에 들어간다고 해서 어떻게 할 수 있는 것도 아니다. 부모와 교사가 힘을 합쳐야 비로소 아이를 지킬 수 있다. 그때 둘이 호흡을 얼마나 잘 맞추느냐가 해결의 열쇠다.

### 진상 규명보다는 안심을

아이가 부모에게 이야기한 내용과 학교에서 교사가 보거나 다른 아이들이 들은 내용은 때때로 일치하지 않는다. 미묘한 대인관계 심리의 복잡함이나 거의 무의식적인 집단 심리 속에서 변환하고 움직이는 카멜레온 같은 현상이기 때문이다. 각자의 체험과 관점에 따라 감지하는 내용이 다 다르고, 그런 〈덤불〉 속에서 누구 말이 옳고, 진상이 과연 무엇인지 규명하는 데 지나치게 몰두하면 출구를 찾지 못한다. 진상 규명이나 잘못의 소재를 찾는 것보다 자식이 안심하고 건강하게 지내는 것이 더 중요하고, 아이가 원하는 일도 바로 그것이다. 그 목표를 잊지 않도록 한다.

학교에서 문제를 해결하는 노력은 교사에게 맡기자. 가족이 아이를 지켜 주는 방법, 가족만이 할 수 있는 대처는 집에서 아이가 마음 놓고 편안하게 쉴 수 있도록 해주는 것이다. 등교 거부를 논할 때도 말했지만, 스트레스가 많은 학교생활을 잘 꾸려 가려면 가족이 든든하고 따뜻하고 안심할 수 있는 〈베이스캠프〉가 되어야 한다. 〈집단 따돌림〉 같은 문제에 부딪힌 아이들에게는 더욱더 그러하다. 교사와 가족이 역할을 분담하고 협력해서 아이들이 마음 놓고 건강을 회복하도록 도와주어야 한다.

### 자식이 괴롭히는 쪽이었을 때

자식이 집단 따돌림에 가담했다는 것을 알았을 때도 부모는 마음을 진정할 수 없다. 〈설마 그럴 리가!〉, 〈우리 아이는 그럴 리 없어!〉 하는 것이 자연스러운 부모의 마음이다. 자식의 억울함과 명예 회복을 위해 〈분노〉가 먼저 솟구칠 수도 있다. 그러나 이때도 냉정함이 필요하다.

〈그렇지만 어쩌면……〉 하고 마음을 바꾸어 침착하게 물어본다. 〈어째서 그런 짓을 한 거냐! 도대체 무슨 생각으로?〉라든가, 〈네가 그런 짓을 할 리가 없잖아! 아니지?〉 하고 물어서는 안 된다. 조용하게 물으면 솔직하게 인정하는 아이도 있다. 어떤 악의가 있어서가 아니라 집단 심리에 휩쓸렸을 때 친밀한 어른이 지적해 준다면 이성을 되찾고 자신의 부적절한 행동을 깨닫는다. 자기가 한 일 때문에 부모가 슬퍼한다는 사실을 알면 저절로 그만둘 것이다. 그다음은 자기 행동에 책임을 지고 상대 아이에게 사과하면 된다. 모든 일이 다 좋게 마무리되는 것은 아니지만, 잘못된 대응으로 일이 틀어지지만 않으면 이런 식으로 되지 않을까 한다.

## 어른의 다툼으로 번져서는 안 된다 — 이분법에서 자유로워지자

한편 자식의 이야기를 들은 부모는 이렇게 생각하기도 한다. 《우리 애가 일방적으로 나쁘다고는 생각하지 않아. 상대 아이에게도 잘못이 있어. 그런데《집단 따돌림》이라는 낙인을 찍어 우리 애만 나쁘다고 비난하는 것은 이해하기 어려워. 이런 식이라면 우리 애야말로 피해자인 거야.》

자식이 한 말과 상대 부모나 교사가 한 말이 다르다. 집단 따돌림이 지닌 카멜레온 같은 특성, 덤불처럼 복잡한 특성이 여기에 드러난다. 그러나 나쁜 사람은 누구인가, 어느 쪽이 피해자인가를 밝히려고 허우적거린다면 출구를 찾을 수 없다. 자칫하면 아이의 영역 문제인 집단 따돌림이 아이는 제쳐 두고 어른의 다툼으로 변해 버릴 우려가 있다.

아이를 제쳐 두는 형태든, 아이를 끌어들인 형태든, 어른의 다툼은 집단 따돌림 해결에 도움이 되지 않으며 아이에게 미치는 부정적인 영향 또한 매우 크다. 아이는 어른들의 〈상호 불신〉을 피부로 느끼고 〈타인〉에 대한 불신을 내면화할 수 있기 때문이다.

집단 따돌림을 절대 악으로 본다면 괴롭히는 사람은 〈완전한 가해자(=악)〉고, 괴롭힘을 당하는 사람은 〈완전한 피해자(=억울함)〉라는 이분법의 대립 도식밖에 그려지지 않는다. 그러나 현실의 집단 따돌림은 하나의 도식으로 정리할 수 없는 다양성과 다채로움이 있을 뿐 아니라, 단순히 〈가해 대 피해〉로 묶을 수 없는 복잡 미묘한 사정이 있다. 따라서 이분법을 취하면 괴롭힘을 당했다는 아이의 부모와 괴롭혔다는 아이의 부모, 그리고 부모와 학교 사이에 대립과 불신이 발생하고, 때로는 뒤틀린 다툼으로 발전한다. 이 도식을 벗어나 자유로워지는 것이 중요하다.

### (4) 괴롭힘을 당하는 아이에 대한 지원과 돌봄

#### 일단 규칙을 만들자

집단 따돌림이 아직 진행 중이라면 가장 먼저 그것을 멈추게 해야 한다. 그것이 무엇보다 중요한 지원이다. 집단 따돌림인지 아닌지 정의하려는 판단은 필요 없다. 집단 따돌림이든 아니든 폭력이나 비방, 짓궂은 놀림, 무시, 따돌림은 이유를 불문하고 서로 해서는 안 된다는 규칙을 다 함께 정해 놓는다. 이런 행위를 허용한다면 교실은 누구에게나 안심할 수 없는 장소가 되어 버린다. 따라서 아이들에게 해서는 안 되는 일임을 알려 준다.

이 규칙은 집단 따돌림이 발생했을 때가 아니라 새로운 학급 집단이 출범하는 신학기 첫날에 교사가 아동 학생에게 알려 주는 것이 좋다. 무슨 일이든 첫걸음이 중요하고, 마음이 신선할 때 진심으로 받아들이기 쉽다. 이때 집단 따돌림이라는 말은 사용하지 않는다. 이 말 자체가 추상적일 뿐 아니라, 〈집단 따돌림은 절대로 허용할 수 없다〉거나 〈집단 따돌림에 가담해서는 안 된다〉는 말은 아이들에게 듣기 싫은 잔소리에 불과하다.

그보다는 구체적인 〈행위〉를 예로 들어 〈이러이러한 행위는 하지 말자〉고 아이들과 약속해서 규칙으로 정한다. 이념이나 도덕의 강조보다는 아이들끼리 약속해야 비로소 자신이 지켜진다는 이해를 공유할 수 있기 때문이다. 사회 규범의 본질적인 존재 이유가 여기에 있다. 그런 다음에 교사가 〈만일 그런 행위가 있으면 망설이지 말고 선생님에게 의논하러 와야 한다. 그러면 내가 반드시 대처할게〉 하고 약속한다.

이렇게 하는 것만으로 집단 따돌림이 없어진다고 안이하게 말할 수는 없어도 억제력이 생기고 아이들이 안심하게 된다. 미리 구체적인 규칙을 알려 주면 규칙 위반이 일어날 때 지도하기도 쉽다. 이는 앞에서 언급한 아이들의 자발적인 대처 노력을 격려하는 일이 된다.

### 고립무원의 감정에서 아이를 구제하자

집단 따돌림이 있다는 것을 알면 앞서 정한 규칙으로 빨간 불을 켜서 멈추게 한다. 그런데도 멈추지 않을 때는 긴급 피난 조치로서 학교를 쉬게 한다. 괴롭히는 아이의 등교를 막아야 한다는 것이 〈정론〉일지도 모르지만, 이는 절차가 까다로워서 앞에서 제시한 〈힘겨운 상황에 빠지는 세 가지 조건〉 가운데 ③의 위험을 높인다. 일단 괴롭힘을 당하는 아이가 마음을 놓을 수 있는 것이 가장 먼저다.

안전을 확보한 다음 아이의 호소나 이야기를 진지하게 듣는다. 〈그것참 심한 짓을 당했구나!〉, 〈얼마나 힘들었겠니?〉 하고 말하면 저절로 마음이 누그러진다. 자연스레 나오는 〈괴로웠겠구나!〉, 〈힘들었겠다!〉 하는 공감의 말이 고립무원의 감정에서 아이를 구해 준다.

그러나 반드시 그렇게 되지 않을 때도 있다. 본인은 일방적으로 피해를 봤다고 호소하지만, 사실에 비추어 보면 피차일반까지는 아니더라도 본인의 행동에 문제가 엿보이거나 피해자 의식이 지나치게 전면에 나온 것 같은 느낌이 들 때가 있다. 이럴 때도 미심쩍은 점을 갑자기 캐묻지 않는다. 〈네 말대로라면 참 괴로웠겠구나!〉 하고 받아 준다.

〈무슨 일 때문이든 스스로 집단 따돌림이라고 느꼈다면 그건 집단 따돌림이다〉, 〈괴롭힘을 당하는 쪽도 원인이 있다는 관점으로 살펴야 한다〉는 의견도 있지만, 이는 집단 따돌림을 당한 사람의 처지를 지나치게 생각한 나머지 정도를 벗어난 의견이다. 지나친 편애 때문에 도리어 부정적으로 다룰 위험이 있다. 다만 본인이 〈체험〉한 것이 사실이라면 먼저 그 사실을 인정하는 일에서 출발한다.

**참 잘 싸웠구나!**

얼마나 괴로웠는지를 제대로 공감해 준 다음, 〈그렇게 힘들었는데도 넌 혼자서 참 잘 견뎠구나!〉, 〈너한테 그런 힘이 있었구나!〉 하고 경의를 표해 준다. 〈참 잘 싸웠구나!〉 하고 말이다. 집단 따돌림을 당한 사람은 심한 무력감이 밑바닥에 가라앉아 있다. 그 바닥에서 조금이라도 끌어 올리는 일, 즉 〈힘의 회복empowerment〉이 중요하다. 그런 참혹한 상황을 혼자 힘으로 견뎌 왔고, 그 속에서 살아남았다 — 그런 자신의 〈힘〉을 본인은 깨닫지 못한다. 지원하는 사람의 시선도 피해나 상처에만 가닿을 뿐, 아이의 힘을 미처 보지 못하는 일이 많다. 그러나 그것에 시선을 돌리는 일에서 〈힘의 회복〉은 이루어지기 시작한다.

괴롭힘을 당한 아이가 〈내가 틀려먹었기 때문이야〉, 〈내가 나빴어〉 하고 괴롭힌 아이들보다 자기 자신을 탓하는 일도 있다. 인간은 〈무의미〉를 견디지 못하는 존재이기 때문에 의미도 없고 이유도 없이 괴롭힘을 당한다고 생각하기보다는 자기가 나쁜 짓을 했기 때문이라고 의미를 부여하는 편이 그나마 더 낫다고 여기는 심리가 있다. 이 심리도 무력감이나 자기 부정과 관계가 있다.

이럴 때 〈넌 나쁘지 않아, 괴롭히는 아이들이 나쁜 거야〉 하고 의미를 뒤바꾸어 자책에서 벗어나게 해주는 것이 바람직하다. 다만 이때 〈상대가 가해자고 넌 피해자야〉라면서 피해자임을 지나치게 강조하지 않는 것이 중요하다. 마찬가지로 〈마음의 상처〉를 주위 사람이 들추어내지 않는 편이 좋다. 〈난 피해자(희생자)야〉, 〈난 상처받은 존재야〉 하는 자기 이해는 〈힘의 회복〉을 방해할 뿐 아니라 문제를 모조리 〈피해 대 가해〉라는 대립 도식으로 몰아가기 쉽다. 그렇게 하면 문제를 해결하기 어려워진다.

**집단 따돌림에만 시선을 빼앗겨서는 안 된다**
주위 사람이 함께 대처해 집단 따돌림이 없어지면 그에 따른 아픔은 옅어진다. 제대로 대처해 주는 대우를 받았다는 사실이 중요하다. 집단 따돌림은 과거로 물러가고 마음의 에너지는 미래로 향하기 시작한다.

그렇지만 개중에는 아픔이 옅어지지 않고 마음에 똬리를 틀어 버릴 때도 있다. 그 이유는 대부분 집단 따돌림의 행태가 극심했기 때문인데 그 밖에도 다른 문제가 있을 수 있다. 집단 따돌림에만 시선을 빼앗기지 말고 시야를 넓혀 아이의 체험 세계 전체를 살펴보는 일이 중요하다.

# 제17장

# 기타 정신 의학적인 문제

마지막으로 이제까지 언급할 기회가 없었던 아동의 정신 의학적 문제를 간단하게 몇 가지만 살펴보자.

## 1 ― 아이가 지닌 병

**왜 아동의 우울병이 늘어날까?**

성인 정신 의학에서는 연구에서도 임상에서도 조현병과 조울병이 계속 중심 주제를 차지한다.

이 둘은 어떤 생물적인 〈소인〉에 근거를 둔 질환으로, 전통적인 진단 분류로는 〈내인성 정신 장애〉라는 범주에 들어간다. 〈내인〉이라는 용어가 별로 쓰이지 않는 오늘날에도 이 장애에 소인이 관계한다는 생각 자체는 달라지지 않았다.

조현병은 사춘기 후반부터 성인기 초기에 가장 많이 발병하고,

조울병은 성인기 이후에 발병한다. 둘 다 어른에게는 종종 보이는 정신 질환이다. 그런데 아동에게는 대표적인 이 두 가지 정신 질환이 드물다. 소인이 있음에도 유아기와 아동기에 발병하지 않는 이유는 무엇일까?

소인이란 〈위험 인자〉 또는 필요조건에 불과하고 임상적으로 발병하려면 〈부하 조건〉이 더해져야 한다. 유아기에는 아직 이런 질환의 부하 조건이 갖추어지지 않았다고 생각할 수 있다. 그렇다면 이때 부하 조건이란 무엇일까?

조현병은 일단 제쳐 놓고, 오늘날에는 조울병이 예전에 이야기하던 만큼 아동에게 드물지 않고, 개중에는 울증을 주로 나타내는 〈울병〉이 어른에게 아주 많을 뿐 아니라 아이에게도 적지 않다는 시각이 강해졌다. 이 점을 살펴보자.

### 증상만으로 진단하는 시대가 되었다

제일 먼저 생각할 수 있는 점은 진단 시스템이 변했다는 사실이다.

조작적 진단은 전통적인 진단법과 달리 그 사람의 성격 특징, 발병하기 전 상황이나 생활 방식, 발병 계기 등등을 고려하지 않아도 된다. 〈억울한 마음〉 또는 〈흥미나 기쁨의 상실〉을 보이는 증상이 2주 이상 지속되면 모두 〈울병〉, 즉 울병성 장애라고 진단한다.

그러나 이는 상황에 따라 누구나 느끼는 특이하지 않은 증상이어서 그것만으로 진단을 내리면 울병의 범위가 넓어진다. 울병의 범주가 지나치게 커져 버린 것이다.

아동이라고 언제나 명랑하고 활기가 넘치는 것은 아니다. 부모의 병, 가정불화, 학교의 집단 따돌림 등 상황에 따라 기가 죽거나 활기를 잃거나 무슨 일이든 시시해질 때가 있다. 그런 상황이 지속되면 그런 상태도 오래간다. 그 결과로 울병의 조작적 진단에 들어맞는 아이가 늘어나도 이상할 것 없다.

### 부하 조건이 크게 달라졌다 ─ 근면에서 사회성으로

그다음으로 생각할 수 있는 점은 앞에서도 말한 〈부하 조건〉의 문제다. 소인만으로 울병이 정해지는 것이 아니라 어떤 심리적·사회적 부하 조건이 더해지고 그것을 처리할 수 없을 때 발병한다. 부하 조건을 명확하게 밝히는 것이 예방으로 이어지기 때문에 울병의 임상 연구에 중요한 주제였다.

온갖 부하의 전형을 찾아냈는데 그 밑바닥에는 특정 시대와 사회에 사람들이 사회적·세속적으로 공유하는 가치관과 규범이 엄청나게 바뀐 사정이 깔려 있었다. 다음과 같은 전형적인 예를 들 수 있다.

(옛날의 전형적인 예)

집단 따돌림을 논할 때도 다루었지만, 제2차 세계 대전 이전부터 고도성장 시대까지는 대다수 사람이 당연하다는 듯 지역이나 직장 같은 공동 세계에 귀속 의식이 있었다. 그리고 자신이 속한 공동 세계가 요구하는 역할을 해내고 주위로부터 인정을 받는 일에 가치가 있다고 여겼다. 그곳에서는 동료에게 폐를 끼치지 않으면서 타인을 배려하고 근면하게 일하는 것이 규범이었다. 이러한 가치관과 규범을 적극적으로 받아들이고, 공동 세계에 깊은 일체감을 느끼며, 자신의 역할에 강한 책임을 갖고 근면하게 일하는 성실한 사람들이 많았다. 전후 고도성장의 주역으로 활약한 층은 대개 이런 유형의 사람들이었다.

그렇다고 다 좋았던 것은 아니다. 책임감이 너무 강하면 다른 사람에게 일을 맡기지 못하고 혼자 짊어지기도 하고, 성실하기만 하면 융통성이 부족하며, 근면함이 지나치면 한가하게 휴식을 취하지 못하고 무리하다가 좋지 않은 결과를 낳는다. 남성이라면 직장의 〈업무〉, 여성이라면 지역이나 가정의 〈주부 역할〉을 완벽하게 수행하려는 과잉 노력을 드러낸다. 이것이 울병 발병의 부하 조건이었다. 승진으로 일체감을 느끼던 부서를 떠나 이동하거나 새집으로 이사해 친밀한 생활권을 떠나는 등, 성공 뒤에 감추어진 상실이 종종 울병의 계기가 되었다. 자신은 더 이상 제대로 역할을 해내지 못하고 주변에 폐만 끼친다는 죄악감으로 자살하는 일도 있었다. 1960년대 말부터 1970년대에 자주 생긴 울병은 마치 틀에 찍어 낸 듯 이런 유형이었다.

만약 이런 유형이라면 아직 노동에 종사하지 않고 사회적 역할을 요구받지 않는 아이들에게는 부하 조건이 발생하지 않는다. 따라서 소인이 있다고 해도 아동기의 발병은 드물었다.

그러나 1990년대부터 2000년대에 이르면, 〈멜랑콜리*melancholy* 친화형〉이라고 부르는 울병의 유형이 〈현대형〉이라는 새로운 유형으로 바뀌었다. 사회적으로 공유하던 가치관이나 규범이 크게 바뀌었기 때문이다. 정신과 의사 다루미 신(樽見伸)은 이를 〈기분 부전 장애Dysthymia 친화형〉이라고 불렀다.

고도 소비 사회로 진입함에 따라 사람들은 공동체적인 귀속이나 일체감보다 개인성을 더 중요한 가치로 여겼다. 근면 윤리와 규범이 사라지고, 〈사회성〉의 윤리로 바뀌었다. 〈사회성〉 윤리도 타자를 배려하지만 예전처럼 〈업무로 동료에게 폐를 끼치지 않는〉 역할에 따른 배려가 아니라, 남에게 불쾌감이나 혐오감을 주지 않는 개인적인 배려로 바뀌었다. 사회적 가치관과 규범의 급격하고 과도한 교체가 울병 발병의 〈부하 조건〉인 것은 마찬가지지만, 가치관과 규범이 크게 바뀌면서 병의 이미지도 변했다.

### 인간관계의 피로감?

(현재의 전형적인 예)

직장이나 부서에 귀속 의식과 일체감이 약해지고, 맡겨진 역할(직책)을 해내는 데 월급 이상의 적극적인 동기를 찾아보기 힘들어졌다. 흥미나 관심이 있고 성취감을 주는 일에는 남보다 열심히 매달려 높은 성과를 올리지만, 그렇지 않은 일로 바뀌면 의욕이 나지 않는다. 그때 마침 새로 들어온 동료가 무신경한 사람이다. 그 사람 곁에 있는 것만으로도 숨이 막히고, 몸과 마음이 이상해진다. 하지만 상사는 동료를 교체해 주지 않고 일률적으로 정해진 직장의 규칙을 강요한다. 아침에 일어나는 일이 힘들어지고 구토가 일어나 식욕이 없어진다. 우울하고 기분이 바닥까지 내려가 자진해서 진료를 받았다.

〈멜랑콜리 친화형〉은 한창 일할 때인 중년에게 많고, 〈기분 부전 장애 친화형〉은 막 일하기 시작한 청년에게 많다. 전자는 상태가 안 좋아지고 나서도 일을 하려는 의지가 있어서 대처가 늦어져 증상이 심해지기 쉽다. 후자는 상태가 안 좋아지기 시작하면 금방 일을 하지 않으려고 회피하기 때문에 증상의 수준은 가벼울 때가 많다.

다만 회복이 빠르냐 하면 반드시 그렇지는 않다. 빨리 병을 떨쳐 버리고 직장으로 돌아가고 싶다는 자발적인 동기가 약하기 때문이다. 자연 치유력이 작용하지 않는다. 그런 탓인지 〈멜랑콜리 친화형〉과 달리 항우울제도 잘 듣지 않는다.


기분 부전 장애 친화형은 기존 가치관으로 바라보면 얼마간 〈제멋대로〉로 비칠지도 모르지만 본인의 고민은 심각하다. 현대 사회에서 적든 많든 공유하는 가치관과 규범을 내면화했을 따름인데, 왜 이 지경에 이르렀는지 모르겠다는 당혹스러움과 고통을 느낀다.

고도성장을 견인해 온 일체성과 근면성이라는 가치관과 규범이 고도성장을 이룬 뒤 역할이 끝나기 시작할 무렵부터 멜랑콜리 친화형 울병이 자주 드러났다. 이를 참조해 돌아보면, 기분 부전 장애 친화형 울병의 잦은 발병은 고도 소비 사회에서 생겨난 현대의 가치관과 규범이 효력을 잃었음을 말해 주는지도 모른다.

따라서 현대 사회에 들어와 울병의 유형 변화를 나타내는 현상으로서 아동기의 발병도 늘어난 것이 아닐까? 기분 부전 장애 친화형 울병은 발병 나이가 청년기로 내려가는데, 아동기까지 더 내려간다는 식으로 말이다. 이 점에 대해서는 아직 확실하게 말할 수 없다. 멜랑콜리 친화형과 마찬가지로 기분 부전 장애 친화형도 노동에 대한 자세가 발병의 주요한 부하 조건이라고 본다면, 역시 아동의 발병은 드물다고 생각해야 하지 않을까?

물론 이미 서술한 바와 같이 현대의 〈사회성〉 윤리는 아이들에게도 침투해 있다. 그것을 과도하게 수용하면 소인이 있는 아동에게 울병을 일으키는 부하 조건이 될 가능성이 있다. 어른과 비슷한 〈인간관계의 피로감〉을 느끼는 아이도 분명히 있다.


## 약은 제일의 선택이 아니다

현재 늘어나는 아동의 울병은 진단 방식의 변경이라는 첫째 조건이 다수를 차지하고, 그다음으로 부하 조건의 변화라는 둘째 조건이 섞여 있다. 어느 쪽이든 증상의 배후에 스트레스를 일으키는 상황이 엿보일 때가 대부분이다.

울병이 항우울제로 간단하게 낫는다고 선전한 시기도 있었지만, 실제로는 그렇게 단순하지 않다. 아이에게 약물 요법은 제일의 선택이 아니다. 먼저 아이가 어떤 상황 때문에 명랑함과 활기를 잃었는지 조사하고, 문제 해결을 시도하는 일이 이루어져야 한다. 이것만으로도 기력을 회복하는 아이가 적지 않다. 조금 긴 안목으로 보면 아이는 마음이 성장하면서 스트레스를 유연하게 뛰어넘는 힘, 즉 〈적응 유연성Resilience〉을 키워 나가는 잠재력 이 대단하기 때문에 그것을 촉진하는 방향이 바람직하다. 전문가 가 힘을 보태면 심리 요법이 된다.

상황에 어울리지 않는 과도한 답답함이나 억제(마음에 빨간 신호등이 언제나 켜져 있는 상태)가 계속되거나 불면이 이어질 때는 약의 도움도 필요하다.

이 책에서는 조현병에 대한 논의를 생략하기로 한다. 〈아동의 조현병〉에는 여러 특수성이 있어서 이렇게 하면 좋다고 이야 기할 만한 방법을 경험하지 못했다. 조현병 자체에 대해서는 『간호를 위한 정신 의학(看護のための精神医学)』[117]의 서술이 꼼꼼하고 이해하기 쉬울 뿐 아니라 실천적이므로 참조하기 바 란다.

## 2 — 아이의 〈신경증〉 장애

전통적인 진단 분류에서 〈소아 신경증〉 또는 〈정서 장애〉라는 범주에 들어가는 증상군이 있다. 고전적인 삼분법에 따라 〈심인 성(환경인성)〉으로 규정해 온 아동의 정신 실조를 가리키는 총칭

---

117 나카이 히사오, 야마구치 나오히코(山口直彦), 『간호를 위한 정신 의학(看護のた めの精神医学)』 제2판(東京: 医学書院, 2004) — 원주.

이다.

실제로는 ① 선천적인 〈기질〉(생물적 요소), ② 형성 과정의 〈성격〉(발달적 요소), ③ 〈환경 상황〉(심리적·사회적 요소)의 세 가지가 뒤섞여 서로 작용하면서 생기는 증상이다. 단순히 환경에 원인이 있다고 할 수는 없지만, 발단이나 회복에는 심리적·사회적인 요소가 매우 큰 작용을 미친다. 『ICD-10』에서는 이 범주가 〈정신증성 장애〉라는 이름으로 남아 있지만, DSM에서는 〈신경증〉 범주가 아닌 다른 범주에 들어가 있다.

이제부터는 대표적인 신경증을 발달 순서대로 기술하겠다.

### (1) 함묵증

몇몇 유형이 있다

함묵증은 일반적으로 유아기부터 초등학교 저학년 때 나타난다. 언어 발달에 별다른 문제가 없고 가정에서 가족과는 대화를 나누지만, 유치원이나 학교 등 가정을 떠난 사회적 장면에서는 입을 열지 않고 이야기하지 않는다. 대화를 나누지 못할 뿐 아니라 행동까지 굳어 버리는 아이도 있다.

집에서는 마치 태어날 때 입이 제일 먼저 나온 것처럼 재잘재잘 떠드는 유형이 있는가 하면, 별로 말이 없는 유형도 있다. 후자의 유형은 배후에 발달 지체 등이 작용해 언어 의사소통 능력이나 자신감이 충분하지 못할 때가 많다. 기가 죽어 있어서 침묵하고 마는 것이다. 이럴 때는 발달적인 지원을 염두에 두고 돌보는 일이 중요하다.

## 자의식이 일으키는 현상

전자의 유형은 〈자의식〉의 싹이 트는 일과 연관된다. 유아는 언어를 획득함에 따라 자기 안에 생기는 다양한 욕구와 감정과 생각을 타인에게 표현할 수 있다. 뒤집어 보면 이런 능력은 표현하는 주체인 〈자기〉라는 의식을 싹트게 한다. 이것이 자의식이다. 〈장면 침묵〉이란 자의식이라는 인간 고유의 성격이 유아기에 생겨나면서 벌어지는 현상이다.

언어를 말한다는 것은 외부를 향해 자신의 내면을 표현하는, 자신을 바깥으로 드러내는 일이다. 그러나 자의식은 자신을 바깥으로 표현하는 행위에 어떤 마음가짐이나 긴장이나 불안을 동반하는 성질이 있다. 격식을 차리고 사람들 앞에서 이야기할 때 긴장하거나 얼굴이 붉어지는 것은 자의식의 작용이다. 우리는 〈자기〉를 부주의하게 무방비 상태로 드러내지 않도록 차츰 보호막을 치거나 완충 지대를 설정한 언어 표현을 익혀 나간다(언어 발달의 제5단계, 제8장-11 참조).

언어를 획득한 지 얼마 안 된 유아가 가정이 아닌 사회적인 자리에서 많이 긴장하지 않고 말하려면 두 가지 조건이 필요하다. ① 싹트기 시작한 자의식이 강하게 작용하지 않는다. ② 사회적인 자리에 익숙하거나 친화적인 느낌이 있다.

어떤 사정으로 ①, ② 중 어느 하나 또는 둘 다 충족하지 않았을 때 그것이 〈장면 침묵〉의 형태로 나타난다. ②의 문제만 두드러질 때는 함묵증보다 유치원이나 학교에 가기를 주저하는 양상을 보일 때가 많고, 함묵증에는 ①의 조건이 관계한다.

### 집에서는 대화하는 아이

의사소통에 대한 욕구와 표현의 힘은 있어서 친밀한 가족 관계에서는 마치 바깥에서 이야기할 수 없는 상태를 벌충하려는 듯 재잘대는 아이도 있다.

보호막을 치지 않고 자신을 표현하는 언어 기술을 습득하지 못했기 때문에 보호막이 필요 없는 친밀한 자리에서는 거침없이 얘기를 잘하지만, 보호막이 필요하다고 느끼는 사회적인 자리에서는 한마디도 못 하는 양자택일 상태가 되는지도 모른다. 내향적이고 섬세한 아이로 보이는 한편, 침묵으로 일관하는 어떤 〈자아〉의 완고함도 느껴진다. 이는 자의식의 완고함으로 이어진다.


### 갑자기 언어 교류를 요구하지 않는다

함묵증이 보일 때 집에서는 별문제 없이 이야기하니까 언젠가 바깥에서도 말을 하겠지 하고 그다지 걱정하지 않는 가족도 있고, 집에서는 곧잘 이야기하면서 바깥에서는 말을 하지 않는 상황에 불안감과 초조함을 느끼는 가족도 있다. 일반적으로는 전자의 태도를 보이는 것이 좋다. 후자의 태도를 보이면 결과적으로 아이가 바깥에서 말하는 데 긴장감을 더 키우고 만다. 그러나 이는 방치해도 좋다는 뜻은 아니다.

이런 아이들은 의사소통을 바라지 않는 것이 아니다. 막 싹트기 시작한 섬세하고 세상을 낯설어하는 자의식이 그것을 가로막는다고 보아야 한다. 가정이 아닌 바깥에서 타인과 의사소통의 경험을 하도록 지원해야 한다.

다만 갑자기 언어 교류를 요구하지 않는다면 놀이 등 언어에 기대지 않는 의사소통으로 타인과 친밀하게 교류하는 체험을 쌓도록 한다. 전문적으로 이렇게 하면 놀이 요법이 된다. 그렇게 하면 처음에는 머뭇머뭇하다가도 마지막에는 비언어적 표현을 풍부하게 발휘하는 아이가 적지 않다. 그 표현성을 중요하게 여긴다.

### (2) 강박증
불안이 초래하는 상상력의 병

이 병은 〈손에 세균이 묻어 있다〉, 〈자물쇠 잠그는 것을 잊어버리지 않았을까〉 하는 상상이나 관념이 뇌리를 떠나지 않아 그 때문에 손을 계속 씻는다거나 몇 번이나 자물쇠를 확인하는 행위를 반복하는 현상이다. 이미 손을 씻어서 괜찮다거나 조금 전에 자물쇠를 확인했다는 사실을 머리로는 알지만, 이미지나 관념이 사라지지 않아서 마음도 행동도 자유롭지 못하다. 강박적인 이미지나 관념이 멋대로 떠오르고 떠나지 않아 의지의 영역을 넘어서기 때문이다.

이런 증상으로 보아 이를 한마디로 〈상상력의 병〉이라고 할 수 있다.

발달 심리학자 레프 비고츠키Lev Vygotsky는 그림 그리기 연구를 통해 아동의 상상력이 현실 이미지를 그릴 수 있으려면 아홉 살에서 열 살이 지나야 한다고 보았다. 강박증이 열 살 미만의 아동에게 드물게 나타나는 까닭은 발달적으로 우연이 아닐지도 모른다.

강박증으로 마음에 떠오른 상상의 이미지는 그 무엇이든 불안을 안겨 주는 내용이다. 아이의 정신생활 가운데 어떤 불안과 긴장이 숨어 있음을 엿볼 수 있다. 대처하기 어려운 커다란 불안이 손의 더러움이나 자물쇠처럼 〈대처할 수 있는 작은 불안〉으로 바뀐 것이라고 설명해도 무방하다. 생활 속에서 명확한 불안의 원인을 찾아낼 때도 있고, 세계에 대한 막연한 불확실성, 뒤집어 말하면 자기 불확실성으로 불안이 엿보일 때도 있다.

### 〈확인〉의 반복 행위가 계속 더 심해진다

우리의 세계는 불확실성으로 가득 차 있고 그런 의미에서 세계는 불안하다. 이것을 깨닫기 시작하는 나이가 아홉 살에서 열 살이다. 안전하고 확실한 부모의 품에 안겨 있던 유아기에는 알지 못했던 사실을 깨닫기 시작하면서 불안이 생긴다. 강박증에 따라붙는 〈확인〉의 반복은 세계의 확실성을 되찾고자 하는 노력이다.

더러움이나 자물쇠 문제 정도는 얼마든지 현실에서 대처 가능한 불안이다. 그러나 그것이 상상 속의 사태이기 때문에 실제로는 손을 씻고 자물쇠를 확인하는 등의 대처 행위로도 불안이 사라지지 않는다. 여기에 강박증의 괴로움이 있다. 오히려 대처 행위가 상상력의 현실감과 생생함을 부풀리기 때문에 그것이 대처 행위를 더욱더 강화하는 악순환이 벌어진다.

이토록 소용이 없음에도 결코 멈출 수 없는 대처 행위를 〈강박 행위〉라고 부른다. 마찬가지로 확인도 반복하면 반복할수록 확실함이 달아난다는 모순을 띤다.

**구체적인 지원책**

이런 아이들을 지원하는 방법으로는 다음 세 가지를 들 수 있다.

① 밑바닥에 있는 불안에 대처하는 시도

주변 환경에서 불안의 원인을 발견할 수 있으면 원인이든 아니든 상관없이 그것을 해결하려는 지원 대책을 마련한다. 원인 제거라는 의학적 방식이 아니라, 어떤 것이든 스트레스가 줄면 자연 치유력이 올라가 회복하기 쉬워진다고 생각해야 한다. 불확실성을 견디는 힘이 약하면, 울병의 치료에서 서술한 것처럼 〈적응유연성〉을 기르기 위해 정신적 성숙을 도와주는 방책을 마련한다. 아동에게는 긴 안목으로 볼 때 성장 모델에 따른 지원이 도움이 된다.

② 상상력과 강박 행위의 악순환을 단절

예를 들어 굳이 세균이 묻어 있을지도 모르는 더러운 것을 만져 본다. 당연히 금방 손을 씻고 싶어지겠지만, 일정 시간 씻지 않고 참아 본다. 또는 씻는 횟수를 정해 놓는다. 이것을 반복하면서 조금씩 참는 시간을 연장하거나 씻는 횟수를 줄여 간다. 이렇게 악순환을 벗어나도록 한다.

범박하게 말하면 〈한번 마음먹고 해보렴, 의외로 괜찮을 거야〉, 〈조금만 참으면 점점 익숙해져서 괜찮을 거야〉 하는 식으로 유도한다. 이는 학습 심리학이나 행동 분석학을 활용해 생활 습관을 치밀하게 기법으로 이용한 지원 방법이다. 〈폭로 반응 방해법〉이라고 부른다.

아동의 강박증 때문에 가족이 곤란에 처하는 사례는 가족에게 확인 행위를 끊임없이 요구하는, 이른바 〈물귀신형〉이다. 자기 손에 더러운 것이 묻지 않았는지 가족에게 확인하거나 그런 행위를 한없이 되풀이한다. 이때 아이의 불안은 따뜻한 마음으로 받아 주고, 〈확인하는 일은 몇 번까지만〉이라고 규칙을 정하는 것이 중요하다. 부모와 자식 사이에 정하기는 어렵고, 상담해 주는 의사나 상담원과 미리 약속을 한다.

③ 약을 이용한 지원

몇 종류의 항우울제가 절반 정도의 강박증에 효능이 있다. 어째서 효능이 있는지, 이른바 대증적인 효과인지 원인적인 효과인지는 아직 충분히 밝혀지지 않았다. 아동에게 항우울제를 사용하는 일에는 신중해야 하지만, 특히 ①, ②의 지원만으로 증상이 나아지지 않으면 시도해 볼 가치가 있다.

**(3) 공황 장애**

아동기에는 드물다

격렬한 가슴 두근거림, 심박 수 증가, 가슴이나 복부 통증, 숨이 차거나 막히는 느낌, 질식, 과호흡 같은 신체 증상이 별다른 계기 없이 갑자기 일어나는데도 신체 의학적인 검사로는 별문제가 눈에 띄지 않는다. 이는 어디까지나 심리적인 실조인데 발작이 심한 공포를 불러일으킨다. 예전에는 〈심장 신경증〉이라고 불렀다. 아동기에는 드물고, 기본적으로 사춘기 이후에 나타나는 병이다.

오로지 심장이나 호흡 증상으로 나타나기 때문에 생존의 위협이나 죽음의 공포와 결부된다. 인간에게 〈죽음의 공포〉는 보편적이다. 따라서 특정한 심리적 스트레스나 상황 요소에 따른 증상이라기보다는 〈살아 있기 힘들다〉는 느낌을 드러낸다.

아동에게 정신적 스트레스나 불안이 복통, 두통 같은 신체 증상으로 나타날 때도 있다. 아이는 〈마음〉의 문제를 〈몸〉으로 표현하기 쉽다. 그런데도 공황 장애 같은 심장이나 호흡 증상이 아동기에 드러나지 않는 이유는 무엇일까?

그것은 아마도 아동기까지는 생존이 부모에게 달려 있고, 부모가 아이를 죽음으로부터 보호하기 때문이다. 이러한 관계에서 자립해 자신의 생사를 스스로 책임져야 하는 발달 단계, 즉 사춘기 이후에야 비로소 〈죽음의 공포〉가 깔린 공황 장애가 나타나는 것이리라.

### 약물 요법 + 무리를 줄여 준다

공황 장애 발작은 반드시 단기간에 가라앉기 때문에 실제로 생명에 지장을 주지는 않는다. 그렇지만 심각한 공포를 안겨 주기 때문에 또다시 발작을 일으키지 않을까 하는 예기 불안이 늘 따라다닌다. 그런 불안이 다시 증상을 일으키는 악순환이 되기 쉽다. 발작 불안 탓에 전철을 못 타고 학교에 가지 못하는 이차적인 문제가 생기기 때문에 먼저 불안 완화가 필요하고, 이에 항불안제나 항우울제를 사용하는 것이 정석으로 알려져 있다.

그러나 이것만으로는 부족하다. 어딘가 숨어 있는 〈살아 있기 힘들다〉는 느낌을 누그러뜨리는 방안을 생각해야 한다. 이 병에 걸리는 사람 중에는 지나치게 열심히 하는 인간 유형이 적지 않다.

처음에는 걱정해 주던 주위 사람도 신체 의학적인 문제가 아니라는 사실을 알고 나면, 〈병을 핑계로 도피하느냐〉, 〈엄살을 부리는 것 아닌가〉, 〈또 발작이냐〉 하는 곱지 않은 시선을 보내기도 한다. 이것은 명백한 오해다. 그들은 현실에서 도피하거나 엄살을 부리는 일이 불가능한 사람들이기 때문이다. 평소 생활 방식을 살펴보고, 그중에 무리하는 부분을 줄이고 느긋하게 대하는 부분을 늘려 나갈 수 있도록 지원하는 일이 중요하다.

### (4) 대인 공포
중간 거리에 있는 사람을 대하는 데 서투르다

사회적인 대인 관계의 장면에서 과도한 불안과 긴장을 일으켜 대인 관계를 회피하는 일을 말한다. 가족처럼 거리가 가까운 관계나 스쳐 지나가는 타인처럼 거리가 먼 관계에는 문제가 없다. 하지만 같은 반 친구들이나 전철에서 같은 칸에 탄 승객 등 친밀함이나 직접적인 교류가 없더라도 어떤 〈관계〉가 있다고 의식할 수 있는 〈중간 거리〉의 사람을 대하는 일에 서투르다.

과도하게 긴장하다 못해 불안해지는 등 자신의 약한 〈마음(내면)〉 때문에 고민하는 내향적인 유형과 주위 사람이 자기를 싫어한다고 생각해 불안과 긴장이 생기는 외향적인 유형이 있다.

후자의 유형은 주위 사람이 싫어하는 이유가 자신이 불쾌감을 주기 때문이라고 본다. 예를 들면 눈매가 이상하다든가(시선 공포), 코가 이상하게 생겼다든가[추모(醜貌) 공포], 불쾌한 냄새가 난다든가[자기취(自己臭) 공포] 등등. 자신의 〈신체(외면)〉 때문에 번민하는데, 움직일 수 없을 정도로 이것을 확신한다. 이런 유형을 〈사춘기 망상증〉이라고 부른다.

증상이 나타나는 방식은 다르지만, 어느 것이나 사춘기에 일어나는 병이다. 사춘기의 심성이나 발달 과제와 밀접한 관련이 있다.


근대적 자의식의 발돋움

일본에서 대인 공포 임상에 대한 역사는 오래되었다. 1920년대에 모리타 마사타케(森田正馬)가 이것을 〈신경질(건강 염려증 기조)〉이라 부르고(나중에 〈모리타 신경질〉이라 칭함), 이를 치료하기 위해 모리타 요법을 주장한 것이 발단이다.


(전형적인 예)

마음의 기대를 한 몸에 받고 지방에서 올라온 지적이고 우수한 청년이 도시의 멋쟁이나 근대 문화에 둘러싸여 성실하게 공부하거나 일한다. 그러는 동안 사람 앞에서 얼굴이 붉어지지 않을까 하는 걱정[적면(赤面) 공포]이 생기고, 그런 불안과 긴장 때문에 사람 앞에 나서지 못한다. 이렇듯 자아실현 욕구가 강하고 완벽함을 기하는 노력형 인간이자 주위에서 인정받던 청년의 자부심 이면에 깔린 도시인에 대한 은밀한 열등감이 사소한 일로 자극받을 때 발병의 계기가 된다.

〈적면〉이라는 말이 나타내듯 이 같은 예에는 〈수치〉를 두려워하는 마음이 근본에 깔려 있다. 단순하게 말하면 시골뜨기라고 수치를 당하지 않을까, 자기뿐 아니라 고향의 수치가 되지 않을까 하는 불안과 도시 생활의 긴장이 대인 공포의 심리적 배경이 된다. 모리타 마사타케가 고안한 치료 원칙은 〈있는 그대로〉라는 것이었다. 근대적 자의식이나 열등감에서 청년을 해방하여 일본 전통적인 자연관의 세계, 말하자면 〈고향〉으로 돌려보내는 것이었다.

### 〈그중 한 사람〉과 〈유아독존의 존재〉의 겨루기

제2차 세계 대전 이후로 모리타 마사타케가 발견한 유형의 대인 공포(적면 공포)는 줄어들었다. 그 대신 〈사춘기 망상증〉으로 발전할 수 있는 증상, 즉 자신이 어떻게 보이는지를 둘러싸고 두려움에 가까운 불안을 느끼는 증상이 늘었다. 사회적으로 자립하고자 발을 내딛는 사춘기가 되면 주위 사회 집단이 자신을 받아줄까, 주위 사람이 자신을 인정해 줄까, 바꾸어 말하면 사회에

〈그중 한 사람one of them〉으로서 안전하게 섞여 들 수 있을까 하는 과제와 마주한다.

그와 동시에 자립적인 〈개인〉, 〈유아독존의 존재only one〉로서 자신을 확립해야 한다는 과제도 주어진다. 두 가지 과제에는 상반되는 요소가 있기에 그 통합에 실패한 결과로 대인 공포를 파악할 수도 있다. 자의식이 지나치게 강하면 전자의 과제가 어려워지고, 지나치게 약하면 후자의 과제가 어려워진다. 여간 까다로운 과제가 아니다.

앞에서 마음이 자기 것이라고 해도 자기 뜻대로 움직일 수 없는, 〈여의치 않음〉에 부딪히는 시기가 사춘기라고 언급했다(제16장-3 참조). 대인 공포 증상은 다짜고짜 긴장부터 해버리는 마음이나 다짜고짜 붉어지는 얼굴, 자연스럽지 못한 시선, 어느새 새어 나가는 냄새 같은 여의치 않음에 관한 괴로움이다.

붉어지는 얼굴, 시선, 용모, 냄새 등이 특히 불안 대상이 되는 까닭은 사춘기에 싹트는 〈성〉의 자각과 연관되기 때문이다.

### 증세가 가벼워진 뒤 사회적 은둔형 외톨이로

오늘날에는 1960년대에서 1970년대에 주목받은 〈사춘기 망상증〉 같은 중증 대인 공포는 통계로 나와 있지는 않으나 적어졌다는 인상을 받는다. 1970년대까지는 사춘기가 되면 어떻게 해서든 사회적인 관계의 세계로 들어가야 한다는 불안, 긴장과 싸워야 했고, 그 스트레스 때문에 증상이 심해졌다. 하지만 오늘날에는 이른 단계에 관계의 세계를 회피하는 경향이 강해져 심한 증상이 나타나는 사례는 오히려 줄었다.

대인 공포 증상은 가벼워졌다고 할 수 있지만, 〈사회적 은둔형 외톨이〉로 양상을 바꾸었을 따름일지도 모른다. 오늘날 육아의 특징으로 볼 때 좋고 나쁘고를 떠나 사회적·대인적 강인함을 갖기 어려워졌고, 그에 따라 대인 공포가 늘어날 수도 있다. 그 지원 방법은 사회적 은둔형 외톨이의 사례와 같다(제14장-4 참조).

# 참고 문헌

赤塚行雄 編, 『青少年非行·犯罪史資料 2』(東京: 刊々堂出版社, 1982).

綾屋紗月, 「発達障害当事者から — あふれる刺激, ほどける私」, 青木省三 他編, 『成人期の広汎性発達障害』(東京: 中山書店, 2001).

池田由子, 『児童虐待』(東京: 中公新書, 1987).

かナー, L., 『幼児自閉症の研究』, 十亀史郎 他訳(名古屋: 黎明書房, 1978).

川崎二三彦 他, 『イギリスにおける児童虐待の対応 — 視察報告書』(神奈川: 子どもの虹情報研修センター, 2008).

グランディン, T., 『自閉症の才能開発』, カニングハム久子 訳(東京: 学習研究社, 1997).

黒川新二, 「言葉の発達を考える」, 『心を開く』8号(東京: 自閉症親の会全国協議会, 1980).

黒川新二 他,「自閉症の兆候がある乳児のケア」,『そだちの科学』11号(東京: 日本評論社, 2008).

グロスマン, D.,『戦争における〈人殺し〉の心理学』, 安藤和見 訳(東京: ちくま学芸文庫, 2004). 그로스먼, 데이브,『살인의 심리학』, 이동훈 옮김(파주: 열린책들, 2011).

小峰茂之,『明治·大正·昭和年間に於ける親子心中の医学的考察』(東京: 小峰研究所, 1937).

杉山登志郎,『子ども虐待という第四の発達障害』(東京: 学習研究社, 2007).

鷲見聰,『発達障害の謎を解く』(東京: 日本評論社, 2015).

滝川一廣,『家庭のなかの子ども 学校のなかの子ども』(東京: 岩波書店, 1994).

滝川一廣,『学校へ行く意味·休む意味』(東京: 日本図書センター, 2012).

滝川一廣,『子どものそだちとその臨床』(東京: 日本評論社, 2013).

滝川一廣,「発達障害理解の變遷 ── 端緒としてのアヴェロンの野生児」, 下村晴彦 他編,『発達障害支援必携ハンドブック』(東京: 金剛出版, 2013).

田嶌誠一,『児童福祉施設における暴力問題の理解と対応』(東京: 金剛出版, 2011).

チェス, S., トマス, A.,『子供の気質と心理発達』, 林雅次 監訳(東京: 星和書店, 1981).

辻悟 編,『思春期精神醫學』(東京: 金原出版, 1972).

デュシェ, DJ.,『小児精神医学の歴史』, 藤元登四郎 訳(東京: そうろん社, 2005).

中井久夫,『分裂病と人類』(東京: 東京大学出版会, 1982).

中井久夫, 山口直彦,『看護のための精神医学』第2版(東京: 医学書院, 2004).

バック, P.,『母よ嘆くなかれ』, 松岡久子 訳(東京: 法政大学出版局, 1950). 벅, 펄,『자라지 않는 아이』, 홍한별 옮김(서울: 양서원, 2015).

ピアジェ, J.,『知能の心理学』, 波多野完治 他訳(東京: みすず書房, 1998). 피아제, 장,『지능의 심리학』, 김명자 옮김(파주: 플래닛, 2011).

望田研吾,「諸外国のいじめ問題と フィンランドと英国の防止への取組み」,『教育と医学』61巻 2号(東京: 慶應義塾大学出版会, 2013).

森田洋司,『いじめの国際比較研究』(東京: 金子書房, 2001).

森田洋司 編,『日本のいじめ』(東京: 金子書房, 1999).

ライトソン, P.,『ぼくはレース場の持主だ!』, 猪熊葉子 訳(東京: 評論社, 1972).

# 저자 후기

　의학서원(医学書院)의 시로이시 마사아키(白石正明) 씨에게 얼마나 오래전에 이 책의 집필을 의뢰받았을까? 그는 이 책이 이 출판사에서 간행한 『간호를 위한 정신 의학』의 〈아동 정신 의학〉 편이 될 거라고 이야기했다. 나카이 히사오 선생도 〈저 책은 아동에 관해 서술하지 않고 있네. 자네가 해보는 것이 어떠한가?〉라고 말씀해 주셨다.

　『간호를 위한 정신 의학』에는 〈간호를 위한〉이라는 관형어가 붙어 있지만 간호사뿐 아니라 여러 방면으로 널리 독자를 얻어 중쇄를 거듭했고, 나도 늘 곁에 두었다. 내가 그 책의 아동판을 호락호락 쓸 수 있을 거라고는 생각하지 않았지만, 그 점을 고려해도 집필을 완성하는 데 상당한 세월이 걸렸다.

　워낙 글솜씨가 졸렬하고 행동이 굼뜬 탓이기는 해도 변명 삼아 몇 가지 이유를 이야기하겠다.

### (1) 단독 집필이었다는 점

교과서 성격의 의학서를 집필할 때는 주제마다 그 영역에 오랫동안 실력을 쌓은 전문가가 각각 나누어 쓰는 방식이 일반적이다. 전문 분야가 자세히 나누어져 분담할 수밖에 없으며, 전문가가 각각 자기 분야를 기술하는 만큼 다루는 내용도 확실하다. 그 대신 각자의 서술이 자기 완결적이어서 서로 연결이 원활하지 않고, 전체적인 전망을 제시하지 못한다는 약점이 있다.

이 책에서는 이 약점을 피하고 싶었다. 실제 임상에서는 다양한 사정이 얽혀서 개입하므로 전체를 바라보는 폭넓은 시야가 필요하기 때문이다. 하지만 혼자서 전체를 서술하는 일은 수고스러웠다.

내가 모든 것에 통달했다고는 할 수 없다. 그래서 기술한 내용에 들고 나는 부분이 있다. 중요한 점을 빠뜨리지 않도록 주의를 기울였지만, 혼자 작업하다 보면 구멍이 나기 마련이다. 부디 여러분이 지적해 주길 바란다.

### (2) 일반 독자도 읽을 수 있는 책이라는 점

아동 임상에서는 의료 담당자가 아닌 사람이 관계하는 정도가 매우 크고 중요하다. 보육사, 교사, 부모 등 정신 의학적인 전문 지식과 경험이 없는 사람, 즉 일반 독자도 이해하기 쉽고 실제 도움이 되는 책으로 만들고 싶었다.

그러나 이해하기 쉬운 내용과 다 아는 내용은 다르다. 다 아는 내용은 당연히 이해하기 쉽겠지만 정보 가치는 낮다. 이 책에서는 일반적으로 알려진 통념과 다른 사고방식, 새로운 관점을 비중 있게 서술했다. 이는 반드시 다 아는 내용이 아닌 만큼 독자에게는 낯설고 어려울 수 있다. 이해하기 쉽게 쓰려면 필자가 그 내용을 충분히 소화해서 자기 것으로 만들어야 한다. 그러지 않으면 일반 독자가 읽을 수 없다. 따라서 내용을 소화하는 데 시간이 걸렸다.

만약 이 책에 더러 읽기 어려운 대목이 있다면, 그것은 오로지 필자가 충분히 소화하지 못한 탓이다.


### (3) 원리와 실천을 이어 준다는 점

의학에는 한편으로 생명 현상이 어떤 것인가, 〈생명〉이란 무엇인가, 〈죽음〉이란 무엇인가 하는 원리적이고 보편적이며 심오한 물음이 이어지는 세계가 있고, 다른 한편으로 지금 눈앞에 있는 환자의 복통을 먼저 어떻게 치료할까 하는 실천적이고 개별적인 세계가 있다.

정신 의학도 마찬가지다. 한편으로 인간의 정신생활이란 어떤 것인가, 〈마음〉이란 무엇인가 하는 원리적인 물음의 세계가 있고, 다른 한편으로 과잉 행동을 보이는 원인을 밝혀내야 할 실천적인 세계가 있다.

본래 두 세계는 당연히 연관되지만 〈이론보다 실천〉 같은 신조 아래 종종 분리해서 규명해 왔다. 이 책에서는 두 세계를 연결하고 싶었다. 전자에서 출발해 조금씩 고찰을 거듭하면서 후자에 가닿도록 말이다. 그래서 집필 기간이 길어졌다. 연결이 잘 되었는지 아닌지는 독자의 판단에 맡기는 수밖에 없겠지만.

(2)와 (3)의 이유로 이 책에서는 제1장부터 읽어 나갈수록 이해가 깊어지는 서술 방식을 선택했다. 〈참조하는 텍스트〉라기보다 〈읽는 텍스트〉라는 방식을 취했다. 이렇게 해야 특히 일반인이 이 분야에 진입하기 쉬울 거라고 생각했다.

물론 각자의 관심이나 요구에 따라 어디부터 읽든지 별 상관은 없다. 그런 독자를 위해 핵심 내용은 반복하기를 주저하지 않고 한 번 더 서술하고, 어디부터 읽어도 내용을 파악하도록 했다. 같은 이유로 관련 사정을 바로 참조할 수 있도록 곳곳에 〈어디 어디를 참조하라〉는 안내를 되도록 자주 집어넣었다. 내용을 연결하고 전체 전망을 확보하는 것이 중요하기 때문이다.

•

이 책을 완성하기까지 많은 사람의 도움을 받았다.

먼저 여기에서 인용하거나 직접 인용은 아니더라도 배움을 얻은 논문의 저자들에게 감사드린다. 우여곡절도 있고 막다른 골목도 있지만 오랜 임상과 연구의 축적으로 오늘날이 있기에 그분들의 은혜를 입지 않았다면 이 책은 세상에 나올 수 없었다. 새로운 연구도 물론 참조했고, 현대의 문제의식에 비추어 고전적인 작업을 음미하는 일도 중요하게 여겼다.

그다음으로 집필하는 도중에 초고 단계의 원고를 읽어 준 정신과 동료들, 정신 의학에는 문외한인 지인과 친구들에게 감사드린다. 친절한 비평과 도움말, 그리고 격려는 끝까지 집필하는 데에 힘이 되어 주었다.

이제까지 다양한 임상 현장에서 만난 아이들과 가족에게도 깊은 감사를 드린다. 나야말로 얼마나 힘을 얻었는지 모른다. 되돌아보면 실패한 경험도 적지 않다. 하지만 실패를 포함해 그런 만남이 더할 나위 없이 소중한 거름이 되어 이 책을 완성할 수 있었다. 임상 현장 바깥에서 이야기를 들려주거나 소식을 전해 준 당사자들과 만나는 일도 중요한 배움의 기회였다. 그들에게도 감사드리고 싶다. 이 책이 조금이라도 보답이 되기를 바란다.

마지막으로 시로이시 마사아키라는 편집자의 힘을 빌리지 않았다면 이 책은 세상의 빛을 보지 못했을 것이다. 앞에서 〈단독 집필〉이라는 말을 했지만, 책을 간행하고 나서 생각해 보니 시로이시 마사아키 씨와 함께 쓴 〈공저〉처럼 느껴진다.

나아가 〈자기 것이 제일 아깝다〉는 속담도 있듯, 부족함이 많은 의사로서 아동 임상에 매달려 있다 보면 정작 자기 가족은 소홀히 대하기 쉽다. 책을 쓰기 시작하면 더욱더 그렇다. 그런 점에서 가족에게 깊은 감사를 전한다.

2017년 2월

다키카와 가즈히로

# 찾아보기

**옮긴이 김경원**

서울대학교 국문과를 졸업하고 동 대학원에서 박사 학위를 받았다. 일본 홋카이도 대학 객원 연구원을 지내고, 인하대학교 한국학 연구소와 한양대학교 비교 역사 연구소에서 전임 연구원을 역임했다. 동서 문학상 평론 부문 신인상을 수상한 뒤 문학 평론가로도 활동했다. 현재 이화여자대학교 통역 번역 대학원에서 강의하고 있다.

저서로는 『국어 실력이 밥 먹여준다』(공저)가 있고, 역서로는 『마르크스 그 가능성의 중심』, 『가난뱅이의 역습』, 『청년이여, 마르크스를 읽자』, 『경계에 선 여인들』, 『건강의 배신』, 『혼자 못 사는 것도 재주』, 『왜 지금 한나 아렌트를 읽어야 하는가?』, 『반지성주의를 말하다』, 『하루키 씨를 조심하세요』, 『단편적인 것의 사회학』, 『곤란한 성숙』, 『고용 신분 사회』, 『문학가라는 병』, 『어떤 글이 살아남는가』, 『죽도록 일하는 사회』, 『거리의 인생』, 『이웃집 칸트 군』, 『빨간 머리 앤을 좋아합니다』, 『좋아하는 건 의자입니다』, 『고독의 발견』, 『성스러운 유방사』, 『투자는 워런 버핏처럼』 등이 있다.

# 아이를 위한 정신 의학

**지은이** 다키카와 가즈히로 **옮긴이** 김경원 **발행인** 홍예빈·홍유진

**발행처** 사람의집(열린책들) **주소** 경기도 파주시 문발로 253 파주출판도시

**대표전화** 031-955-4000 **팩스** 031-955-4004

**홈페이지** www.openbooks.co.kr **email** webmaster@openbooks.co.kr

Copyright (C) 주식회사 열린책들, 2020, *Printed in Korea*.

**ISBN** 978-89-329-2045-0 03510 **발행일** 2020년 9월 20일 초판 1쇄 2024년 8월 10일 초판 2쇄

사람의집은 독자 여러분의 투고를 기다리고 있습니다. 좋은 기획안이나 원고가 있다면 사람의집 이메일 home@openbooks.co.kr로 보내 주십시오.